生薬と漢方薬の事典

東邦大学医学部東洋医学研究室　准教授
田中耕一郎 編著

日本文芸社

はじめに

本書を手に取っていただき、ありがとうございます。
おそらく皆さんの中には、「東洋医学は難しい」と感じている方もおられるかもしれません。

確かに東洋医学は、覚えてすぐに使える知識というよりは、「腑《ふ》に落ちて」自分のものとする「智恵」に近い部分をもっています。その「熟成」過程は単に頭の中を情報でいっぱいにするのではなく、自然の事物や人を深く観《み》る目をしっかりと育ててくれます。東洋医学は日々の生活ととても関係が深いので、「基本的なお約束」という難所を越えれば、道が随分開けてきます。その点では語学を学ぶのと似ています。あとはあらゆる状況で学んだことを、柔軟に運用していくことが大切です。「東洋医学とは非常に柔軟なものです」とは、私が師匠から教わった大切なことばのひとつです。

将棋の羽生善治さんが「実力を発揮できるいちばんよい状態とはリラックスして楽しんでいるとき」と書かれています。

多忙な中で疲弊することもありますが、そのようなときには自然の中に入っていって、植物の成長を観察しています。そこから得たうんちくも、本書には散りばめています。

あまり「勉強」だと思わず、好きなところから楽しんで読んでいただければと思います。

監修者、著者を代表して
田中耕一郎

CONTENTS

●植物由来以外の生薬

column

3章 症状と漢方処方

4章 よく使われる漢方薬

内服薬

外用薬

本書の使い方

本書は、漢方･東洋医学に興味のある方、漢方薬を使ってみたい方、すでに処方されている方、漢方について学びたい方に向けて、くわしく解説しています。

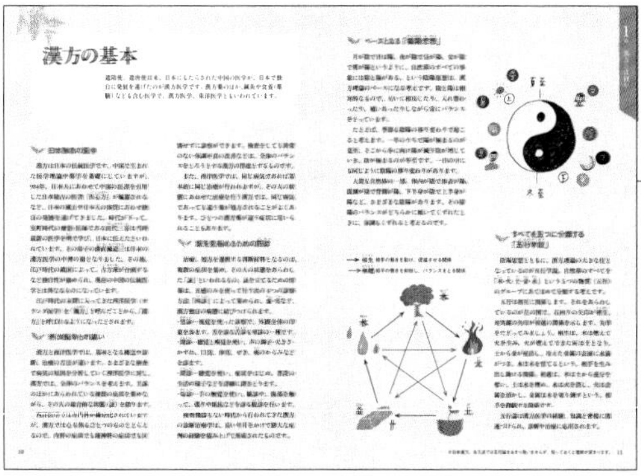

1章　漢方とは何か

漢方の歴史や漢方の診察方法、東洋医学の考え方など、漢方の基本を解説します。さらに、漢方でみる体質と生薬･漢方薬もわかります。

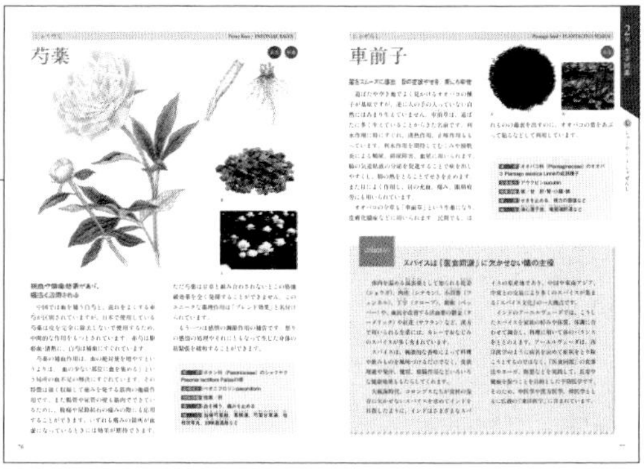

2章　生薬図鑑

漢方薬のもととなる、おもな生薬のイラスト、写真を紹介します。基原、成分、薬効などとともに、生薬の特徴をくわしく解説します。

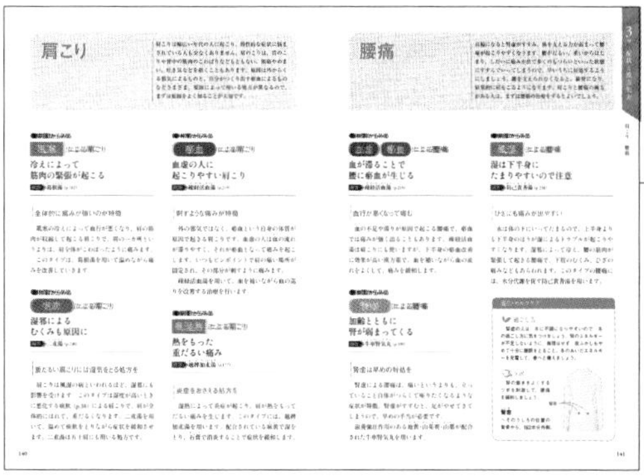

3章　症状と漢方処方

よくある心身の症状ごとに、体質、病邪、その他の原因から「なぜその症状になるのか」を解説。よく処方される漢方薬を挙げています。

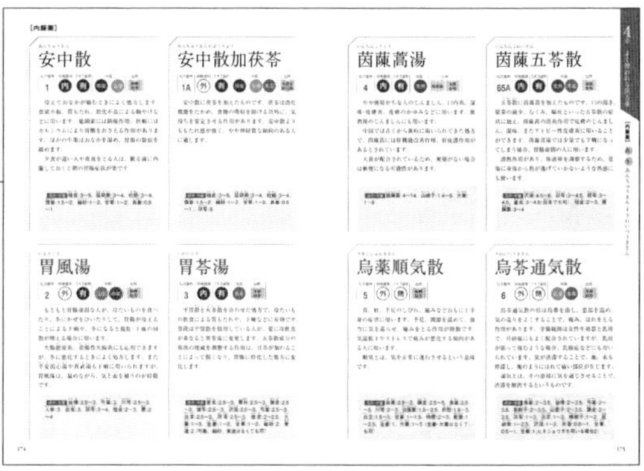

4章　よく使われる漢方薬

よく処方される漢方薬を、顆粒、粉末、錠剤になっているものを中心に掲載しています。漢方薬の特徴はもちろん、保険内外、エキス製剤の有無、出典などもわかります。

1章

漢方とは何か

漢方の歴史や漢方の診察方法、東洋医学の考え方、
漢方でいう体質など、漢方の基本がわかります。
漢方薬を飲んだことがない人も、
まずは基本を知っておきましょう。

漢方の基本

遣隋使、遣唐使以来、日本にもたらされた中国の医学が、日本で独自に発展を遂げたのが漢方医学です。漢方薬のほか、鍼灸や食養(薬膳)なども含む医学で、漢方医学、東洋医学ともいわれています。

日本独自の医学

漢方は日本の伝統医学です。中国で生まれた医学理論や薬学を基礎にしていますが、984年、日本人にあわせて中国の医書を引用した日本最古の医書『医心方《いしんほう》』が編纂されるなど、日本の風土や日本人の体質にあわせ独自の発展を遂げてきました。時代が下って、室町時代の僧侶・医師である田代三喜《たしろさんき》は当時最新の医学を明《みん》で学び、日本に伝えたといわれています。その弟子の曲直瀬道三《まなせどうさん》は日本の漢方医学の中興の祖となりました。その後、江戸時代の鎖国によって、古方派《こほうは》が台頭するなど独自性が強められ、現在の中国の伝統医学とは異なるものになっています。

江戸時代の末期に入ってきた西洋医学(オランダ医学)を「蘭方《らんぽう》」と呼んだことから、「漢方」と呼ばれるようになったとされます。

西洋医学との違い

漢方と西洋医学では、基本となる概念や診断、治療の方法が違います。さまざまな検査で病気の原因を分析していく西洋医学に対し、漢方では、全体のバランスを考えます。主訴のほかにあらわれている複数の症状を集めながら、その人の総合的な状態(証《しょう》)を探ります。

西洋医学では専門科が細分化されていますが、漢方では心も体もひとつのものととらえるので、内科の症状でも精神科の症状でも区別せずに診察ができます。検査をしても異常のない体調不良の改善などは、全体のバランスをとろうとする漢方の得意とするものです。

また、西洋医学では、同じ病気であれば基本的に同じ治療が行われますが、その人の状態にあわせた治療を行う漢方では、同じ病気であっても違う薬が処方されることがよくあります。ひとつの漢方薬が違う症状に用いられることもあります。

証を見極めるための四診《ししん》

治療、処方を選択する判断材料となるのは、複数の症状を集め、その人の状態をあらわした「証」といわれるもの。証を立てるための情報は、五感のみを使って行う次の4つの診察方法「四診《ししん》」によって集められ、虚《きょ》・実《じつ》など、漢方独自の病態に結びつけられます。

・望診《ぼうしん》…視覚を使った診察で、外観全体の印象を診ます。舌を診る舌診《ぜっしん》も望診の一種です。

・聞診《ぶんしん》…聴覚と嗅覚を使い、声の調子・大きさ・かすれ、口臭、体臭、せき、痰《たん》のからみなどを診ます。

・問診《もんしん》…聴覚を使い、症状をはじめ、普段の生活の様子などを詳細に聞きとります。

・切診《せっしん》…手の触覚を使い、脈診や、腹部を触って、張りや抵抗などを診る腹診《ふくしん》を行います。

検査機器もない時代から行われてきた漢方の診断治療学は、長い年月をかけて膨大な症例の経験を積み上げて形成されたものです。

ベースとなる「陰陽思想《いんようしそう》」

月が陰で日は陽、夜が陰で昼が陽、女が陰で男が陽というように、自然界のすべての事象には陰と陽がある、という陰陽思想は、漢方理論のベースになる考えです。陰と陽は相対的なもので、互いに相反したり、入れ替わったり、補いあったりしながら常にバランスをとっています。

たとえば、季節も陰陽の移り変わりで起こると考えます。一年のうちで陽が極まるのが夏至、そこから冬に向け陽が減り陰が増していき、陰が極まるのが冬至です。一日の中にも同じように陰陽の移り変わりがあります。

人間も自然界の一部。体内が陰で体表が陽、腹側が陰で背側が陽、下半身が陰で上半身が陽など、さまざまな陰陽があります。その陰陽のバランスがどちらかに傾いてくずれたときに、体調もくずれると考えるのです。

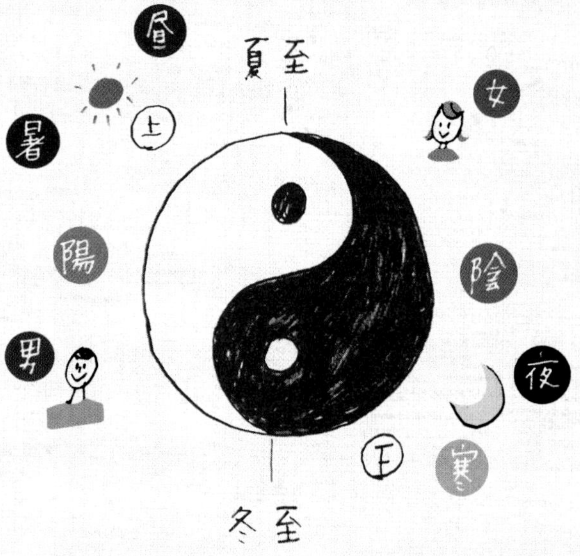

すべてを五つに分類する「五行学説《ごぎょうがくせつ》」

陰陽思想とともに、漢方理論の大きな柱となっているのが五行学説。自然界のすべてを「木《もく》・火《か》・土《ど》・金《ごん》・水《すい》」という５つの物質（五行）のグループにあてはめて分類する考えです。

五行は相互に関係します。それをあらわしているのが左の図で、右回りの矢印が相生《そうせい》、対角線の矢印が相剋《そうこく》の関係を示します。矢印をたどってみましょう。相生は、木は燃えて火を生み、火が燃えてできた灰は土となり、土から金が産出し、冷えた金属の表面に水滴がつき、水は木を育てるという、相手を生み出し助ける関係。相剋は、木は土から養分を奪い、土は水を埋め、水は火を消し、火は金属を溶かし、金属は木を切り倒すという、相手を抑制する関係です。

五行論は漢方医学の経験、知識と密接に関連づけられ、診断や治療に応用されます。

→ 相生《そうせい》 相手の働きを助け、促進させる関係
→ 相剋《そうこく》 相手の働きを抑制し、バランスをとる関係

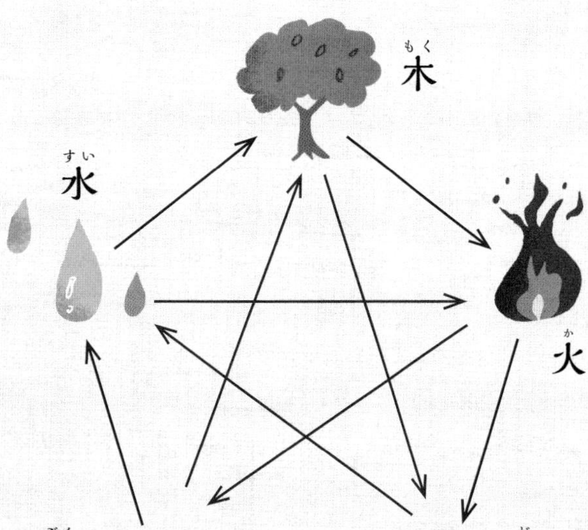

※日本漢方、古方派では五行論をあまり用いませんが、知っておくと理解が深まります。

体を構成する気《き》・血《けつ》・水《すい》

漢方では、人は体内にある「気・血・水」という３つの要素によって、生命活動を営んでいると考えます。体質にも深くかかわる気・血・水、それぞれの働きを知っておきましょう。

気・血・水とは

気・血・水は、それぞれ体内でつくられ、体内を巡り、代謝され、五臓六腑をはじめとする、さまざまな器官が機能するために欠かせない存在です。

陰陽では、気が陽、血・水が陰です。３つのうちのどれかが不足したり、巡りが滞ったりしてバランスがくずれると、健康が維持できず、心身に不調が生じると考えられます。

気《き》

気は、目には見えない生命エネルギーのようなもので、生きる力の源です。生まれたときから腎に蓄えられていた気を「先天の気」といいます。一方で飲食物から得られる「水穀《すいこく》の気」と、肺がとり入れた自然界にある清気とが結びついて「後天の気」が生成されると考えられています。

体を温め体温を保つ、血・水を生成して体を巡らせる、水を尿や汗などに変換する、血や水が体の外に漏れるのを防ぐ、体表や皮膚を維持する、外界から体表を守るといった働きをしています。

血《けつ》

血は、体内を巡り全身に栄養を届ける働きをしています。思考などの精神活動にも大きくかかわっていて、精神状態を安定させるには、血が十分でなければなりません。皮膚や爪、髪、目も、血の影響がよくあらわれるところです。また、漢方では母乳は「白い血」とされ、血と同じ働きをもつと考えられます。

西洋医学の血液とよく似ていますが、漢方の血のほうが多様な働きをもっており、同じものではありません。

水《すい》

中医学では「津液《しんえき》」といわれます。

体内のみならず、皮膚や粘膜など、体のすみずみにうるおいを与えています。また、関節をなめらかに動かすのも水の働きです。

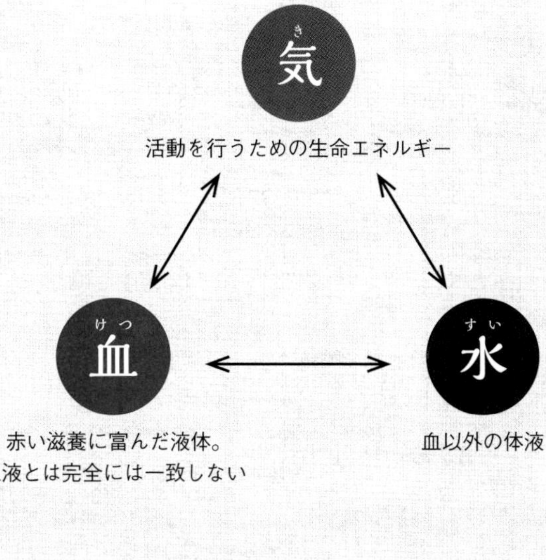

五臓《ごぞう》と六腑《ろっぷ》

人の臓器を五行にあてはめたのが五臓です。また、その臓と表裏関係にあり、対になっているのが六腑で、五臓が陰、六腑が陽の性質をもっているとされています。

五臓とは

五臓とは、「肝《かん》・心《しん》・脾《ひ》・肺《はい》・腎《じん》」の五つの臓のこと。人体のさまざまな機能を主《つかさど》っています。右の色体表のように、五行にあてはめて考えられ、それぞれが関係しあい、バランスをとって働いています。五臓はそれぞれ、肝臓や心臓など、現代の解剖学、生理学による臓器に対応しますが、脾は脾臓ではなく消化器を指しています。また五臓は精神的な機能にも関係し、現代の医学における臓器とは一致しない機能も担うとされています。

五行の色体表

五行《ごぎょう》	木《もく》	火《か》	土《ど》	金《ごん》	水《すい》
五臓《ごぞう》	肝《かん》	心《しん》	脾《ひ》	肺《はい》	腎《じん》
六腑《ろっぷ》	胆《たん》	小腸《しょうちょう》	胃《い》	大腸《だいちょう》	膀胱《ぼうこう》
季節《きせつ》	春《はる》	夏《なつ》	土用《どよう》	秋《あき》	冬《ふゆ》
五味《ごみ》	酸《さん》	苦《く》	甘《かん》	辛《しん》	鹹《かん》
五志《ごし》	怒《ど》	喜《き》（笑《しょう》）	思《し》（慮《りょ》）	悲《ひ》（憂《ゆう》）	恐《きょう》（驚《きょう》）
六邪《りくじゃ》	風邪《ふうじゃ》	熱邪《ねつじゃ》	湿邪《しつじゃ》	燥邪《そうじゃ》	寒邪《かんじゃ》

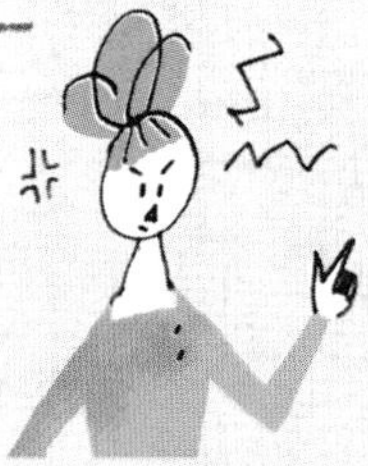

肝《かん》 気・血の巡りを調節する 血を貯蔵する

肝の大きな働きのひとつは、気・血をスムーズに滞りなく体に巡らせることです。巡りを調節するこの機能を「疎泄《そせつ》」といい、この働きが正常であれば、ストレスや緊張も緩和されやすく、精神や意識が正常に保たれると考えられます。

しかし肝は逆に、ストレスの影響を受けやすい臓器でもあり、強いストレスが続くなどすると弱ってしまい、気の流れが不足して気分がふさいだり、気の流れが停滞して怒りっぽくイライラした気分になります。

また肝は、安静時に血を貯蔵、活動時にその血を放出し、血を必要とする体の部位に送る働きもしています。爪、筋肉、目は、肝とつながりの深い部位で、肝が失調し、血の栄養が不足したときには、爪が弱くなったり、筋肉がけいれんしたり、目が疲れやすくなったりと、それぞれうまく働かなくなります。爪や腱《けん》・筋肉、目の状態は、肝の状態を反映したものと考えられます。

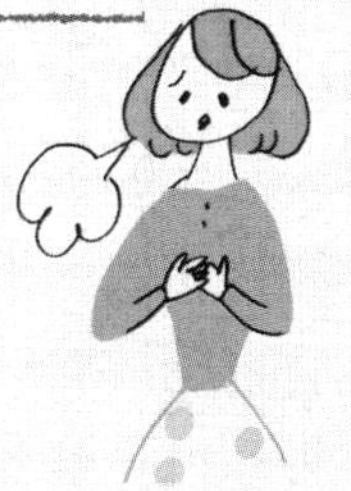

心《しん》

全身に血を送る 精神、意識をコントロールする

心の働きは、まず、血を全身に運び届けることです。これはポンプ機能で血液を全身に送り出す心臓のような働きです。血を循環させ、栄養物質を体のすみずみにまで届けます。血を生成する働きもしていて、全身の熱を生み出しています。これらの働きに異常が起こると、動悸や息切れなどの症状がみられたり、冷え性になったりします。

心はまた、「神志《しんし》を主《つかさど》る」とされます。神志とは精神や意識のこと。心はそれらをコントロールして、清明な状態に保つ機能をもっています。人の精神活動は心の働きによるものです。

顔と関係が深く、心が正常であれば顔の血色もよくツヤもありますが、トラブルが起こると、顔の色が赤くなったり、くすんだり、白っぽくなったりと変化します。また、舌も心と関係が深いため、心の異常から味覚がおかしくなったり、ろれつが回らなくなったりすることもあります。

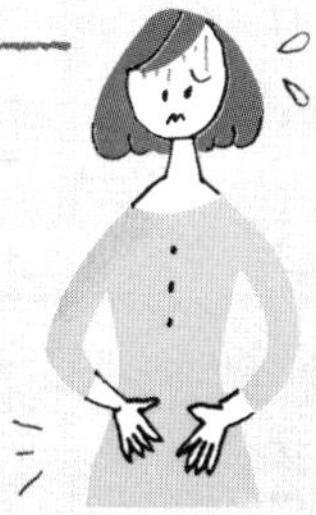

脾《ひ》

食べ物の消化吸収を担当する 栄養を全身に送り届ける

脾は、飲食物を吸収し、肺がとり入れた自然界の気とあわせ、気・水を生成し、全身へ栄養を送り届ける「運化《うんか》」といわれる消化活動をしています。脾から届けられた気・水をもとに心が血を生成するなど、ほかの臓器は脾がつくり出した栄養によって機能しています。

脾が弱るとあらわれるのは、食欲不振や下痢、むくみなどの症状ですが、全身の栄養を生み出す脾の機能が低下すると、気・血・水の不足から、やがてほかの臓器の働きも悪くなっていき、疲れがとれない、気力が出ないなどさまざまな症状を引き起こします。

血が脈管からもれ出ないようにコントロールする「統血《とうけつ》」という働きもあり、この機能が失調すると、炎症がないのに、鼻出血や皮下出血、不正性器出血が起こったりします。

脾の異常があらわれやすいのは、口や唇です。

脾の状態がよいときには、おいしく食事ができますが、悪くなると体の力が入りにくくなったり、唇のツヤや色も悪くなったりします。

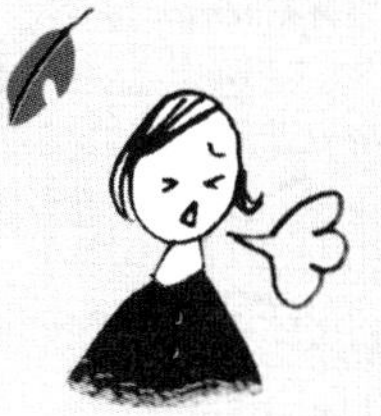

肺《はい》 呼吸をコントロールする 外邪《がいじゃ》の侵入を防ぐ

肺は、呼吸をコントロールする働きをもつ臓です。自然の大気を吸って、その中の清気《せいき》を体内にとり込み、体内を巡ってきた汚れた気を外に吐き出しています。また、気・水を全身に届け、余分な水は汗として排出したり、膀胱に下ろしたりと、水分代謝を助ける働きも行っています。

気・水を内から外に向かって発散させて全身に送り、汚れた気を排出したり、汗を出したりする機能を「宣発《せんぱつ》」といいます。この働きは、皮膚に張りやうるおいを与えたり、外部からの邪気の侵入を防いだりすることにもつながっています。そのため肺が弱ると、体温調節が難しくなったり、かぜをひきやすくなったりします。

気を吸入して体の中まで引き下げたり、余分な水を膀胱へ下ろしたりする働きは「粛降《しゅくこう》」といいます。この働きがうまく行かなくなると、尿量が減って体がむくむなどします。

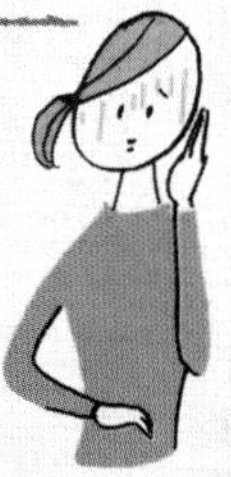

腎《じん》 生命エネルギーを貯蔵する 成長、発育、生殖をコントロールする

腎は、親から受け継いだ生命の源「先天《せんてん》の気」を貯蔵している臓です。この作用が十分であれば、心身の成長、発育が順調に行われると考えられます。生殖や、老化が適度であるように調節する働きもあり、腎が弱ると、妊娠しづらくなったり、足腰の衰えといった老化現象があらわれたりします。

必要な水はため込み、不要な水は排出するなど、水の調節をするのも腎の働きです。排尿トラブル、むくみを引き起こす要因には、腎の不調が考えられます。また、肺を助けて、呼気をおさめる働きも腎にはあります。

腎の状態は、髪、骨や歯、耳によくあらわれ、腎の状態がよければ、髪はツヤやかで、骨格や歯もしっかりし、耳もよく聞こえます。腎の気の不足は、脾などがつくり出す栄養「後《こう》天《てん》の気」によって補われますが、先天の気は加齢により衰退していくため、老年になると白髪や抜け毛が増え、骨や歯が弱り、耳が遠くなるといった現象があらわれるのです。

六腑《ろっぷ》とは

六腑は、五臓と表裏関係にあって、対をなす「胆《たん》・小腸《しょうちょう》・胃《い》・大腸《だいちょう》・膀胱《ぼうこう》・三焦《さんしょう》」の6つの腑です。それぞれ、中が空となっている「管」や「袋」と考えられ、口から入った飲食物を受け入れて消化吸収する、必要なものと不要なものとを分別する、かすを体外に排出するといった働きをし、臓の機能を補助しています。

胆《たん》

表裏関係にある臓は肝《かん》です。「肝の余気《よき》」と呼ばれる胆汁を貯蔵し、小腸に送って消化機能を促進します。胆汁の分泌は肝によって調節されます。

また、肝の新陳代謝を助け、肝と協調して精神機能を支える働きももっています。胆が主《つかさど》るのは「決断」です。物事を判断し決定します。

小腸《しょうちょう》

上部は胃に、下部は大腸に通じ、胃から送られてきた食物を、栄養（清《せい》）と、かす（濁《だく》）に分別する、解剖学的な小腸と同じような働きをしています。栄養である清は脾《ひ》に、かすである濁は大腸に、また余分な水は膀胱に運ばれます。

表裏関係にある臓は心《しん》です。

胃《い》

口から入ってきた飲食物を受け入れて初期消化をし、小腸に送ります。

表裏関係にあるのは脾で、脾胃は、飲食物に深くかかわり人体の気・血を生じる場所です。脾はもち上げる作用、胃は下降させる作用をもち、バランスをとりながら協力し合い、ほかの臓腑に生命活動の元となる栄養を届ける働きをしています。

大腸《だいちょう》

小腸で分別されて送られてきた濁を受け入れて、再度余分な水分を吸収し、残りを大便として体外に排出します。

表裏関係にある肺《はい》の水分代謝作用を助ける働きもあるとされ、肺の粛降《しゅくこう》作用は大便の排出に関係していると考えられます。

膀胱《ぼうこう》

表裏関係にある臓は腎《じん》です。解剖学的な膀胱とほぼ同じ働きをし、腎がもつ水の調節作用と協調しながら、不要な水から尿をつくり出し、貯蔵して体外に排出します。

役割のほとんどに腎がかかわっていて、腎の働きの低下は、膀胱の働きの低下として排尿トラブルなどにあらわれます。

三焦《さんしょう》

三焦は気や水の通路です。体の中で臓腑のすき間にあたる部分です。五臓の中には表裏関係になる臓はありません。

不調の原因となる三因

気血水や五臓六腑の機能がバランスをくずすと、何らかの不調が起きやすくなります。そのバランスをくずす病因には外因《がいいん》、内因《ないいん》、不内外因《ふないがいいん》があり、その3つを三因といいます。

体の外から侵入する外因

外因とは外部から体を襲って病気を引き起こす、自然界にもともと存在する邪気のことで、外邪《がいじゃ》とも呼ばれています。風邪《ふうじゃ》、寒邪《かんじゃ》、暑邪《しょじゃ》、湿邪《しつじゃ》、燥邪《そうじゃ》、火邪《かじゃ》の六種類があり、これを六淫《りくいん》といいます。

●**風邪**…風の邪気が体表部から体内に侵入しようとして、おもに上半身を犯し、発熱や発汗、頭痛や鼻汁、のどの痛みなどを生じます。また遊走性の痛みやかゆみがあれわれます。風邪は、風寒《ふうかん》、風湿《ふうしつ》、風熱《ふうねつ》など、ほかの邪気と合併しやすいのが特徴です。

●**寒邪**…冬や冷房の寒さが体内の機能の活動を衰えさせます。気や血の巡りを悪くし、発汗を滞らせて筋肉をかたくします。

●**暑邪**…夏の暑さが水分代謝を乱し、口渇、多汗、高熱などの症状があらわれます。湿をともない、湿邪も併発しやすくなります。

●**湿邪**…梅雨時や雨天時に湿度が上がることにより、体にも湿が多くなり、体や頭が重だるくなります。めまいや関節痛も起きやすくなります。湿邪は脾胃を侵しやすく、消化機能の低下や食欲不振を起こしやすくします。また湿邪によって水分代謝が滞った状態を水毒、さらにしつこくよどんだ状態を痰飲《たんいん》といいます。

●**燥邪**…空気の乾燥は、特に肺を侵します。せき、のどの痛み、鼻のかわきがあらわれ、皮膚も乾燥によってかゆみを生じます。

●**火邪**…熱邪《ねつじゃ》ともいい、津液を消耗させ、高熱や口渇など熱性の症状があらわれます。炎症を起こしやすく、精神の異常の原因にも。

感情が不調を招く内因

内因とは体の内側にある感情が病因となるもので、内邪《ないじゃ》とも呼ばれます。喜《き》、怒《ど》、憂《ゆう》、悲《ひ》、思《し》、恐《きょう》、驚《きょう》という7種類の感情（七情《しちじょう》）に分けられ、それぞれ五臓に影響をおよぼして病気を引き起こします。これを内傷《ないしょう》七情といいます。

過度の喜は心を傷めて動悸やあせり、不眠を、過度の怒は肝を傷めて頭痛や目の充血を、憂と悲は肺を傷めてせきや息切れを、過度の思（思い悩み）は脾を傷めて食欲不振や胃のつかえを、恐と驚は腎を傷めて記憶力低下や抜け毛などを起こすと考えられています。

日常生活で気をつけたい不内外因

外因と内因以外の病因を不内外因といい、飲食失調、労倦《ろうけん》、房事不節《ぼうじふせつ》、外傷、寄生虫などがあります。

飲食失調とは、冷たいものや脂っこいものの食べすぎ、暴飲暴食などで、胃や脾の機能に傷害を起こす食の不摂生のことです。また、労倦は労働のしすぎで、過労により心神を損ないます。房事不節は節度のない性行為で、病因となります。

体質と起こりやすい症状

「かぜをひきやすい」「おなかを壊しやすい」など、個々の体質によって起こしやすい不調があります。自分の体質がわかると、起きやすい症状や予防法を知ることができます。

体質は今の心身の状態をあらわし、ふたつ以上になることも

12ページで記したように、気・血・水のバランスをみることで、自分の今の体質を知ることができます。この本では、体質をわかりやすく８つに分類しました。まずは、それぞれの体質の特徴を知り、自分がどの体質にあてはまるかを調べてみましょう。

自分の体質を知っていると、体質をカバーする生活や食事を行うことで、症状の悪化を予防できます。

ただし、体質は今の自分の体の状態を示すもので、いつもひとつに決まっているものではありません。季節や生活習慣、食生活、年齢などによっても変わってきます。また、複数の体質にあてはまることもあります。自分にあらわれている体からのサインを、意識して気にかけておくことが大切です。

気・血・水のバランスで分けられる体質

気虚《ききょ》　気が不足している状態。体力や気力が落ちて、疲れやすくなり、食欲不振や消化吸収の機能が低下します。

気滞《きたい》　気の巡りが滞っている状態。腹部膨満感やのどのつかえ感、イライラや不安、抑うつ症状などがあらわれます。

血虚《けっきょ》　血が不足して栄養不足の状態。顔色が悪く、目の疲れ、髪がパサつく、肌にツヤがなくカサカサし、筋肉のけいれん、月経周期が長くなるなどが起こります。

瘀血《おけつ》　本来は循環しているべき血が停滞することによって変質したものです。体の痛み、皮膚のトラブル、女性であれば月経不順や月経困難症の原因となるなど、多彩な症状を引き起こします。

水毒《すいどく》（水滞《すいたい》）　水が滞って巡りが悪い状態。水分の代謝が悪く、冷えやすくなります。体がむくみやすくなるのが特徴です。

陽虚《ようきょ》　体を温める陽が不足している状態。倦怠感があり、寒がりで冬に弱く、体が冷えやすい傾向があります。冷えによる腰痛や関節痛、腹痛や下痢などの原因になることもあります。

陰虚《いんきょ》　体にうるおいをもたらす陰が不足している状態。口・のどが渇くという乾燥と、のぼせ、ほてりなどの虚熱を生じます。

実熱《じつねつ》　外因または内因によって、体に熱をもっている状態。暑がりで汗っかき、顔がほてって目が赤いなどの特徴があり、炎症症状や精神症状の原因となります。上記の陰虚による虚熱は除きます。

※体質はさらに細かく分かれる場合がありますが、この本では上の8つに分類しています。

気《き》虚《きょ》

気虚の特徴

- □ 体がだるい（全身）
- □ 疲れやすく、気力がない
- □ 疲労時に不調になり、休息するとよくなる（全身）
- □ 気分が落ち込みやすい、無力感がある（全身・肺）
- □ 日中や食後に眠気がある（全身・脾）
- □ 食欲が少なくあっさりしたものを好む。量をとれない。食後もたれやすい（脾）
- □かぜをひきやすい（肺）
- □目や声に力がない。口数が少なく消極的（心・肺）

※（　）内は特に関連している「五臓」です。（全身）は五臓すべてにかかわっています。

生命エネルギーが不足している

気が不足しているのが気虚です。気の生理作用のうち、おもに血液循環や代謝など、巡らせる力である推動《すいどう》作用が低下しています。

この力が低下すると、倦怠感、意欲低下などの全身症状に加え、五臓にさまざまな生理活動の低下が生じます。脾では食欲不振や胃腸のもたれなどが、肺ではかぜにかかりやすくなったりせき、息苦しさが、腎では頻尿や多尿などが生じます。また、気が虚して上昇能力が失われると「気陥《きかん》」という状態になり、気虚症状に加えて内臓の下垂や慢性の下痢などを生じます。

気虚の治療には、気の不足を補う補気《ほき》薬《やく》を用いて、おもに気の生成を行う肺と脾の気を補うことで、気虚の症状を改善していきます。

この体質にこの生薬と漢方薬

生薬

- ・黄耆《おうぎ》（p.34）
- ・甘草《かんぞう》（p.45）
- ・膠飴《こうい》（p.55）
- ・五味子《ごみし》（p.64）
- ・山薬《さんやく》（p.72）
- ・小麦《しょうばく》（p.80）
- ・大棗《たいそう》（p.89）
- ・人参《にんじん》（p.103）
- ・茯苓《ぶくりょう》（p.113）
- ・牡丹皮《ぼたんぴ》（p.117）
- ・竜眼肉《りゅうがんにく》（p.122）

漢方薬

- ・黄耆建中湯《おうぎけんちゅうとう》（p.178）
- ・加味帰脾湯《かみきひとう》（p.183）
- ・帰脾湯《きひとう》（p.188）
- ・四君子湯《しくんしとう》（p.206）
- ・炙甘草湯《しゃかんぞうとう》（p.208）
- ・十全大補湯《じゅうぜんだいほとう》（p.209）
- ・小建中湯《しょうけんちゅうとう》（p.210）
- ・清心蓮子飲《せいしんれんしいん》（p.216）
- ・大建中湯《だいけんちゅうとう》（p.220）
- ・人参湯《にんじんとう》（p.230）
- ・人参養栄湯《にんじんようえいとう》（p.231）
- ・半夏白朮天麻湯《はんげびゃくじゅつてんまとう》（p.234）
- ・補中益気湯《ほちゅうえっきとう》（p.239）
- ・六君子湯《りっくんしとう》（p.244）

気滞《きたい》

気滞の特徴

- □ 不安感や不満があり、よくため息をつく（肺・肝）
- □ 胸、脇腹に圧迫感や痛みがある（肺・肝）
- □ のどがつかえ、締めつけられる感じがする（肺・肝）
- □ イライラして怒りっぽい（肝）
- □ 寝起きが悪い（肝）
- □ おならやげっぷが出る（肝・脾）
- □ 緊張したときやストレスと感じたときに調子が悪くなる（全身）
- □ 午前中に調子が悪くなる（肝）
- □ 炭酸水を好む（脾・胃）
- □ 月経前に不調になる（肝）
- □ 腹部に膨満感がある（脾）

※（　）内は特に関連している「五臓」です。（全身）は五臓すべてにかかわっています。

気の流れが障害されている

気は体のすみずみまで巡ってエネルギーを行きわたらせますが、その気の流れが阻害されて滞ってしまうことを気滞といいます。

気滞は緊張をうまくコントロールできなかったり、食生活の不摂生、外邪（p.17）の侵入などによって起こります。気がふさいだり、抑うつ、イライラなど、精神的な症状があらわれます。特に春に体調を崩すことが多く、進行すると、血や津液の巡りまで滞って瘀血や水毒を招くので、自分なりの気分転換方法を知って、ストレスをため込まないように注意しましょう。

気滞の治療には、柴胡や香附子、枳実、陳皮などの生薬を配合した理気薬《りきやく》（気を巡らせる薬）を用いて、気の流れを改善します。

この体質にこの生薬と漢方薬

生薬

・茴香《ういきょう》（p.31）
・鬱金《うこん》（p.32）
・枳実《きじつ》（p.48）
・香附子《こうぶし》（p.57）
・厚朴《こうぼく》（p.59）
・柴胡《さいこ》（p.65）
・縮砂《しゅくしゃ》（p.78）
・蘇葉《そよう》（p.87）
・陳皮《ちんぴ》（p.96）
・半夏《はんげ》（p.109）

漢方薬

・安中散《あんちゅうさん》（p.174）
・加味逍遙散《かみしょうようさん》（p.184）
・芎帰調血飲《きゅうきちょうけついん》（p189）
・香蘇散《こうそさん》（p.197）
・柴胡加竜骨牡蛎湯《さいこかりゅうこつぼれいとう》（p.201）
・四逆散《しぎゃくさん》（p.205）
・神秘湯《しんぴとう》（p.214）
・清上防風湯《せいじょうぼうふうとう》（p.216）
・半夏厚朴湯《はんげこうぼくとう》（p.233）
・抑肝散《よくかんさん》（p.243）

血《けっ》虚《きょ》

血虚の特徴

- □ 集中力がなくなる（心）
- □ 動悸がする、不安感がある（心）
- □ 疲れているのに寝つきが悪い、眠りが浅く、夢ばかりみる（心）
- □ 眼が疲れやすい（肝）
- □ 月経の量が少ない、月経周期が長い（肝）
- □ 顔色が悪く、肌にツヤがない（全身）
- □ 髪が抜けやすく、ぱさつく。ふけが出やすい、皮膚が乾燥して荒れている（全身）
- □ めまいや立ちくらみが起こりやすい（全身）
- □ 爪がもろく、ひび割れたり、ささくれができたりしやすい（全身）
- □ 筋肉がつりやすい（全身）

※（　）内は特に関連している「五臓」です。（全身）は五臓すべてにかかわっています。

血が不足して血の作用が低下

血虚とは、血が不足して栄養不足になっている状態です。脾胃の消化吸収作用が低下して血の原料が不足したり、出血過多などで起こります。

顔色が悪く、ツヤがない、目のかすみ、耳鳴り、頭のふらつきなどの症状があらわれます。特に女性は月経によって血が不足しがちです。心労や無理なダイエットによる栄養不足、夜更かしによる睡眠不足、偏食なども血虚の原因になるので注意しましょう。また血虚になると、疲れているのに眠れないという悪循環となります。

血虚の治療には、当帰や地黄などの補《ほ》血《けつ》作用のある生薬を配合した処方を用います。

この体質にこの生薬と漢方薬

生薬

- 何首烏《かしゅう》（p.40）
- 酸棗仁《さんそうにん》（p.71）
- 地黄《じおう》（p.73）
- 芍薬《しゃくやく》（p.76）
- 大棗《たいそう》（p.89）
- 当帰《とうき》（p.99）
- 竜眼肉《りゅうがんにく》（p.122）
- 牡蛎《ほれい》（p.131）

漢方薬

- 温清飲《うんせいいん》（p.176）
- 加味帰脾湯《かみきひとう》（p.183）
- 帰脾湯《きひとう》（p.188）
- 酸棗仁湯《さんそうにんとう》（p.204）
- 四物湯《しもつとう》（p.208）
- 十全大補湯《じゅうぜんだいほとう》（p.209）
- 疎経活血湯《そけいかっけつとう》（p.219）
- 当帰飲子《とうきいんし》（p.226）
- 当帰四逆加呉茱萸生姜湯《とうきしぎゃくかごしゅゆしょうきょうとう》（p.227）
- 当帰芍薬散《とうきしゃくやくさん》（p.227）
- 人参養栄湯《にんじんようえいとう》（p.231）

瘀《お》血《けつ》

瘀血の特徴

- □ 顔色や唇が赤黒く、クマができやすい（全身）
- □ 肌が荒れやすく、シミ、くすみなど色素沈着しやすい（全身）
- □ 舌、歯茎が紫または赤黒い、舌の裏の静脈が太い（全身）
- □ 感情の起伏が激しく、特に月経前にひどい（肝）
- □ 首こり、肩こりがひどい、いつも同じ場所が痛む（全身）
- □ 月経痛がひどく、レバー状の経血が出る、月経周期が不順（肝）
- □ 慢性的なストレスがある（全身）
- □ 病気が長引きやすい。痔核などの持病や手術歴がある（全身）
- □ 夜になると悪化する痛みがある（全身）
- □ 比較的筋肉質である（全身）

※（　）内は特に関連している「五臓」です。（全身）は五臓すべてにかかわっています。

血の流れが阻害されて滞る

血が流れずに滞り、血が汚れて粘度が高まったりしている状態です。冷えや運動不足、不規則な生活、偏食でなった気滞や気虚などによって生じるほか、打撲・ねんざなどの外傷や出血、血虚から瘀血になることもあります。血が瘀血に変化すると、本来の血の働きを失い、腫瘤《しゅりゅう》や痛みなどの病因となります。

瘀血の特徴としては、顔色がどす黒くなり、目にクマができる、歯肉が赤黒くなる、下腹に圧痛を生じる、などします。女性は妊娠・出産のための体の構造の特徴から、男性よりも瘀血になりやすいので、冷えにはより注意が必要です。

瘀血の治療は、血の流れをよくする「活血」と、形成された瘀血を取り除く「化《か》瘀《お》」の活血化瘀薬（駆《く》瘀《お》血《けつ》薬ともいう）を用います。

この体質にこの生薬と漢方薬

生薬

- ・鬱金《うこん》（p.32）
- ・延胡索《えんごさく》（p.33）
- ・紅花《こうか》（p.56）
- ・牛膝《ごしつ》（p.60）
- ・芍薬《しゃくやく》（p.76）
- ・川芎《せんきゅう》（p.83）
- ・川骨《せんこつ》（p.84）
- ・大黄《だいおう》（p.88）
- ・当帰《とうき》（p.99）
- ・桃仁《とうにん》（p.100）
- ・牡丹皮《ぼたんぴ》（p.117）

漢方薬

- ・温経湯《うんけいとう》（p.176）
- ・乙字湯《おつじとう》（p.179）
- ・加味逍遙散《かみしょうようさん》（p.184）
- ・芎帰調血飲《きゅうきちょうけついん》（p189）
- ・桂枝茯苓丸《けいしぶくりょうがん》（p.194）
- ・疎経活血湯《そけいかっけつとう》（p.219）
- ・治頭瘡一方《ちづそういっぽう》（p.223）
- ・桃核承気湯《とうかくじょうきとう》（p.226）

水《すい》毒《どく》

水毒の特徴

- ☐ むくみやすく、体が重だるい（全身）
- ☐ 雨やくもり、雨天前に体調不良となる（全身）
- ☐ 太りやすく、脂肪がつきやすい（全身）
- ☐ 口が粘り、舌が白くむくんでいる（全身）
- ☐ 頭痛や関節痛などの痛みがあり、雨天前に悪化する（全身）
- ☐ 尿量は比較的少ない（全身）
- ☐ 手足が常に湿っている（全身）
- ☐ 脂っこい食事を好む（全身）
- ☐ 全体的に冷えやすい（全身）

※（　）内は特に関連している「五臓」です。（全身）は五臓すべてにかかわっています。

津液が滞って巡りが悪くなる

体をうるおす働きをする津液の流れが滞っている状態です。水分代謝が悪くなって水分が体にたまるので、体が冷えやすく、むくみやすくなります。脂肪がつきやすく太りやすい、雨やくもりの日に体調が悪くなる、といった傾向もみられます。

また、津液の代謝が悪くなることで、痰飲《たんいん》という病気の原因となるものを体内につくることもあります。するとこの痰飲が新たに不調の原因となります。水毒の人は、冷たいものをとりすぎないようにして、体の冷えを防止しましょう。

水毒による肺の障害には麻黄を、脾には茯苓、腎には沢瀉などの生薬を用いて、水分代謝を調整する治療を行います。

この体質にこの生薬と漢方薬

生薬

- 桔梗《ききょう》（p.46）
- 桂皮《けいひ》（p.54）
- 厚朴《こうぼく》（p.59）
- 牛膝《ごしつ》（p.60）
- 蒼朮《そうじゅつ》（p.85）
- 沢瀉《たくしゃ》（p.90）
- 天南星《てんなんしょう》（p.95）
- 陳皮《ちんぴ》（p.96）
- 天麻《てんま》（p.97）
- 白芷《びゃくし》（p.105）
- 半夏《はんげ》（p.109）
- 白朮《びゃくじゅつ》（p.111）
- 茯苓《ぶくりょう》（p.113）
- 麻黄《まおう》（p.118）
- 薏苡仁《よくいにん》（p.121）

漢方薬

- 越婢加朮湯《えっぴかじゅつとう》（p.177）
- 桂枝加朮附湯《けいしかじゅつぶとう》（p.192）
- 牛車腎気丸《ごしゃじんきがん》（p.199）
- 清肺湯《せいはいとう》（p.217）
- 当帰芍薬散《とうきしゃくやくさん》（p.227）
- 二朮湯《にじゅつとう》（p.230）
- 半夏厚朴湯《はんげこうぼくとう》（p.233）
- 半夏白朮天麻湯《はんげびゃくじゅつてんまとう》（p.234）
- 防已黄耆湯《ぼういおうぎとう》（p.238）
- 苓桂朮甘湯《りょうけいじゅつかんとう》（p.245）

陽虚《ようきょ》

陽虚の特徴

- ☐ 非常に寒がりで、厚着や暖房を好む（全身）
- ☐ 冬に体調をくずしやすく、寒いと動きたくなくなる（全身）
- ☐ 寝ても疲れがとれにくい。目覚めが悪く、何もしたくない（全身）
- ☐ 顔色が青白い（全身）
- ☐ 汗をかきにくく、むくみやすい（全身）
- ☐ 性欲がわかない（腎）
- ☐ 尿量が多く、昼夜ともトイレが近い（腎）
- ☐ 下痢傾向で冷たいものを食べると悪化する（脾）
- ☐ 温かい飲みものや食べものを好む（脾）
- ☐ 温めるとよくなる腰痛や関節痛がある（全身）

※（　）内は特に関連している「五臓」です。（全身）は五臓すべてにかかわっています。

体を温める力が低下する

体の熱源となる陽気が不足している状態です。気の働きのひとつである、温煦《おんく》作用（体を温めて機能を活発にする働き）が低下した状態です。ストレスや虚弱体質などが原因で、体を温める力が不足してしまいます。気虚から発展して陽虚となることも多く、心の気虚が続くと心の陽虚に、脾の気虚は脾の陽虚を招きます。また陽虚体質は腎の陽虚が根本にあります。

寒さで体が冷える冬に不調が起こりやすく、冷えから腰痛や関節痛、むくみや肩こりなどが起きやすくなります。冬になるとかぜをひきやすい人もこのタイプです。

陽虚の改善には、温めて不足している陽を補う治療を用います。

この体質にこの生薬と漢方薬

生薬

- 茴香《ういきょう》（p.31）
- 艾葉《がいよう》（p.39）
- 乾姜《かんきょう》（p.44）
- 桂皮《けいひ》（p.54）
- 呉茱萸《ごしゅゆ》（p.61）
- 細辛《さいしん》（p.66）
- 山椒《さんしょう》（p.70）
- 丁子《ちょうじ》（p.93）
- 附子《ぶし》（p.114）
- 良姜《りょうきょう》（p.124）

漢方薬

- 安中散《あんちゅうさん》（p.174）
- 桂枝加朮附湯《けいしかじゅつぶとう》（p.192）
- 牛車腎気丸《ごしゃじんきがん》（p.199）
- 小青竜湯《しょうせいりゅうとう》（p.211）
- 真武湯《しんぶとう》（p.215）
- 大建中湯《だいけんちゅうとう》（p.220）
- 当帰四逆加呉茱萸生姜湯《とうきしぎゃくかごしゅゆしょうきょうとう》（p.227）
- 人参湯《にんじんとう》（p.230）
- 八味地黄丸《はちみじおうがん》（p.233）
- 苓桂朮甘湯《りょうけいじゅつかんとう》（p.245）

陰《いん》虚《きょ》

陰虚の特徴

- □ のどが渇きやすい、飲みたがる（全身）
- □ のぼせやすく、手足がほてる（全身）
- □ 頬だけが赤い（全身）
- □ 尿量が少なく、色が濃い（全身）
- □ 寝汗をかく（全身）
- □ 夕方から夜にかけてだるさ、ほてり、微熱が出る。または悪化する（全身）
- □ 寝つきが悪く、夜中に目が覚める。よく眠れない（全身・心）
- □ からせきが出る、または長引く（肺）
- □ 便秘しやすく、コロコロした便が出る（大腸）
- □ 性欲が強く、興奮しやすく、疲れやすい（腎）

※（　）内は特に関連している「五臓」です。（全身）は五臓すべてにかかわっています。

体液（津液）が不足している

津液が足りず、乾燥している状態です。皮膚や粘膜、内臓、関節など、体をうるおして、熱をさます作用が喪失するため、熱によるのぼせや口の渇き、皮膚の乾燥、尿量減少、便秘などが起こります。心の陰虚では動悸・息切れ、頬だけが赤い、不眠などの症状がみられます。肺の陰虚ではからせきが長引き、腎の陰虚ではめまいや耳鳴り、手足のほてりなどがみられます。長期の心労、睡眠不足、性生活の不摂生で、腎の陰虚になりやすいとされています。陰虚は乾燥する秋に不調が出やすいので、ストレスや睡眠不足に注意しましょう。血虚が進行して陰虚になる場合もあり、血虚よりも重い病態です。

陰虚では、陰を補う補陰薬《ほいんやく》を用いて治療します。人参や麦門冬などの生薬が配合された処方を用います。

この体質にこの生薬と漢方薬

生薬

・黄柏《おうばく》（p.36）
・栝楼根《かろこん》（p.43）
・栝楼仁《かろにん》（p.43）
・地黄《じおう》（p.73）
・天門冬《てんもんどう》（p.98）
・人参《にんじん》（p.103）
・麦門冬《ばくもんどう》（p.106）
・浜防風《はまぼうふう》（p.108）
・牡蛎《ぼれい》（p.131）

漢方薬

・杞菊地黄丸《こぎくじおうがん》（p.198）
・滋陰降火湯《じいんこうかとう》（p.205）
・滋陰至宝湯《じいんしほうとう》（p.205）
・炙甘草湯《しゃかんぞうとう》（p.208）
・麦門冬湯《ばくもんどうとう》（p.232）
・麻子仁丸《ましにんがん》（p.242）
・六味丸《ろくみがん》（p.247）

実《じつ》熱《ねつ》

実熱の特徴

- □ 顔が赤くほてりやすく、目が充血する（全身）
- □ 汗っかきで暑がり、熱がこもりやすい（全身）
- □ 声が太く大きい、早口である（全身）
- □ 冷たい食べものや飲みものを欲しがる（全身）
- □ 怒りっぽい、イライラする（全身）
- □ 口内炎、歯周病、湿疹、吹き出物など局所に炎症を起こしやすい（全身）
- □ 口臭、体臭、便臭が気になる（全身）
- □ 尿、痰、おりものの色が濃い（全身）
- □ 比較的行動的でじっとしていられない（全身）
- □ 食欲旺盛である（全身）

※（　）内は特に関連している「五臓」です。（全身）は五臓すべてにかかわっています。

過剰な熱がこもっている

体温の維持や新陳代謝など、生理活動に必要な熱エネルギーが過剰になって、体にこもっている状態です。暑がりで汗かき、口の渇き、冷たいものを欲しがる、皮膚にニキビのような炎症や化膿がみられる、消化器系や循環器系の病気になることもあります。また、性格面にも、行動的でじっとしていられない、イライラして怒りっぽい、興奮しやすいといった傾向がみられます。

ストレスや過度の飲酒、唐辛子などの刺激物を多くとる、高カロリーの食事などが原因で生じるため、それらを改善することが大切です。また、がんばりすぎずに体を休めるようにしましょう。治療としては、余分な熱を取り除く処方を用います。

この体質にこの生薬と漢方薬

生薬

・茵陳蒿《いんちんこう》（p.30）
・黄芩《おうごん》（p.35）
・黄柏《おうばく》（p.36）
・黄連《おうれん》（p.37）
・菊花《きくか》（p.47）
・牛蒡子《ごぼうし》（p.62）
・山梔子《さんしし》（p.68）
・大黄《だいおう》（p.88）
・知母《ちも》（p.92）
・釣藤鈎《ちょうとうこう》（p.94）
・牡丹皮《ぼたんぴ》（p.117）
・竜胆《りゅうたん》（p.123）
・連翹《れんぎょう》（p.126）
・石膏《せっこう》（p.129）

漢方薬

・黄連解毒湯《おうれんげどくとう》（p.179）
・葛根黄連黄芩湯《かっこんおうれんおうごんとう》（p.181）
・三黄瀉心湯《さんおうしゃしんとう》（p.204）
・三物黄芩湯《さんもつおうごんとう》（p.204）
・白虎加人参湯《びゃっこかにんじんとう》（p.235）
・防風通聖散《ぼうふうつうしょうさん》（p.239）
・竜胆瀉肝湯《りゅうたんしゃかんとう》（p.244）

2章

生薬図鑑

漢方薬の元となる、おもな生薬のイラスト、写真を紹介します。
生薬になる植物の美しさもわかります。
また、基原、成分、薬効などとともに、
生薬の特徴をくわしく解説します。

生薬図鑑の見方

この章では、実際に臨床現場で使うことがある生薬についてくわしく解説します。
普段、乾燥した状態や、粉末になった生薬を目にしていますが、実は植物としても美しいものが多いのです。
生薬になる前の植物の姿も楽しんでください。
※基本的に五十音順ですが、ページの都合上、入れ替わっているところがあります。

生薬の名前
生薬の名前と読みがなです。

英名・ラテン名
生薬の英名・ラテン名です。

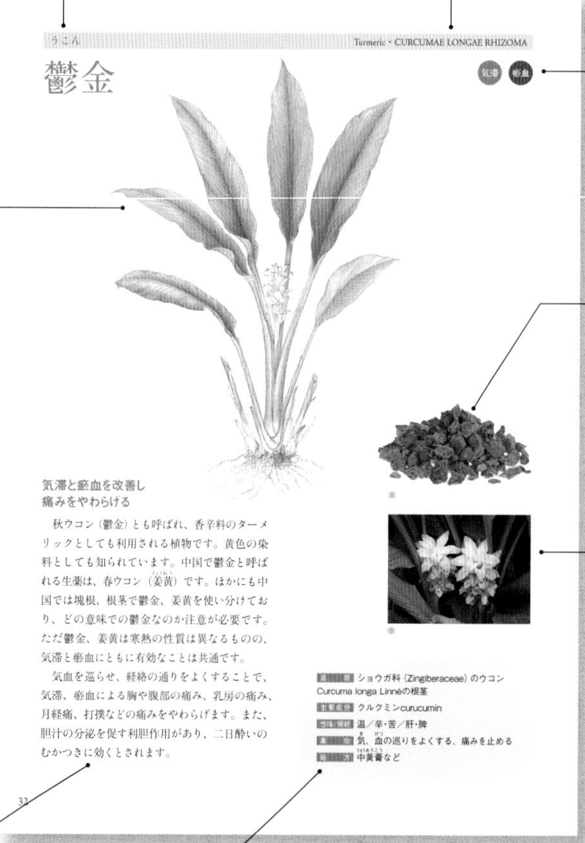

うこん　Turmeric・CURCUMAE LONGAE RHIZOMA

鬱金

Ⓑ

Ⓑ

気滞と瘀血を改善し 痛みをやわらげる

秋ウコン（鬱金）とも呼ばれ、香辛料のターメリックとしても利用される植物です。黄色の染料としても知られています。中国で鬱金と呼ばれる生薬は、春ウコン（姜黄《きょうおう》）です。ほかにも中国では塊根、根茎で鬱金、姜黄を使い分けており、どの意味での鬱金なのか注意が必要です。ただ鬱金、姜黄は寒熱の性質は異なるものの、気滞と瘀血にともに有効なことは共通です。

気血を巡らせ、経絡の通りをよくすることで、気滞、瘀血による胸や腹部の痛み、乳房の痛み、月経痛、打撲などの痛みをやわらげます。また、胆汁の分泌を促す利胆作用があり、二日酔いのむかつきに効くとされます。

基原　ショウガ科（Zingiberaceae）のウコン Curcuma longa Linnéの根茎
主要成分　クルクミンcurucumin
性味/帰経　温／辛・苦／肝・脾
薬効　気《き》、血《けつ》の巡りをよくする、痛みを止める
処方　中黄膏《ちゅうおうこう》など

32

体質のマーク
この生薬に合っている体質がある場合、掲載しています。

イラスト
植物由来の生薬の場合、花や葉、枝を描いています。また、基原となる部分（生薬の原材料。根など）も描いてあります。

生薬の写真
乾燥したり、湯煎したりして、生薬になった状態の写真です。さらに粉末状にしたものもあります。

植物の写真
生薬になる前の、基原植物（動物、鉱物も）の写真です。

写真提供・協力
Ⓐ株式会社ツムラ
Ⓑ株式会社栃本天海堂
Ⓒ東邦大学医学部東洋医学研究室

本文
生薬の特徴、基原などのほか、この生薬に合う症状、生薬に関する知識などをくわしく解説しています。

生薬のデータ
基原、主要成分、性味《せいみ》・帰経《きけい》、薬効、処方（この生薬が使われている漢方薬）を掲載しています。
性味：生薬の基本的な性質である寒《かん》・熱《ねつ》・温《おん》・涼《りょう》の「四気《しき》」と辛《しん》・甘《かん》・酸《さん》・苦《く》・鹹《かん》の「五味《ごみ》」（p.13）のこと。
帰経：生薬が体のどの部分に影響があるかがわかります。五臓（p.13）と深くかかわっています。

威霊仙

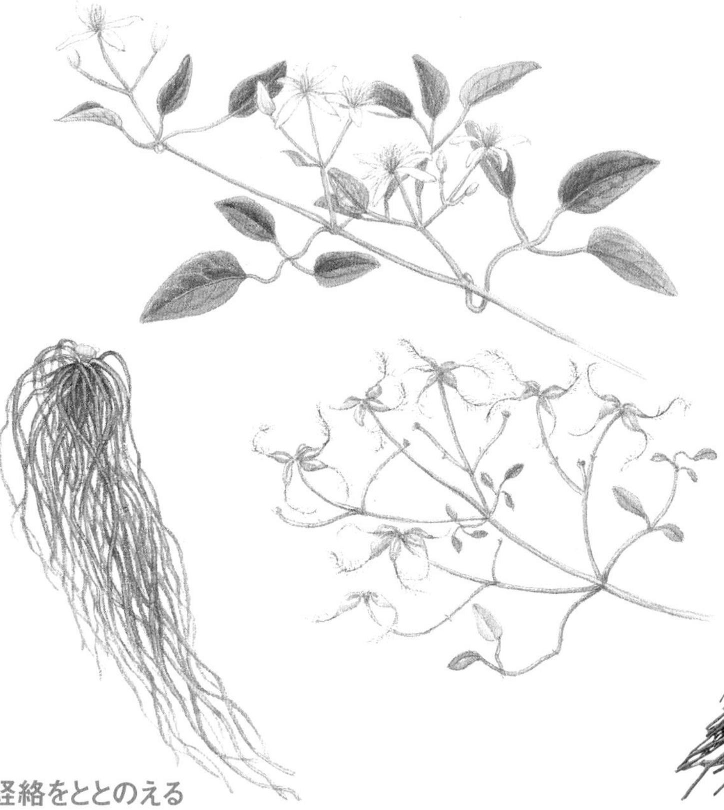

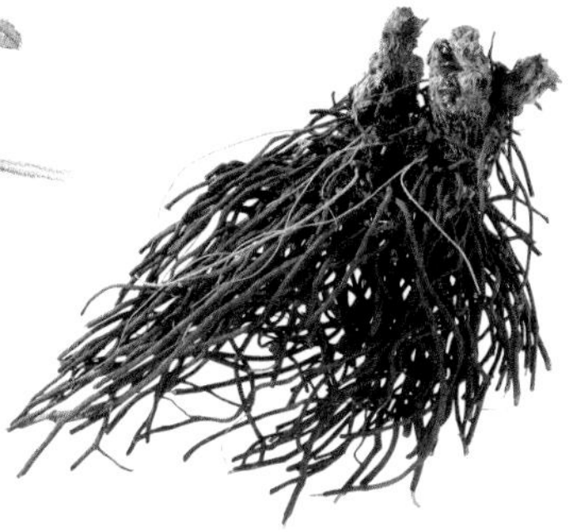

Ⓐ

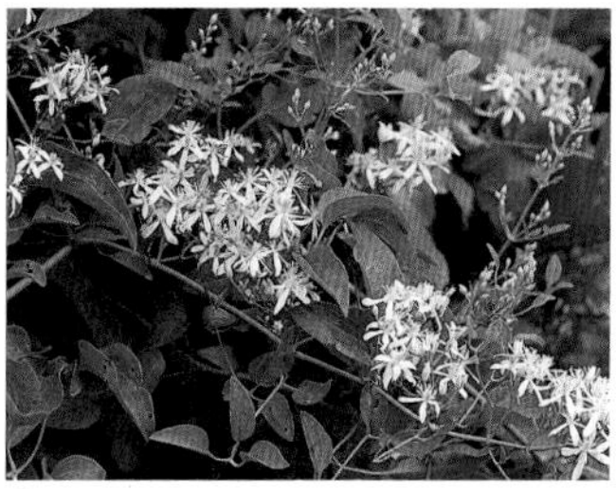

Ⓐ

手足の経絡をととのえる

蔓《つる》性の植物は、植物の手足、「経絡※」のように考えられ、人に用いるときは経絡の気血の流れ、特に手足の経絡をととのえる目的で用いられます。そのため、蔓性の植物の多くは四肢の体表部、関節、筋肉の痛み、しびれによく用いられます。

風寒湿《ふうかんしつ》をよく除いて、ふさがった経絡を通します。痛みを止める働きにすぐれ、寒さ、湿気で悪化する関節痛、筋肉痛、神経痛、手足のしびれ、むくみなどによく使われます。また、脳卒中の後遺症による感覚障害の緩和にも用いられます。魚骨を軟化させる作用もあり、のどに魚骨が刺さったときには、威霊仙を水または米酢で煎じて、ゆっくり多量に服用するとよいといわれます。威霊仙の威はその性質が他薬と比較して強いこと、霊仙はその効果が速やかなことをあらわします。

基原 キンポウゲ科（Ranunculaceae）のサキシマボタンヅルClematis chinensis Osbeck、Clematis manshurica RuprechtまたはClematis hexapetala Pallasの根および根茎

主要成分 アネモニンanemonin

性味/帰経 温／辛／膀胱

薬効 風湿をはらう、経絡をととのえる

処方 二朮湯《にじゅつとう》、疎経活血湯《そけいかっけつとう》など

※身体表面の気血の主要な流れのこと。ところどころの要所を「ツボ」と呼んでいます。

茵陳蒿

実熱

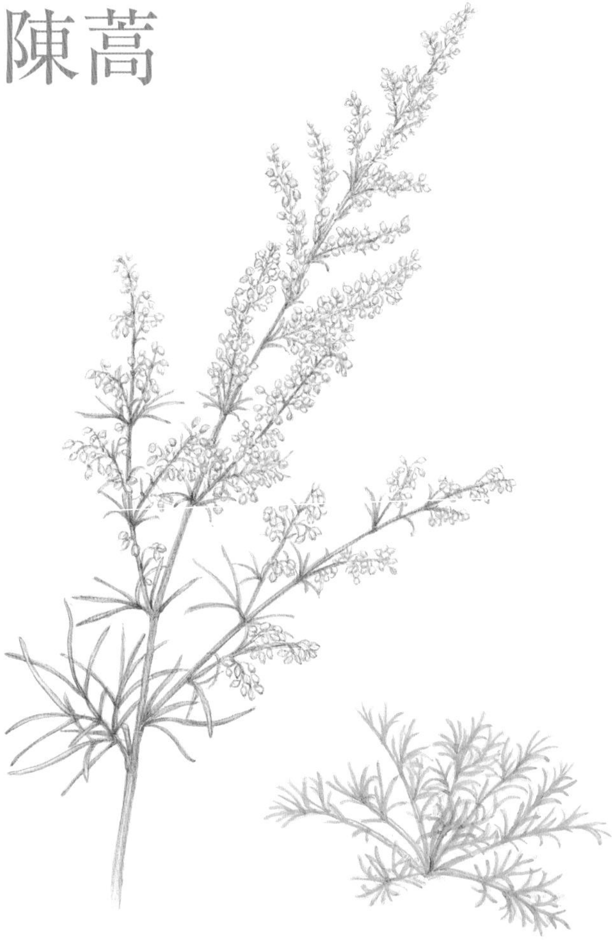

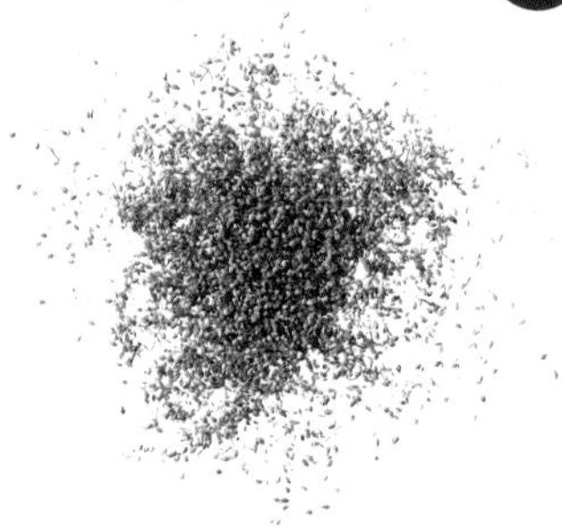

Ⓐ

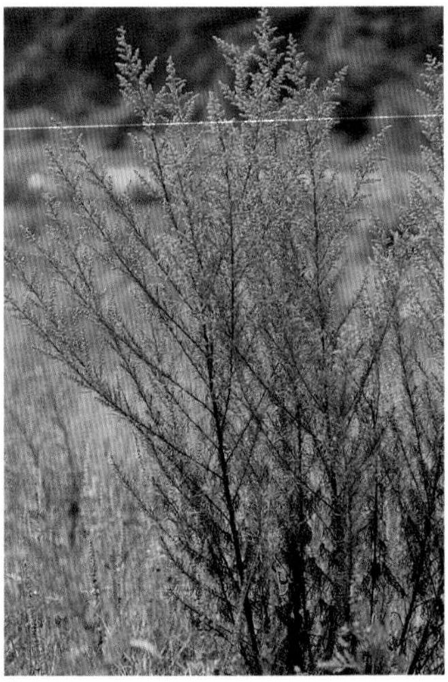

Ⓐ

皮膚の発赤、はれ、かゆみ、体内の湿熱の除去に

熱をさまし、湿気をとる薬として体内の熱邪、湿邪をとり除く作用があります。黄疸《おうだん》の治療薬として古くから知られていますが、現在では、診断のついた黄疸に用いられることは少ないです。ただあきらかな原因を認めないのにビリルビン値が少し高い場合に、補助療法として使用される場合があります。発熱、便秘など炎症症状が強い初期には山梔子《さんしし》・大黄《だいおう》などと組み合わせて茵蔯蒿湯《いんちんこうとう》とし、黄疸がしばらく続いて尿量が減少し、むかつきなどの症状があるときには猪苓《ちょれい》・茯苓《ぶくりょう》（茵蔯五苓散《いんちんごれいさん》）などと、くすんだ黄色を呈し、手足が冷えるときには附子《ぶし》・乾姜《かんきょう》などと配合されます。

発赤、はれの強い湿疹やじんましん、皮膚掻《そう》痒《よう》症、口内炎、歯周病などにも用いられます。清熱を強める場合には茵蔯蒿湯、利水を強める場合には茵蔯五苓散とします。湿疹や皮膚のかゆみには、煎じた液で患部を洗う方法も有効です。

日本ではカワラヨモギの秋の頭花が使われますが、中国では春の幼苗を使用しており、綿のように見えるために、日本ではそれを「綿茵陳《めんいんちん》」と呼んで区別しています。

基原 キク科（Compositae）のカワラヨモギ Artemisia Capillaris Thunbergの頭花

主要成分 カピラリシンcapillarisin

性味/帰経 平／苦／脾・胃・肝・胆

薬効 熱をさます、黄疸を治す

処方 茵陳蒿湯、茵陳五苓散、茵陳四逆湯《いんちんしぎゃくとう》など

うぃきょう　Fennel・FOENICULI FRUCTUS

茴香

気滞　陽虚

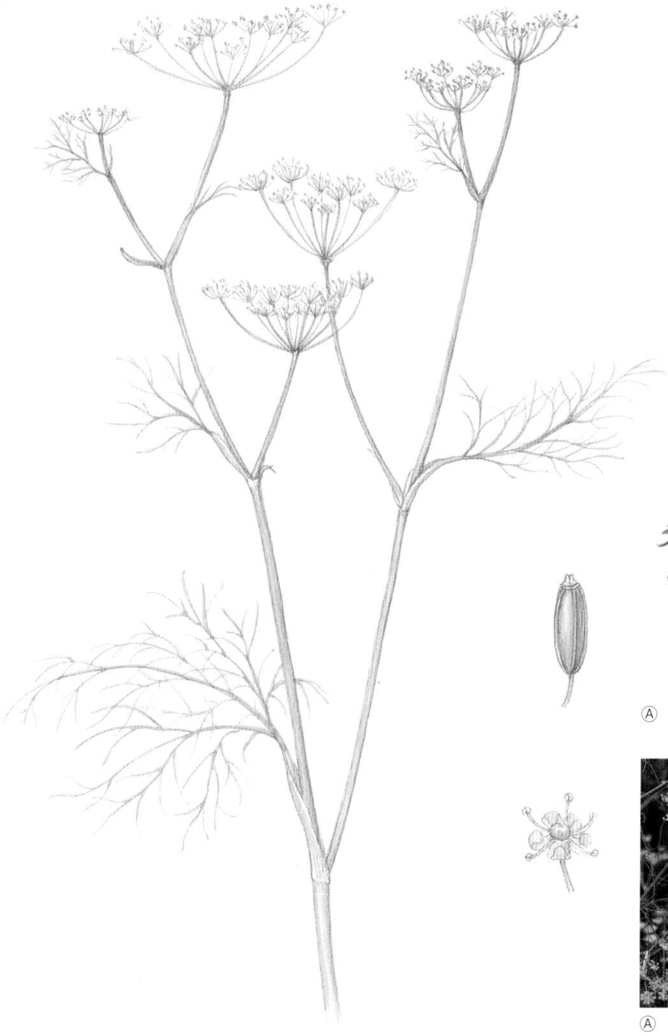

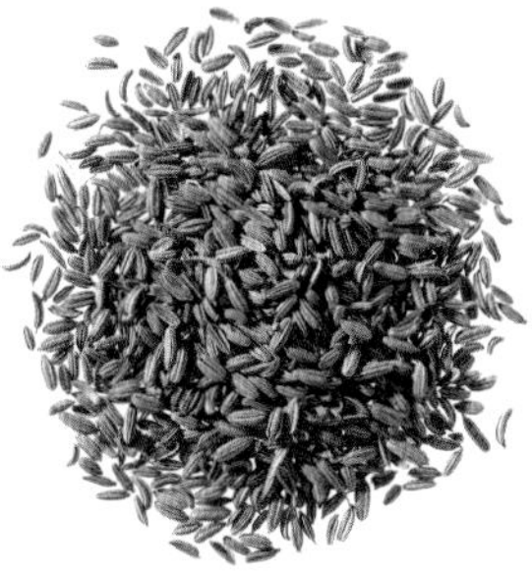

Ⓐ

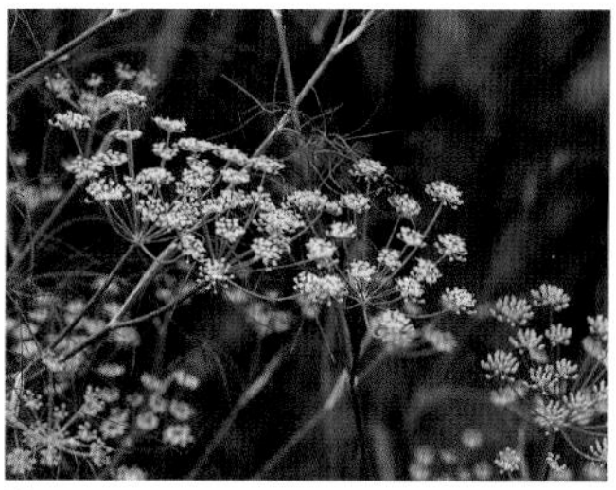

Ⓐ

腹部の寒を除き 胃の調子をととのえる

名前の由来については、傷んだ魚肉の臭いを、ウイキョウ独特の甘い香りで回復させる草という説や、原産地の地中海からシルクロードを伝って回教徒からもたらされたという説があります。フェンネルの名で香辛料としてもよく利用され、健胃薬や香辛料として利用されるシキミ科の「大茴香（八角）」と区別するために、「小茴香」とも呼ばれます。

芳香があり、気をよく巡らせ胃気をととのえて、消化不良、嘔吐、胸やけ、食欲不振、膨満感などに用いられます。しゃっくりを止めることを期待して使われることもあります。また、温《おん》裏《り》薬《やく》として、冷えからくる腹部の痛みに利用されます。

基原 セリ科（Umbelliferae）のウイキョウ Foeniculum vulgare Millerの果実

主要成分 アネトールanethole

性味/帰経 胃腸の調子をととのえる

薬効 気の巡りをよくする、胃の調子をととのえる

処方 安中散《あんちゅうさん》、丁香《ちょうこう》柿《し》蒂湯《ていとう》、枳《き》縮《しゅく》二《に》陳湯《ちんとう》など

鬱金

気滞　瘀血

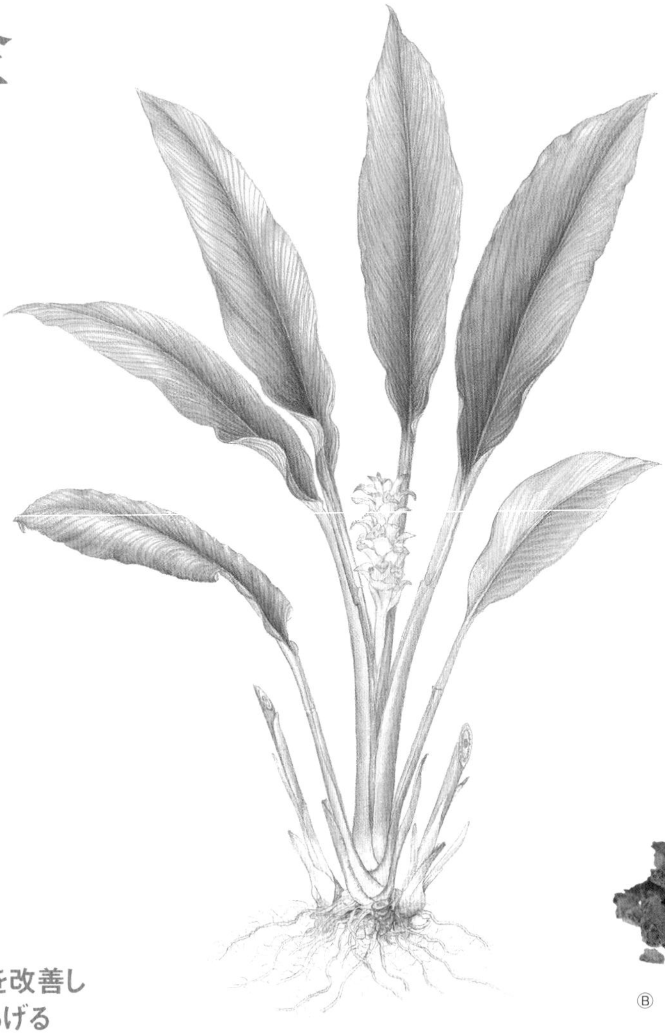

気滞と瘀血を改善し痛みをやわらげる

秋ウコン（鬱金）とも呼ばれ、香辛料のターメリックとしても利用される植物です。黄色の染料としても知られています。中国で鬱金と呼ばれる生薬は、春ウコン（姜黄《きょうおう》）です。ほかにも中国では塊根、根茎で鬱金、姜黄を使い分けており、どの意味での鬱金なのか注意が必要です。ただ鬱金、姜黄は寒熱の性質は異なるものの、気滞と瘀血にともに有効なことは共通です。

気血を巡らせ、経絡の通りをよくすることで、気滞、瘀血による胸や腹部の痛み、乳房の痛み、月経痛、打撲などの痛みをやわらげます。また、胆汁の分泌を促す利胆作用があり、二日酔いのむかつきに効くとされます。

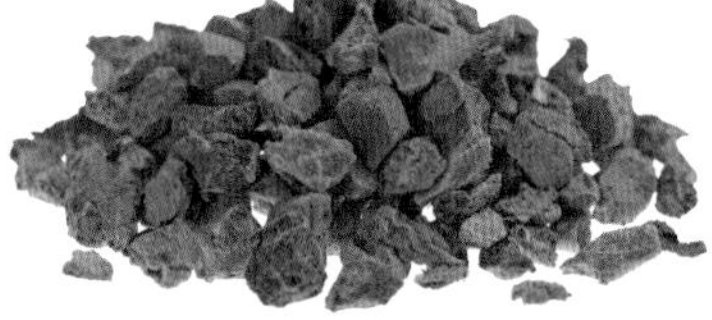

Ⓑ

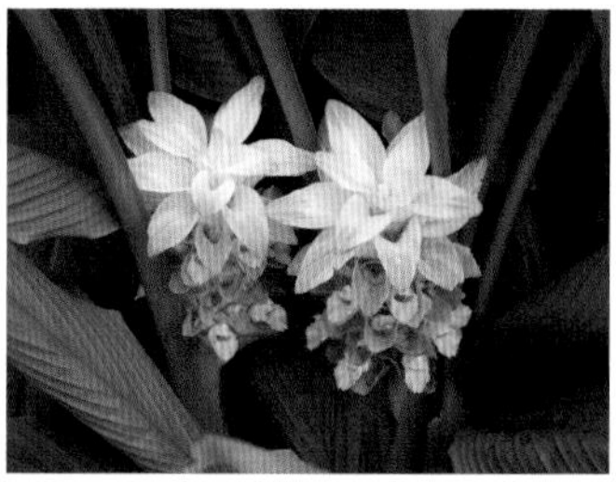

Ⓑ

基原　ショウガ科（Zingiberaceae）のウコン Curcuma longa Linnéの根茎

主要成分　クルクミンcurucumin

性味/帰経　温／辛・苦／肝・脾

薬効　気《き》、血《けつ》の巡りをよくする、痛みを止める

処方　中黄膏《ちゅうおうこう》など

えんごさく　Corydalis Tuber・CORYDALIS TUBER

延胡索

気滞　瘀血

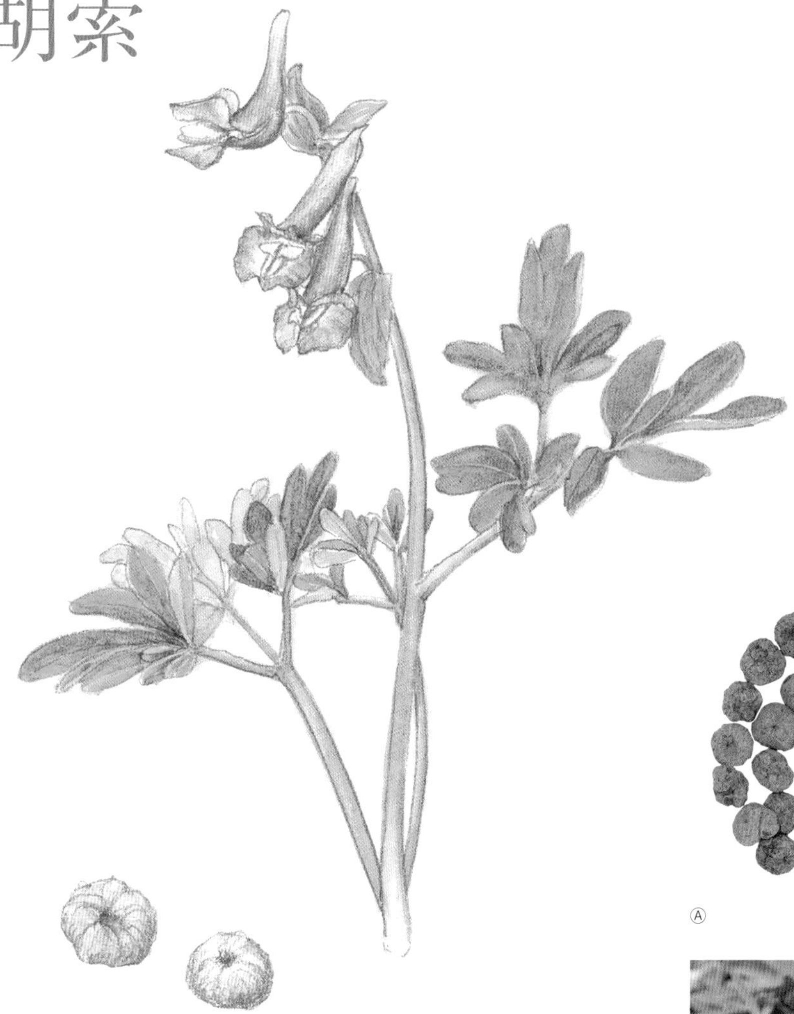

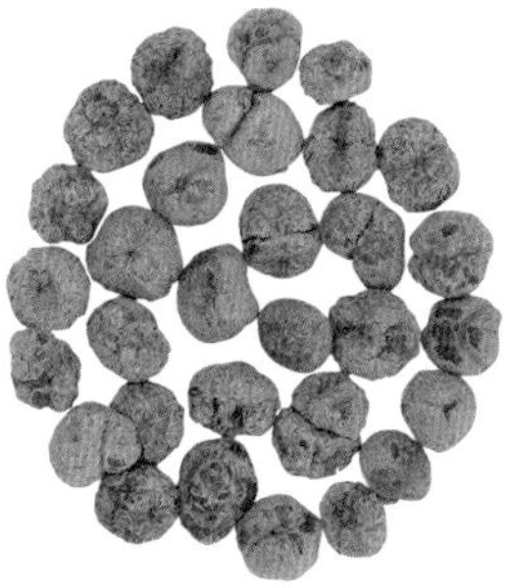

Ⓐ

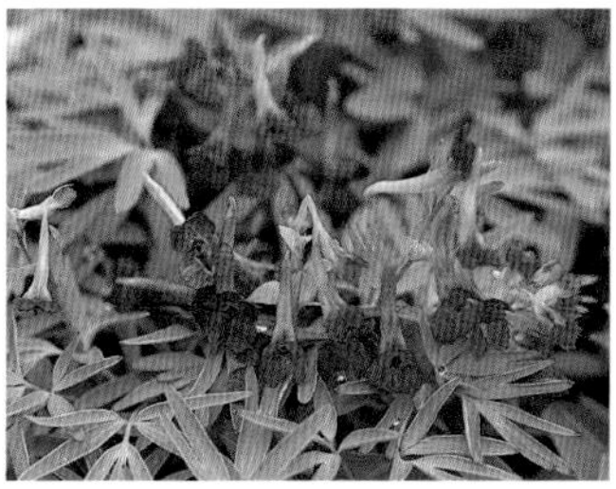

Ⓐ

胃痛や月経痛など 全身各部の痛みに有効

温めながら気《き》血《けつ》の巡りを促進する作用をもつことから、気滞、瘀血による全身各部の痛み（胸痛、腹痛、脇腹部痛、月経痛、打撲などの外傷）に用いられます。

安中散《あんちゅうさん》は延胡索を含む腹痛の治療薬ですが、婦人科では瘀血が関与する月経痛にもよく使われています。しかし妊娠中の場合、瘀血体質でも薬は控えめにしたほうがよいとされています。

別名、玄胡索《げんこさく》、玄胡《げんこ》とも呼ばれ、大きく、かたく、重いもの、表面は黄金色、断面は光沢のある黄褐色のものが良品とされます。胡とは西域から到来したものというニュアンスを含んでいます。

基　原　ケシ科（Papaveraceae）のCorydalis turtschaninovii Besser forma yanhusuo Y. H. Chou et C. C. Hsuの塊茎を、通例、湯通ししたもの

主要成分　プロトピンprotopine

性味/帰経　温／辛・苦／肝・胃

薬　効　気《き》、血《けつ》の巡りをよくする、痛みを止める

処　方　安中散、折衝飲《せっしょういん》など

黄耆

気虚

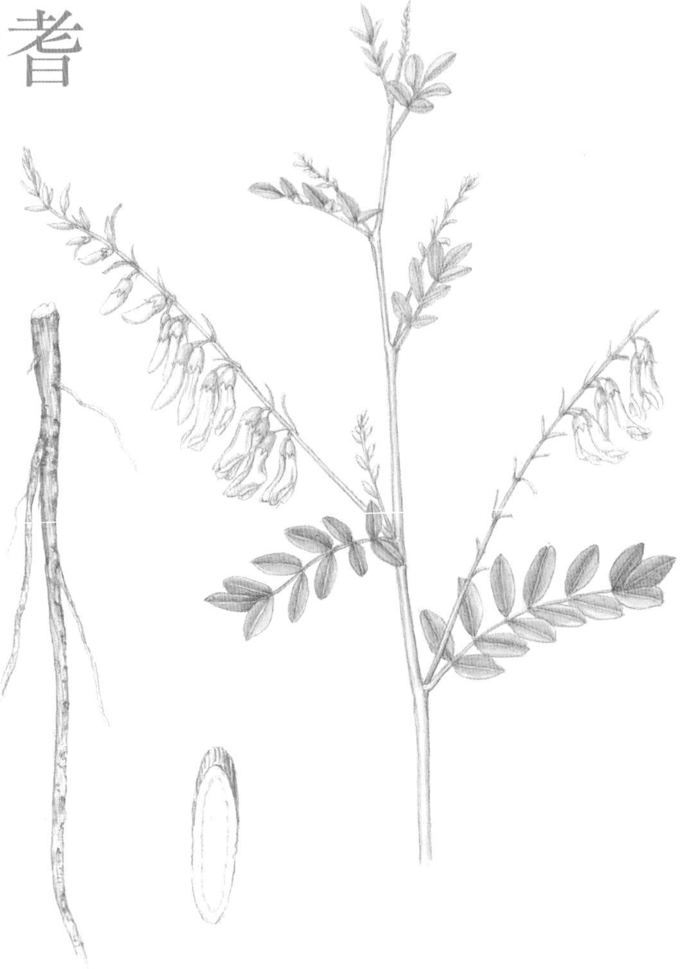

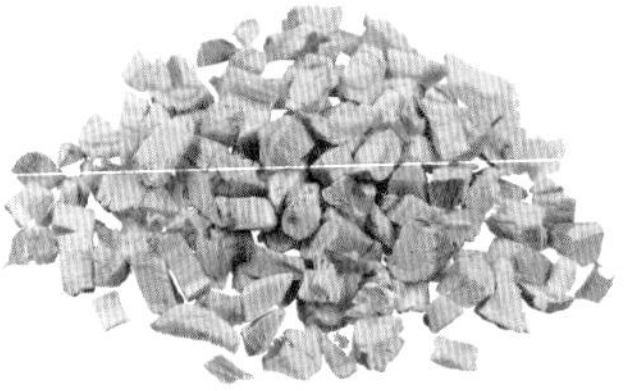

Ⓑ

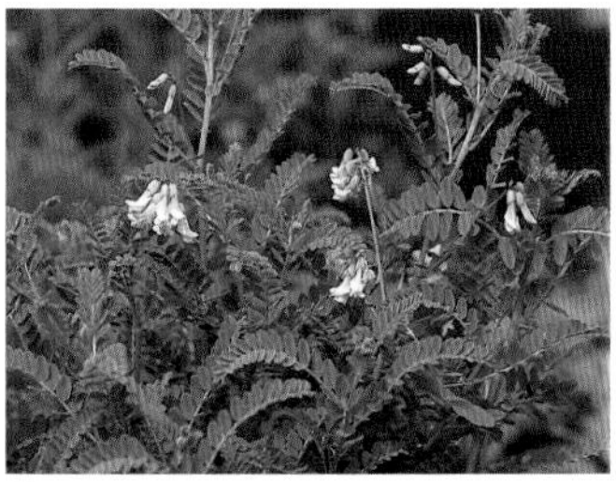

Ⓐ

気を補い、気を上昇させて体を元気にする

人参《にんじん》と並ぶ代表的な補気薬ですが、体内の臓腑以外に体表部の症状（発汗調節、皮疹）にも使われます。気の消耗による倦怠感、慢性疲労、食欲不振、慢性下痢、めまい、息切れなどに用いられます。止汗作用をもち、多汗や寝汗などに有効です。細菌に対する抵抗力をたかめ、排膿や皮膚の再生を促す作用があるともされ、切り傷や皮膚化膿症の治療にも使用されます。

黄耆は、乾燥し、やせた土地にもどんどん進出し、土地を肥沃にする力があります。そのため、砂漠化対策にも重要な植物です。土壌は地球の「体表部」です。そのような黄耆を人に用いると、土壌を豊かにするように弱った人の体表部の気血を豊かにしていく力があります。

また、気虚では水《すい》が停滞し、むくみ、全身の重だるさなどを生じることがあります。そのようなときに、黄耆は水はけをよくし、身体の水の利用を適正化してくれます。

基　原　マメ科（Leguminosae）のキバナオウギ Astragalus membranaceus Bungeまたは Astragalus mongholicus Bungeの根

主要成分　ホルモノネチンformononetin

性味/帰経　微温／甘／脾・肺

薬　効　気《き》を補う、はれを鎮める、汗を止める

処　方　帰脾湯《きひとう》、黄耆建中湯《おうぎけんちゅうとう》、十全大補湯《じゅうぜんたいほとう》、防已《ぼうい》黄耆湯《おうぎとう》、補中益気湯《ほちゅうえっきとう》、人参養栄湯《にんじんようえいとう》、玉屏風散《ぎょくへいふうさん》など

黄芩

実熱

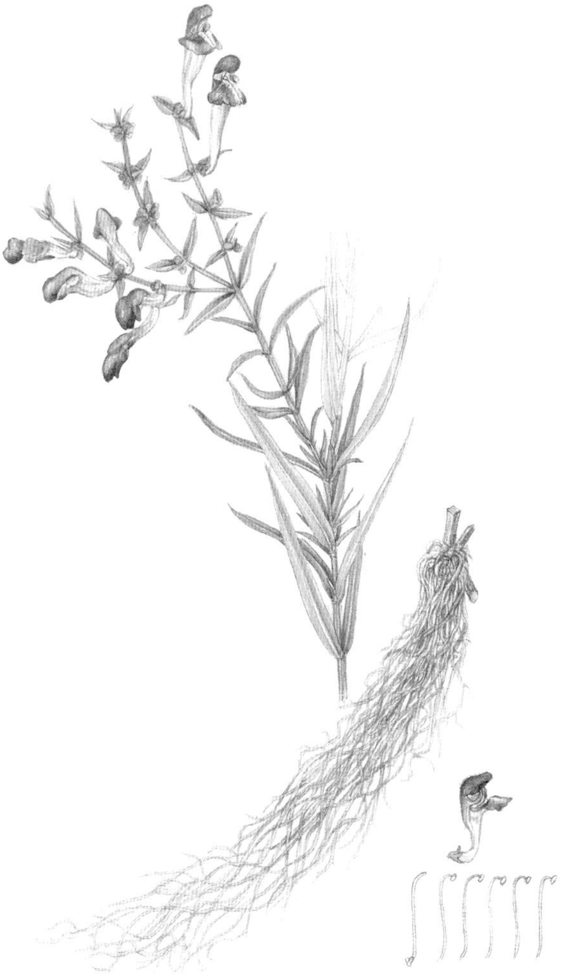

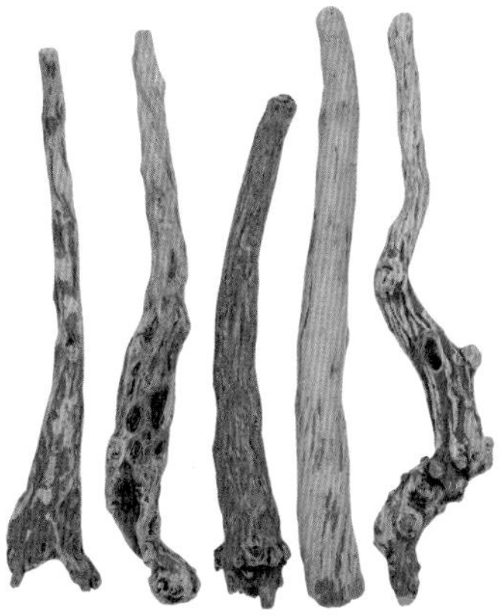

Ⓑ

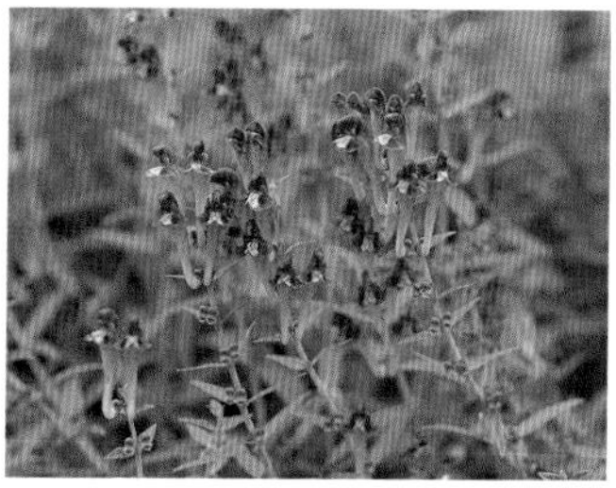

Ⓐ

熱性疾患に広く使われ 熱をさまし、湿を除く

熱邪をさます以外に、湿邪をとり除き、特に上半身、肺熱（呼吸器感染症）をよくさまします。肺熱による咽頭炎、せき、黄色痰《たん》（湿邪の一表現）や、胃熱による口内炎、吐き気、みぞおちの膨満感、下痢、ほかに目の充血、熱による不眠などに用いられます。また、血熱《けつねつ》（熱邪が血《けつ》におよぶ状態）による鼻血や吐血などの出血症状に用いられます。また、妊娠中の胎動不安などに使われています。不育症によく用いられる柴苓《さいれい》湯《とう》にも、黄芩が含まれています。

しかし、湿をとり除く作用が強く、もともと血や津液の不足している血虚、陰虚の人には注意して用いる必要があります。副作用として肝障害や間質性肺炎（いずれもいきすぎた乾燥と考えられている）が知られています。これは現代医学では、黄芩特有のアレルギー反応と考えられています。

基原 ソ科（Labiatae）のコガネバナ Scutellaria baicalensis Georgiの周皮を除いた根

主要成分 バイカリンbaicalin

性味/帰経 寒／苦／心・肺・胆・大腸・小腸

薬効 熱をさます、解毒、流産防止など

処方 黄連解毒湯《おうれんげどくとう》、三黄瀉心湯《さんおうしゃしんとう》、柴朴湯《さいぼくとう》、柴苓湯、小柴胡湯《しょうさいことう》、大柴胡湯《だいさいことう》、清肺湯《せいはいとう》、半夏瀉心湯《はんげしゃしんとう》など

おうばく　Phellodendron Bark・PHELLODENDRI CORTEX

黄柏

実熱　陰虚

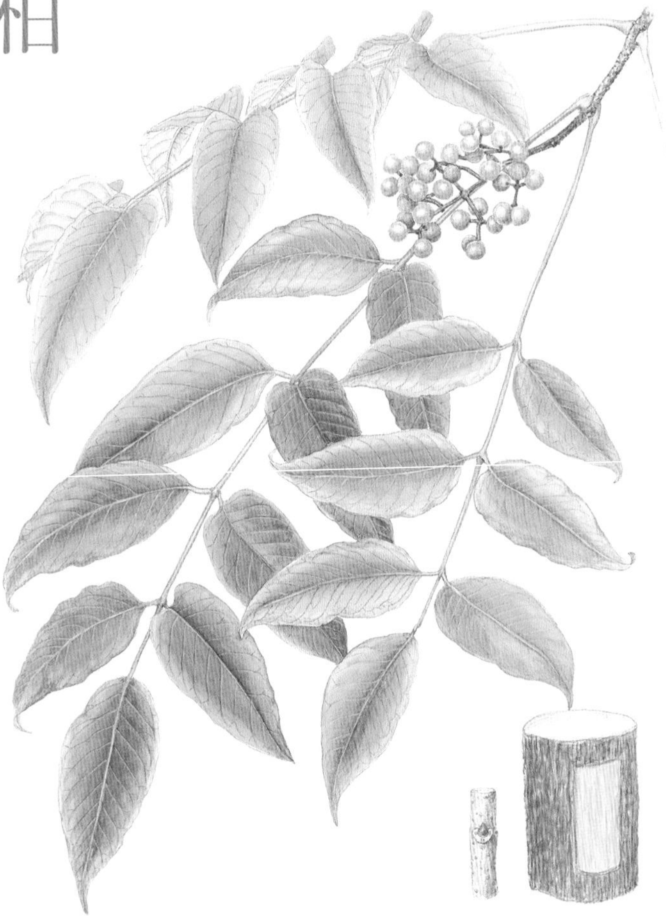

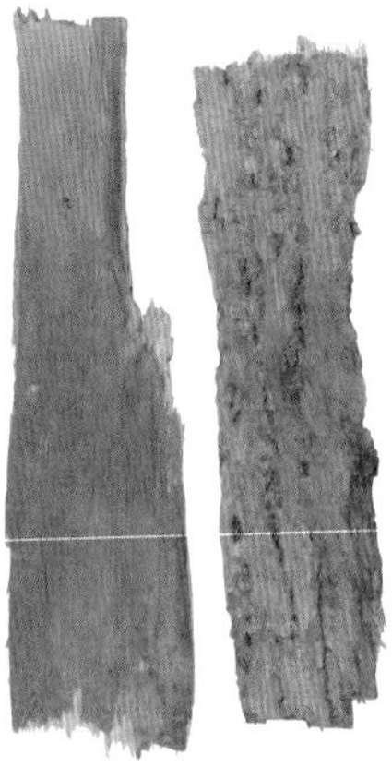

Ⓑ

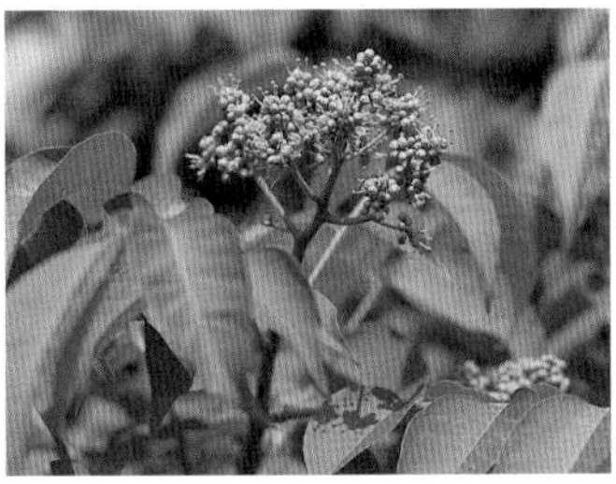

Ⓐ

とても苦い湿熱の薬 虚熱でも実熱でも使用可能

奈良県吉野山に伝わる陀羅尼助《だらにすけ》など、各地の民間薬の健胃整腸剤の主成分として使われてきた苦みの強い樹皮です。苦みは抗炎症作用を有するものが多く、苦寒薬《くかんやく》（黄連《おうれん》、黄芩《おうごん》、苦参《くじん》、竜胆草《りゅうたんそう》、山梔子《さんしし》も含まれる）と呼ばれることもあります。古くから黄色の染料としても利用され、防虫作用があることでも知られています。

熱性の下痢、膀胱炎、排尿障害、口内炎、皮膚化膿症などに用いられ、化膿症や打撲傷には外用薬としても使用できます。下焦《げしょう》（下腹部より下）の湿熱の症状に特に効果があるとされ、下肢の関節炎やむくみ、しびれなどにも有効です。

実熱だけでなく虚熱にも使用でき、微熱が続き寝汗があるような場合や、慢性気管支炎の発熱時などで陰虚がある場合にも用いることができます。

基　原 ミカン科（Rutaceae）のキハダ Phellodendron amurense Ruprecht または Phellodendron chinense Schneiderの周皮を除いた樹皮

主要成分 ベルベリンberberine

性味/帰経 寒／苦／腎・膀胱・大腸

薬　効 熱をさます

処　方 黄連解毒湯《おうれんげどくとう》、七物降下湯《しちもつこうかとう》、半夏白朮天麻湯《はんげびゃくじゅつてんまとう》、荊芥連翹湯《けいがいれんぎょうとう》、知柏地黄丸《ちばくじおうがん》、滋陰降火湯《じいんこうかとう》など

黄連

実熱

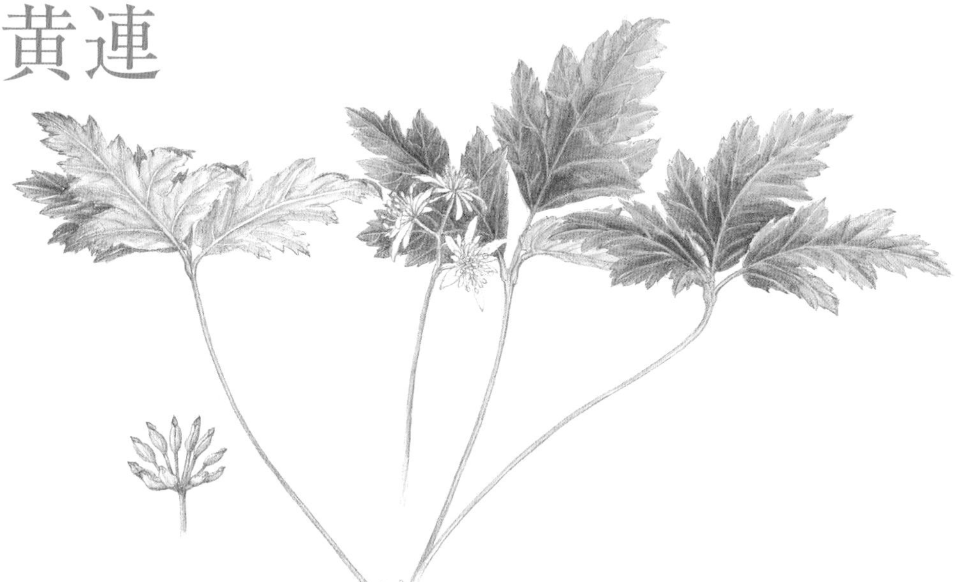
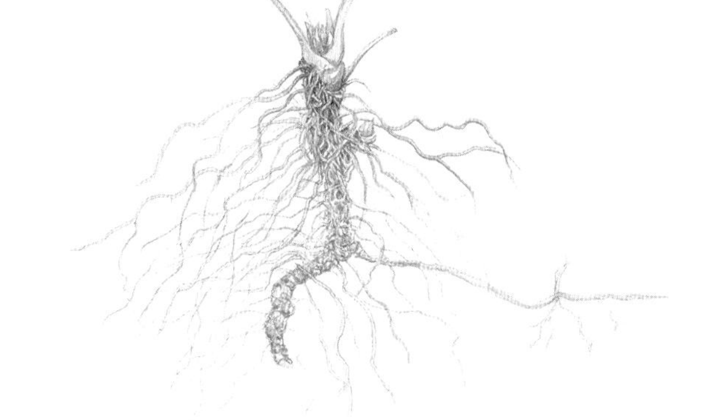

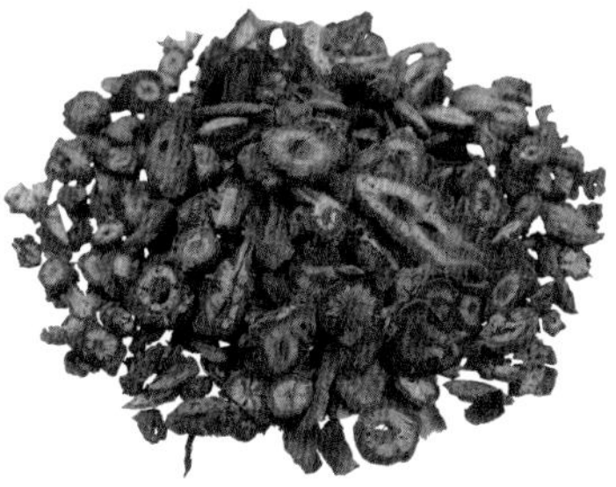

Ⓑ

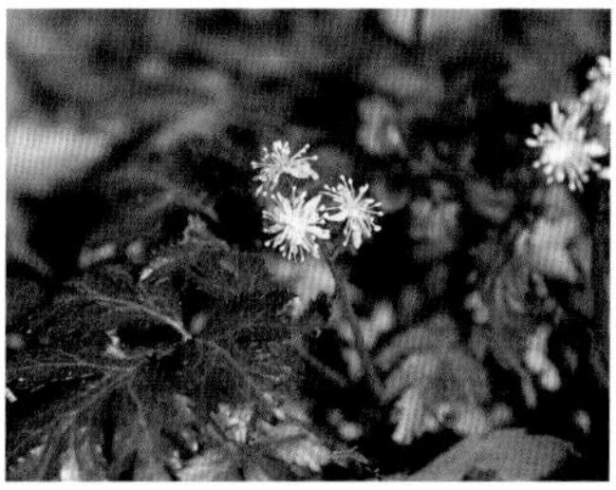

Ⓐ

胃腸のムカつき、胃もたれや焦燥感、不眠などの精神症状に

黄柏と同様にベルベリンが主成分の、苦みが非常に強い生薬です。実熱によるさまざまな症状に幅広く使われますが、特に心《しん》や胃の熱をさますのにすぐれています。心熱によって起こる焦燥感、つまり精神的な興奮症状、不安、あせり、またそれにともなう不眠、熱感、発汗などによいのが黄連のもち味です。胃熱では、食欲はあるものの、食べるともたれてすっきりしない感じがあります。下痢や嘔吐などの消化管の炎症に対してや、皮膚の湿疹にも用いることもあります。

また、熱邪が血《けつ》にまでおよんで起こる、血熱による鼻血や吐血にも用いられます。

基原 キンポウゲ科（Ranunculaceae）のオウレンCoptis japonica Makino、Coptis chinensis Franchet、Coptis deltoidea C.Y. Cheng et HsiaoまたはCoptis teeta Wallichの根をほとんど除いた根茎

主要成分 ベルベリンberberine

性味/帰経 寒／苦／心・肝・胆・胃・大腸

薬効 熱をさます、解毒

処方 黄連湯《おうれんとう》、黄連解毒湯《おうれんげどくとう》、荊芥連翹湯《けいがいれんぎょうとう》、三《さん》黄瀉心湯《おうしゃしんとう》、清上防風湯《せいじょうぼうふうとう》、半夏瀉心湯《はんげしゃしんとう》など

遠志

水毒

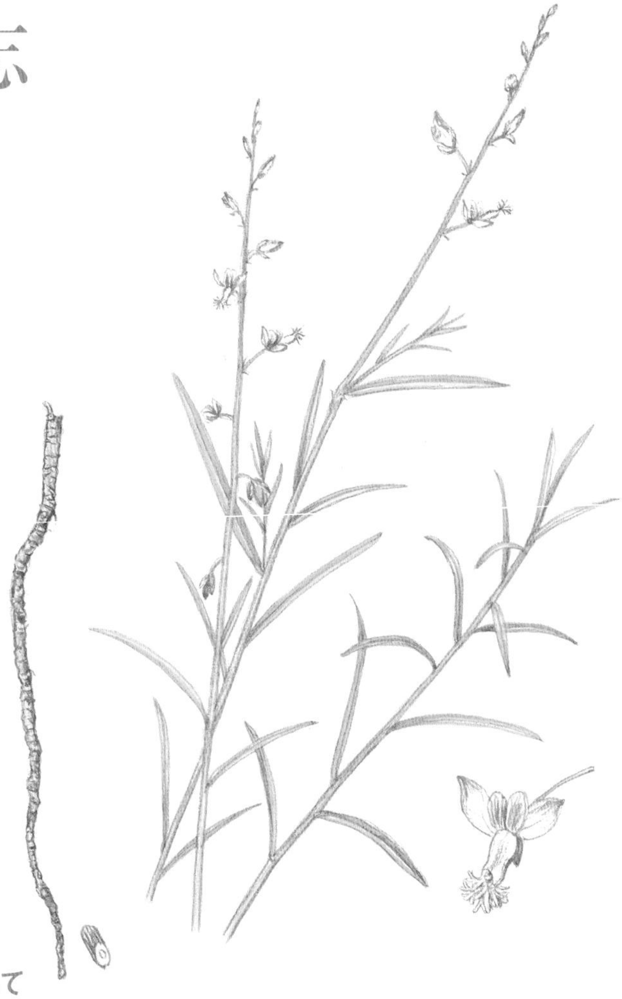

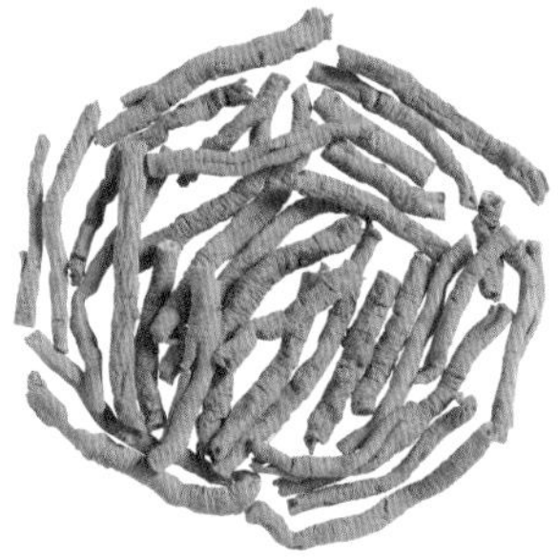

Ⓐ

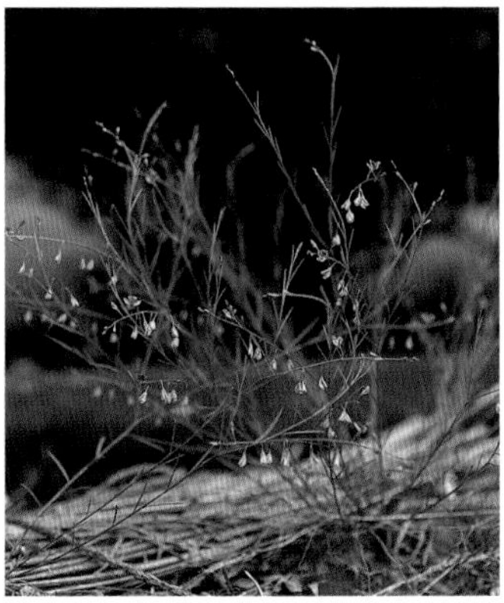

Ⓐ

痰を除去して 精神を安定させる

痰を除き心神（東洋医学では心《しん》は心臓のほか、意識の中枢機能があると考えられている）の気血の流れを通じさせ、精神を穏やかに安定させる働きがあります。志を強くする作用があることが名前の由来とされる生薬です。

主としてぼんやりとした、すっきりしない不安感、緩慢さ、睡眠障害（不眠、多夢）、動悸などに用いられています。ほかに鎮咳去痰薬として、慢性の呼吸器疾患などにも用いられます。また、痰飲※による皮膚のはれものや乳腺炎に用いられ、初期の皮膚化膿症には外用薬として使われることもあります。

多量に使用するとむかつき、嘔吐を引き起こすおそれがあるので注意が必要です。

基　原 ヒメハギ科（Polygalaceae）のイトヒメハギ Polygala tenuifolia Willdenowの根または根皮

主要成分 オンジサポニンonjisaponin

性味/帰経 温／苦・辛／肺・心・腎

薬　効 精神安定、痰を除く、はれを鎮める

処　方 加味帰脾湯《かみきひとう》、帰脾湯《きひとう》、人参養栄湯《にんじんようえいとう》など

※水分代謝が滞った状態のひとつ。しつこい湿邪でべっとりと停滞したもの。

がいよう　Artemisia Leaf・ARTEMISIAE FOLIUM

艾葉

陰虚

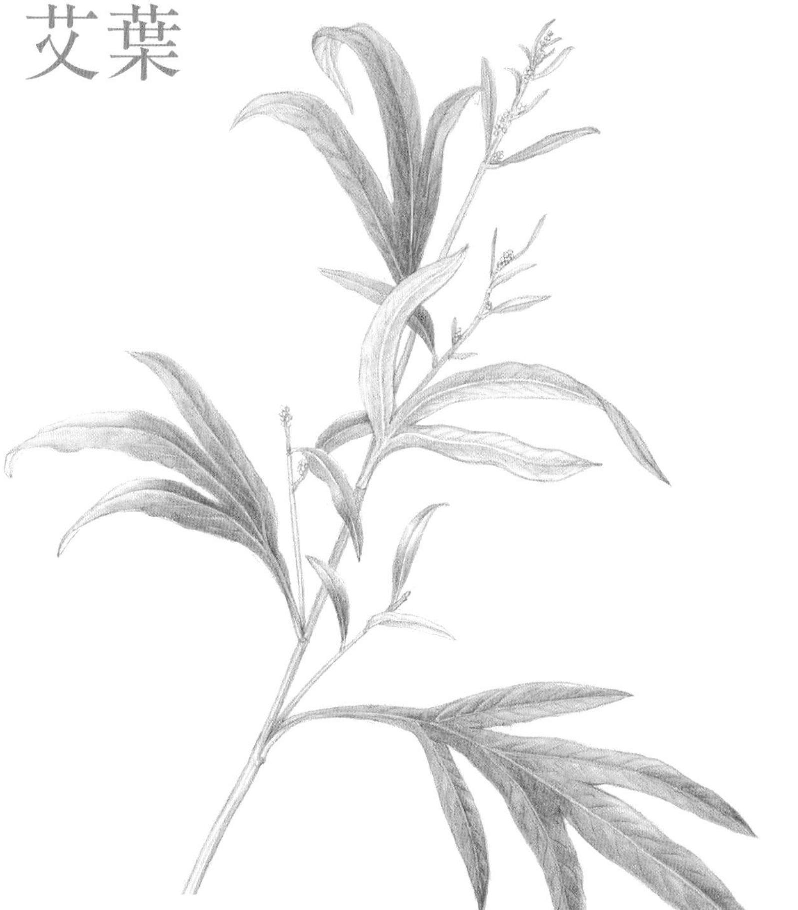

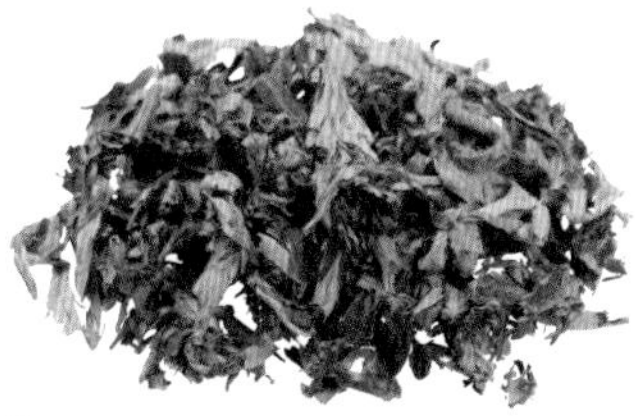

Ⓑ

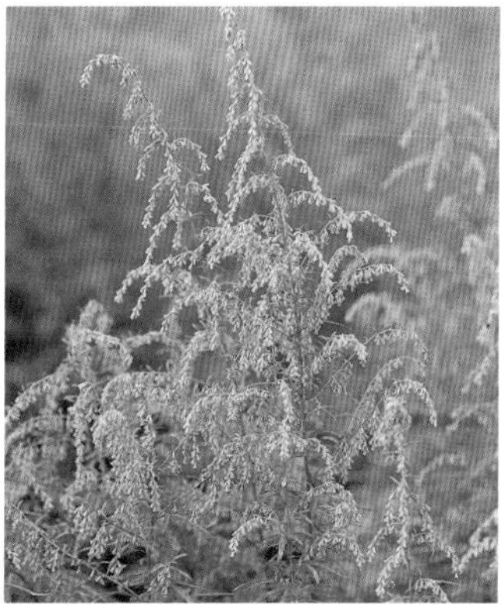

Ⓐ

過多月経などに対する止血剤、月経痛、腹痛を温めて止痛する

生の葉の汁を湿疹や虫さされにつけたり、腹痛の際に煎じて飲んだり、薬湯に利用されたり、民間薬として広く使われ、よもぎ餅などに食材としても使われてきた、ヨモギを基原とする生薬です。また、お灸には、ヨモギの葉の羽毛を用いています。

消化器、生殖器を温める作用に止血作用をあわせもつのが特徴です。温めながら痛みを止めたり、出血を止めたりする作用があり、冷えからくる下腹部痛や月経痛、下痢、鼻血、吐血、下血、痔、不正性器出血、過多月経、おりもの、はれものなどに用いられます。特に婦人科の症状によく用いられ、子宮を温め、月経をととのえます。不妊や胎動不安、早産の予防などにも使われます。

基　原　キク科（Compositae）のヨモギ *Artemisia princeps* Pampanini またはオオヨモギ *Artemisia montana* Pampaniniの葉および枝先

主要成分　シネオールcineol

性味/帰経　温／辛・苦／肝・脾・腎

薬　効　冷えの改善、止血、痛みを止める、流産予防

処　方　芎《きゅう》帰《き》膠艾湯《きょうがいとう》など

何首烏

血虚

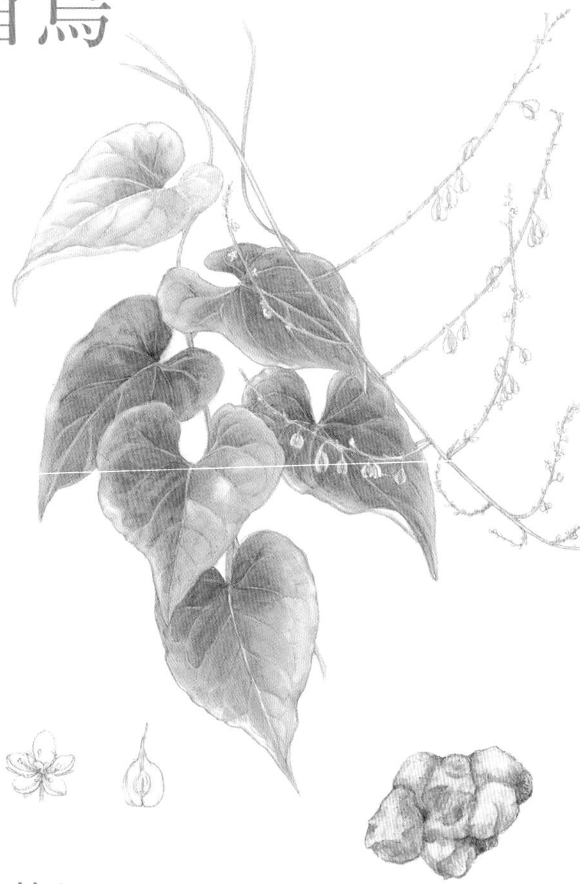

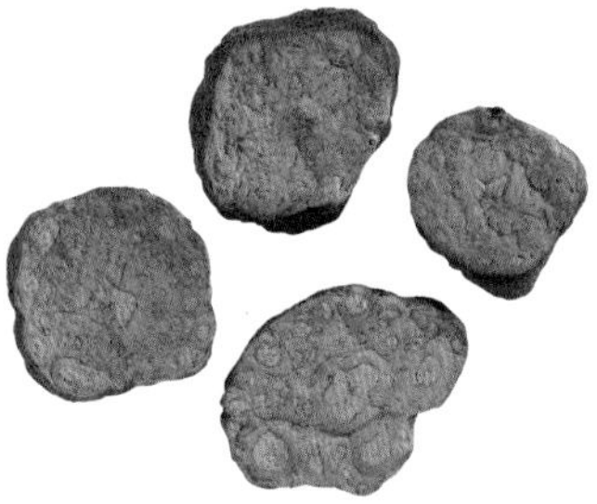

Ⓐ

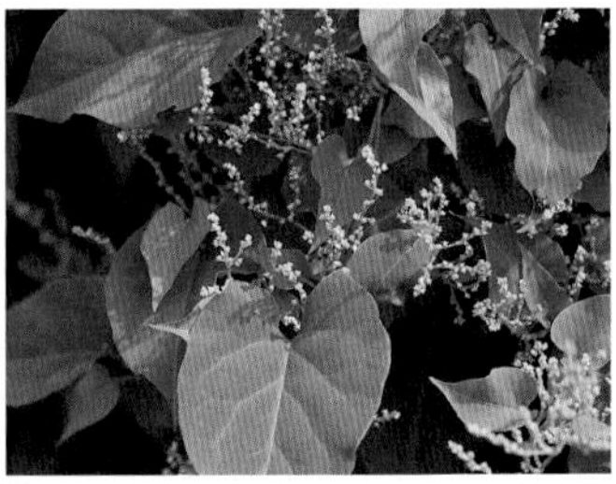

Ⓐ

温和な補血剤で白髪にも用いられる

肝、腎の血《けつ》を補う作用があり、薬性が温和で血虚、肝腎陰虚に用いられます。黒髪を生じるともされています。腎虚によるめまいや、耳鳴り、動悸、不眠、足腰の衰え、倦怠感、月経不順などに用いられています。補血剤の中では地黄《じおう》より胃もたれは少ないのですが、軟便を引き起こすことがあります。そのため、便秘の人には逆によい補血薬です。

また、腸管をうるおして排便を促す作用、皮膚をうるおしてかゆみを止める作用があり、血虚によって起こる便秘や、乾燥性の皮膚疾患に利用されます。基原のツルドクダミは中国から入ってきた帰化植物で、ドクダミ（十薬《じゅうやく》）と葉の形が似ていることが和名の由来ですが、ドクダミはドクダミ科、何首烏はタデ科です。

基　　原　タデ科（Polygonaceae）のツルドクダミPolygonum multiflorum Thunbergの塊根

主要成分　クリソファノールchrysophanol

性味/帰経　温／苦・甘・渋／肝・腎

薬　　効　血とうるおいを補う、強壮

処　　方　当帰飲子《とうきいんし》

かっこう　Pogostemon Herb・POGOSTEMONI HERBA

藿香

水毒　気滞

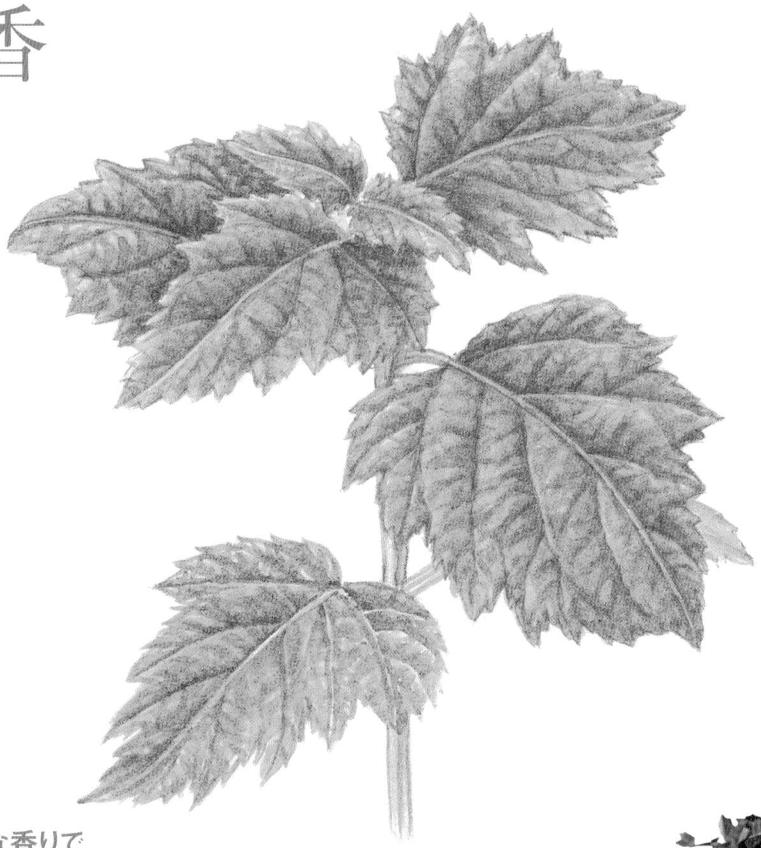

さわやかな香りで夏の食欲不振を改善

基原のパチョリ（パチュリ）は、香水やアロマテラピーにも使われる特有のさわやかな香りをもっています。藿香の芳香には、胃腸の湿、暑邪を除く作用があり、「隠し味」として、慢性的な胃の症状（むかつき、嘔吐、膨満感、下痢、食欲不振など）に有効です。特に夏場、高温多湿環境に起こるさまざまな不調への薬として知られていて、エアコンの冷気や冷たいもののとりすぎによる胃腸障害、暑気あたり、悪寒発熱などの夏かぜの症状にも用いられます。熱帯地域への旅行の友にもよいでしょう。

日本にも自生するシソ科の多年草カワミドリを基原とする「土《ど》藿香」という類似の生薬があり、それと区別するために「広《こう》藿香」（広とは中国の広州を指しています）とも呼ばれ、南方の生薬です。高温多湿に生きる藿香は、高温多湿に生きる人の体調をととのえる力を有しています。

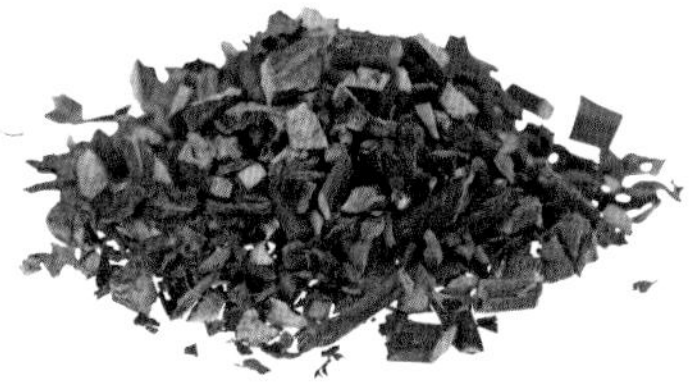

Ⓑ

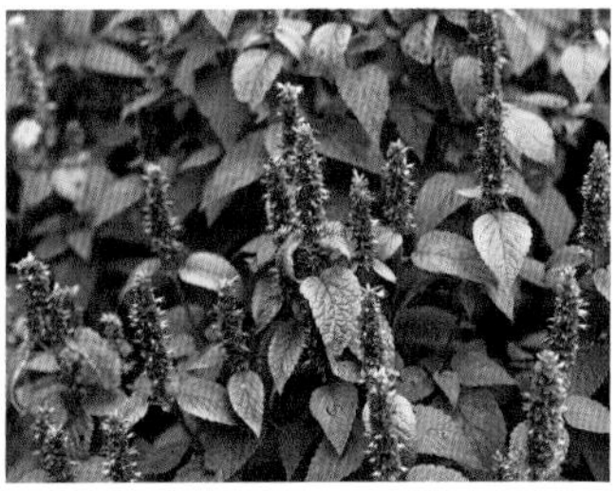

Ⓑ

基　原　シソ科（Labiatae）のパチョリ Pogostemon cablin Bentham の全草または葉

主要成分　オイゲノールeugenol

性味/帰経　微温／辛／脾・胃・肺

薬　効　暑気あたり、健胃、下痢を止める

処　方　藿香正気散《かっこうしょうきさん》、香砂六君子湯《こうしゃりっくんしとう》など

かっこん　Pueraria Root・PUERARIAE RADIX

葛根

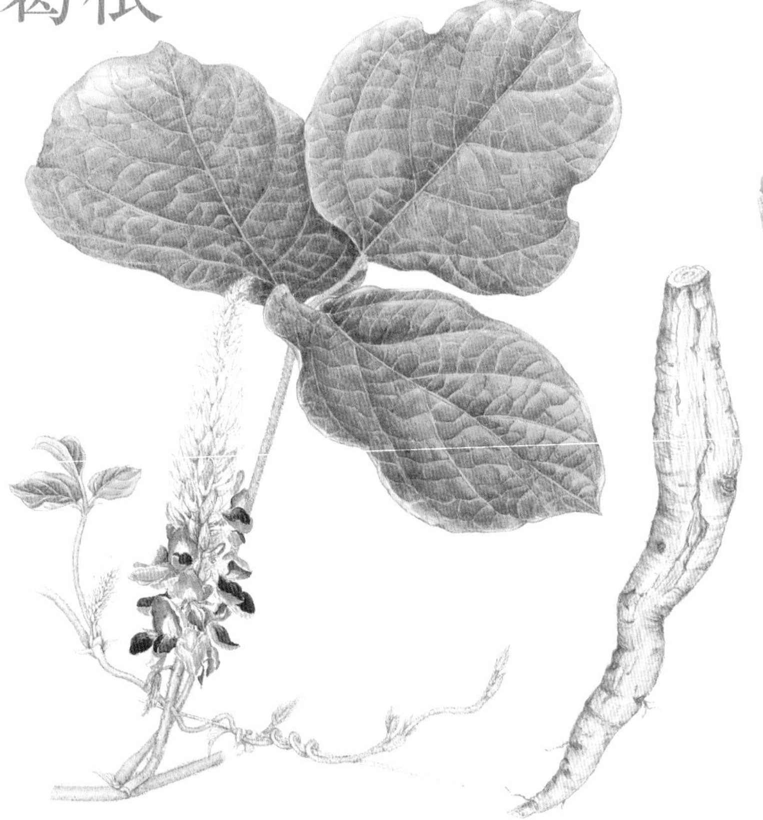

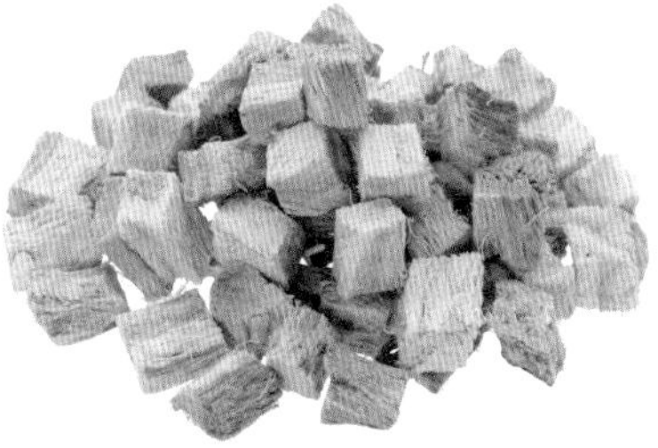

Ⓑ

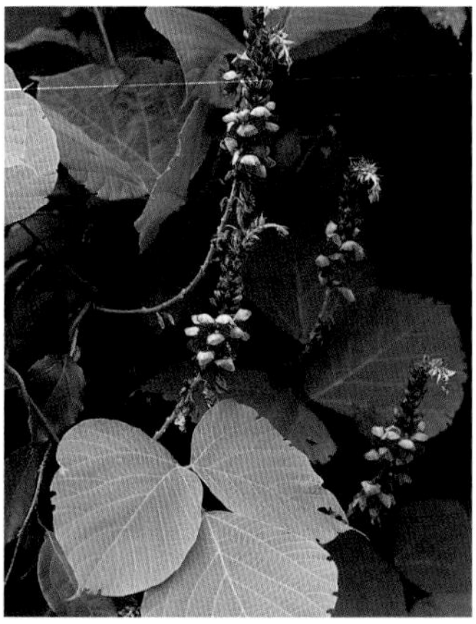

Ⓐ

かぜの初期に用いる葛根湯が代表処方

軽い発汗作用があり、体表の熱を発散させるとともに、水《すい》（津液）を上昇させる働きをして、口の渇きや下痢を改善し、上半身の筋肉の緊張を緩めます。おもに、うなじや肩・背中のこわばり、頭痛、下痢、発熱・悪寒などのかぜの初期症状などに用いられます。この働きを応用して、慢性的な首、肩の痛みにも使用されています。

また、東洋医学では、皮疹は体が邪を体外に排出しようとする動きと捉えていて、皮疹をおさえ込むのではなく、排出を促進する方法がとられ、透疹《とうしん》と呼んでいました。特にはしかなどの感染症であらわれる皮疹をおさえ込むと、邪が体内に留まり脳症が発症すると考えられていました。葛根には、発疹を促して皮膚の表面に出す透疹作用があり、はしかの初期には同じ働きをする升麻《しょうま》とあわせて、升麻葛根湯《しょうまかっこんとう》として使われます。

基原のクズは、秋の七草にもなっている古くから親しまれてきた植物です。かぜの初期や腹痛には、クズのデンプン（葛粉）を使った葛湯が民間で飲まれてきました。二日酔いにも使用されています。日本では乳腺症に用いられてきましたが、葛根のイソフラボンが女性ホルモンに似ていることがわかってきています。

基　　原 マメ科（Leguminosae）のクズ Puerarialobata Ohwi の周皮を除いた根

主要成分 プエラリンpuerarin

性味/帰経 平／甘・辛／脾・胃

薬　　効 体の表面の邪をはらう、渇きを止める、下痢を止めるなど

処　　方 葛根湯《かっこんとう》、葛根湯加川芎辛夷《かっこんとうかせんきゅうしんい》、参蘇飲《じんそいん》、升麻葛根湯、葛根黄連黄芩湯《かっこんおうれんおうごんとう》、独活葛根湯《どっかつかっこんとう》など

かろこん Trichosanthes Root・TRICHOSANTHIS RADIX

栝楼根

陰虚

微熱が持続し
口渇など乾燥症状に

脾、胃の熱をよくさまし、かつ津液《しんえき》をうるおす作用にすぐれていて、発熱中や熱病のあとの脱水傾向、口渇などに用いられます。また、肺の熱をさますとともにうるおわせて、痰《たん》を除き、せきを止める働きがあります。根は白く、白色の生薬は肺に効くと考えられています。また膿《うみ》を出す作用があり、皮膚化膿症や乳腺炎（乳汁排出促進）などにも使われます。夜は陰陽でいえば陰で、血《けつ》、津液が補われる時間帯です。栝楼根は陰である夜の時間にあえて開花するというリズムをもっています。

「天花粉《てんかふん》」とも呼ばれ、あせも、おむつかぶれの予防に、栝楼根の粉末が用いられていました。

基　原 ウリ科（Cucurbitaceae）のTrichosanthes kirilowii Maximowicz、キカラスウリTrichosanthes kirilowii Maximowicz var. japonica KitamuraまたはオオカラスウリTrichosanthes bracteata Voigtの皮層を除いた根

主要成分 トリコサン酸trichosanic acid

性味/帰経 寒／甘・酸・苦／肺・胃

薬　効 肺をうるおす、渇きを止める、膿を出す

処　方 柴胡桂枝乾姜湯《さいこけいしかんきょうとう》、柴胡清肝湯《さいこせいかんとう》など

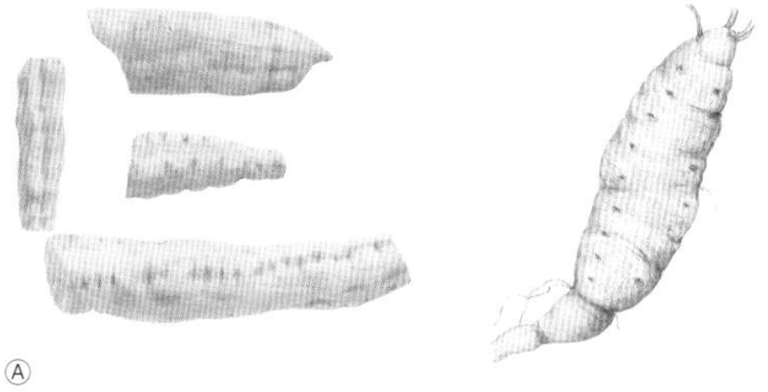

Ⓐ

かろにん Trichosanthes Seed・TRICHOSANTHIS SEMEN

栝楼仁

陰虚

肺をうるおして去痰
熱をさまし、胸のつかえをとる

栝楼根と植物は同じですが、果実を用います。同一植物なので薬効は似ています。栝楼仁は種子であるため油脂が多く含まれ、栝楼根よりも肺や腸をうるおす効果にすぐれています。肺をうるおして痰を出しやすくし、せきを鎮めたり、腸をうるおして便秘を改善したりする働きがあります。種子の生薬には便秘を改善する作用をあわせもつものが多くあります。また、胸部の痰をとり除き、気滞を改善することにより、胸部の痛み、つかえにもラッキョウ（薤白《がいはく》）とあわせて、栝楼薤白白酒湯《がろがいはくはくしゅとう》などとして使われます。

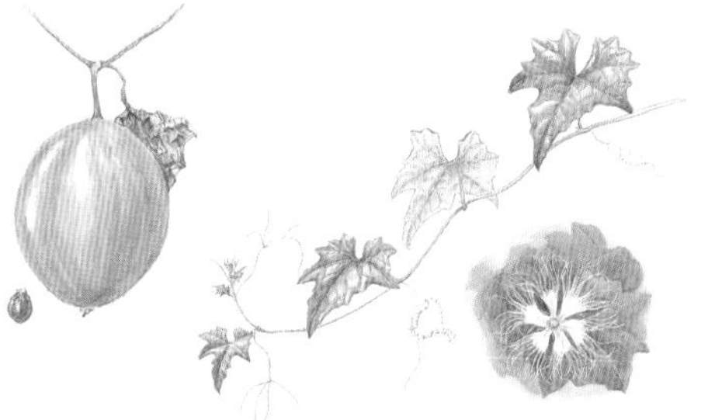

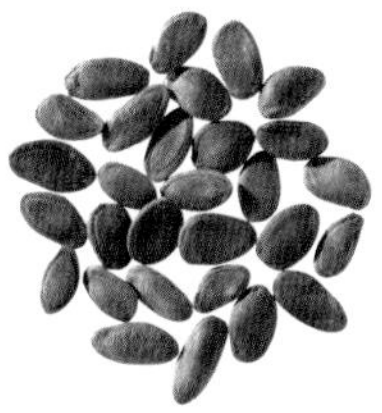

Ⓐ

基　原 ウリ科（Cucurbitaceae）のTrichosanthes kirilowii Maximowicz、キカラスウリTrichosanthes kirilowii Maximowicz var. japonica KitamuraまたはオオカラスウリTrichosanthes bracteata Voigtの種子

主要成分 脂肪酸

性味/帰経 寒／苦／肺・胃・大腸

薬　効 肺をうるおす、痰を除く、便通をよくする、膿を出す

処　方 柴陥湯《さいかんとう》など

乾姜

陽虚　水毒

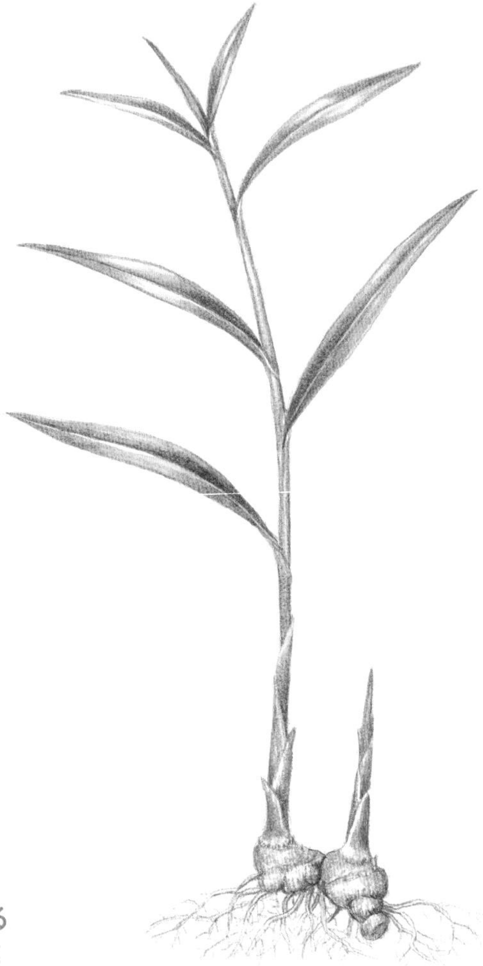

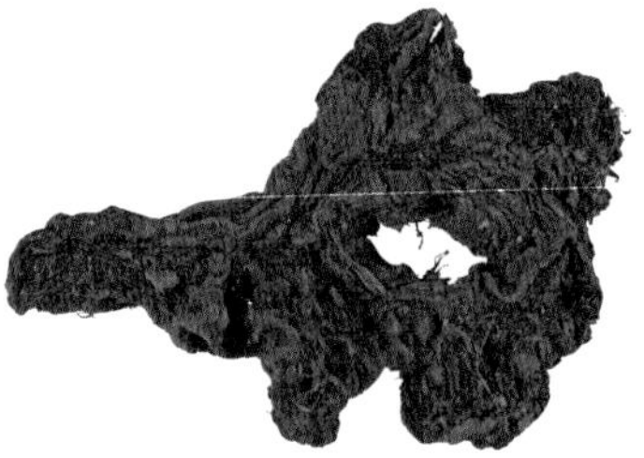

Ⓑ

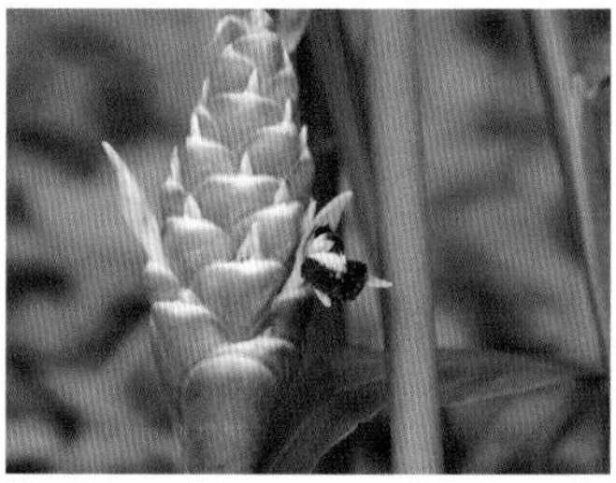

Ⓑ

脾、胃を温める 食にも薬にもなる 代表的な温裏薬

（日本の定義では）生姜《しょうきょう》はショウガを乾燥させたもの、乾姜はショウガを加熱したもので同一植物です。しかし、加熱することで化学変化が起こり、ジンゲロールがショウガオール、ジンゲロンへと変化します。それによって辛みも増し、より温める作用が強くなります。同様に多くの香辛料（シナモン、ショウガ、サンショウ、コショウ、チョウジ、ウイキョウ）の辛みには、身体内を温める働きがあります。

特に胃腸や肺、四肢をよく温めて機能をたかめるとともに、体内の冷えた不要な水分を温め除く働きがあります。

手足の冷えや、冷えによって生じる脾の陽虚（むかつき、嘔吐、腹部膨満感、下痢）、肺の陽虚（水っぽい透明な痰や鼻水、また慢性鼻炎、花粉症）に用いられ、冷えからくる胸や腹、腰などの痛みにも用います。温めることで止血する働きもあり、冷えをともなう月経過多、不正性器出血、血便などにも用いられます。中国では乾姜を強火で炒った「炮姜《はうきょう》」といわれる生薬もあり、炮姜は乾姜より止血作用にすぐれています。

基原 ショウガ科（Zingiberaceae）のショウガ Zingiber officinale Roscoeの根茎を湯通しまたは蒸したもの

主要成分 ジンゲロールgingerol

性味/帰経 大熱／大辛／心・肺・脾・胃・腎

薬効 冷えの改善など

処方 小青竜湯《しょうせいりゅうとう》、四逆湯《しぎゃくとう》、大建中湯《だいけんちゅうとう》、人参湯《にんじんとう》、半夏瀉心湯《はんげしゃしんとう》、苓甘姜味辛夏仁湯《りょうかんきょうみしんげにんとう》、苓姜朮甘湯《りょうきょうじゅつかんとう》など

甘草

気虚　陰虚

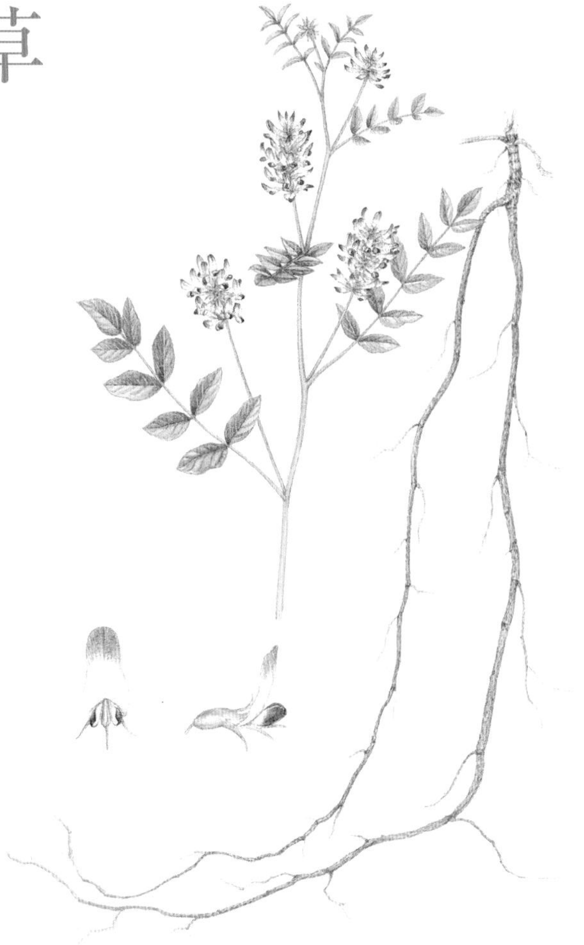

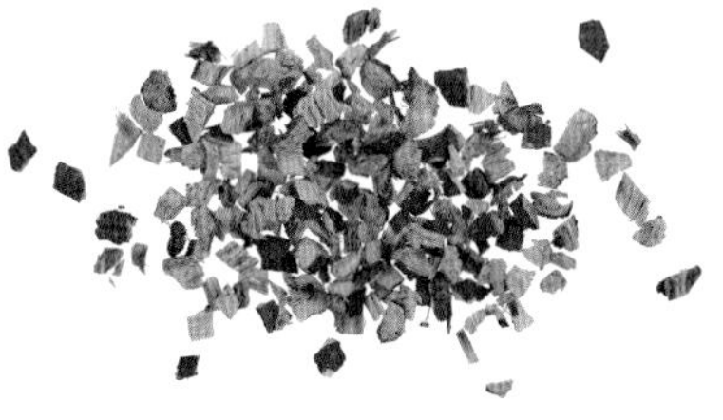

Ⓑ

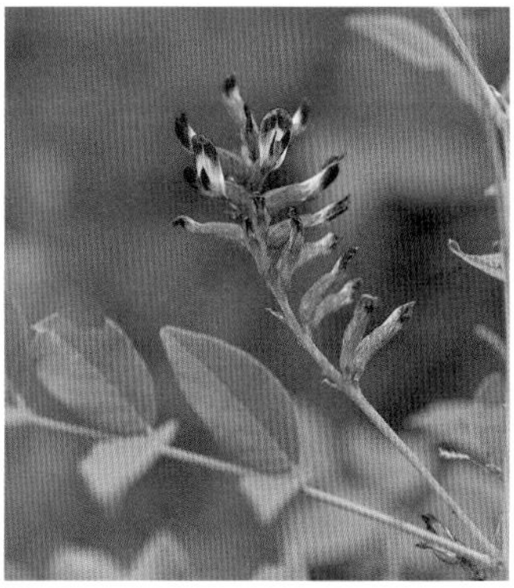

Ⓐ

「老練なまとめ役」（国老）といわれ、多くの処方に使われる

ほかの生薬の働きをたかめたり、毒性を緩めたりする「調和」作用があることから、もっとも多くの漢方薬に配合される生薬です。甘みは気《き》血《けつ》を補う作用や心身の緊張を緩める作用があります。強い甘みの残存する甘草は、心《しん》や脾胃の気をゆっくりと補い、精神状態（心神）を安定させるとともに、肺をうるおす働きをもちます。

消化管、下肢、尿管などの身体各部の筋の緊張を緩めるためにも重用されます。筋肉の収縮には芍薬《しゃくやく》とあわせて芍薬甘草湯《しゃくやくかんぞうとう》、小建中湯《しょうけんちゅうとう》などとして、こむらがえり、腹痛、尿管結石などに応用されています。また、清熱作用があり、のどのはれ、疼痛に甘草湯《かんぞうとう》として用いられます。

甘草の主成分であるグリチルリチンはナトリウムの貯留を促し、カリウムを排出する働きがあります。そのため循環血漿《けっしょう》量が増えます。点滴のない時代には補液の代わりをしていましたが、現在では血圧上昇やむくみといった副作用が指摘されるようになりました。

基原 マメ科（Leguminosae）のGlycyrrhiza uralensis FischerまたはGlycyrrhiza glabra Linnéの根およびストロン、ときには周皮を除いたもの

主要成分 グリチルリチンglycyrrhizin

性味/帰経 平／甘／十二経

薬効 気を補う、熱をさます、解毒、痛みを止める、肺をうるおし、痰《たん》を止める

処方 葛根湯《かっこんとう》、甘麦大棗湯《かんばくたいそうとう》、芍薬甘草湯、小柴胡湯、四君子湯《しくんしとう》、甘草湯、桔梗湯《ききょうとう》など

桔梗

水毒

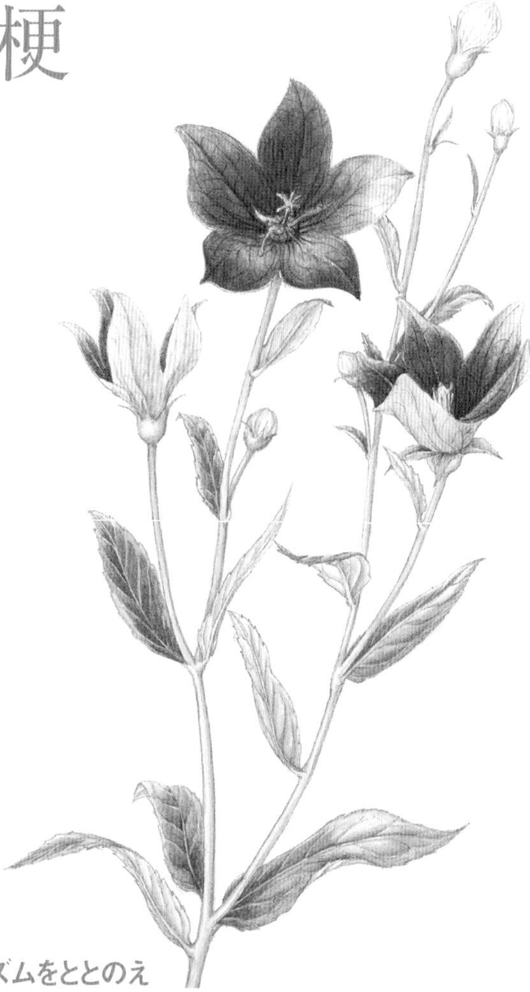

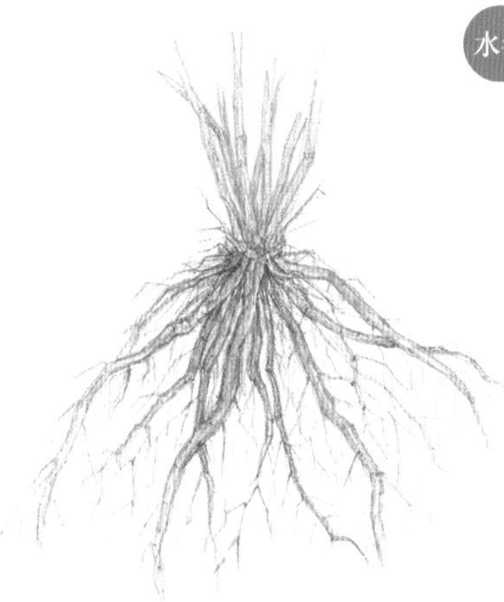

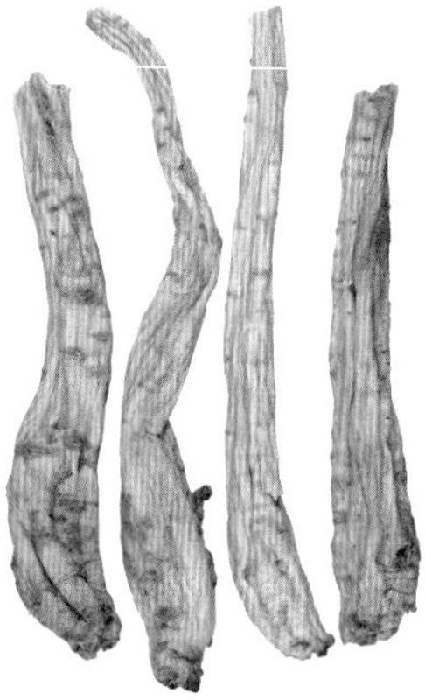

Ⓑ

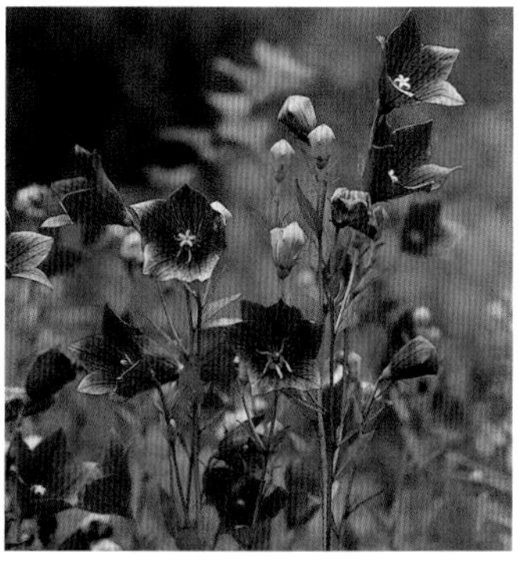

Ⓐ

呼吸リズムをととのえ せきを止め、消炎作用をもつ

古くから親しまれているキキョウの根が基原の生薬です。

宣肺作用といって、肺の呼吸運動をゆっくり大きくすることで、肺の気、津液の流れを円滑にして、胸部のつかえをすっきりさせる作用があります。この宣肺作用により、せきを鎮め、痰を除く作用があります。特に痰のからむせきに、よく使用される呼吸器疾患の重要薬です。

膿《うみ》を出す働きにもすぐれ、化膿性の皮膚疾患のほか、咽頭炎、扁桃炎、中耳炎などにも用いられます。また、ほかの薬の作用を上部の病変部に導く性質をもつことから「船楫《ふねかじ》の剤」（船のかじを取るように、薬効をある部分へと誘導するという意味）とも呼ばれています。

基　原 キキョウ科（Campanulaceae）のキキョウ Platycodon grandiflorum A. De Candolleの根

主要成分 プラチコジンplatycodin

性味/帰経 平／苦・辛／肺

薬　効 せきを止める、痰を除く、膿を出す

処　方 桔梗湯《ききょうとう》、桔梗石膏《ききょうせっこう》、小柴胡湯加桔梗石《しょうさいことうかききょうせっ》膏《こう》、十味敗毒湯《じゅうみはいどくとう》、参蘇飲《じんそいん》、排膿散及湯《はいのうさんきゅうとう》など

きくか　Chrysanthemum Flower・CHRYSANTHEMI FLOS

菊花

実熱

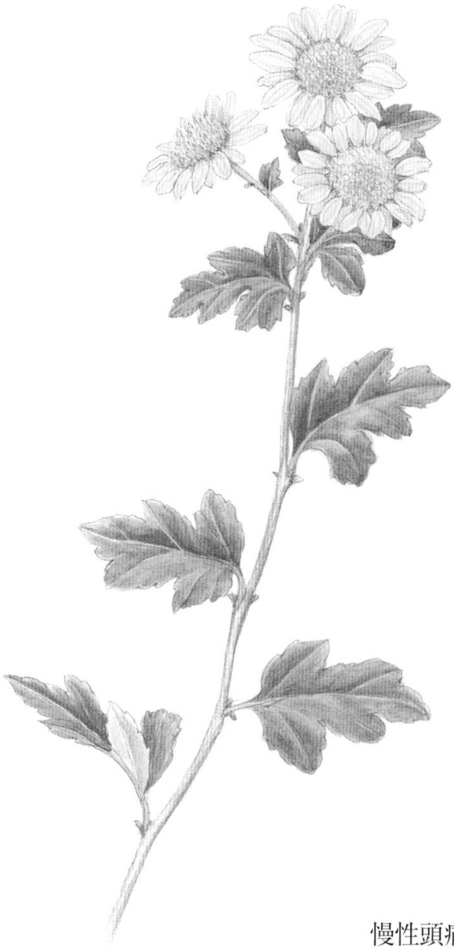

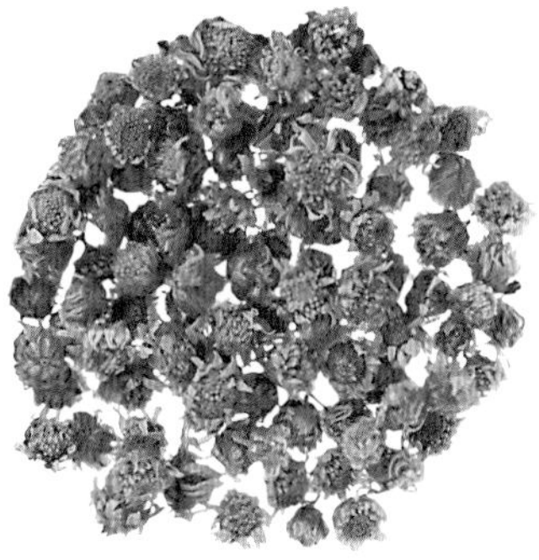

Ⓐ

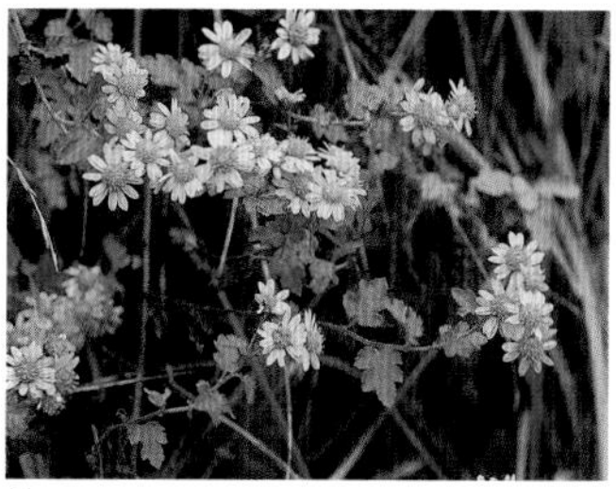

Ⓐ

熱をさまし眼疾患に広く使われる

秋の寒露の時候（10月上旬）は「菊花開《きくかひらく》」と呼ばれ、寒さが深まっていく中、黄色い花を長く咲かせます。東洋医学では余気《よき》という考え方があり、自然界の気候と薬効が同調するとされてきました。菊の場合は秋の清涼な気で、菊花の清熱作用と関係しています。

また、菊は上へと成長しながら、それを追いかけるように、茎は下から木質化し、根もとの葉がどんどん枯れていきます。あざやかな花を一番上で発散して咲かせるために、先端が上空へ昇っていくようにも見えます。菊花はその菊の旬の部位である最上部を用います。人に用いると最上部である頭部の熱をさまし、目の視力を明瞭にする作用があります。感染にともなう頭部に熱感をともなう頭痛、または非感染性の慢性頭痛（釣藤散《ちょうとうさん》）にも用いられます。目の清熱作用にすぐれ、感染または目の酷使による充血、結膜炎、かすみに用いられます。菊花は、新鮮なものほどよく、芳香性に富み、味のよいものが良品とされます。

多くの種類が栽培されているキクですが、薬用には食用ギクを利用します。古くから、干した菊の花を枕につめた「菊枕」は香りがよく、頭痛、安眠などに効能があるとされていました。

基　原　キク科（Compositae）のキク *Chrysanthemum morifolium* Ramatulle またはシマカンギク *Chrysanthemum indicum* Linnéの頭花

主要成分　ルテオリンluteolin

性味/帰経　微寒／甘・苦／肺・肝

薬　効　体の表面の風熱邪をはらう、視力をたかめる、熱をさます、解毒など

処　方　釣藤散など

きじつ　Immature Orange・AURANTII FRUCTUS IMMATURUS

枳実

気滞　水毒

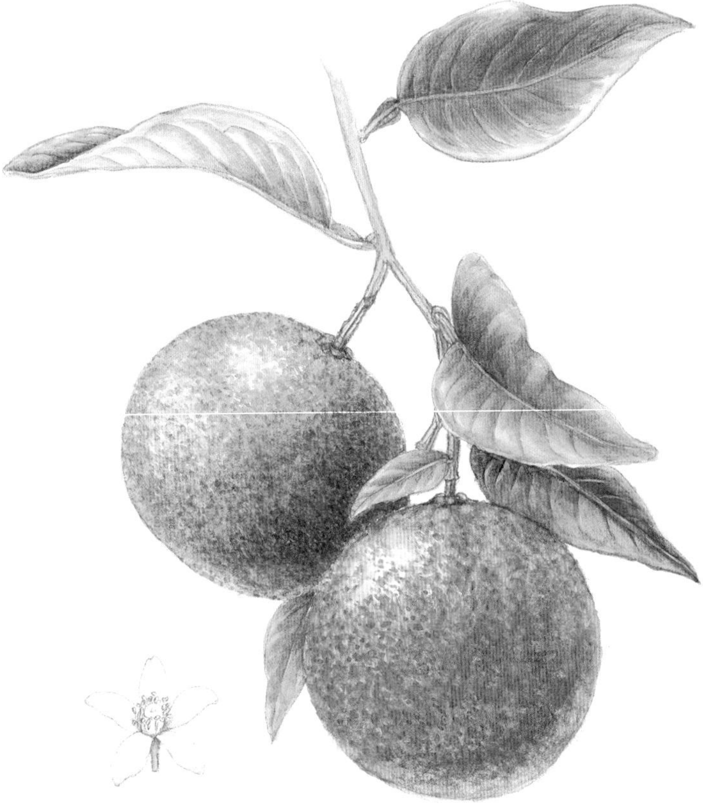

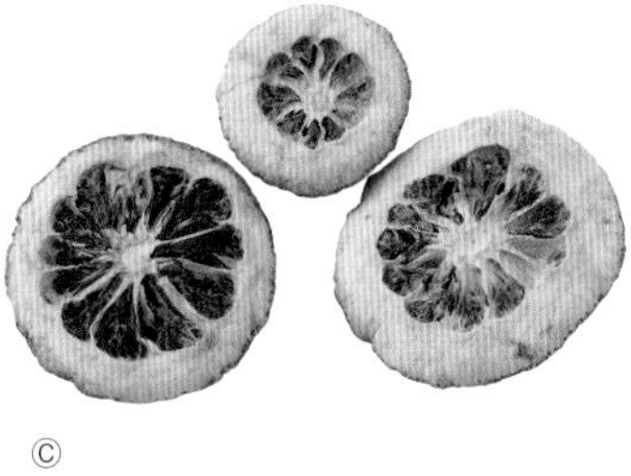

Ⓒ

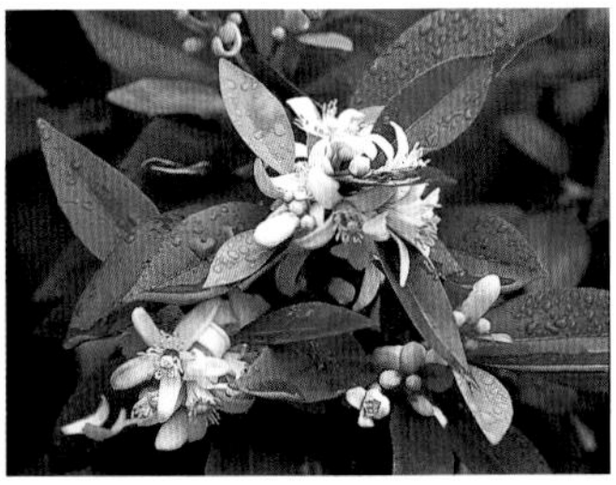

Ⓐ

胸部や腹部のつかえをとり除く

ダイダイやナツミカンの幼果を使ったものが「枳実」で、それより少し大きくなった成熟間近の果実を使ったものは「枳殻《きこく》」といわれます。「枳実」のほうが、「枳殻」よりも未熟で理気作用が強くなります。枳実は古いものほどよく、皮が厚く、さわやかな香りで、苦みが強いものが良品とされます。

未熟な果実は成長途中で苦みが強く、その刺激によって強力に気を巡らせる作用があり、その力によって胸腹部の痰、食積《しょくしゃく》（未消化物）をとり除きます。胸部の痛み、つかえ、腹部の膨満感、食欲不振、もたれ、腹痛、便秘や、食べすぎなど食事の不摂生で形成された食積による胃のもたれや、消化不良の改善にも用いられます。

基　原　ミカン科（Rutaceae）のダイダイ Citrus aurantium Linné var. daidai Makino、Citrus aurantium Linné またはナツミカンCitrus natsudaidai Hayata の幼果をそのまままたはそれを半分に横切りしたもの

主要成分　ナリンギンnaringin

性味/帰経　微寒／苦・酸／脾・胃、大腸

薬　効　気の巡りをよくする、健胃、痰を除くなど

処　方　四逆散《しぎゃくさん》、大柴胡湯《だいさいことう》、大承気湯《だいじょうきとう》、竹茹温《ちくじょうん》胆湯《たんとう》、通導散《つうどうさん》、香砂平胃散《こうしゃへいいさん》、茯苓飲《ぶくりょういん》など

羌活

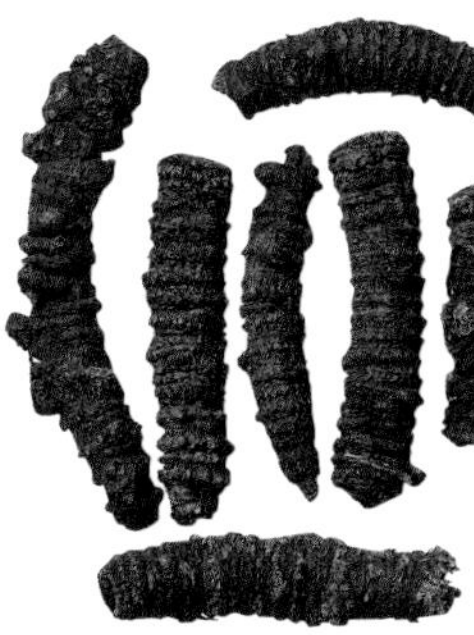

Ⓐ

発散させ、湿を除き上半身の痛みを止める

独活《どっかつ》と作用が類似しますが、羌活は上半身の痛みに、「独活」は下半身の痛みに効果があるとされることから、全身の痛みには、あわせて利用されます。四肢、関節の湿邪をとり除き、痛みをとることから、変形性関節症や頸肩腕症候群などに使われています。特に湿度が高く、気温が低いような場合に増悪する関節痛にはよく処方されます。

体表部の風寒邪を発散させる作用をもち、悪寒、発熱、頭痛などをともなうかぜの症状によく利用されます。

日本産の羌活を和羌活《わきょうかつ》といいますが、これはウコギ科のウドの根で、羌活とは別のものです。

基　原 セリ科（Umbelliferae）のNotopterygium incisum Ting ex H.T.Changまたは Notopterygium forbesii Boissieuの根茎および根

主要成分 ノトプテロールnotopterol

性味/帰経 温／辛・苦／膀胱・腎

薬　効 体の表面の邪をはらう、痛みを止めるなど

処　方 川芎茶調散《せんきゅうちゃちょうさん》、疎経活血湯《そけいかっけつとう》、大防風湯《だいぼうふうとう》、二朮湯《にじゅつとう》、清上蠲痛湯《せいじょうけんつうとう》など

column

精進《しょうじん》料理の基本となる「三厭五葷《さんえんごくん》」

精進料理は、仏教の戒律に基づいて不殺《せっ》生《しょう》を守り、煩悩《ぼんのう》への刺激を避けるため、「三厭五葷」と呼ばれる食材を用いずに調理された料理です。三厭とは、獣・魚・鳥の動物性食材、五葷はネギ・ラッキョウ・ニンニク・タマネギ・ニラなどのにおいの強い野菜のことで、いずれも精進料理では禁忌とされています。五葷の内容は時代や地域によって異なりますが、ほとんどがネギ属の植物で、成分に硫化アリルを含むために独特の臭気があるのが特徴です。

「精進」は仏教用語で、食事も修行のひとつとして美食を戒め、精神修行をするという意味があります。仏教の伝来とともに日本に伝わった精進料理が現在のような形になったのは、鎌倉時代に普及した禅宗の影響が大きく、曹洞宗の開祖・道元《どうげん》が記した『典座教訓《てんぞきょうくん》』などがルーツといわれます。

また、五葷の多くは生薬です。ネギの根に近い白い部分の葱白《そうはく》は、軽度の発汗作用があるため、関節の痛みをともなうかぜに効果がある発汗散寒通陽《はっかんさんかんつうよう》などに用いられ、薤白《がいはく》と呼ばれるラッキョウは、胸部や腹部を温めて胸のつかえや痛みをとり、去痰作用があることが知られています。強い抗菌作用をもち、免疫力向上にも効果があるとされるニンニクは大蒜《だいさん》で、さまざまな処方に用いられています。

杏仁

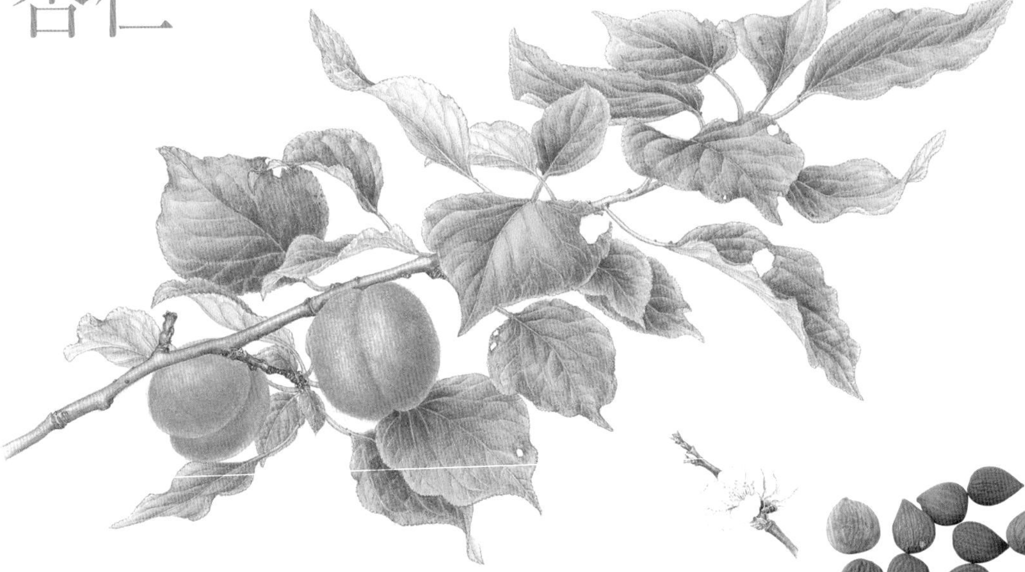

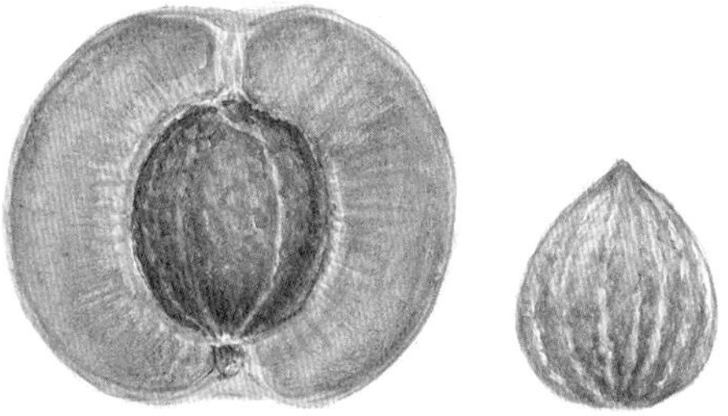

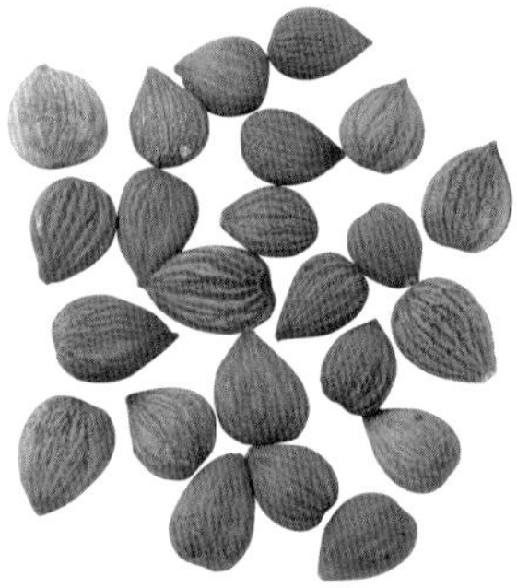

Ⓒ

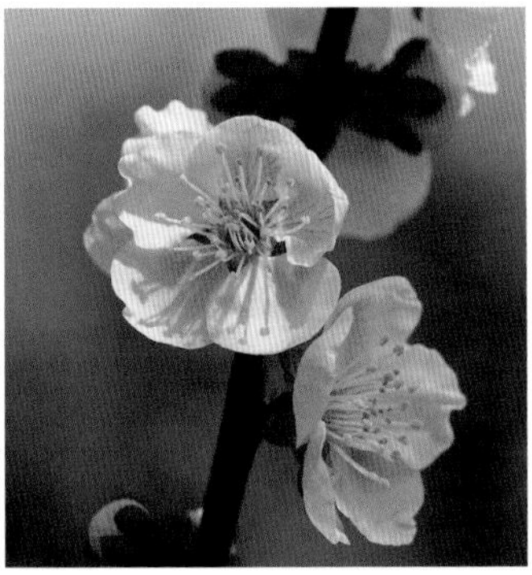

Ⓐ

せきを止め、痰を除き 呼吸困難を改善

鎮咳・去痰作用があり、せき止め薬として広く使われる生薬です。麻黄《まおう》と組み合わせることで効果がたかまることから、せき、呼吸困難を緩和するためにはよく麻黄と配合されます。

また、種子であり、油分を多く含んでいることで腸をうるおして排便を促す作用があり、便秘の改善にも使われます。同じバラ科の桃仁《とうにん》は瘀血、杏仁は痰に使われていますが、ともに鎮咳の主成分であるアミグダリンを含み、止咳、通便作用を有するという類似点があります。

アミグダリン（青酸配糖体）には軽い毒性があり、多量に服用すると、嘔吐、下痢、けいれんなどの副作用を起こすことがあります。小児に用いるときには特に過量にならないように注意が必要です。

基　原 バラ科（Rosaceae）のホンアンズ Prunus armeniaca Linné またはアンズ Prunus armeniaca Linné var. ansu Maximowiczの種子

主要成分 アミグダリンamygdalin

性味/帰経 温・有毒／苦／肺・大腸

薬　効 せきを止める、便通をよくするなど

処　方 五虎湯《ごことう》、麻黄湯《まおうとう》、麻杏甘石湯《まきょうかんせきとう》、麻杏薏《まきょうよく》甘湯《かんとう》、苓甘姜味辛夏仁湯《りょうかんきょうみしんげにんとう》、潤腸湯《じゅんちょうとう》など

きんぎんか　Lonicera Flower・LONICERAE FLOS

金銀花

実熱

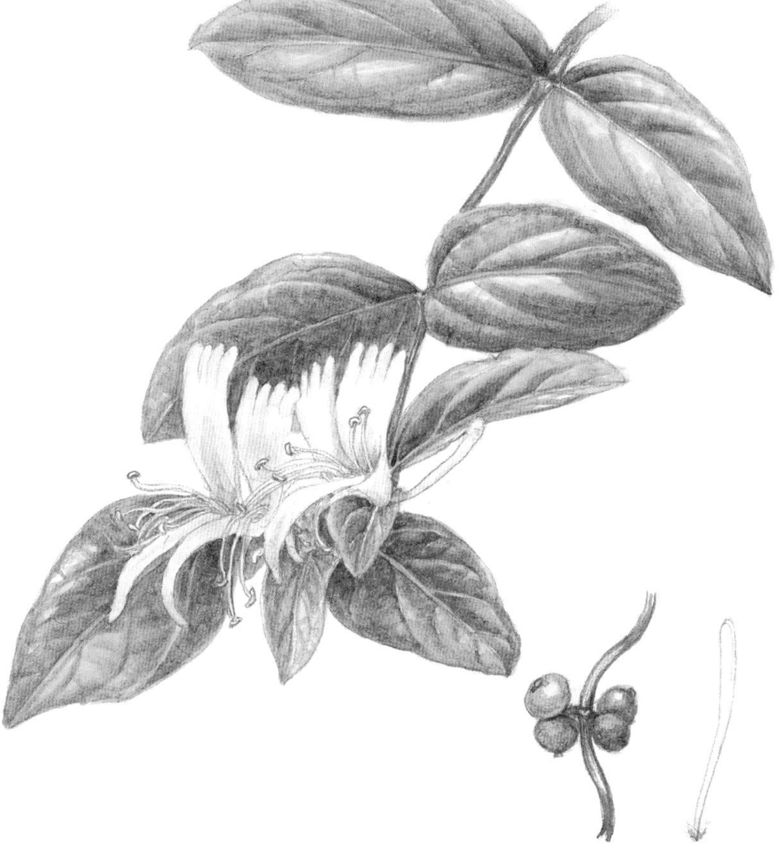

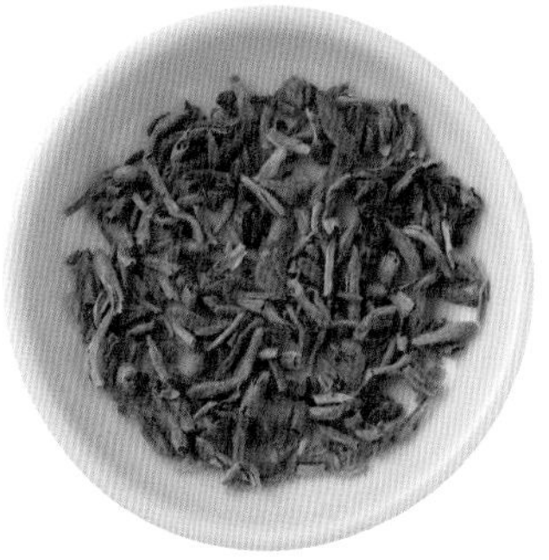

Ⓒ

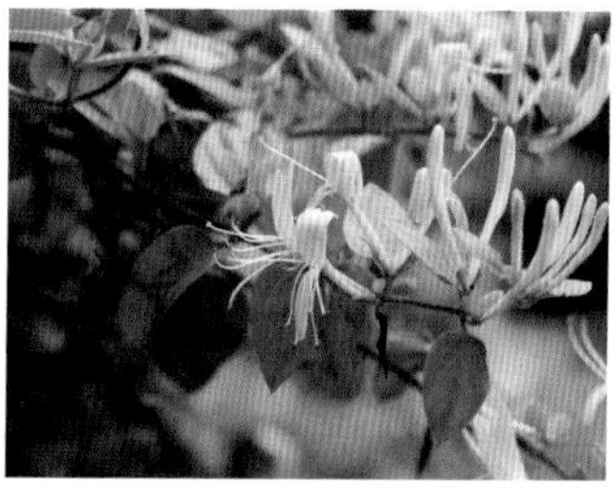

Ⓑ

風熱の感染症や化膿性の疾患に

日本漢方の多くの葛根湯《かっこんとう》、麻黄湯《まおうとう》などの感冒薬は風寒の邪に適しています。一方、金銀花は風熱という、悪寒よりも熱感が強く、咽頭痛などが強いタイプに適しています。

風熱を発散させる以外に、体内の熱邪をさます作用もあるために風熱による感染初期はもちろんのこと、さらに風熱が体内へと侵入した病態に用いることができます。

また、化膿性炎症に対する解毒作用をもっているため、湿疹、化膿性皮膚炎、扁桃炎、乳腺炎、虫垂炎、大腸憩室炎などに用いることができます。五味消毒飲《ごみしょうどくいん》は、金銀花や蒲公英《ほこうえい》（タンポポの花）、野菊花《のぎくか》など花の生薬で構成された化膿性炎症の処方です。

基原植物のスイカズラの花は、花の色が白から黄色に変化し、白と黄色の花が混在して咲くことから金銀花と呼ばれ、民間でもお茶や薬酒に利用されています。スイカズラの葉や茎も生薬「忍冬《にんどう》」として使われます。

基　原　スイカズラ科（Caprifoliaceae）スイカズラ Lonicera japonica Thunberg の花蕾《からい》

主要成分　ロニセリンLonicerin

性味/帰経　寒／甘／肺・胃・心・脾

薬　効　体の表面の邪をはらう、熱をさます、解毒

処　方　銀翹散《ぎんぎょうさん》、荊防敗毒散《けいぼうはいどくさん》、五味消毒飲

苦参

実熱

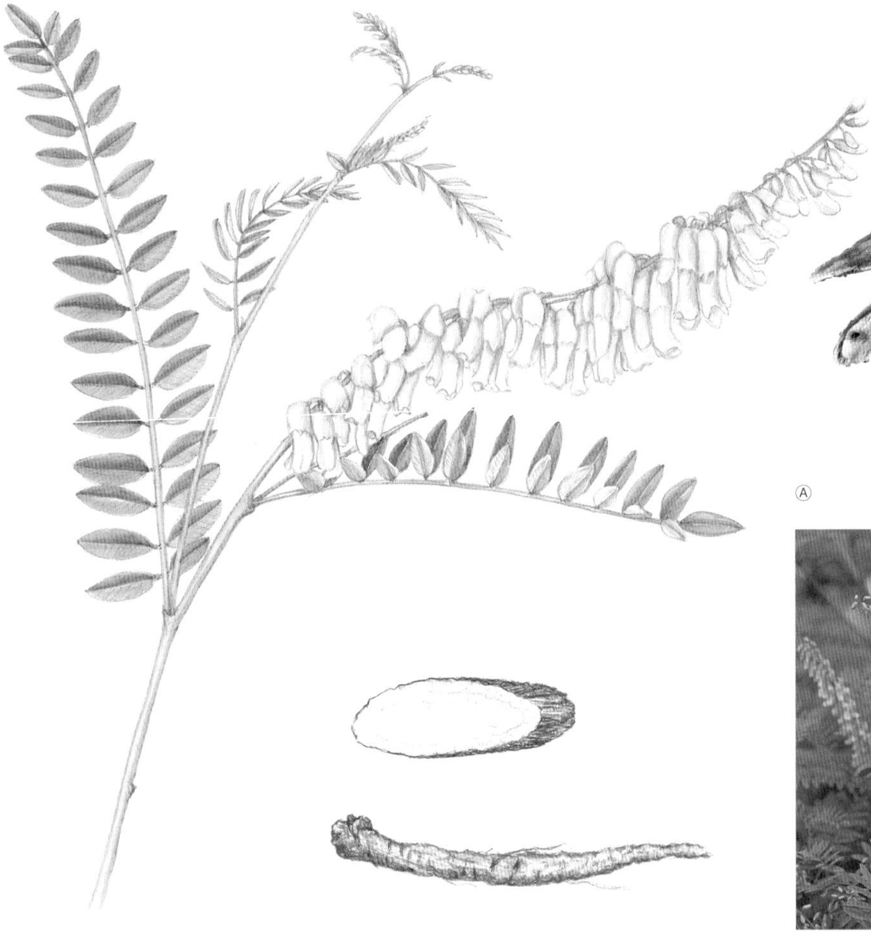

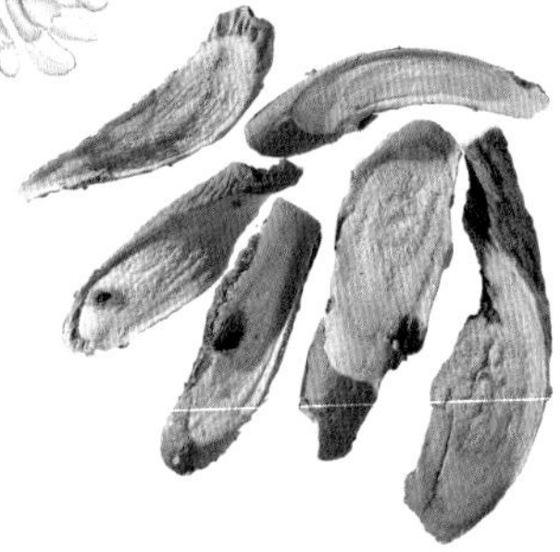

Ⓐ

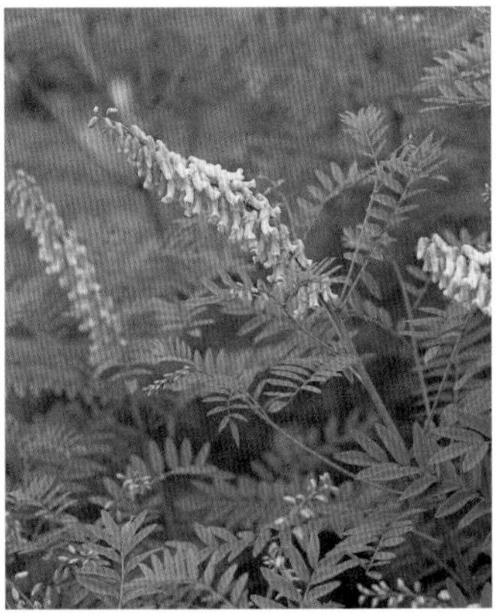

Ⓐ

かゆみの強い皮膚疾患に 陰部に外用薬としても可

苦参とは苦い根という意味です。和名のクララも、あまりに苦くてクラクラとめまいを起こすことが由来というほど、極めて強い苦みをもった生薬です。茎や葉を煎じた液は、農業用の害虫駆除剤として使われることでも知られます。

熱や湿を除く以外にかゆみ止めの作用があり、湿疹や皮膚化膿症、皮膚掻痒《そうよう》症、アトピー性皮膚炎などのさまざまな皮膚疾患に用いられます。湿疹、あせもには、洗浄剤、湿布剤として外用もされます。かつては陰部のトリコモナスの感染に外用で用いられていましたが、現在の臨床現場では使用されていません。また、利尿作用も高く、膀胱炎による排尿困難や排尿痛などにも使われます。

基　原　マメ科（Leguminosae）のクララ Sophora flavescens Aitonの根で、しばしば周皮を除いたもの

主要成分　マトリンmatrine

性味/帰経　寒／苦／心・肝・胃・大腸・膀胱

薬　効　熱をさます、かゆみを止めるなど

処　方　三物黄芩湯《さんもつおうごんとう》、消風散《しょうふうさん》、当帰貝母苦参丸《とうきばいもくじんがん》料《りょう》など

荊芥《けいがい》

Schizonepeta Spike・SCHIZONEPETAE SPICA

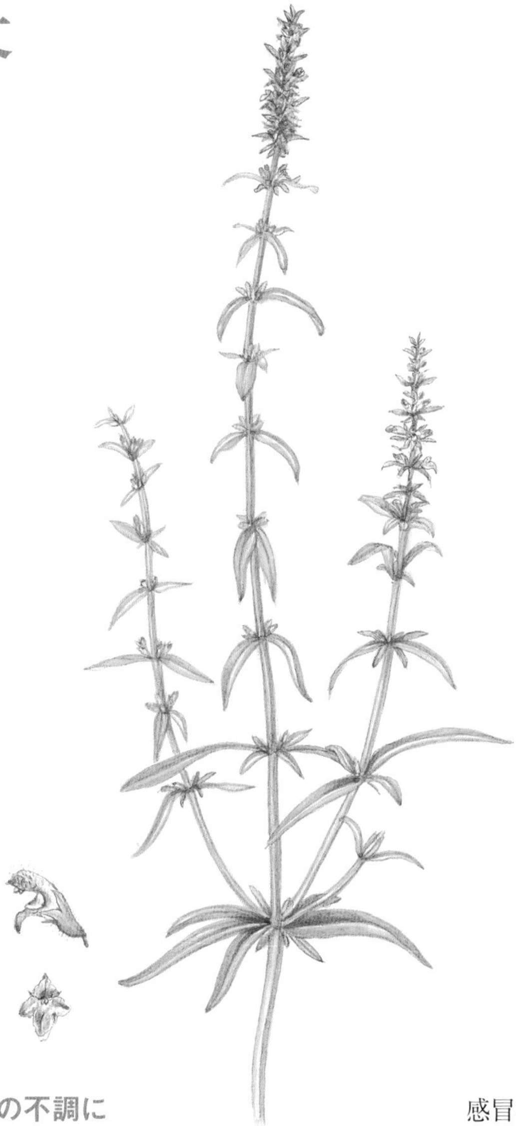

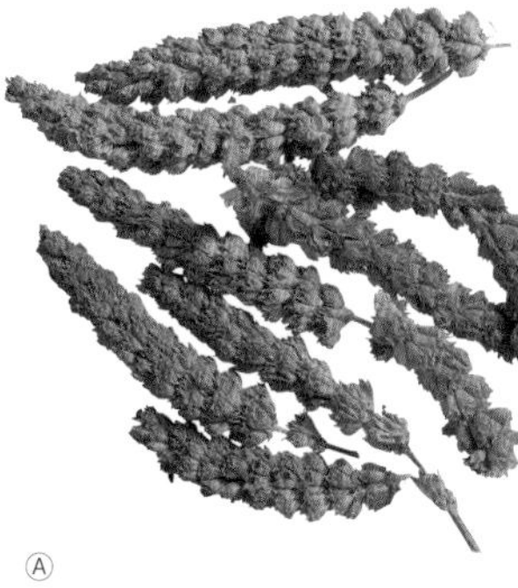

Ⓐ

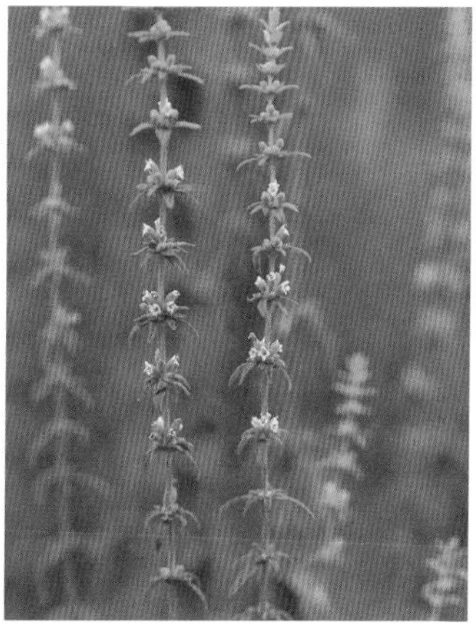

Ⓐ

かぜなど日常の不調に広く利用される

発汗作用があり、体表の風邪《ふうじゃ》を除きます。性質が穏やかで、風寒、風熱（金銀花p.51参照）いずれの熱性疾患にも利用が可能です。風寒の症状には防風《ぼうふう》、風熱の症状には薄荷《はっか》などとよく組みあわされ、悪寒、発熱、頭痛、鼻づまり、のどの痛み、関節痛などかぜの諸症状、鼻炎、扁桃炎、咽頭炎、結膜炎などに用いられます。また、かゆみ止め、透疹（葛根《かっこん》p.42参照）作用もあることから、湿疹や皮膚掻痒《そうよう》症などの皮膚症状や、止血作用があることから、鼻血、痔の出血、下血などの出血症状にも用いられています。

感冒初期に用いられる生薬にはシソ科、セリ科が多く使われています。荊芥はシソ科に属し、シソに似た香りがあり、芳香が強いものほど良品とされます。

基　原 シソ科（Labiatae）のケイガイ *Schizonepeta tenuifolia* Briquetの花穂

主要成分 メントンmenthone

性味/帰経 温／辛／肺・肝

薬　効 体の表面の邪をはらう、はれを鎮める、止血など

処　方 荊芥連翹湯《けいがいれんぎょうとう》、川芎茶調散《せんきゅうちゃちょうさん》、駆風解毒散《くふうげどくさん》、十味敗毒湯《じゅうみはいどくとう》、当帰飲子《とうきいんし》、防風通聖散《ぼうふうつうしょうさん》など

けいひ　Cinnamon Bark・CINNAMOMI CORTEX

桂皮

陽虚　水毒

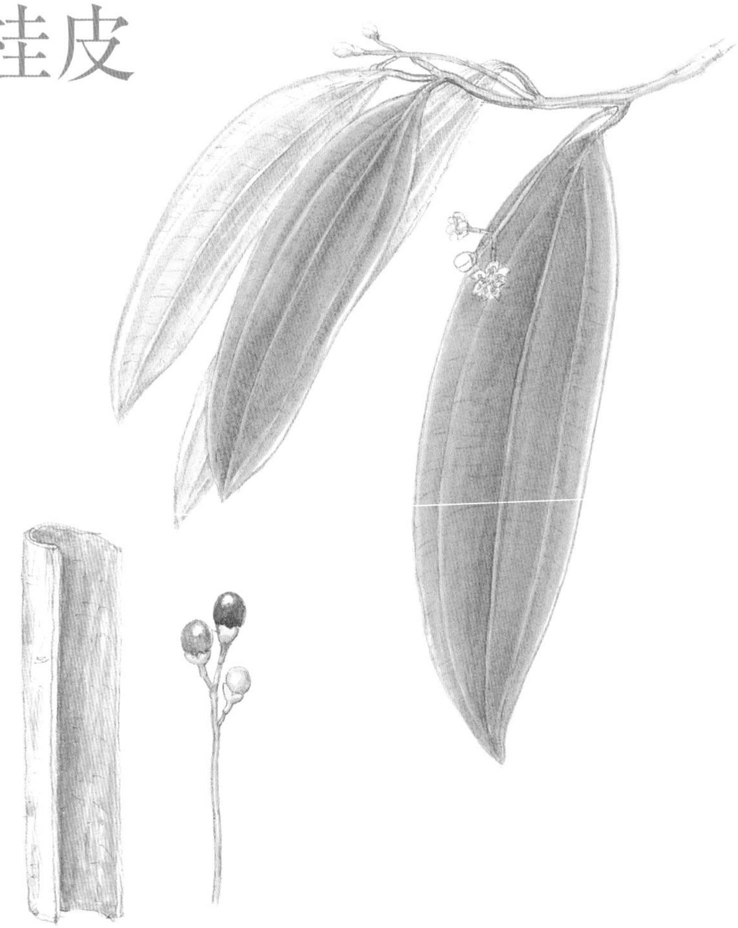

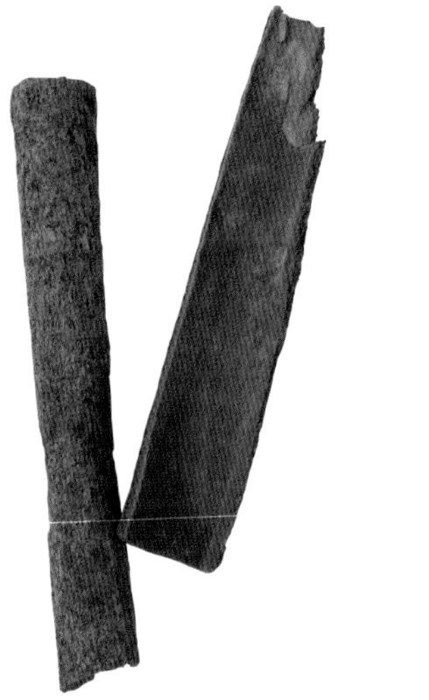

Ⓒ

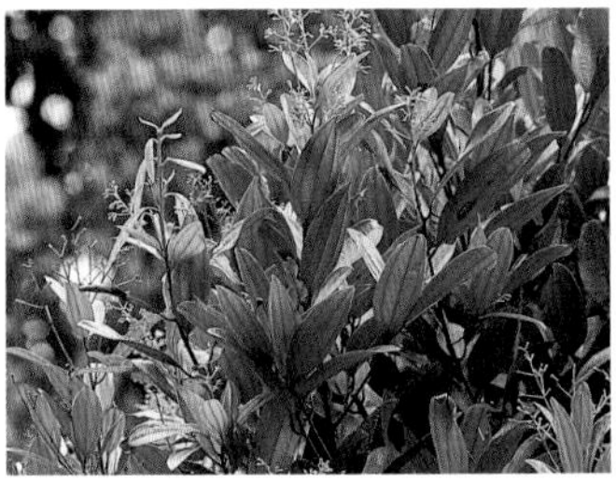

Ⓐ

体を温め、冷えを改善 血流を促進する効能も

一般に「シナモン」として知られる甘い香りのするセイロンケイヒの類縁です。中国では基原植物のケイの若枝を「桂枝《けいし》」、樹皮を「肉桂《にっけい》」と呼んで区別していますが、日本薬局方では「桂皮」としてだけ規定されているため、処方名に桂枝とついている薬にも桂皮が使われ、多くの処方に配合されています。

枝である「桂枝」はヒトの手足、体表の発汗解熱作用に適しており、葛根湯《かっこんとう》など感染症の初期に用いられるのは、本来は桂枝とされています。一方、幹の樹皮である「肉桂」はヒトの体幹を温める効果にすぐれています。心《しん》、脾、腎を温め、気血の流れを改善します。また、経絡を温めることで気血の流れを順調にして四肢の関節痛、しびれ、月経痛をやわらげます。

温裏薬《おんりやく》の中でも桂皮は刺激が少なく、飲みやすいこと、下半身を中心に温めてくれるという利点があります。

基　原　クスノキ科（Lauraceae）のCinnamomum cassia Blume の樹皮または周皮の一部を除いたもの

主要成分　ケイヒアルデヒドcinnamaldehyde

性味/帰経　大熱／甘・辛／腎・脾・脾

薬　効　冷えを改善、痛みを止めるなど

処　方　桂枝湯《けいしとう》、桂枝加芍薬湯《けいしかしゃくやくとう》、桂枝加竜骨牡《けいしかりゅうこつぼ》蛎湯《れいとう》、麻黄湯《まおうとう》、葛根湯、五苓散《ごれいさん》、十全大補湯《じゅうぜんたいほとう》など

膠飴

気虚　陰虚

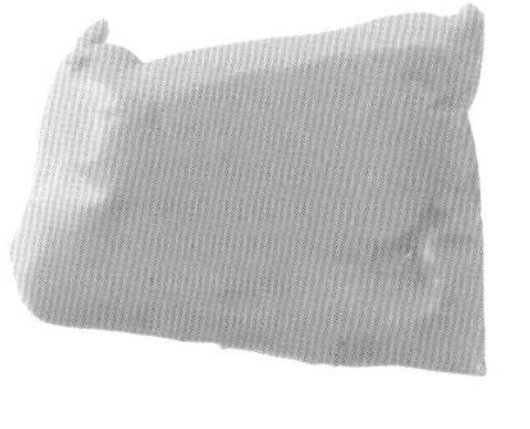

Ⓒ

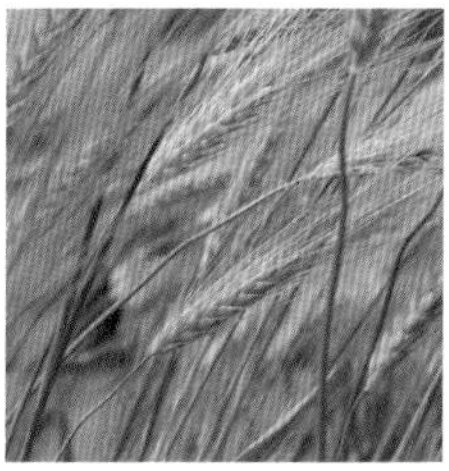

Ⓑ

甘い味で元気を与える

トウモロコシや、イモ、コメなどのデンプンを粉末にし、麦芽汁などで飴のようにした、とても甘い生薬で、小児への処方にもよく利用されます。分解された糖質のため、吸収がよいのが利点で、胃腸虚弱の人に適しています。

脾の気を補い温め、肺をうるおわせる働きをもち、体力や気力を回復させます。疲れやすい、食欲不振の改善に用いられます。また甘みには筋緊張を緩める力があり、胃腸が弱く、冷えで起こる腹痛に特に効果を発揮します。ほかに、せきや息切れなどにも使われます。

よく蜂蜜と対比され、効能は類似しますが、止咳作用は蜂蜜がすぐれています。

基　原 トウモロコシZea mays Linné、キャッサバManihot esculenta Crantz、ジャガイモSolanlum tuberosum Linné、サツマイモIpomoea batatas Poiretもしくはイネ0riyza sativa Linnéのデンプンまたはイネの種皮を除いた種子を加水分解し、糖化したもの

主要成分 マルトースmaltose

性味/帰経 微温／甘／脾・肺・胃

薬　効 痛みを止める、せきを止めるなど

処　方 小建中湯《しょうけんちゅうとう》、大建中湯《だいけんちゅうとう》、黄耆建中湯《おうぎけんちゅうとう》、当《とう》帰建中湯《きけんちゅうとう》など

column

消化機能を高めて滋養する、甘い飴

「良薬は口に苦し」といわれるように、漢方薬は苦いものと思われがちですが、糯米《もちごめ》を発酵させた膠飴《こうい》は、天然の甘みをもった生薬です。膠飴は、イネ科の糯米の粉末に麦芽汁を加えて発酵させ、糖化した水飴を濃縮したものにさらに麦芽を加えて精製した飴で、消化機能が低下して食物から十分な栄養をとれないときに体力、気力を補って回復させ、滋養する働きがあります。

東洋医学では、消化機能を高める効果は粳米《うるちまい》よりも糯米のほうが高いと考えられています。しかし、糯米は粘性が高く、胃腸が弱いと消化しにくいため、麦芽汁で発酵させて飴にすることで、より吸収しやすい形にしているのです。さらに麦芽自体、発芽の際につくられたさまざまな酵素が消化吸収機能をたかめ、でんぷん質の消化不良を改善する効果がある生薬といわれています。

膠飴を用いた処方では、大建中湯《だいけんちゅうとう》や小建《しょうけん》中湯《ちゅうとう》が有名です。体力がなく、冷えにともなう腹痛や膨満感がある場合には、山椒《さんしょう》や人参《にんじん》、乾姜《かんきょう》とともに膠飴を処方した大建中湯が使われます。疲れやすく、寝汗や動悸、腹痛、冷えなどの症状があり、腹部の筋肉が張ったような感じがある場合は、桂枝加《けいしか》芍薬湯《しゃくやくとう》に膠飴を加えた小建中湯が用いられます。これらは、虚弱体質や夜泣き、夜尿症の子どもにも多く処方されます。

紅花

瘀血

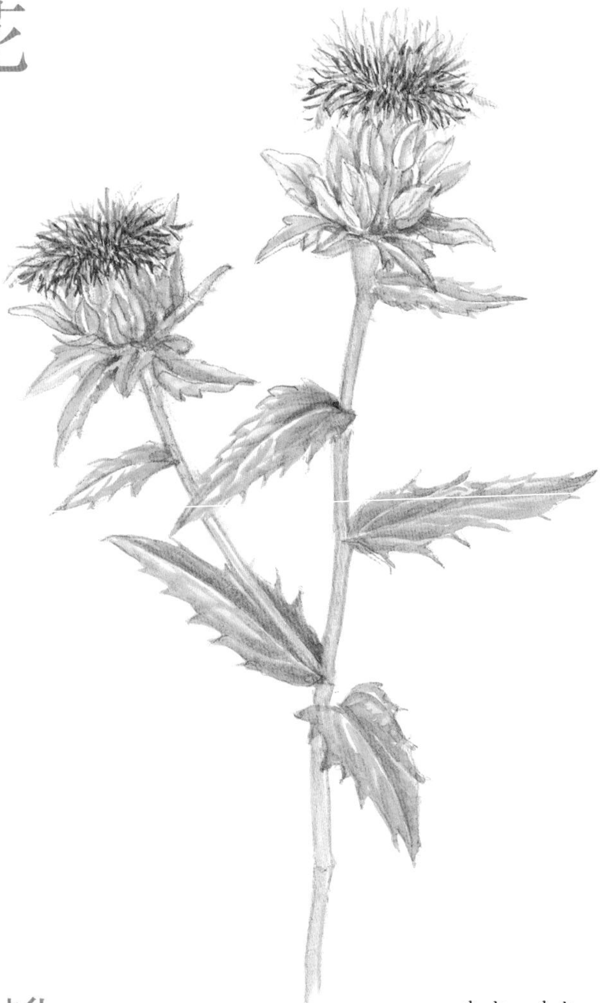

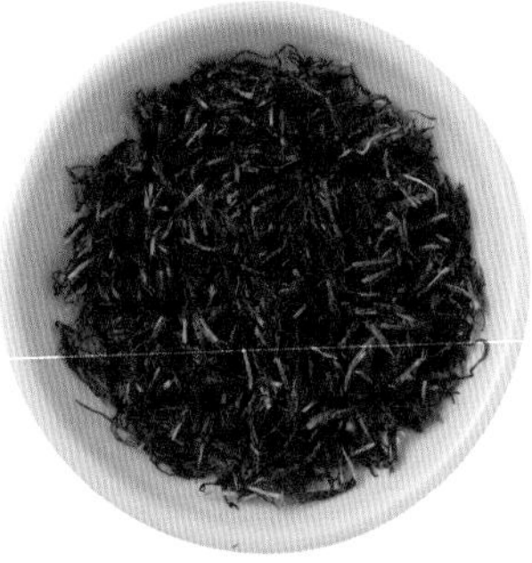

Ⓒ

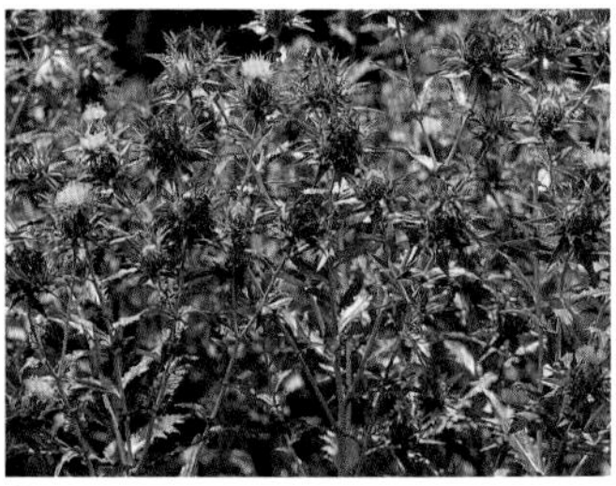

Ⓐ

血の巡りをよくし 婦人科疾患に多用

赤い色の生薬は血《けつ》に作用すると考えられてきました。脂質を多く含む生薬である桃仁《とうにん》と同様に血流を改善する作用にすぐれ、瘀血を除き、瘀血による痛みを止める働きをもっています。潤滑油のように血の滑りをよくするとイメージすると覚えやすくなります。月経痛などのさまざまな疼痛、打撲傷、ねんざ、冷えなどに用いられ、特に月経不順などの婦人科疾患によく使われますが、妊婦、過多月経には禁忌とされています。

基原のベニバナの花は、口紅や染料の原料としても古くから利用されてきました。民間ではお茶や薬酒のほか、食材としても利用されています。また、ベニバナの種子からは食用油（サフラワー油）がとれます。キク科の植物には、ヒマワリ、アザミ、オケラなど油脂産生が盛んなものが多くみられます。

生薬は、大きくあざやかな紅色で、新しく香りのよいものが良品とされます。

基　原 キク科（Compositae）のベニバナ Carthamus tinctorius Linnéの管状花をそのまままたは黄色色素の大部分を除き、圧搾して板状としたもの

主要成分 カーサミンcarthamin

性味/帰経 温／辛／心・肝

薬　効 血の巡りをよくする、痰を除く、痛みを止める

処　方 通導散《つうどうさん》、治《ぢ》頭《づ》瘡一方《そういっぽう》、折衝飲《せっしょういん》など

香附子

気滞　瘀血

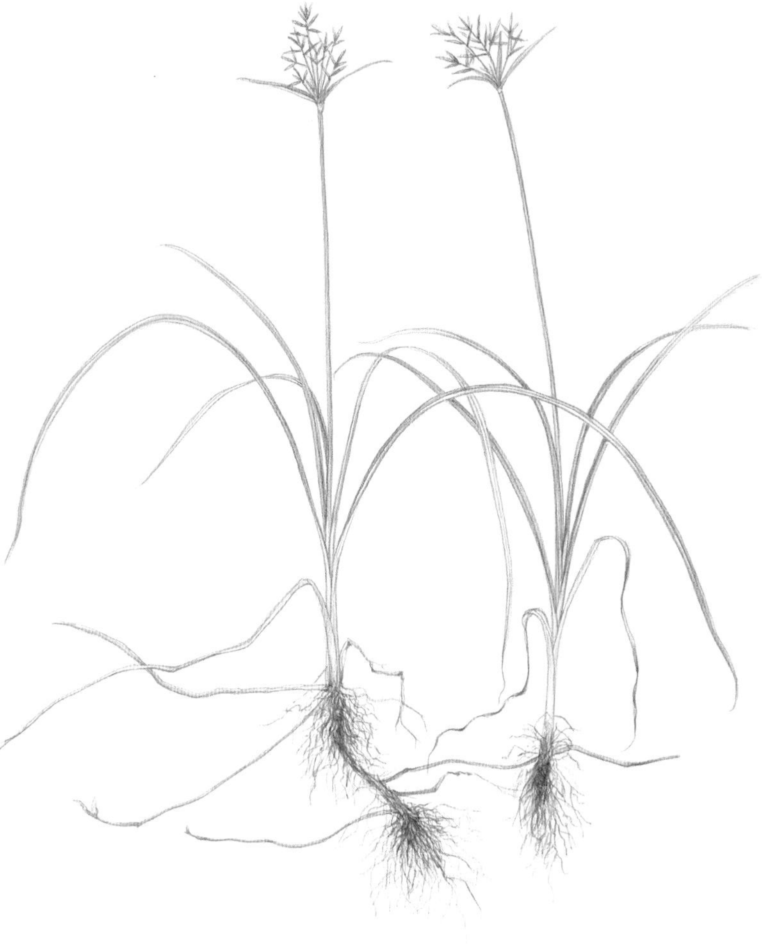

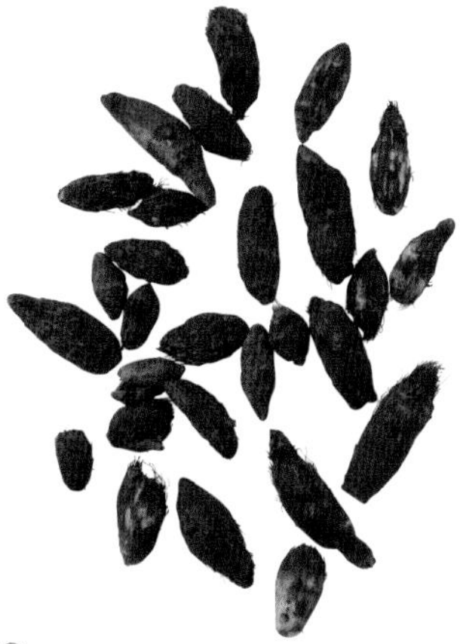

Ⓒ

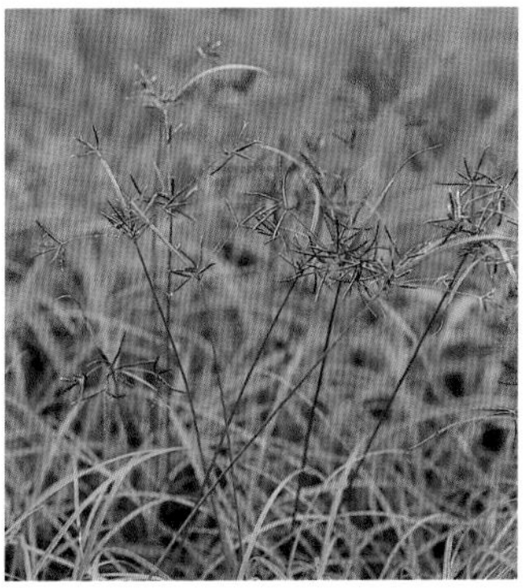

Ⓐ

肝の気を巡らせ
膨満感を解消する

基原植物のハマスゲは、とても生育力が強い世界的な強害雑草です。根茎は、附子《ぶし》を小さくしたような形で、芳香があることから香附子と呼ばれます。

気滞を解消して、気の流れを調整することで、瘀血も解消し、痛みを止める働きがあります。頭痛や筋肉痛、肩こりなどのさまざまな痛み、ストレスからくる胃腸の不調、イライラなどに用いられ、特に肋骨《ろっこつ》の下やみぞおち（いずれもストレスにより症状が出やすい箇所とされている）のはりや痛みによく使われます。

また、月経をととのえる働きももち、「気病《きびょう》の総司《そうし》、女科《にょか》の主帥《しゅすい》」（婦人科の気滞には香附子）といわれ、月経不順や月経痛など婦人科の不調によく使われます。

基　原 カヤツリグサ科（Cyperaceae）のハマスゲCyperus rotundus Linnéの根茎

主要成分 シペロールcyperol

性味/帰経 平／辛・微苦／肝・三焦

薬　効 気の巡りをよくする、痛みを止めるなど

処　方 香蘇散《こうそさん》、滋陰至宝湯《じいんしほうとう》、川芎茶調散《せんきゅうちゃちょうさん》、芎《きゅう》帰調血飲《きちょうけついん》、女神散《にょしんさん》、香砂六君子湯《こうしゃりっくんしとう》、二朮湯《にじゅつとう》など

粳米

気虚

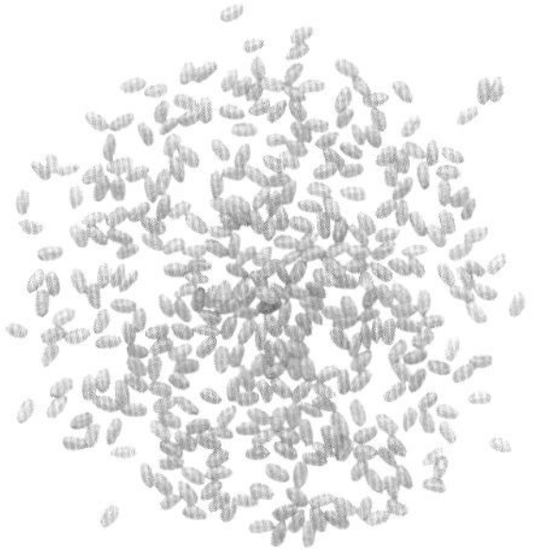

Ⓒ

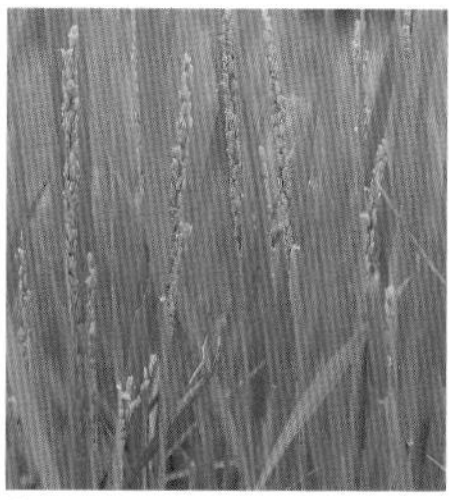

Ⓐ

消化力をととのえる お粥のような生薬

主食として食べている、うるち米の玄米が基原。生薬として使用される場合にはほかの生薬に水を混ぜて煎じるため、お粥《かゆ》を食べているような状態になります。気を補い、胃腸の消化力をととのえる働きがあり、口の渇きに対して補液のような役割や消化不良による下痢などに使われます。ほかの生薬が胃を冷やしたりする作用を緩和し、胃を守る目的で処方されることもあります。虚弱な小児のかぜなどにも用いられます。古いもののほうが、胃への負担がより少ないとされ、長く貯蔵されたものは特に「陳倉《ちんそう》米《べい》」と呼ばれます。

基　　原 イネ科(Gramineae)のイネ*Oryza sativa* Linnéのえい果

主要成分 でん粉starch

性味/帰経 平／甘／脾・胃

薬　　効 気を補う、健脾、渇きを止める

処　　方 麦門冬湯《ばくもんどうとう》、白虎加人参湯《びゃっこかにんじんとう》、白虎湯《びゃっことう》、附子粳米湯《ぶしこうべいとう》、竹葉石膏湯《ちくようせっこうとう》など

column

漢方では、主食も立派な薬になる

イネには、大きく分けて普段私たちが食べている粳米《うるちまい》と、赤飯や餅などに使われる糯米《もちごめ》があり、生薬としてはそれぞれ「粳米《こうべい》」「糯米《じゅべい》」と呼ばれます。ふたつの大きな違いはでんぷんの成分にあり、粳米はアミロースとアミロペクチンが約2：8で含まれていますが、粳米の突然変異種である糯米にはアミロースが含まれず、ブドウ糖が数万～数十万集まったアミロペクチンが100％のために強い粘性があります。

粳米には、胃腸を丈夫にして気を益す「補中益気《ほちゅうえっき》」や、脾の働きを正常にして胃腸の不調を改善する「健脾和胃《けんぴわい》」の効能があるとされ、現代のように点滴がない時代に食事がとれないほど衰弱した場合には、栄養価の高い米の抽出液である「重湯《おもゆ》」は重要な栄養源でした。江戸時代に成立した『和漢三才図絵《わかんさんさいずえ》』によれば、膠飴《こうい》や粳米も受けつけないほど消化機能が極度に低下した場合には、粳米の種子を十年以上倉などに保存して赤くなった「陳倉米《ちんそうべい》」の粥の上澄みを与えるとよいとされています。

また、湿疹や皮膚炎に用いられ、のどの渇きやほてりを鎮める白虎湯《びゃっことう》など、消化の悪い鉱物（この場合は石膏《せっこう》）を処方するときは、粳米を合わせて処方し、ともに煎じて粥状になったものを内服することで、消化吸収を助けて胃腸が冷えるのを防ぎます。

こうぼく　Magnolia Bark・MAGNOLIAE CORTEX

厚朴

気滞　水毒

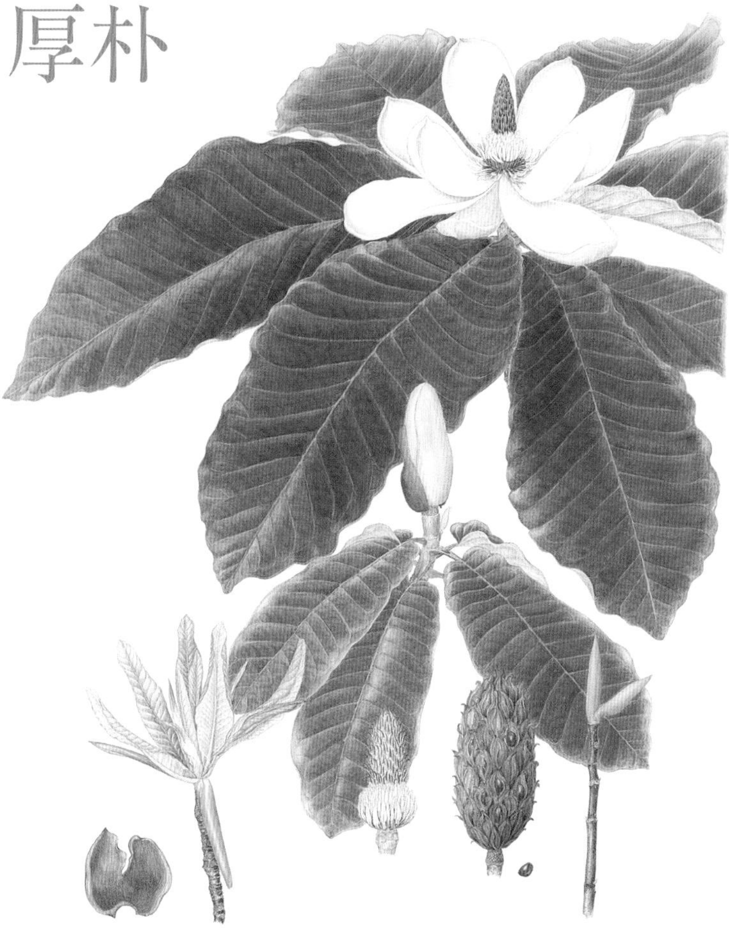

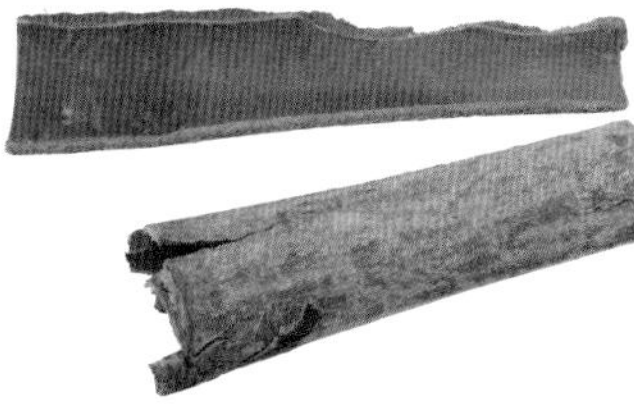

Ⓐ

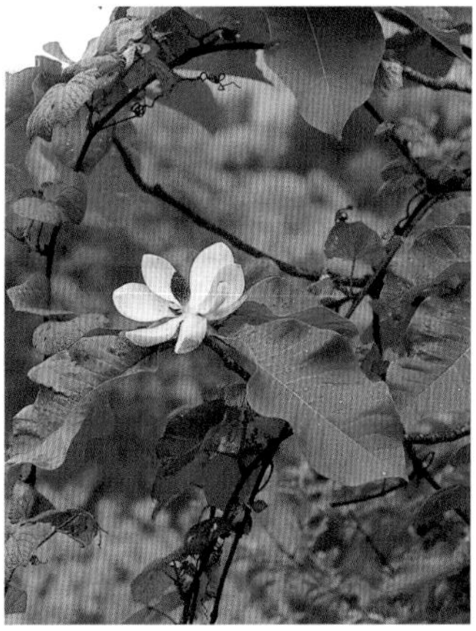

Ⓐ

消化器疾患、呼吸器疾患に利用

体に滞っている湿を除く働きにすぐれ、上がってしまった気を下げてよく巡らせる作用があります。腹部膨満感や嘔吐、むかつき、便秘、下痢などの消化器の疾患に用いられ、また、ぜんそくやせきなどの呼吸器の症状にも使われ、痰《たん》を除いて呼吸を楽にします。

消化不良には蒼朮《そうじゅつ》、腹痛には木香《もっこう》、腹満感には枳実《きじつ》、便秘には大黄《だいおう》、ぜんそくやせきには麻《ま》黄《おう》や杏仁《きょうにん》などと配合されて使われます。半夏《はんげ》、蘇葉《そよう》などと配合された半夏厚朴湯《はんげこうぼくとう》は、ストレスなどから起こる、のどに梅の種がつまったような感覚「梅核気《ばいかくき》」に対して効果があることで知られます。

基　原　モクレン科（Magnoliaceae）のホオノキ Magnolia obovata Thunberg、Magnolia officinalis Rehder et WilsonまたはMagnolia officinalis Rehder etWilson var. biloba Rehder et Wilsonの樹皮

主要成分　マグノロールmagnolol

性味/帰経　温／苦・辛／脾・胃・肺・大腸

薬　効　湿気をとり除く、痰を除くなど

処　方　柴朴湯《さいぼくとう》、大承気湯《だいじょうきとう》、半夏厚朴湯、平胃散《へいいさん》、麻子仁丸《ましにんがん》、藿香正気散《かっこうしょうきさん》、桂枝加厚朴杏仁湯《けいしかこうぼくきょうにんとう》など

牛膝

瘀血　水毒

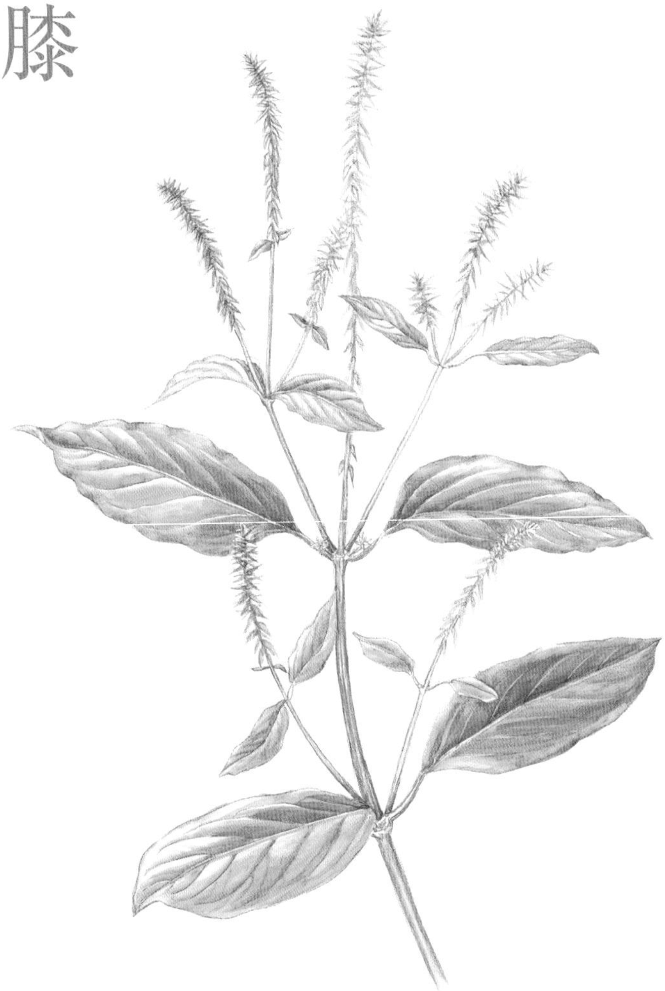

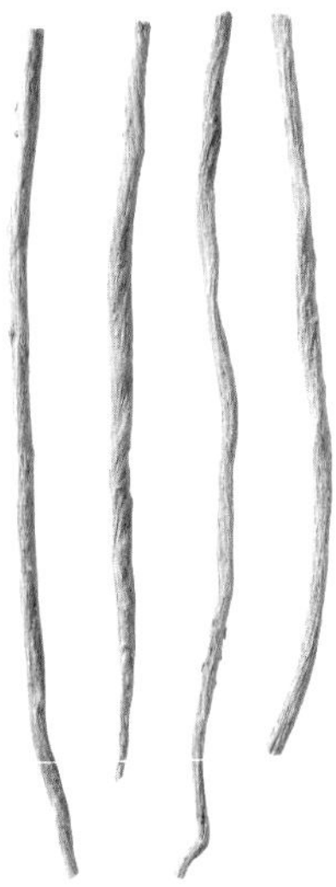

Ⓐ

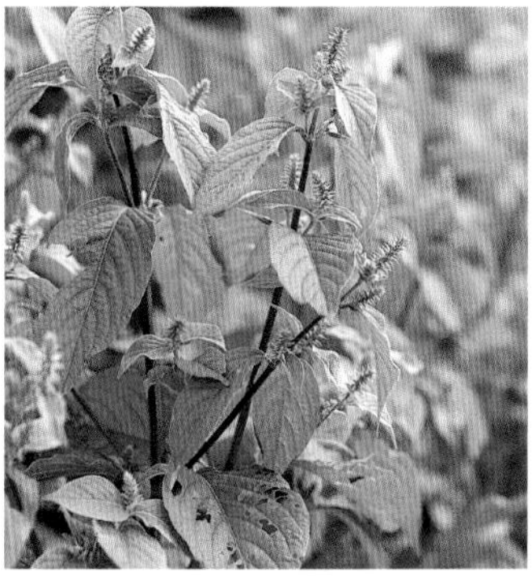

Ⓐ

腰や下肢の瘀血の痛みを改善、筋骨を強める働きも

血の巡りをよくし、利水も行いながら痛みを改善する働きをもつ生薬です。引経薬《いんけい》として、ほかの薬の作用を下部に導く作用ももつとされ、下半身の症状に多用されます。

補腎の基本的組み合わせである八味地黄丸《はちみじおうがん》の薬効を強化するために、牛膝が選ばれ、牛車腎気《ごしゃじんき》丸《がん》がつくられました。

下半身の瘀血をとって止痛することから、月経困難症、関節痛、打撲症、しびれなどに用いられます。また、補腎の中でも杜仲《とちゅう》と同様に筋骨を強める作用があり、加齢にともなう下肢の筋萎縮の予防などにも用いられています。また利水作用を有しており、関節のはれ、膀胱炎に用いることができます。瘀血をとり、血行をよくする作用があり、妊娠中や不正性器出血、下痢などには使用しないほうがよいとされています。

基　原　ヒユ科（Amaranthaceae）のヒナタイノコズチAchyranthes fauriei Leveillé et Vaniot または Achyranthes bidentata Blumeの根

主要成分　エクジステロンecdysterone

性味/帰経　平／苦酸／肝・腎

薬　効　血の巡りをよくする、痛みを止めるなど

処　方　疎経活血湯《そけいかっけつとう》、折衝飲《せっしょういん》、大防風湯《だいぼうふうとう》など

呉茱萸

陽虚　水毒　気滞

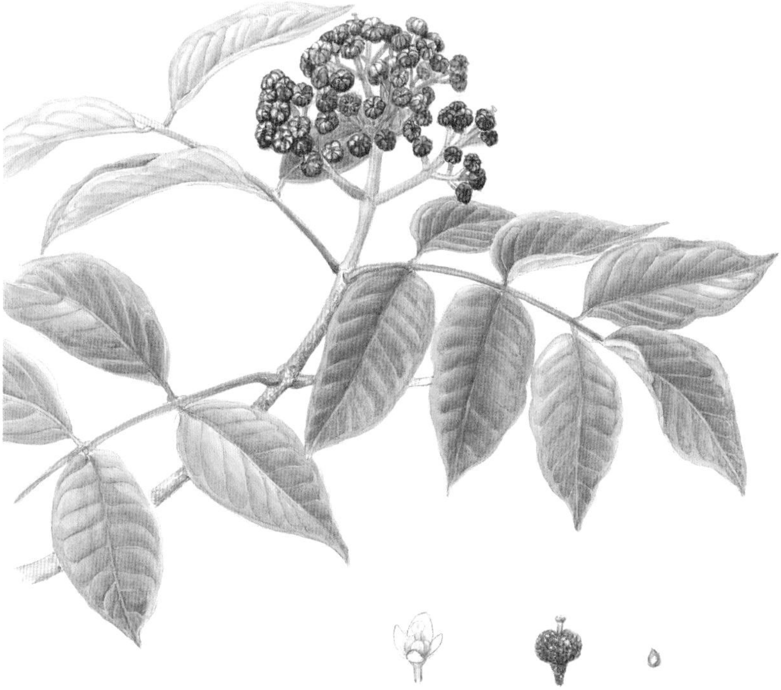

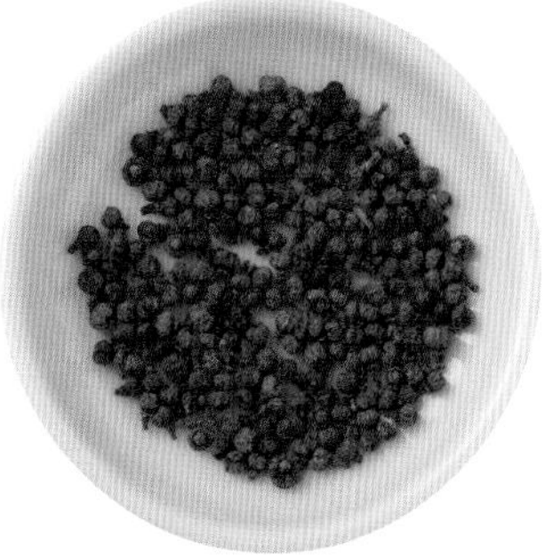

ⓒ

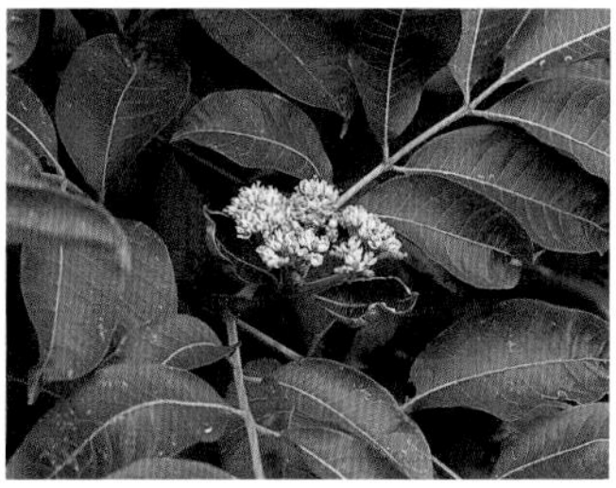

Ⓐ

腹部を温める 温性の気を巡らせる薬

頭痛、吐き気、胸脇痛がキーワードです。まず、体を温める作用をもつことから、いずれも冷えと関係している、頭痛、吐き気、胸脇痛に用います。もうひとつは肝経といって、ストレスに関係し、身体の側面から鼠径《そけい》部を流れている経絡と関係があります。この経絡との関係では、典型的には頭痛は頭頂部の痛み、胸脇部はちょうど肝経が通るストレスポイントとなります。胸脇部は、精神的な負荷にともない、筋緊張して、痛みを生じるようになります。また月経開始前には肝経が強く関連するので、乳房痛、月経痛、鼠径部痛が生じやすく、呉茱萸を使うことになります。

冷えが目立たない場合でも頭痛に有効な場合があります。吐き気をともなう頭痛として片頭痛があり、呉茱萸湯《ごしゅゆとう》は選択肢のひとつです。しかし、吐き気はストレスにより、肝が胃に影響を与えて生じるとされています。吐き気以外に胃痛にも応用できます。

特有の強い苦みがあります。ミカン科であることは、生薬を手に取ってみると実感できるでしょう。ミカンの皮をむいた状態の房に似ています。

基原 ミカン科 (Rutaceae) のゴシュユ Evodia rutaecarpa Bentham、Evodia officinalis DodeまたはEvodia bodinieri Dodeの果実

主要成分 エボジアミンevodiamine

性味/帰経 熱・小毒／辛・苦／肝・胃・脾・腎

薬効 冷えの改善、痛みを止める

処方 温経湯《うんけいとう》、呉茱萸湯、当帰四逆加呉茱萸《とうきしぎゃくかごしゅゆ》生姜湯《しょうきょうとう》など

牛蒡子

実熱

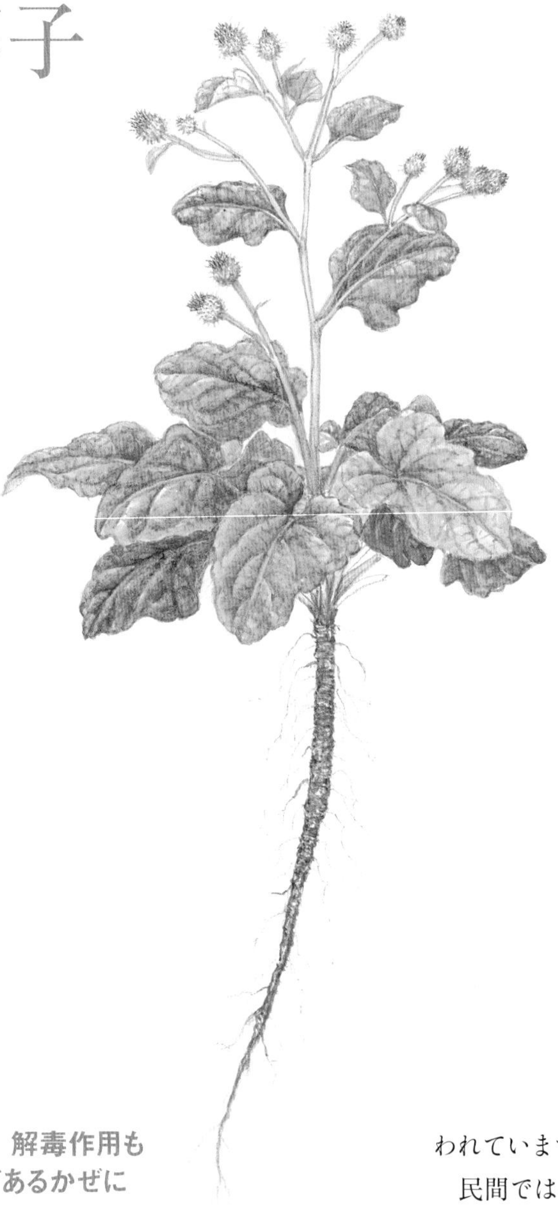

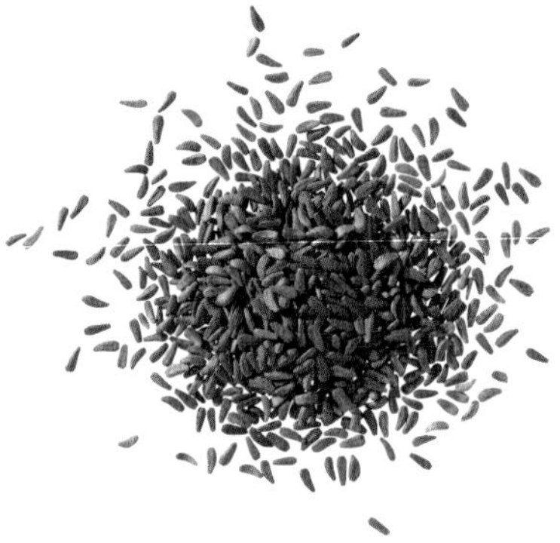

Ⓐ

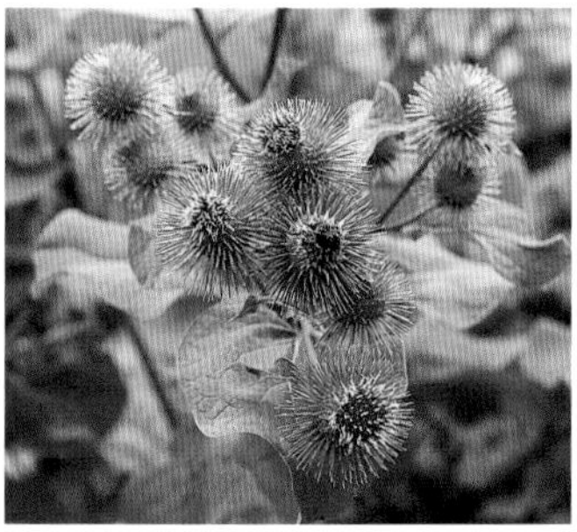

Ⓐ

風熱を発散、解毒作用も のどの痛みがあるかぜに

日本は、ゴボウの根を食用にする珍しい国です。一方、生薬としては、日本、中国、韓国でゴボウの果実がよく用いられています。

解毒作用があり、風熱（金銀花《きんぎんか》を参照）によるかぜ、扁桃炎、せきなどによく使われ、せきを止め、のどのはれによる痛みをやわらげます。かぜにかぎらず、消炎し、かゆみを止める働きがあり、皮膚症状にも用いられます。また、透疹（葛根《かっこん》p.42参照）作用があり、皮膚化膿症や麻疹《はしか》の初期に、「皮疹を外に押し出すために」使われています（升麻《しょうま》p.81参照）。

民間では、痰のからみや胃痛に、生の根のしぼり汁が飲まれています。

基　原　キク科（Compositae）のゴボウArctium lappa Linné の果実

主要成分　パルミチン酸palmitic acid

性味/帰経　寒／辛・苦／肺・胃

薬　効　体の表面の風熱邪をはらう、痰を除く、せきを止める、熱をさます、解毒

処　方　柴胡清肝湯《さいこせいかんとう》、消風散《しょうふうさん》、銀翹散《ぎんぎょうさん》、駆風解《くふうげ》毒散《どくさん》など

胡麻

血虚　陰虚

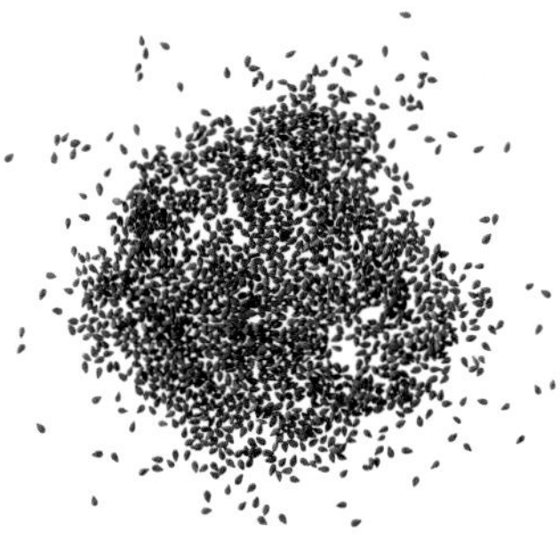
Ⓐ

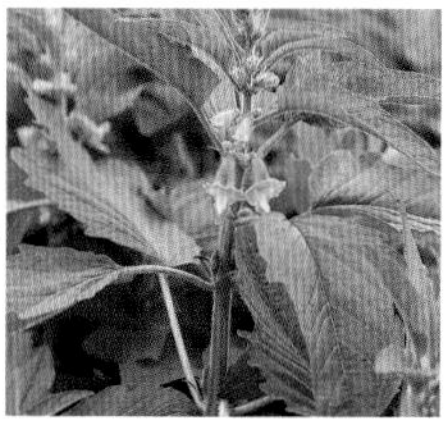
Ⓐ

滋養強壮作用があり、体をうるおす

食用のゴマです。腎を補うのに黒ゴマ、肺を補うには白ゴマを使用します。油分が豊富で、圧縮して得られるゴマ油は、紫雲膏《しうんこう》や中黄膏《ちゅうおうこう》など軟膏剤の基材として使われます。

黒ゴマは、肝腎の陰を滋養する働きがあり、虚弱体質の改善や病後の回復に用いられるほか、高齢者のめまい、視力の低下、白髪、皮膚の乾燥などに使われます。産後の血虚により母乳が出にくい場合にもよく処方されます。また、腸にうるおいを与え便通をスムーズにする作用もあり、便が乾燥し排出しにくい場合の便秘に使われます。

基　原　ゴマ科（Pedaliaceae）のゴマ Sesamum indicum Linné の種子

主要成分　セサミンsesamin

性味/帰経　平／甘／肺・脾・肝・腎

薬　効　虚弱体質改善など

処　方　消風散《しょうふうさん》、紫雲膏（ゴマ油）など

column

胡麻は老化防止の効果がある「仙薬」

紀元前3000年前にはすでにエジプトやインドで栽培が始まり、日本でも縄文時代から食用として利用されていたといわれるゴマは、抗酸化物質が多く含まれ、老化防止の効果がある生薬です。

種皮の色によって大きく黒ゴマと白ゴマに分かれ、『本草綱目《ほんぞうこうもく》』を著した明《みん》の医師・李時珍《りじちん》は、食用・薬用どちらの場合も黒ゴマの利用を勧めていますが、栄養成分はほとんど変わりません。江戸時代に成立した『本朝食鑑《ほんちょうしょくかん》』には、五行論に基づいて「黒胡麻は腎に作用し、白胡麻は肺に作用する。ともに五臓を潤し、血脈をよくし、小腸を整える」と記されています。

種子をそのまま処方に用いることはほとんどありませんが、古代中国では胡麻を仙薬（非常によく効く薬）としていたことから、一般にも滋養強壮に優れた食品として知られ、黒胡麻と白蜜（蜂蜜）を等分に混ぜてつくった「静神丸《せいしんがん》」は、「肺黄を治し、五臓を潤す」不老長寿の秘薬といわれています。

種子を圧搾して得られるゴマ油は、生薬としてはやけどやひび、あかぎれなどに用いられる紫雲膏《しうんこう》の基材として使われます。また、切り傷や虫刺され、床ずれなどに効果がある神仙太乙膏《しんせんたいつこう》では、当帰《とうき》や大黄《だいおう》、地《じ》黄《おう》、芍薬《しゃくやく》など7種類の生薬を浸す抽出液としても用いられています。

五味子

陰虚　気虚

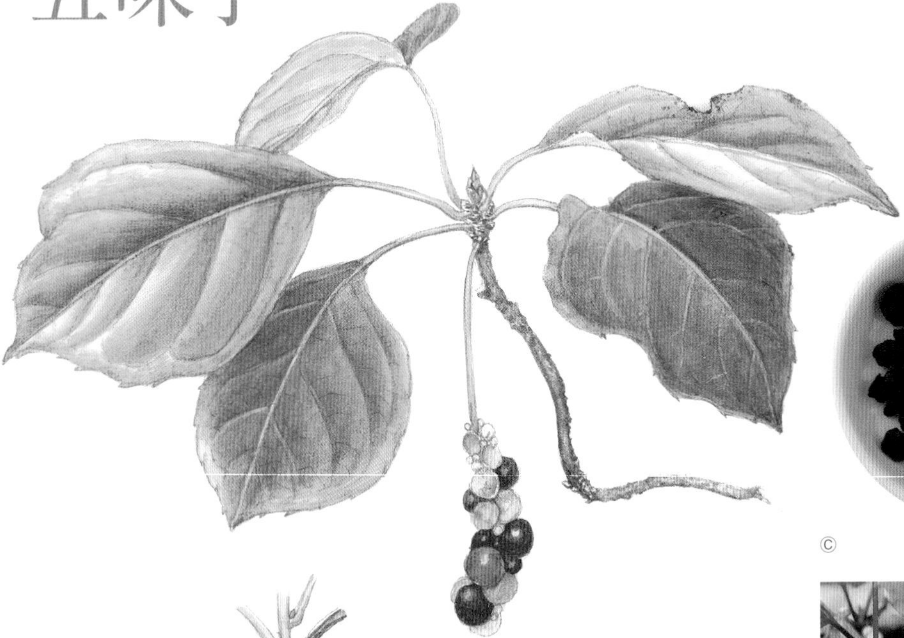

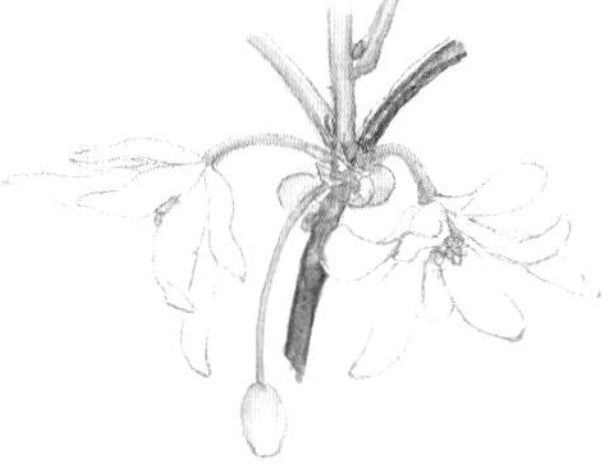

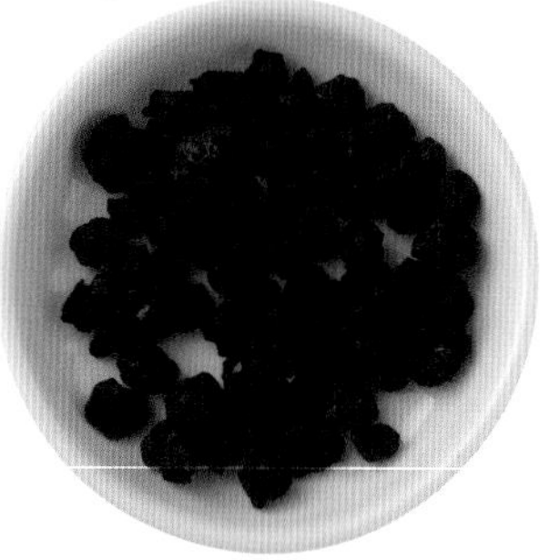

Ⓒ

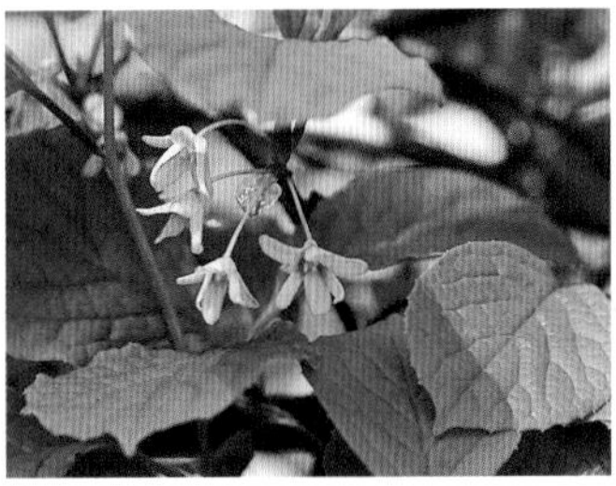

Ⓐ

せき、汗、失禁を止め、気血を増やす

果皮と果肉に甘味と酸味、核に辛味と苦味、全体に鹹《かん》味（塩辛い）と、五つの味をもつことがその名の由来とされ、複雑な味がする生薬です。実際には酸味を強く感じることが多く、この味こそが収斂《しゅうれん》薬の薬効の源泉です。収斂薬の多くは酸味を有しています。

五味子のキーワードは収斂、つまり「漏れ出ようとする気を引き締め充電する」薬です。

体の不調が続き、症状が慢性化した状態に適します。酸味は気を収斂させます。気が収斂することで、せきで上逆した気は収まり、慢性の下痢、寝汗、自汗《じかん》（暑くもないのに漏れ出る汗）、失禁など「漏れ出る気血」を体に留め、心神を安定させます。また、酸味は腺分泌を促進させるため、口の渇きをとり、津液を増やします。梅をなめると唾液がじわっと出るのを感じたことはありませんか？　気血を直接補う薬ではありませんが、気血の漏れを留めることで結果的に気血を増やすことができます。

五味子を使ったお茶、薬酒を飲む方法もあります。

基　原　マツブサ科（Schisandraceae）のチョウセンゴミシ *Schisandra chinensis* Baillonの果実

主要成分　シザンドリンshizandrin

性味/帰経　温／酸／心・肺・腎

薬　効　せき、渇き、下痢を止めるなど

処　方　小青竜湯《しょうせいりゅうとう》、清肺湯《せいはいとう》、人参養栄湯《にんじんようえいとう》、清暑《せいしょ》益気湯《えっきとう》、清熱補気湯《せいねつほきとう》など

柴胡

気滞

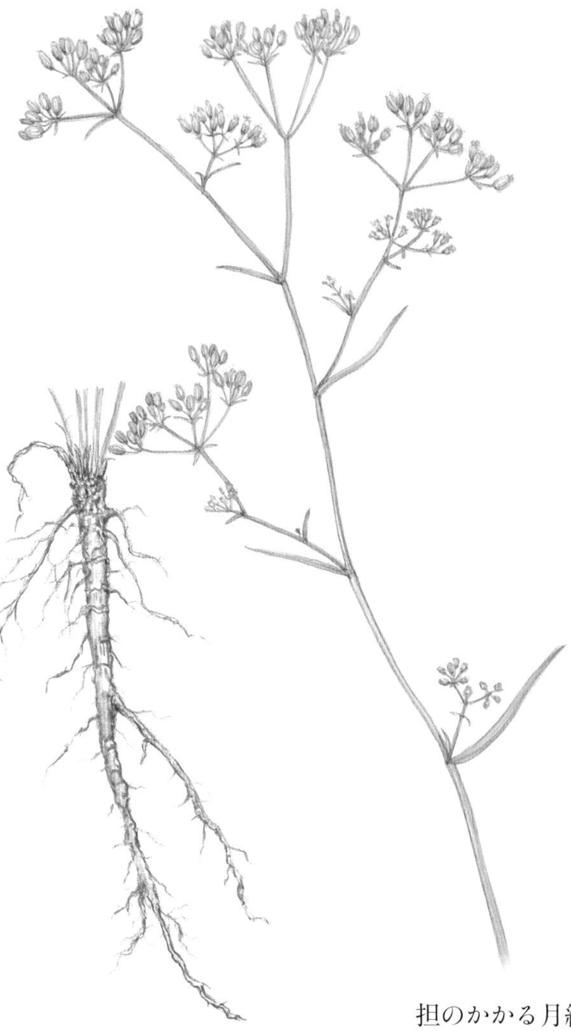

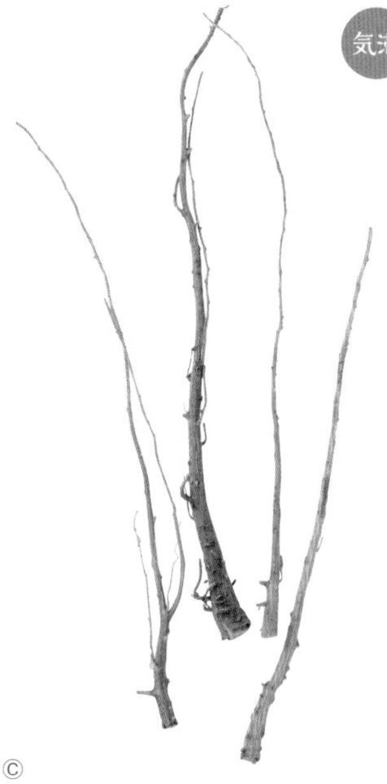

Ⓒ

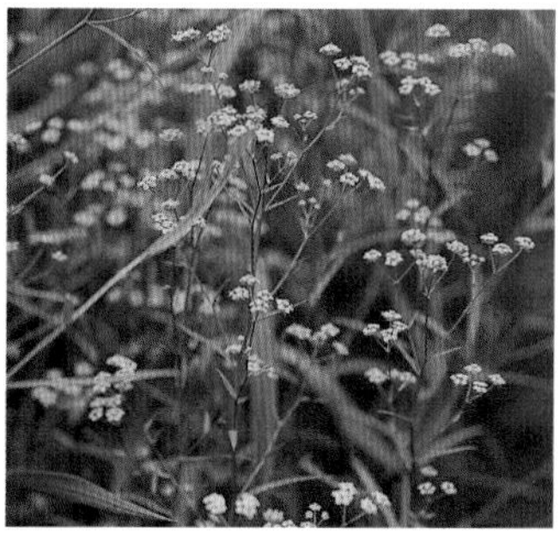

Ⓐ

よく気を巡らせ、熱を発散させる

気を巡らせる働きにすぐれ、体にこもった熱を発散させたり、炎症をおさえたりする作用があります。また気をもちあげる働き、うつうつとした気分を発散させる作用もあります。これらの性質から柴胡は感染症と精神症状の両方に使われてきました。もともとは感染症の初期を過ぎ、炎症が完全に消失せず、一進一退する中盤の時期（少陽病）に黄芩《おうごん》とあわせて用いられてきました。この時期には微熱、往来寒熱（悪寒と発熱のくり返し）などを呈します。

肝の気をよく巡らせ、怒りの感情を処理するために、感情の鎮静や、肋骨《ろっこつ》の下の膨満感や圧痛に使用されています。肝の感情調整機能に負担のかかる月経前や、肝の機能の低下する更年期などにも用いられます。

慢性炎症、アレルギー体質、神経過敏のために少量の紫胡を長期的に内服するという方法もあります。柴胡清肺湯《さいこせいはいとう》、荊芥連翹湯《けいがいれんぎょうとう》がその例です。

基　原 セリ科（Umbelliferae）のミシマサイコ *Bupleurum falcatum* Linnéの根

主要成分 サイコサポニンsaikosaponin

性味/帰経 微寒／苦・辛／肝・胆

薬　効 体の表面の邪をはらうなど

処　方 柴朴湯《さいぼくとう》、柴苓湯《さいれいとう》、小柴胡湯《しょうさいことう》、大柴胡湯《だいさいことう》、加味逍遙散《かみしょうようさん》、四逆散《しぎゃくさん》、補中益気湯《ほちゅうえっきとう》など

細辛

陽虚　水毒

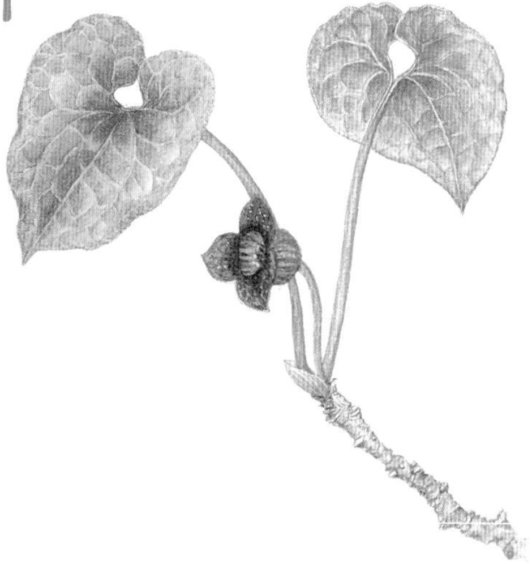

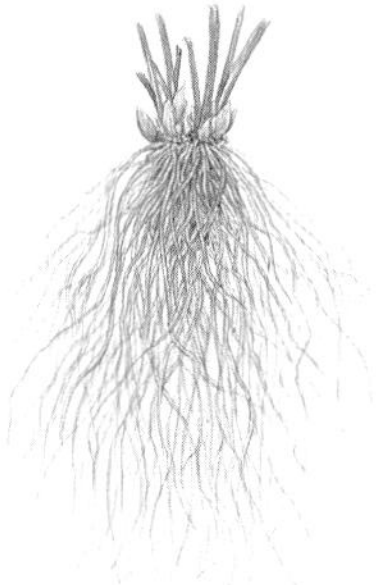

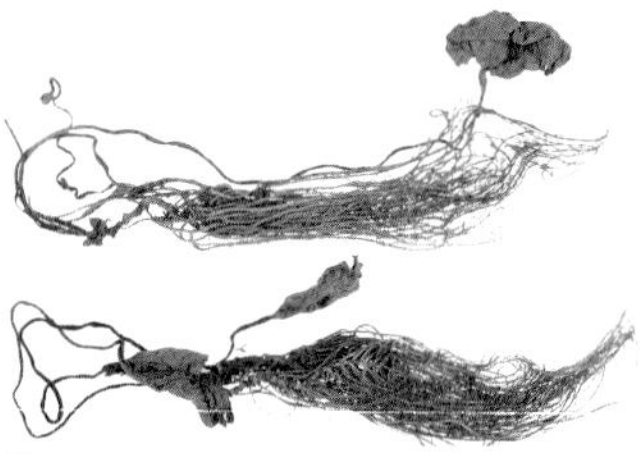

Ⓑ

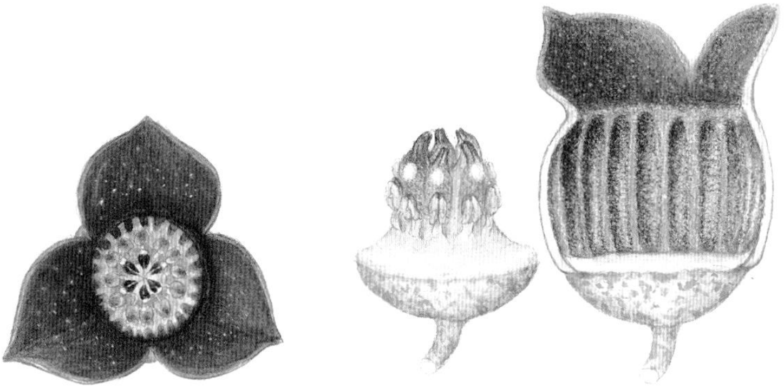

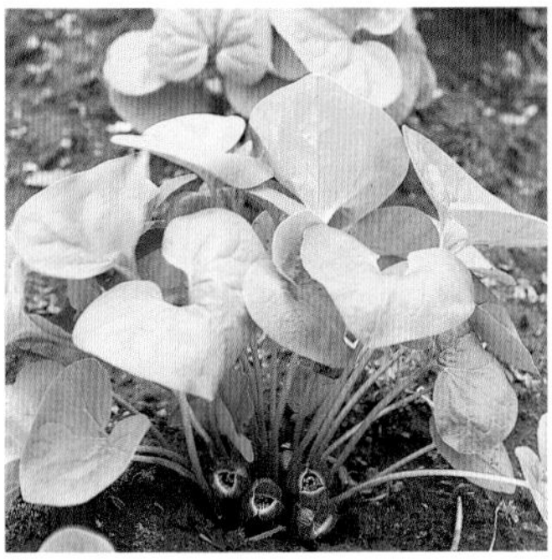

Ⓐ

肺と腎を温めて、寒飲をよく除く 鼻水、せきを止め、歯の痛みにも

肺や腎を温め、寒邪や冷えと水湿をとり除きます。このため風寒による強い悪寒、頭痛に加え、関節痛が強い場合（麻黄附子細辛湯《まおうぶしさいしんとう》）と、鼻水が出る場合（小青竜湯《しょうせいりゅうとう》）として用いられています。細辛は、せきを鎮める働きがあり、特に水様性の痰《たん》がたくさん出るようなせき、気管支ぜんそく、慢性気管支炎などによいでしょう。寒邪による四肢の痛みにも用いられています。

また、局所麻酔作用による止痛効果をもっています。この止痛作用は歯痛に対して用いられています（立効散《りつこうさん》）。止痛の場合は、内服の際に口にしばらく含むことで直接疼痛部位に効果を発揮します。

基原植物のウスバサイシンの根が細く、とても辛いことが名前の由来です。地上部は腎毒性のあるアリストロキア酸が含まれるため、日本では使用部位が地下部分に限定されています。

基　原 ウマノスズクサ科（Aristlochiaceae）のウスバサイシン Asiasarum sieboldii F. Maekawa またはケイリンサイシン Asiasarum heterotropoides F. Maekawavar. mandshuricum F. Maekawaの根および根茎

主要成分 メチルオイゲノールmethyleugenol

性味/帰経 温／辛／肺、腎

薬　効 体の表面の邪をはらう、痛みを止める

処　方 小青竜湯、麻黄附子細辛湯、立効散など

山査子

瘀血

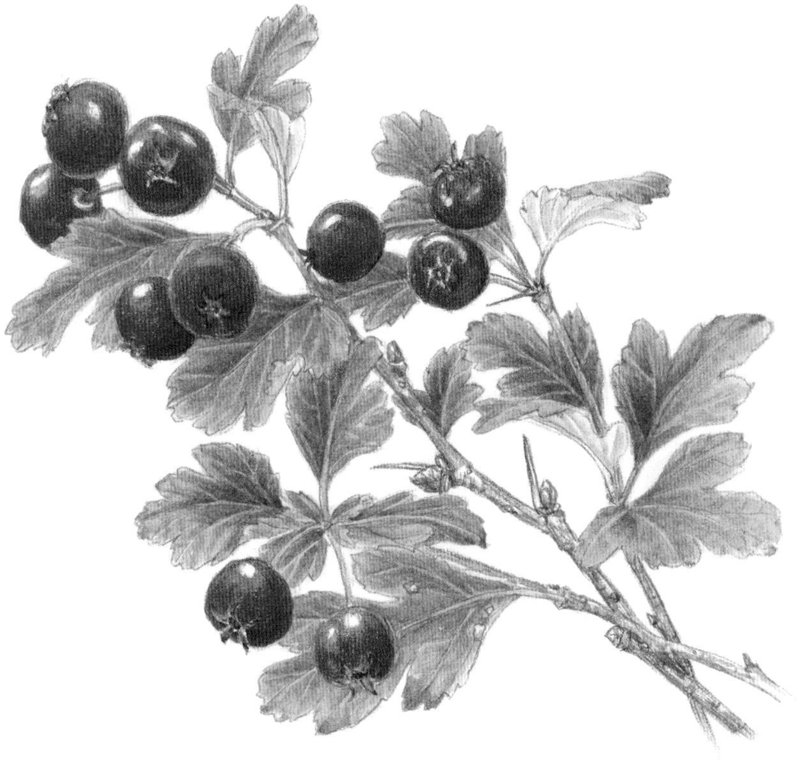

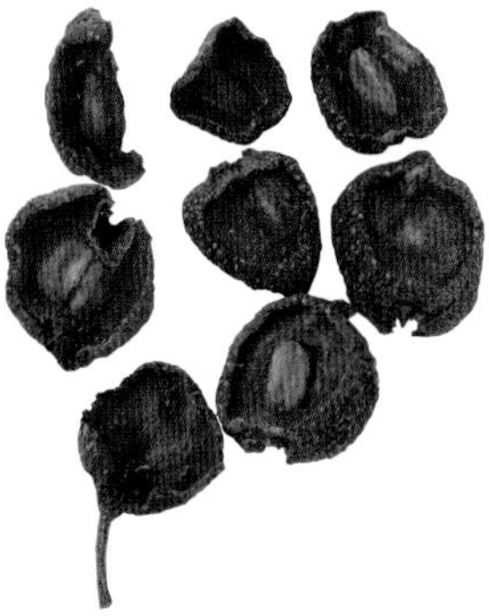

Ⓒ

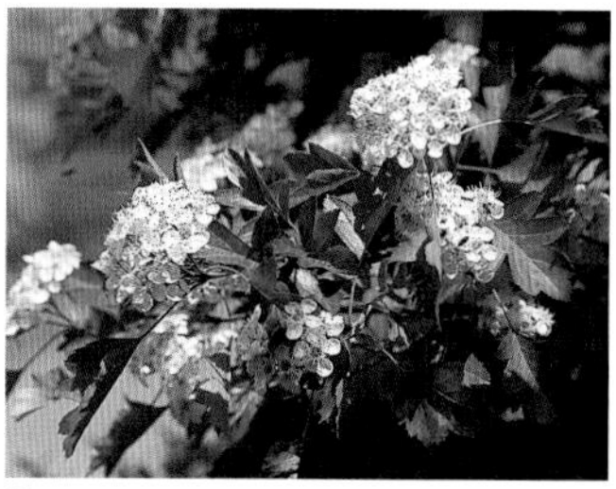

Ⓐ

肉の消化を促進して瘀血にも効果

胃腸機能の低下、または過食が重なる結果、飲食物が停滞した状態（食積証《しょくしゃくしょう》）に用いられる消食薬です。食積証では消化不良による胃もたれ、膨満感、下痢などがあります。山査子は特に肉類、油、乳製品など脂質の多い飲食物の消化を促進し、食積をとり除く働きをもっています。中華料理など油を多用する食文化では非常に大切な生薬ですが、日本の食生活では必須ではありません。保和丸《はわがん》は食積証の代表処方で、山査子が多く含まれています。啓脾湯《けいひとう》には山査子が含まれており、肉の苦手な人には助けになるかもしれません。

山査子には脾への補気作用はありません。肉類を「消化しやすい状態に変化させる」というものです。人の消化機能を直接高めるというよりは、食物のほうに働きかけます。消食薬の中には発酵食品も含まれています。たとえば、牛乳そのものよりもヨーグルトなど発酵したもののほうが消化しやすいのは、ヨーグルトが「消食薬的」であるからです。

瘀血を解消する作用もあります。瘀血で起こる痛みや、産後の悪露《おろ》の停滞、月経痛などに使われます。

基　原 バラ科（Rosaceae）のサンザシ Crataegus cuneata Siebold et Zuccarini またはオオミサンザシ Crataegus pinnatifida Bunge var. major N. E. Brownの偽果をそのままままたは縦切りもしくは横切りしたもの

主要成分 ケルセチンquercetin

性味/帰経 微温／酸・甘／脾・胃

薬　効 胃もたれなどの改善

処　方 啓脾湯、保和丸など

山梔子

実熱

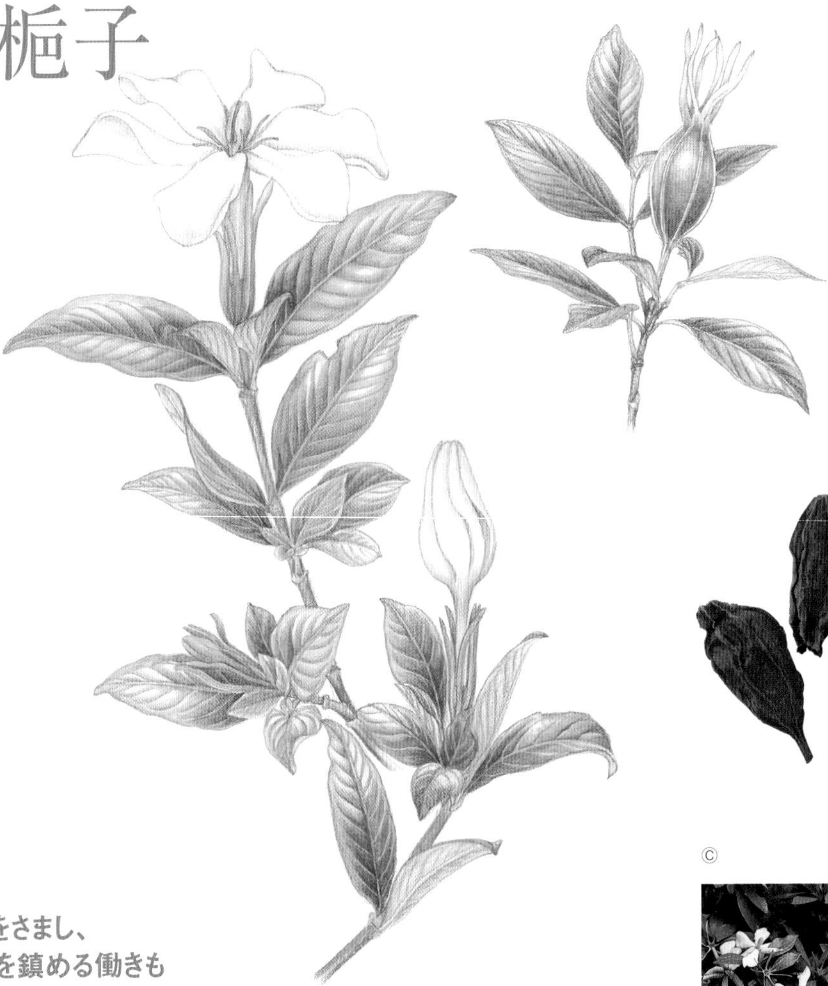

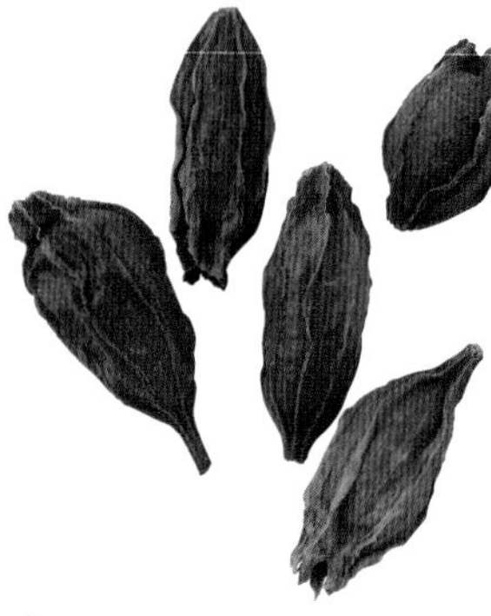

Ⓒ

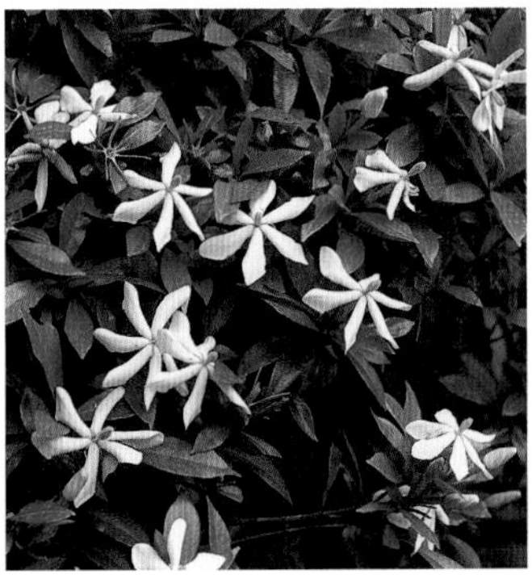

Ⓐ

広く熱をさまし、気持ちを鎮める働きも

体内の臓腑以外のすき間を三焦《さんしょう》と呼んでいます。山梔子は、心《しん》・肝以外にこの三焦のこもった熱をとるために、広範囲の熱証に用いられています。実熱による炎症にも用いられますが、煩《はん》躁《そう》という精神不安で自制が効かない状態にも用いられるのが特徴です。煩躁には胸苦しさ、イライラ、のぼせ、不眠などがあります。利尿作用があり、尿で湿熱を排泄する働きをすることから、皮膚炎、膀胱炎の処方に加えられます。

クチナシの果実は、熟しても口を開かないことから「口無し」と名づけられたそうです。

副作用として腸管膜静脈硬化症という疾患がいわれています。内服量に相関があるとされ、山梔子を含む処方を3年間内服している場合、消化管内視鏡でのチェックがすすめられます。

基　原　アカネ科（Rubiaceae）のクチナシ *Gardenia jasminoides* Ellisの成熟果実

主要成分　ゲニポシドgeniposido

性味/帰経　寒／苦／心・肝・肺・胃・三焦

薬　効　熱をさます、解毒など

処　方　茵蔯蒿湯《いんちんこうとう》、黄連解毒湯《おうれんげどくとう》、加味逍遙散《かみしょうようさん》、清上防風湯《せいじょうぼうふうとう》、温清飲《うんじょういん》など

さんしゅゆ　Cornus Fruit・CORNI FRUCTUS

山茱萸

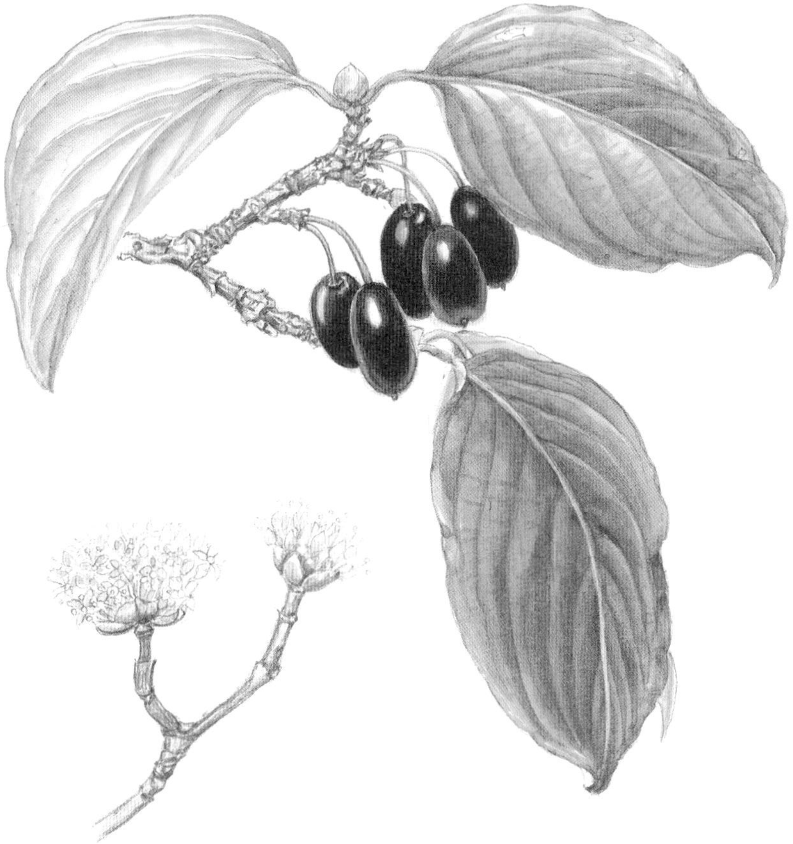

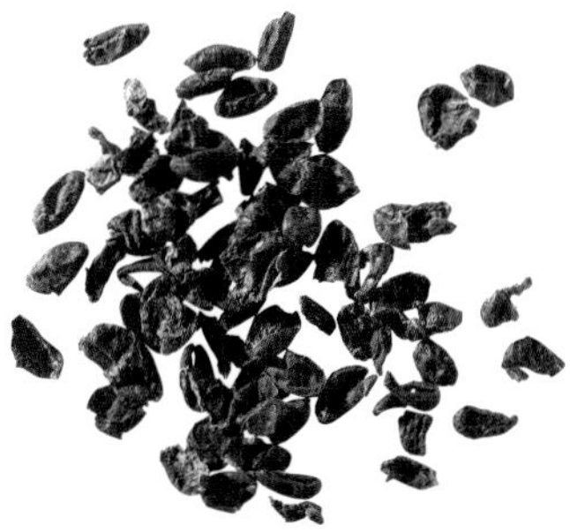

Ⓒ

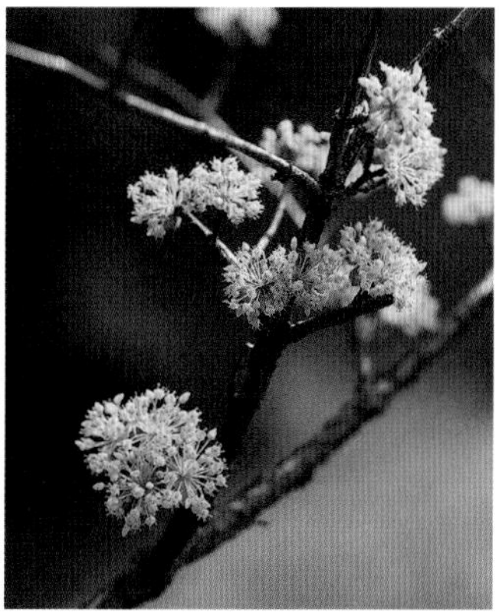

Ⓐ

酸味で肝腎を滋養し 加齢による不調を改善

山茱萸の酸味には収斂《しゅうれん》作用があり、気を引き締めることで、気血が漏れ出るのを防ぎ、補います。そして精（生命を維持する根本的な物質という概念）を保持しているのです。肝血、腎精を補って、滋養、強壮の働きをします。足腰の痛みや、めまい、耳鳴り、精力の減退、視力低下などの加齢にともなう症状（腎虚）によく用いられます。六味丸《ろくみがん》、八味地黄丸《はちみじおうがん》といった腎虚の処方の構成生薬です。ほかに多汗、頻尿、夜尿、尿失禁、過多月経など「漏れ出る」症状にも使われます。

民間では、山茱萸を漬けた酒が滋養・強壮のための薬酒として知られています。

基原植物のサンシュユは、日本では庭園などによく見られ、早春黄色い花を咲かせることで「ハルコガネバナ」とも呼ばれます。秋に実るグミに似た真っ赤な実は、生食も可能。核を取って乾燥させた果肉が生薬になり、果肉の厚いものが良品とされます。

基原 ミズキ科（Cornaceae）のサンシュユ Cornus officinalis Siebold et Zuccariniの偽果の果肉

主要成分 ロガニンloganin

性味/帰経 微温／酸・渋／肝・腎

薬効 精力減退など

処方 八味地黄丸、六味丸など

さんしょう　Japanese Zanthoxylum Peel・ZANTOXYLI PIPERITI PERICARPIUM

山椒

陽虚　水毒

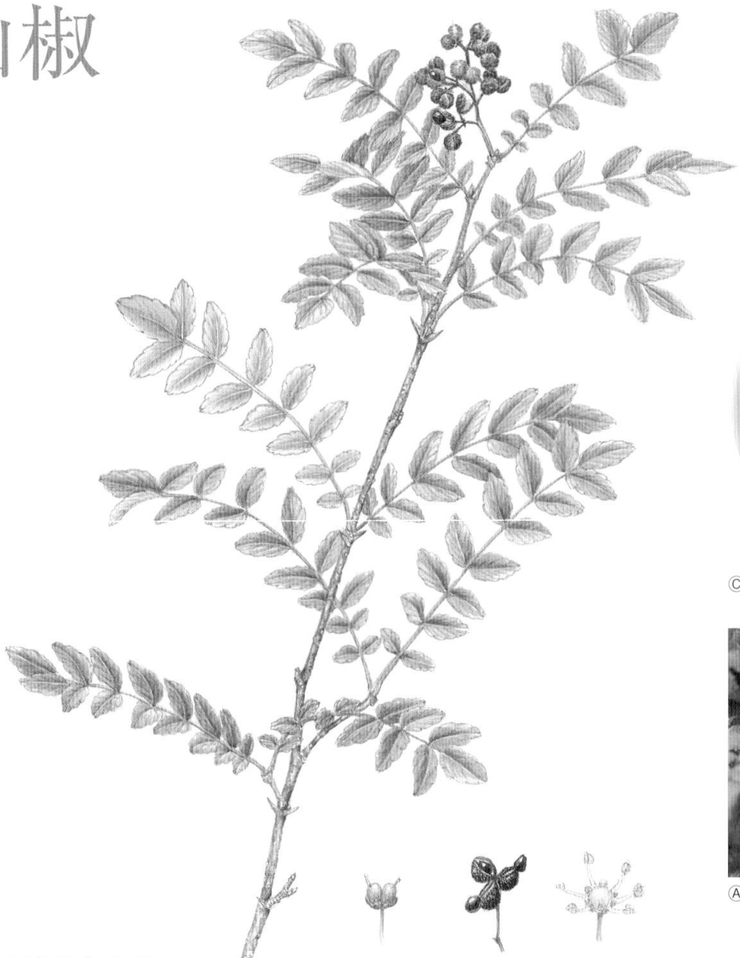

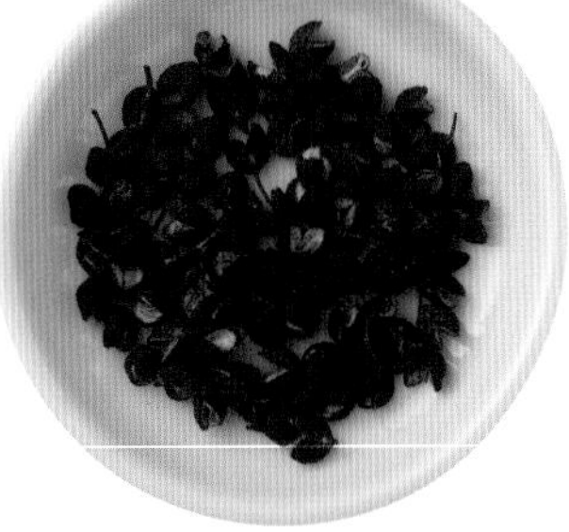

Ⓒ

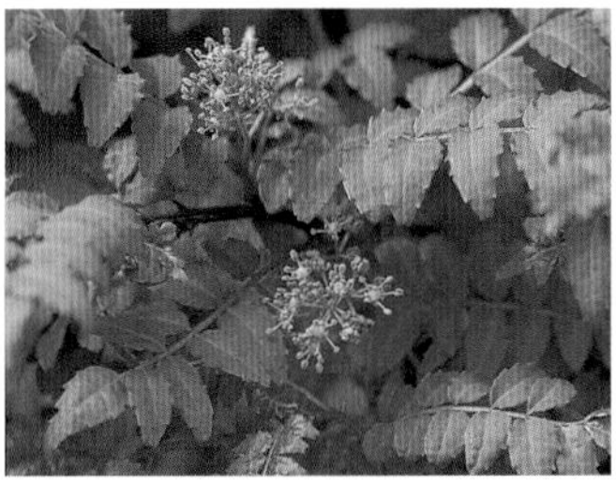

Ⓐ

腹部の冷えを改善 痛みを止める

腹部をよく温め動かし、痛みを止める作用があります。冷えによる腹痛などの痛みや、腹部膨満感、吐き気、嘔吐などに用います。腸管の中には熱さ、寒さを感じる受容体があります。そこでは山椒や乾姜《かんきょう》が入ってくると、「熱い」という情報が受け取られ、腸管の運動を促進させ、腸管への血流を増加させます。この一連の流れは、「おなかの冷えをとる」といわれてきた科学的な一側面です。山椒を含む大建中湯《だいけんちゅうとう》は、今では手術の後の腸閉塞を予防するために外科でよく使われています。腸の動きを盛んにするため、少し便が緩くなる場合があります。そのため、冷えて便秘になる人にはよい生薬です。山椒以外にも、香辛料（シナモン、ショウガ、サンショウ、コショウ、チョウジ、ウイキョウ）の多くは、身体内を温める働きをもつ温裏薬《おんりやく》に属しています。駆虫の働きもあり、以前は回虫症にも利用されていました。

日本では赤く熟した実を粉末にした「粉山椒」、花を「花山椒」、青い果実を「実山椒」のように、料理にも利用します。

基　原　ミカン科（Rutaceae）のサンショウ Zanthoxylum piperitum De Candolleの成熟した果皮で、果皮から分離した種子をできるだけ除いたもの

主要成分　サンショオールsanshool

性味/帰経　熱／辛／脾・胃・腎

薬　効　冷えを改善、殺虫

処　方　大建中湯、当帰湯《とうきとう》など

酸棗仁

血虚　陰虚

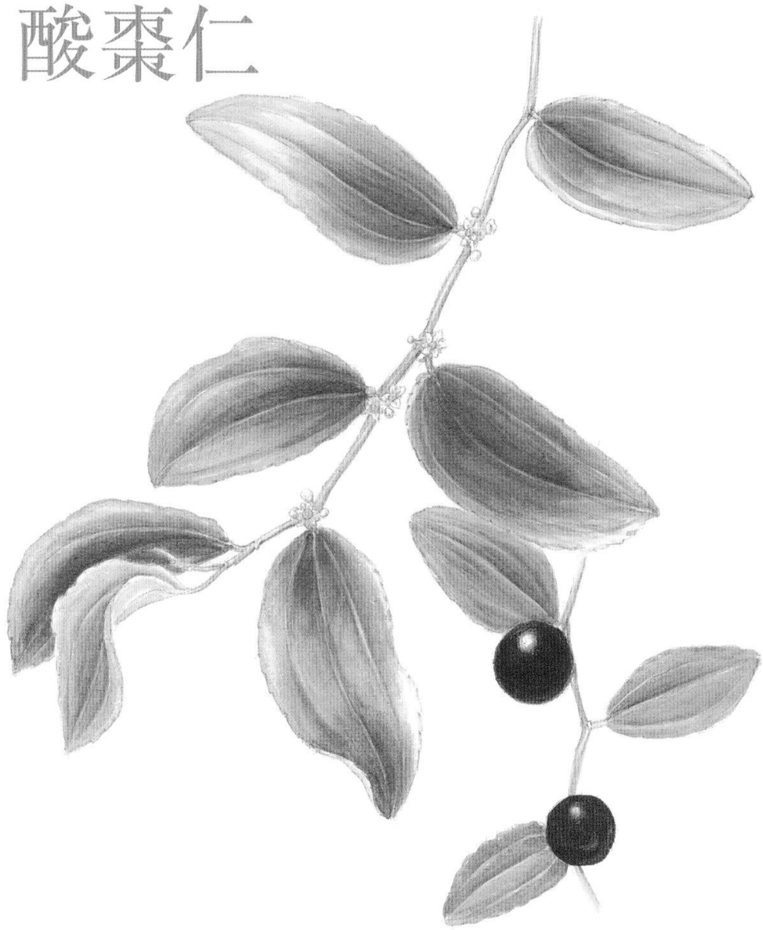

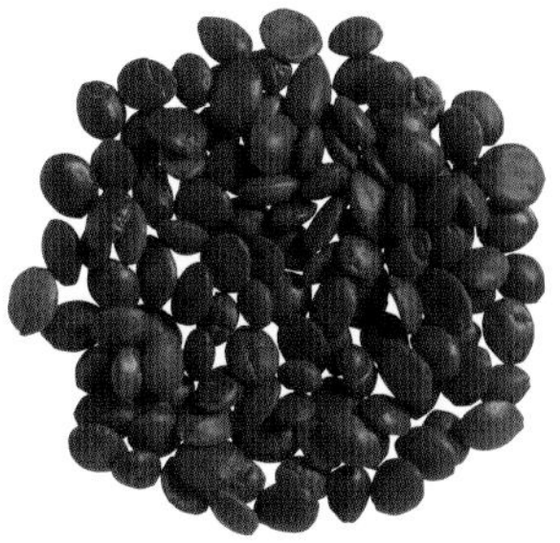

Ⓐ

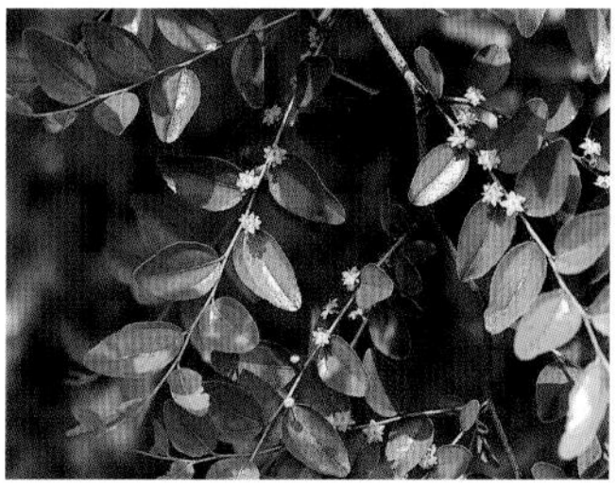

Ⓐ

肝を養い心を安んじる
鎮静・安眠薬

基原のサネブトナツメは、ナツメの原種で、学名もvar.（変種）以下が異なるだけですが、薬効や薬用部位に大きな違いがあります。ナツメよりも酸味が強いので酸棗といいます。生薬にとして、ナツメ（大棗《たいそう》）は果実を使いますが、酸棗仁は中の種子を利用しています。

「疲れているのに眠れない」というのが酸棗仁を用いる不眠の特徴です。これは心の血虚による不眠で、精神も身体も何か落ち着かずじっとしていられない感じがあり、動悸や多夢をともなうこともあります。即効性はありませんが、継続して服用することで、次第に心血が補われ、安眠作用の効果があらわれてきます。心血を消耗するのは心労です。仕事や家庭で、実際の責任を負う立場にある人がなりやすいでしょう。不眠が生じた段階で、心血虚は始まっています。酸棗仁の酸味も心神を引き締めることで、精神を安定させます。「ぶれなくなる」というのは、東洋医学では心を収斂《しゅうれん》させたときの状態に似ています。ほかに酸味は津液を補い、皮膚を引き締め、汗を止めるため、陰虚の寝汗にも使われています。

基　原　クロウメモドキ科（Rhamnaceae）のサネブトナツメ *Zizyphus jujuba* Miller var. *spinosa* (Bunge) Hu ex H. F.Chouの種子

主要成分　ジジベオシドzizybeoside

性味/帰経　平／甘・酸／心・脾・肝・胆

薬　効　精神の安定、汗を止める

処　方　酸棗仁湯《さんそうにんとう》、加味帰脾湯《かみきひとう》、帰脾湯《きひとう》、加味《かみ》温胆湯《うんたんとう》など

さんやく　Dioscorea Rhizome・DIOSCOREAE RHIZOMA

山薬

気虚　陰虚　血虚

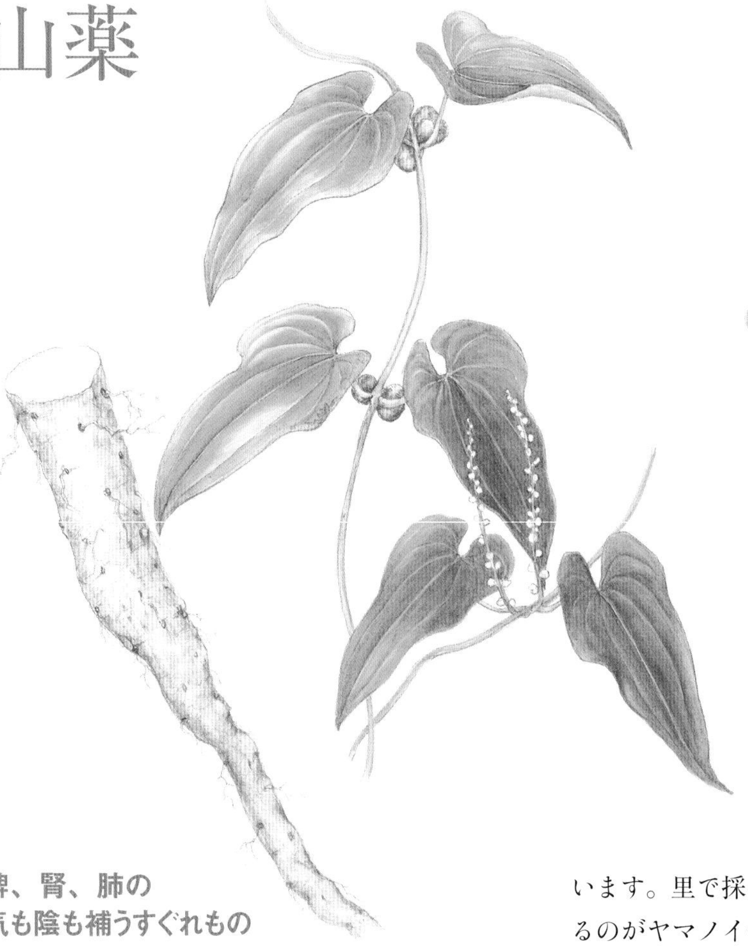

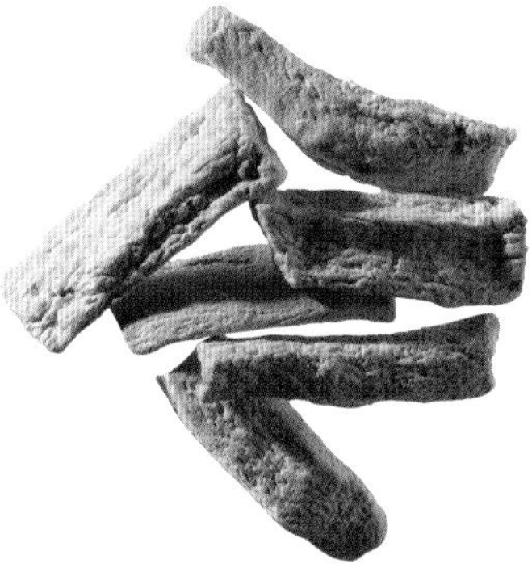

Ⓐ

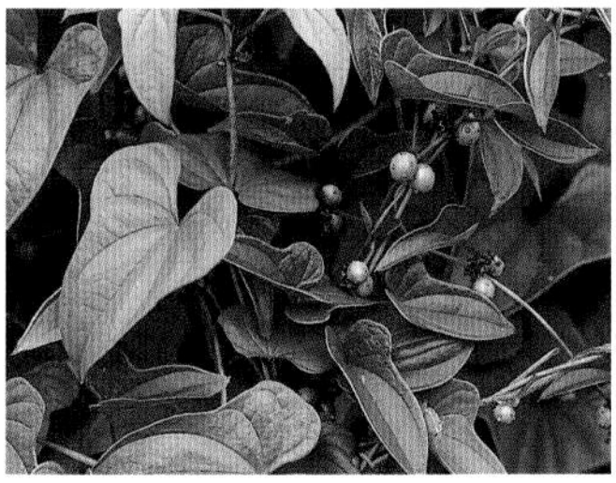

Ⓐ

脾、腎、肺の気も陰も補うすぐれもの

脾と腎を同時に補えるのが特徴です。腎を補う生薬は地黄《じおう》のように胃にもたれるものが多いのですが、山薬は脾にもやさしいばかりか、脾虚にも用いられ、さらに腎虚をともなう場合に適しています。

腎の陰を補うために、腎虚（腰がだるい、排尿障害など生殖、泌尿器系の症状）でも、冷えは少なく、むしろほてり、のぼせ、寝汗など熱が強いタイプに適しています。

また脾虚のほかの生薬との違いは、気を補う以外に下痢を止める作用があることです。

肺の気と陰を補うこと、呼吸器系の機能も、気管支粘液の分泌も促進して、慢性のせき、息切れを緩和し、痰が出るのを助けます。

基原のヤマノイモ、ナガイモは、とろろ汁や山かけなどにされ、食材としてもよく使われています。里で採れるサトイモに対し、山で採れるのがヤマノイモ、山薬は山で産する薬ということです。民間では薬酒にも利用され、滋養薬として飲まれています。また、葉の付け根にできるムカゴにも滋養強壮作用があり、食材として利用されています。アレルギーがなければ、冬の食卓に十分活用するとよいでしょう。

基　原　ヤマノイモ科（Dioscoreaceae）のヤマノイモ Dioscorea japonica Thunberg またはナガイモ Dioscorea batatas Decaisneの周皮を除いた根茎（担根体）

主要成分　ジオスゲニンdiosgenin

性味/帰経　平／甘／脾・肺・腎

薬　効　気を補う、強壮

処　方　啓脾湯《けいひとう》、八味地黄丸《はちみじおうがん》、六味丸《ろくみがん》など

じおう　Rehmannia Root・REHMANNIAE RADIX

地黄

陰虚　血虚

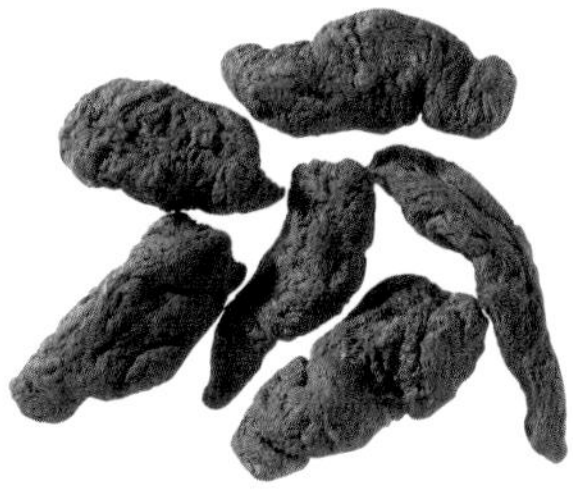

Ⓐ

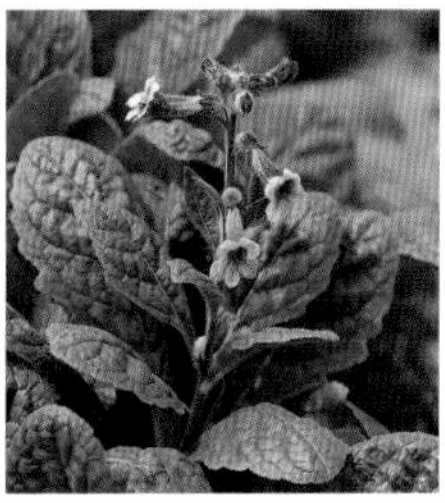

Ⓐ

腎精を補って加齢にともなう症状に有効

加齢にともない減少するとされる「腎精」を補う働きをします。体にうるおいを与えるとともに、補血作用もあります。腎虚、特に腎陰虚による倦怠感、めまい、のぼせ、耳鳴り、白髪、腰のだるさ、腰痛、寝汗、ほてり、泌尿器系の症状（夜間尿、頻尿、残尿、尿失禁）、生殖機能の低下（インポテンツ、月経異常、不妊）などに用いられます。根をそのまま乾燥させた「乾《かん》地黄」と、蒸してから乾燥させた「熟《じゅく》地黄」がありますが、日本で地黄といえば一般に「乾地黄」を指します。胃もたれや、下痢の原因となることがあるので、胃腸が弱っている人への使用には注意が必要です。

基　原 ゴマノハグサ科（Scrophulariaceae）のアカヤジオウ Rehmannia glutinosa Liboschitz var. purpurea Makino またはRehmannia glutinosa Liboschitzの根（乾ジオウ）またはそれを蒸したもの（熟ジオウ）

主要成分 カタルポールcatalpol

性味/帰経 寒／甘苦／心・肝・腎

薬　効 血を補ってうるおす

処　方 三物黄芩湯《さんもつおうごんとう》、人参養栄湯《にんじんようえいとう》、八味地黄丸《はちみじおうがん》など

じこっぴ　Lycium Bark・LYCII CORTEX

地骨皮

実熱　陰虚

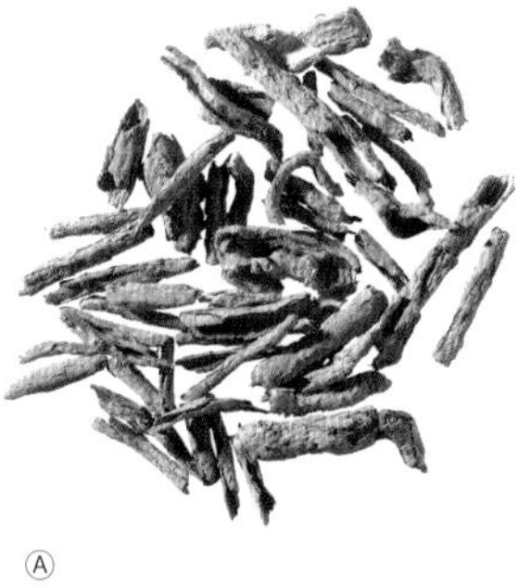

Ⓐ

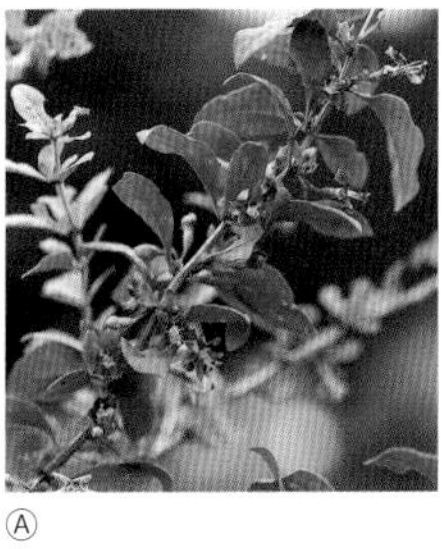

Ⓐ

体にこもった熱をさます

体にこもった虚熱をさまして除く働きをします。慢性的な微熱や、消耗性疾患の発熱などに用います。肺をうるおす作用もあり、気管支炎などのせきにも使われます。また、炎症をともなう出血への止血作用があり、吐血、鼻血、血尿に用いられます。

基原植物のクコは、根皮以外にも、赤い果実を「枸杞子《くこし》」、葉を「枸杞葉《くこよう》」として薬用にします。滋養強壮の働きがあることで知られる枸杞子は料理や薬酒に、枸杞葉は薬用茶に利用されます。枸杞子は肝腎の陰を補い、目によく作用し、ドライアイ、視力低下、流涙などに用いられてきました。

基　原 ナス科（Solanaceae）のクコ Lyciumchinense Miller またはLycium barbarum Linnéの根皮

主要成分 ベタインbetaine

性味/帰経 寒／甘／肺・肝・腎

薬　効 熱をさます、止血

処　方 滋陰至宝湯《じいんしほうとう》、清心蓮子飲《せいしんれんしいん》など

紫根

実熱

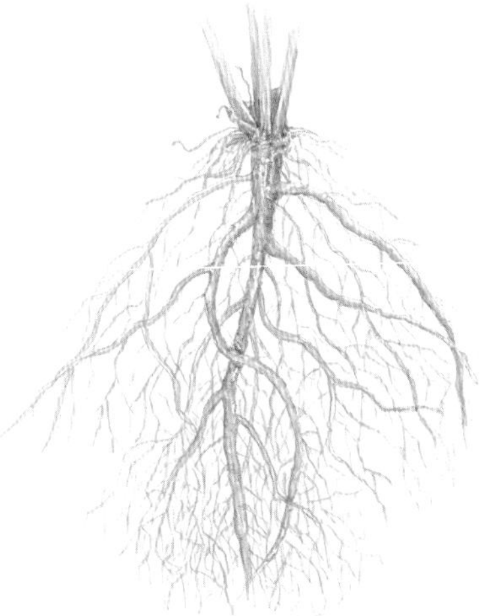

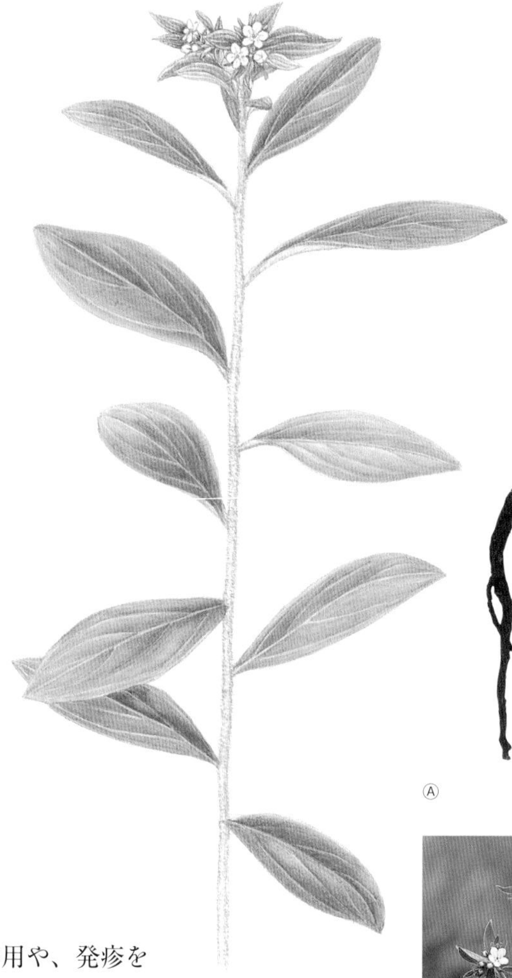

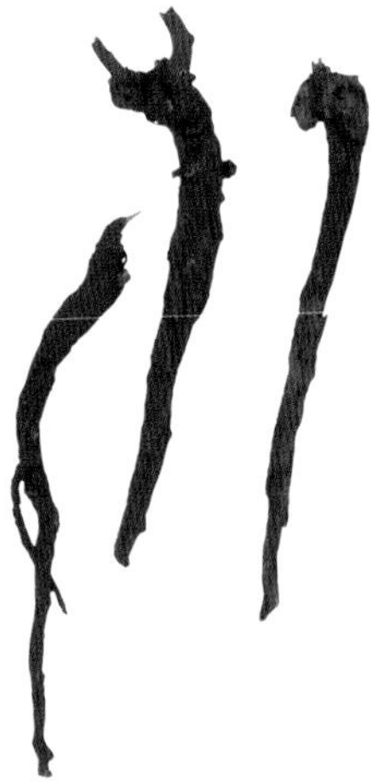

Ⓐ

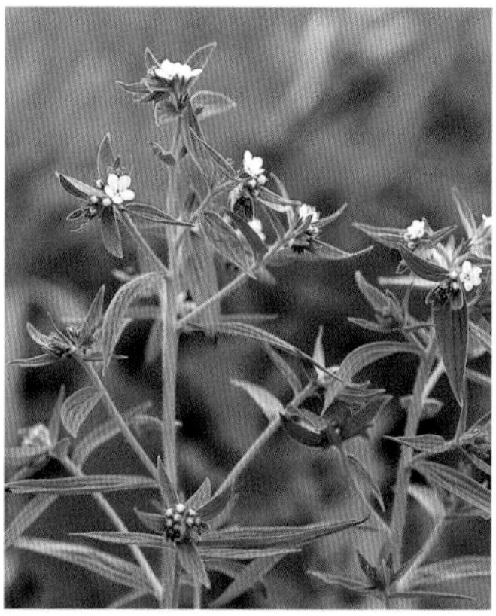

Ⓐ

さまざまな皮膚疾患に紫色の塗り薬

血《けつ》の熱毒をよくさまし、消炎作用や、発疹を十分に出しつくす（透疹《とうしん》）作用があります。そのため、皮膚の炎症によく用いられます。皮下出血がある場合にも向いています。また、湿疹や、外陰部の炎症などには外用もされています。やけどやしもやけ、痔の薬として紫根を主な構成内容とした軟膏剤「紫雲膏《しうんこう》」があります。有用な外用薬ですが、紫色が衣服につくために、皮膚を包帯などで覆って塗るのがよいでしょう。

基原のムラサキの根は、紫根の名の通り紫色をした根で、古くから染料として用いられていました。紅花、藍とともに日本三大色素のひとつで、青みがかった紫の染め色は江戸で染めだされたことから江戸紫と呼ばれていました。生薬としては、外面が濃紫色で皮部の厚いものが良品とされます。

基　原 ムラサキ科（Boraginaceae）のムラサキ Lithospermum erythrorhizon Siebold et Zuccarini の根

主要成分 シコニンshikonin

性味/帰経 寒／甘・鹹／心・肝

薬　効 熱をさます、解毒など

処　方 紫雲膏など

しつりし　Tribulus Fruit・TRIBULI FRUCTUS

蒺藜子

気滞　実熱

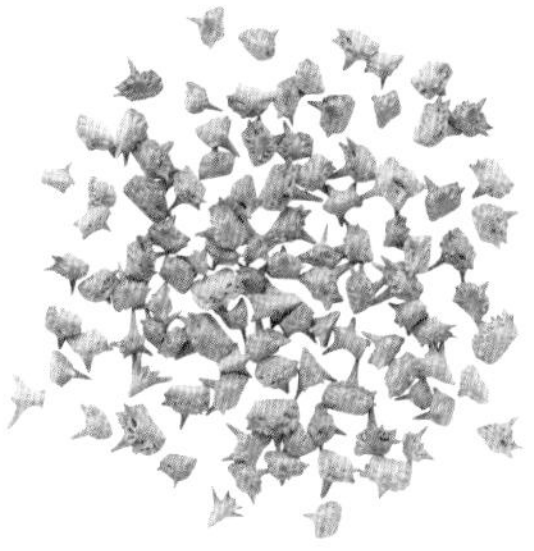

Ⓐ

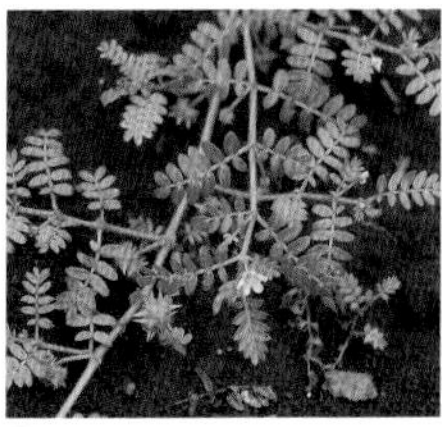

Ⓐ

頭のふらつきや皮膚のかゆみをよく改善

基原植物のハマビシは海辺の砂地、内陸では乾燥地帯に生息するため乾燥に強く、地上を這って成長するために強い風もよける植物です。生薬となる五角星状をした果実がヒシの実に似ていることが名前の由来です。

肝陽上亢《かんようじょうこう》（肝が高ぶって熱をもった気が上昇する病態）によるめまいや、頭痛に用いられます。また、肝は目と関係が深く、肝陽上亢により目の充血、はれ、疼痛、かゆみなどの、目が熱をもった病態が見られますが、蒺藜子は菊花《きくか》と同様に目によく働きます。また、かゆみを止める作用もあり、湿疹、皮脂欠乏性皮膚炎、アトピー性皮膚炎などにも使われます。

気滞を解除し乳汁分泌を促進するため、乳汁分泌不全、乳腺炎、月経不順などにも用いられています。

基原 ハマビシ科（Zygophyllaceae）のハマビシ Tribulus terrestris Linnéの未成熟果実

主要成分 ケンフェロールkaempferol

性味/帰経 微温／辛・苦／肝

薬効 皮膚・目の消炎、かゆみを止める、乳汁分泌促進

処方 当帰飲子《とうきいんし》など

しゃかんぞう　Prepared Glycyrrhiza・GLYCYRRHIZAE RADIX PRAEPARATA

炙甘草

気虚

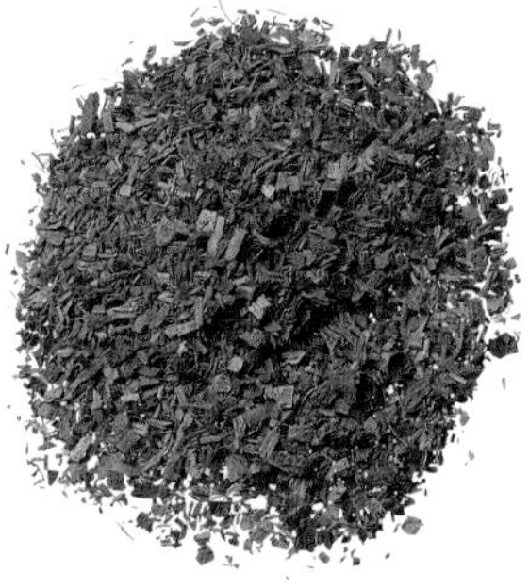

Ⓐ

甘草の補気力をパワーアップした生薬

甘草を炒めた生薬です。甘草は、滋養作用、消炎作用、止痛作用、調和作用、鎮咳作用などをもち、多くの処方に使われます。一般に、生で用いると清熱解毒の力が強く、炒めると脾の気を補う働きが強くなるとされています。そのため、消化機能をたかめ、気力を増すことを目的とする場合には炙甘草が用いられます。

諸薬を調和させる目的の場合にも炙甘草が適していますが、甘草同様に、むくみなどの副作用には注意が必要です。

基原 マメ科（Leguminosae）のGlycyrrhiza uralensis FischerまたはGlycyrrhiza glabra Linnéの根およびストロンをあぶったもの

主要成分 グリチルリチンglycyrrhizin

性味/帰経 平／甘／十二経

薬効 気を補う、熱をさます、解毒など

処方 炙甘草湯《しゃかんぞうとう》など

芍薬

血虚　瘀血

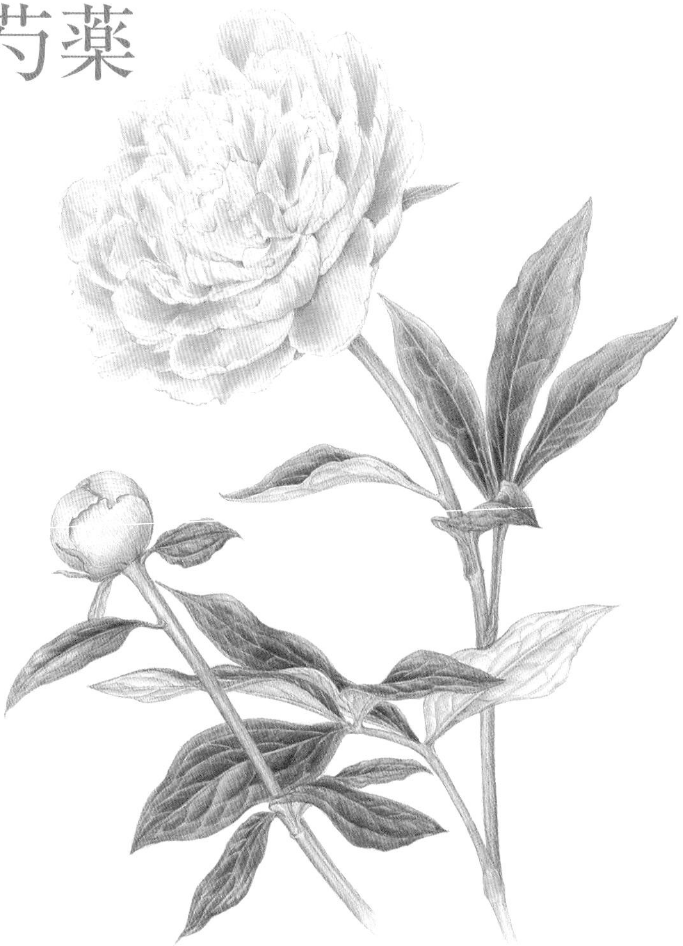

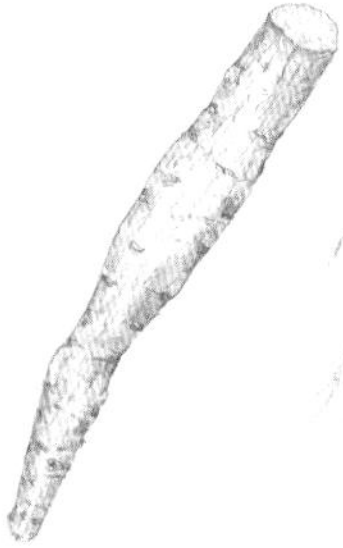

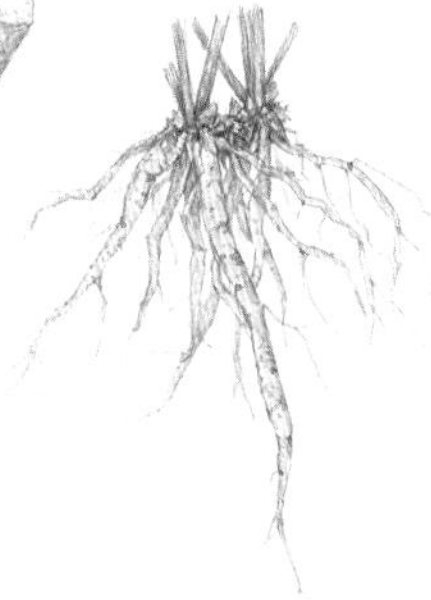

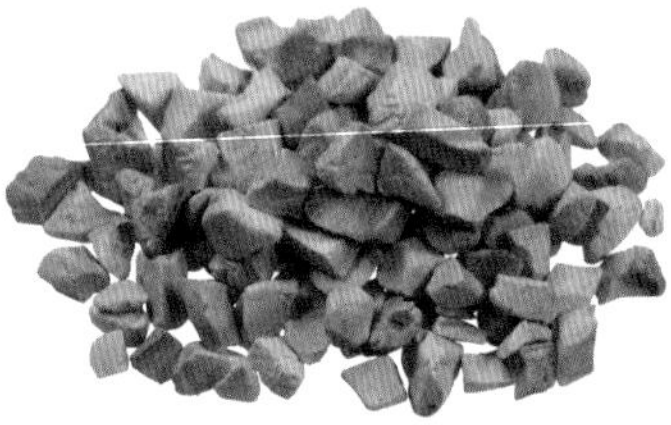

Ⓑ

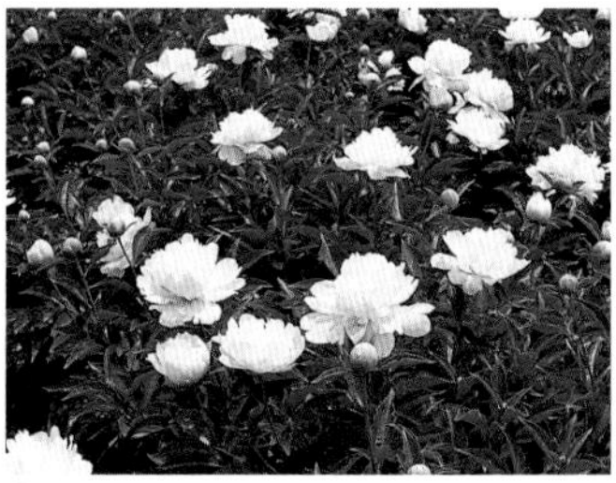

Ⓐ

補血や鎮痛効果があり、幅広く活用される

中国では血を補う白芍《びゃくしゃく》と、流れをよくする赤《せき》芍《しゃく》が区別されていますが、日本で使用している芍薬は皮を完全に除去しないで使用するため、中間的な作用をもつとされています。赤芍は駆瘀血・清熱に、白芍は補血にすぐれています。

芍薬の補血作用は、血《けつ》の絶対量を増やすというよりは、「血の少ない部位に血を集める」という局所の血不足の解決にすぐれています。その特徴は強く収縮して痛みを発する筋肉の弛緩作用です。また腸管や尿管の壁も筋肉でできているために、腹痛や尿路結石の痛みの際にも応用することができます。いずれも痛みの箇所が血虚になっているときには効果が期待できます。ただ芍薬は甘草と組み合わされないとこの筋弛緩効果を全く発揮することができません。このユニークな薬理作用は「ブレンド効果」と名付けられています。

もう一つは感情の調節作用の補佐です。怒りの感情の処理やそれにともなって生じた身体の筋緊張を緩和することができます。

基　原　ボタン科（Paeoniaceae）のシャクヤク *Paeonia lactiflora* Pallasの根

主要成分　ペオニフロリンpaeoniflorin

性味/帰経　微寒／肝

薬　効　血を補う、痛みを止める

処　方　当帰芍薬散《とうきしゃくやくさん》、葛根湯《かっこんとう》、芍薬甘草湯《しゃくやくかんぞうとう》、桂《けい》枝茯苓丸《しぶくりょうがん》、加味逍遙散《かみしょうようさん》など

しゃぜんし　　Plantago Seed・PLANTAGINIS SEMEN

車前子

水毒

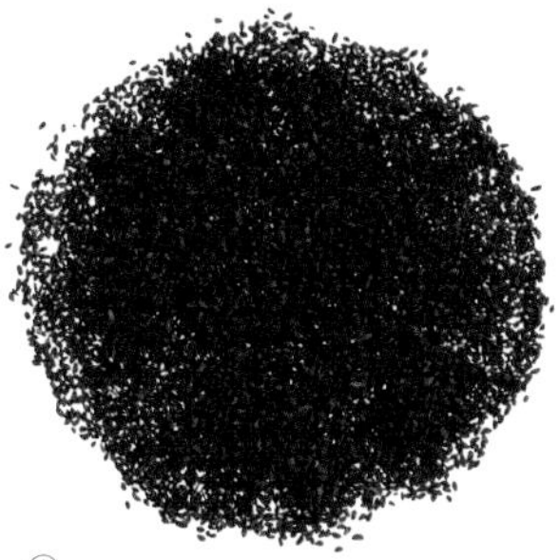

Ⓐ

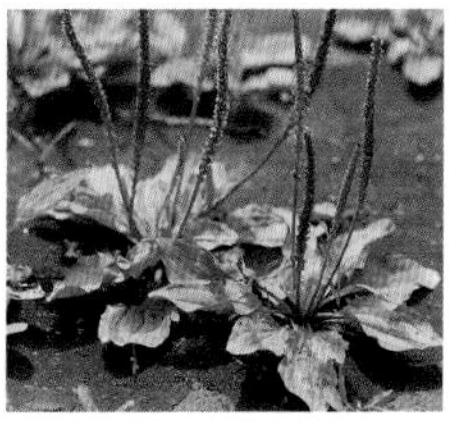

Ⓐ

尿をスムーズに排出　目の症状やせき、痰にも有効

道ばたや空き地でよく見かけるオオバコの種子が基原ですが、逆に人の手の入っていない自然にはあまり生えていません。車前草《しゃぜんそう》は、道ばたに多く生えていることからきた名前です。利水作用に特にすぐれ、清熱作用、止咳作用ももっています。利水作用を期待してむくみや膀胱炎による頻尿、排尿障害、血尿に用いられます。肺の気道粘液の分泌を促進することで痰を出しやすくし、肺の熱をとることでせきを止めます。また目によく作用し、目の充血、痛み、眼精疲労にも用いられています。

オオバコの全草も「車前草」という生薬になり、皮膚化膿症などに用いられます。民間でも、はれものの毒素を出すのに、オオバコの葉をあぶって貼るなどして利用しています。

基　原 オオバコ科（Plantaginaceae）のオオバコ Plantago asiatica Linnéの成熟種子

主要成分 アウクビンaucubin

性味/帰経 寒／甘／肝･腎･小腸･肺

薬　効 せきを止める、視力の回復など

処　方 清心蓮子飲《せいしんれんしいん》、竜胆瀉肝湯《りゅうたんしゃかんとう》など

column

スパイスは「医食同源」に欠かせない陰の主役

体内を温める温裏薬《おんりやく》として知られる乾姜《かんきょう》（ショウガ）、肉桂《にっけい》（シナモン）、小茴香《しょういきょう》（フェンネル）、丁字《ちょうじ》（クローブ）、胡椒《こしょう》（ペッパー）や、血流を改善する活血薬の鬱金《うこん》（ターメリック）や紅花《こうか》（サフラン）など、漢方で用いられる生薬には、カレーでおなじみのスパイスが多く含まれています。

スパイスは、刺激的な香味によって料理や飲みものを風味づけるだけでなく、食欲増進や発汗、健胃、整腸作用などいろいろな健康効果ももたらしてくれます。

大航海時代、コロンブスたちが食材の保存に欠かせないスパイスを求めてインドを目指したように、インドはさまざまなスパイスの原産地であり、中国や東南アジア、中東との交易により多くのスパイスが集まる「スパイス文化」の一大拠点です。

インドのアーユルヴェーダでは、こうしたスパイスを家族の好みや体質、体調に合わせて調合し、料理に用いて体のバランスをととのえます。アーユルヴェーダは、西洋医学のように病名を決めて症状をとり除こうとするのではなく、「医食同源」の食事法やヨーガ、瞑想などを実践して、長寿や健康を保つことを目的とした予防医学です。そのため、中医学や漢方医学、韓医学とともに広義の「東洋医学」に含まれています。

縮砂

気滞　水毒

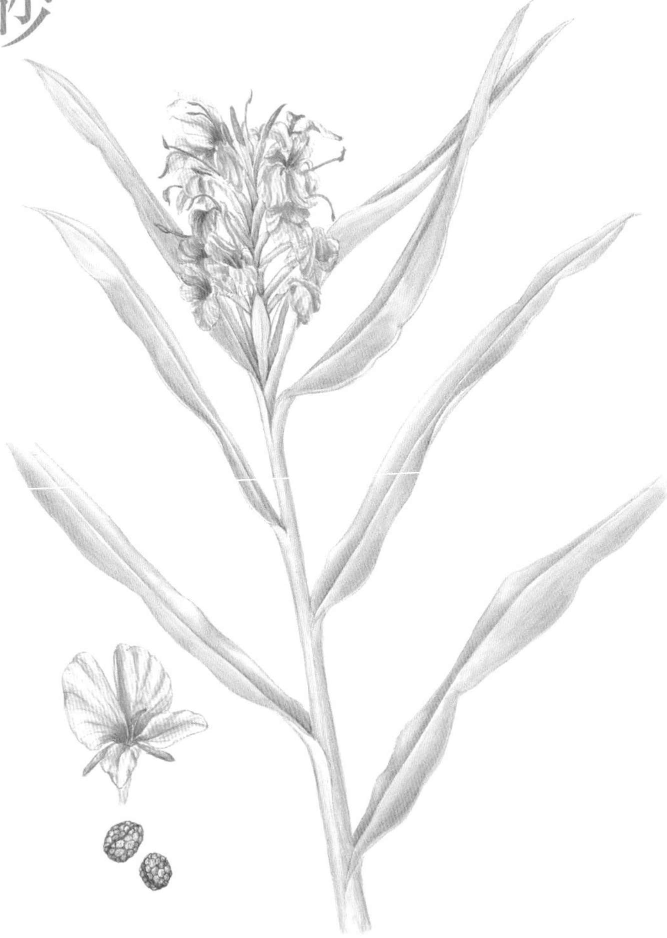

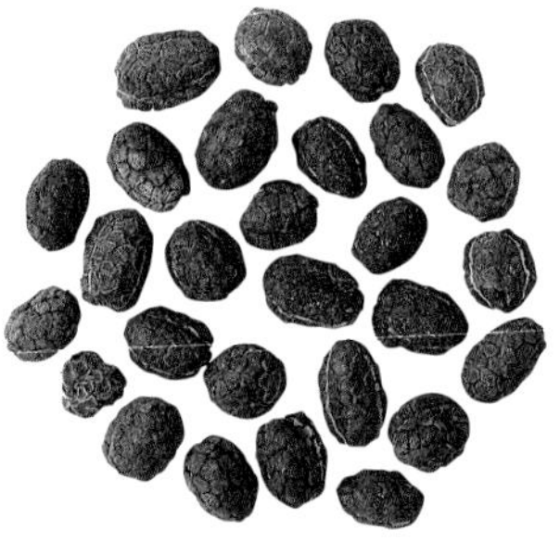

Ⓐ

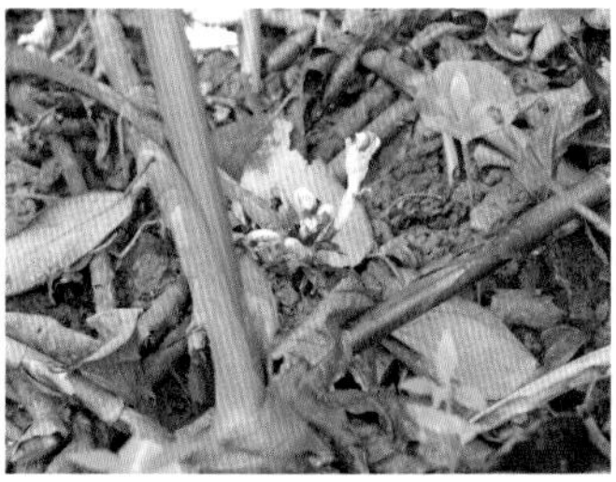

Ⓑ

気を巡らせ、湿をとり 胃腸を改善

藿香《かっこう》と同様に芳香化湿薬と呼ばれるグループに属しています。その名の通り、香を有して気滞を解除し、胃腸にまとわりついた痰を除去し機能を回復する作用があります。大量の飲食物を処理する中で、日々消化活動に邁進する脾（胃腸）には、痰のようなべっとりした物質が付着して、機能が緩慢となるという考え方です。それによってだるさ、胃もたれ、食欲不振、膨満感が生じ、さらに消化活動が停滞することで、嘔吐、下痢にもなります。

縮砂は芳香を通じて、緩慢になった脾（胃腸）を目覚めさせて機能させ、痰もとり除きます。脾気虚の処方によく組み合わせられます（香砂《こうしゃ》六君子湯《りっくんしとう》）。また安胎作用があり、つわり、切迫早産の防止に用いられています。安胎作用の具体的なしくみはわかっていません。

日本で用いるのはシュクシャの種子ですが、中国ではおもに陽春砂《ようしゅくしゃ》の種子を使用します。

基　原 ショウガ科（Zingiberaceae）のシュクシャ Amomum xanthioides Wallichの種子の塊、砂仁とも呼ばれる。

主要成分 ボルネオールborneol

性味/帰経 温／辛／脾・胃・腎

薬　効 気の巡りをよくする、流産防止

処　方 安中散《あんちゅうさん》など

生姜

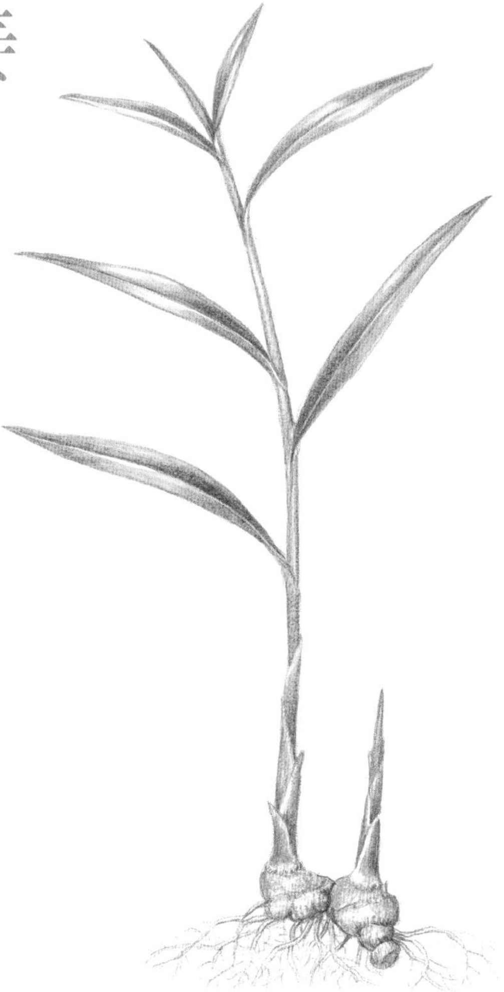

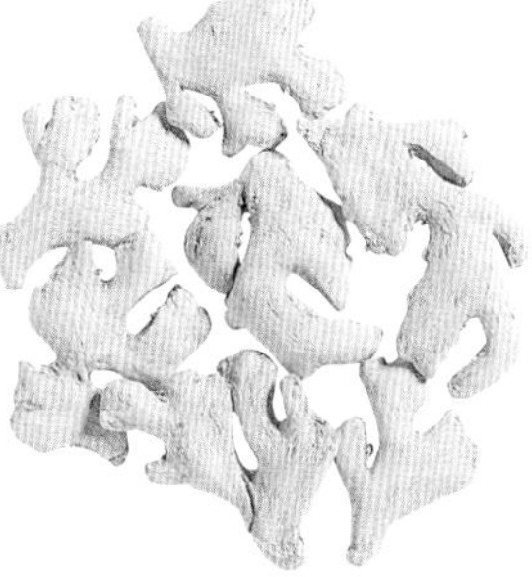

Ⓐ

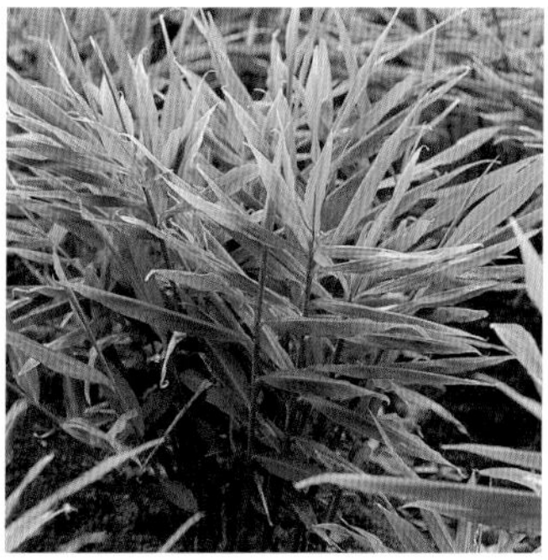

Ⓐ

吐き気止めに効果があり、発汗剤として感冒にも

生姜と乾姜《かんきょう》は同じ植物ですが、薬効に共通点と相違点があります。共通点は、脾胃を温める力ですが、乾姜のほうが生姜に勝ります。相違点は発汗作用、止嘔作用、解毒作用です。生姜は体表部を温め、軽く発汗することで、感染時の悪寒、発熱、関節痛、せきを軽減します。また、「嘔吐の聖薬」とも呼ばれ、嘔吐をともなう胃腸炎や妊娠中のつわり、また胃腸保護として多くの処方に加えられています。解毒作用は生ものや魚の殺菌作用です。寿司屋のガリは解毒作用に加え、生の魚によって冷えたおなかを温めるために用いられています。

日本で生薬として流通している生姜は、乾燥させた「乾生姜」と呼ばれるもので（「乾姜」参照）、生の生姜はほとんど用いられず、生のものは「鮮姜」といって区別されています。中国では生姜といえば生の生姜を使っていますので、感冒や吐き気止めに使用するときは、生のすりおろし生姜を使うとよいでしょう。

基原 ショウガ科（Zingiberaceae）のショウガ Zingiber officinale Roscoeの根茎で、ときに周皮を除いたもの

主要成分 ジンゲロールgingerol

性味/帰経 温／辛／肺・脾・胃

薬効 発汗、解毒など

処方 胃苓湯《いれいとう》、葛根湯《かっこんとう》、小柴胡湯《しょうさいことう》、小半夏加茯苓湯《しょうはんげかぶくりょうとう》、桂枝湯《けいしとう》など

しょうばく　Wheat・TRITICI FRUCTUS

小麦

気虚　血虚

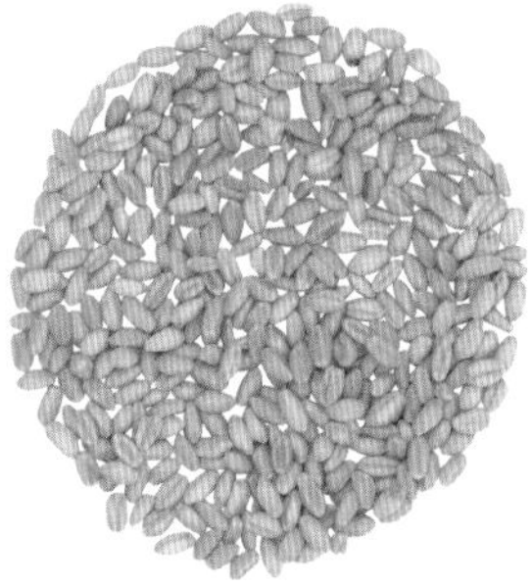

Ⓐ

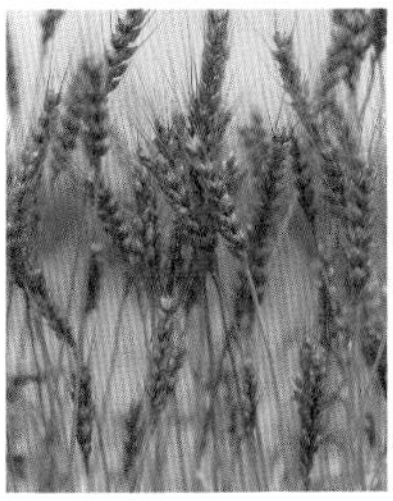

Ⓐ

心を安定させて感情失禁にも効果?

心陰を補い、精神を安定させる作用があります。心陰とは「こころの栄養」のようなもので、不足すると感情が制御できずあふれ出し、正常な判断力を失ってしまいます。具体的には、焦燥感、ぼんやりする、はなはだしい妄想、頻繁なあくび、泣き叫び、とりつかれたような行動で、いつもの「その人らしさ」が失われます。小麦は心陰を養うことで暴走する心神を安定させます。

甘草《かんぞう》・大棗《たいそう》と配合した甘麦大棗湯《かんばくたいそうとう》は、もともとは臓燥という、心陰不足であらわれる症状に使用されてきました。現在では、子どもの夜泣きや身近な人を失ったときの喪失体験にも用いられます。水でといだときに浮き上がる未成熟な小麦は浮小麦と呼ばれ、小麦よりも発汗や寝汗に用いられています。

- **基　原**　イネ科（Gramineae）のコムギ Triticum aestivum Linnéの成熟種子
- **主要成分**　でん粉 starch
- **性味/帰経**　涼／甘／心
- **薬　効**　精神安定、汗を止めるなど
- **処　方**　甘麦大棗湯など

ぜんこ　Peucedanum Root・PEUCEDANI RADIX

前胡

水毒

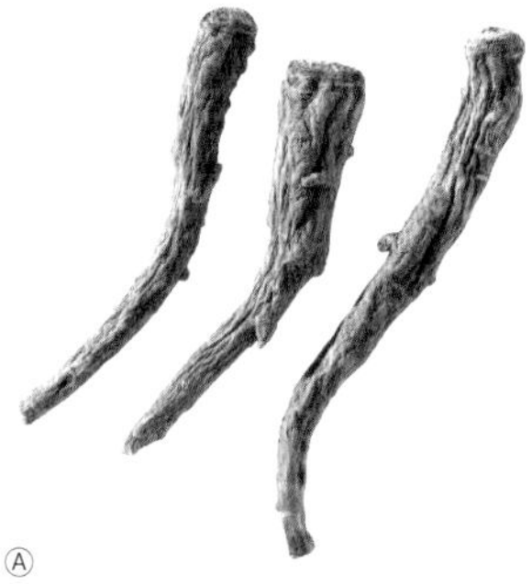

Ⓐ

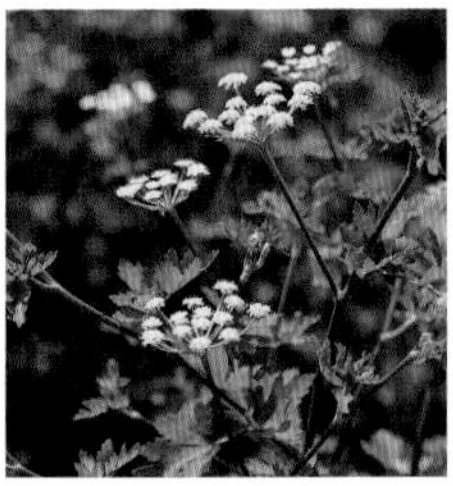

Ⓐ

せきや痰などかぜの症状を改善

風熱によって起こるさまざまな症状に効果を発揮し、頭痛、咽頭痛、せきなどに用いられます。また、肺に作用して、肺の気をスムーズに流すことで、せきや痰を除く働きにすぐれ、せきで呼吸が苦しいとき、胸がふさがったように感じる場合にも利用されます。痰を除く薬としては杏仁《きょうにん》も使われますが、白く希薄な痰（寒痰）に適している杏仁に対し、前胡は炎症性の粘性の痰（熱痰）に適しています。

基原植物ノダケは、日本では秋に紫色の花を咲かせます。薬用にされるのはおもに中国でみられる白花前胡です。

- **基　原**　セリ科（Umbelliferae）のPeucedanum praeruptorum Dunnまたはノダケ Angelica decursiva Franchet et Savatier(Peucedanum decursivum Maximowicz)の根
- **主要成分**　ノダケニンnodakenin
- **性味/帰経**　微寒／苦・辛／肺
- **薬　効**　体の表面の邪をはらう、せきを止める
- **処　方**　参蘇飲《じんそいん》など

升麻

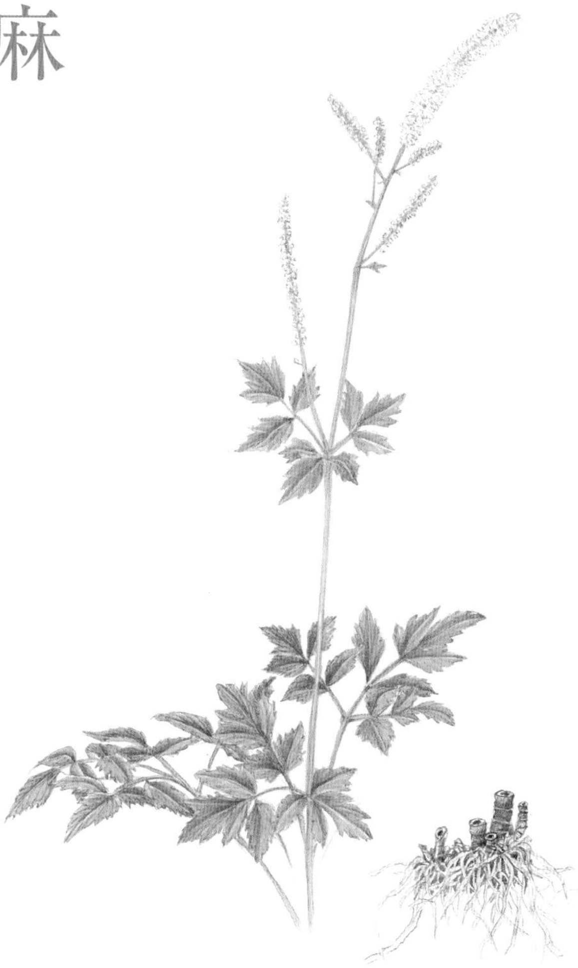

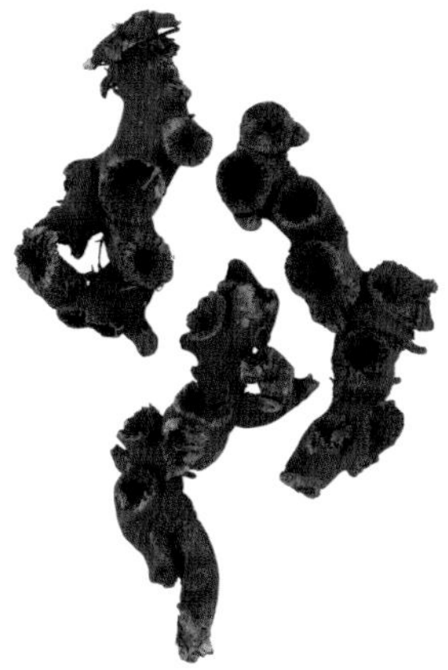

Ⓐ

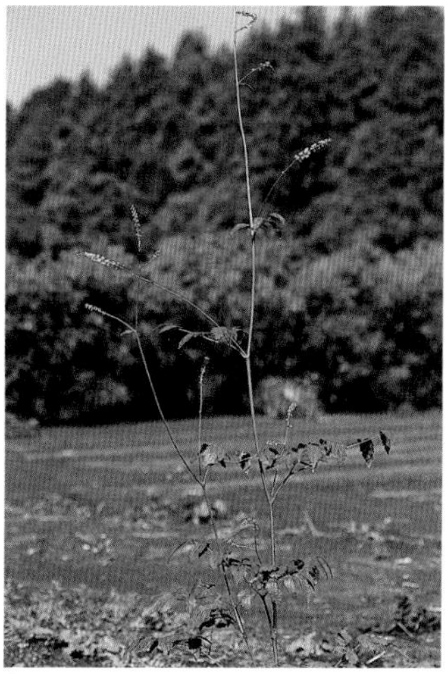

Ⓐ

気を上と外にもち上げて
口、耳、のどの炎症をおさえる

清熱解毒と透疹（葛根《かっこん》を参照）作用があるため、体表よりやや深部の炎症に向いています。表皮で覆われておらず、かつ血管が豊富な組織、例えば歯肉、咽頭、中耳、副鼻腔などの炎症に用いられています。気を上部へともち上げる作用があるため、頭部の炎症に用います。

私たちは日々重力に対抗して体をもち上げているわけですが、その持ち上げる力が弱まると、たとえば内臓はその位置を保てず、下方に下がります。これが胃下垂や子宮下垂、脱肛など内臓下垂の症状です。升麻は内臓下垂に対して用いられますが、実際に内臓を明らかに上げる効果はありません。しかし、気をもち上げることで、気持ちのテンションは上がり、「元気になった」「疲れがとれた」と感じることはあります。この作用が補中益気湯《ほちゅうえっきとう》に含まれています。

基原 キンポウゲ科（Ranunculaceae）のサラシナショウマ Cimicifuga simplex Wormskjord、Cimicifuga dahurica (Turcz.) Maximowicz、Cimicifuga foetida Linnéまたは Cimicifuga heracleifolia Komarovの根茎

主要成分 シミゲノールcimigenol

性味/帰経 微寒／甘・辛／肺・脾・大腸・胃

薬効 体の表面の邪をはらう、熱をさますなど

処方 乙字湯《おつじとう》、升麻葛根湯《しょうまかっこんとう》、補中益気湯《ほちゅうえっきとう》など

辛夷

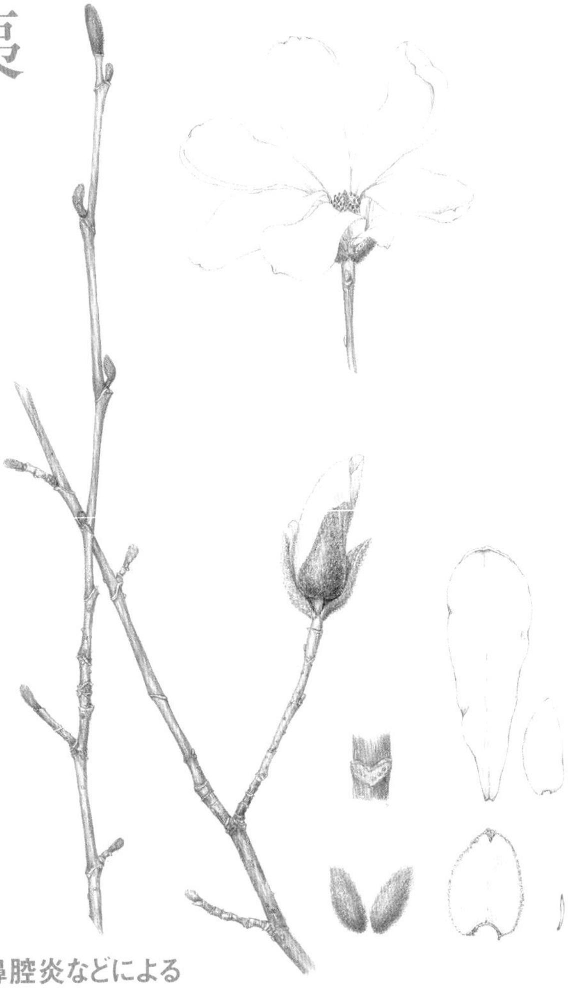

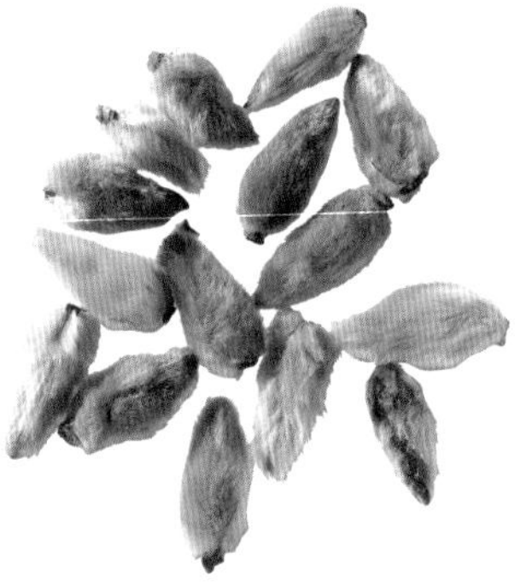

Ⓐ

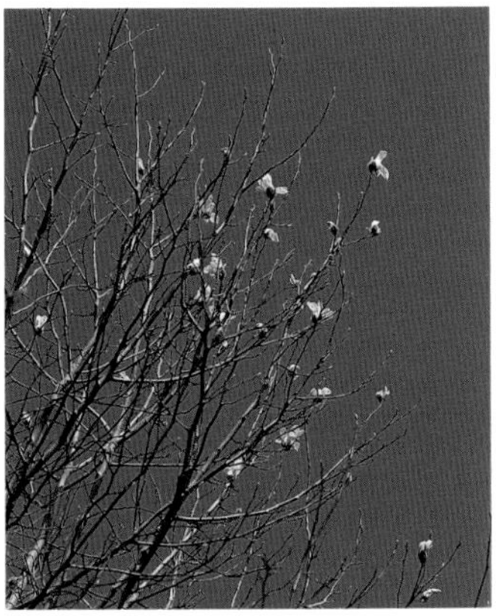

Ⓐ

鼻炎や副鼻腔炎などによる鼻づまりに

鼻の通りをよくする作用がすぐれています。鼻炎や副鼻腔炎による鼻づまりの解消に効果があります。風寒による鼻水、鼻づまり、頭痛がひどいときは葛根湯《かっこんとう》に配合して使用します。また、風熱や慢性化した鼻炎や副鼻腔炎による鼻づまり、頭痛には辛夷清肺湯《しんいせいはいとう》を用います。

辛夷は中国ではハモクレン、日本ではコブシまたはタムシバを指しますが、現在流通している日本産の辛夷は、ほとんどがタムシバの花の蕾《つぼみ》です。開花後には通鼻作用が失われるとされています。これは、開花直前の収斂《しゅうれん》の時期に、気を発散する力をもっとも秘めているとされているからです。辛夷はその名の通り、味が辛くやや苦く、独特のにおいがあります。

基　原　モクレン科（Magnoliaceae）のタムシバ Magnolia salicifolia Maximowicz、コブシ Magnolia kobus De Candolle、Magnolia biondii Pampanini、Magnolia sprengeri Pampanini またはハクモクレンMagnolia denudata Desrousseauxの花蕾《からい》

主要成分　コクラウリンcoclaurine

性味/帰経　温／辛／肺・胃

薬　効　体の表面の邪をはらう

処　方　葛根湯《かっこんとう》加《か》川芎《せんきゅう》辛夷《しんい》、辛夷清肺湯など

川芎

瘀血

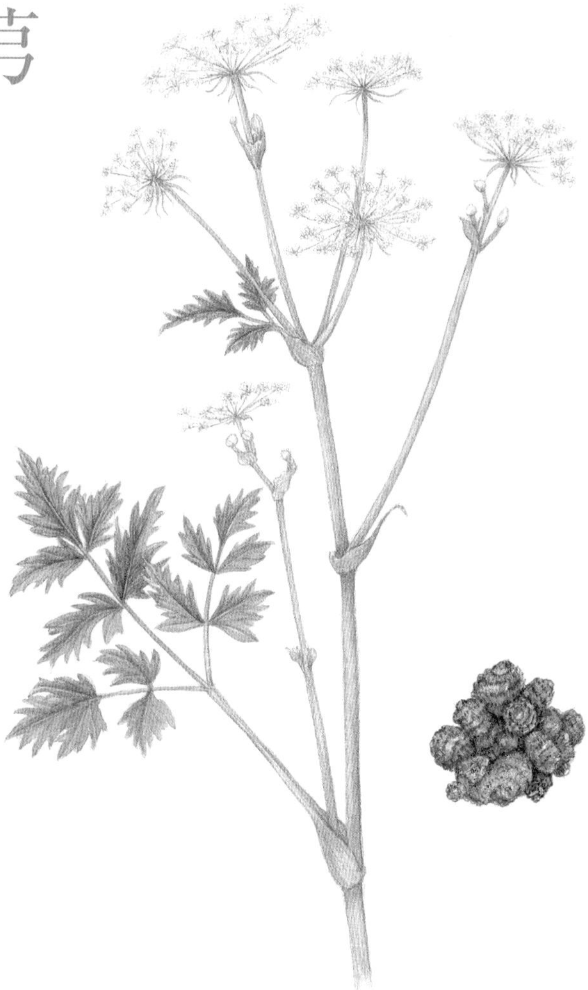

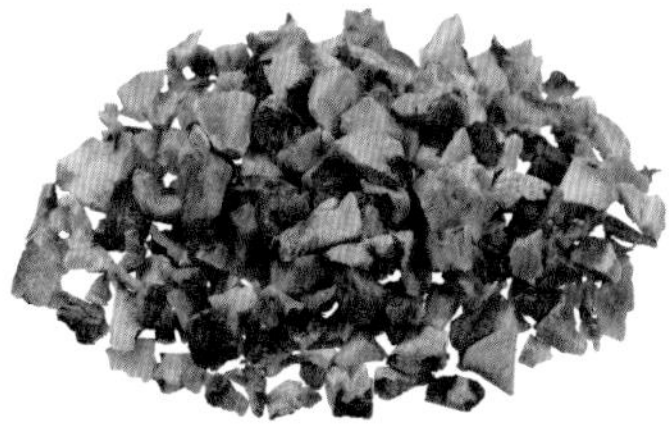

Ⓑ

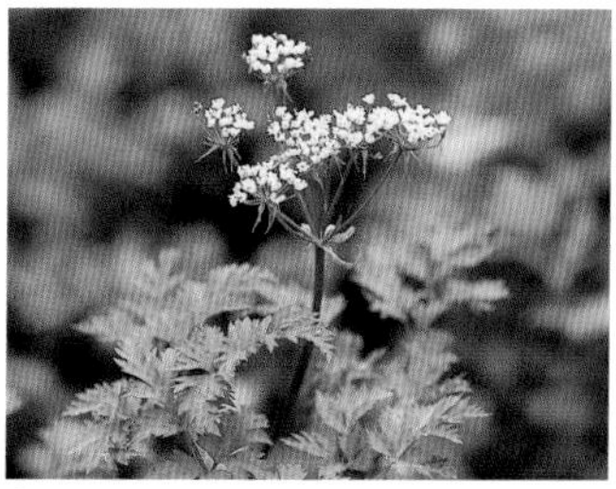

Ⓐ

血《けつ》の流れをよくする代表的な生薬 根まで浸透する甘い香り

血の流れをよくする活血作用があり、血を補う生薬と組み合わせて使用すると、古い血（瘀血）がとり除かれて、新しい血を効率よくつくり出すことができます。月経不順や不正出血など、当帰と並ぶ婦人科系の重要な生薬で、「血中の気薬」「走って守らず」といわれています。「気薬」とは気を動かす薬という意味です。川芎はただの気薬ではなく、血にも作用する特徴があります。血を直接補う作用はありませんが、流れをよくすることから、補血薬ともあわせられます。

肝の気血の流れをよくすることで感情の処理機能を高め、いらだちを鎮め精神的なリラックスを得る効果があります。また、体に侵入した風邪《ふうじゃ》を追い出して、頭痛などの痛みを止める「気薬」としての去風止痛作用もあります。

基原 セリ科（Umbelliferae）のセンキュウ Cnidium officinale Makinoの根茎を、通例、湯通ししたもの

主要成分 クニジリドcnidilide

性味/帰経 温／辛／肝・胆・心包

薬効 血の巡りをよくする、痛みを止める

処方 四物湯《しもつとう》、葛根湯加川芎辛夷《かっこんとうかせんきゅうしんい》、芎帰膠艾湯《きゅうききょうがいとう》、芎帰調血飲《きゅうきちょうけついん》、十味敗毒湯《じゅうみはいどくとう》、川芎茶調散《せんきゅうちゃちょうさん》など

せんこつ　　Nuphar Rhizome・NUPHARIS RHIZOMA

川骨

水毒　瘀血

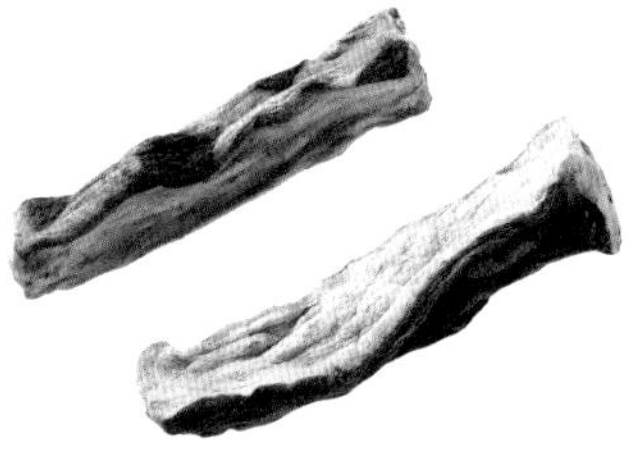

Ⓐ

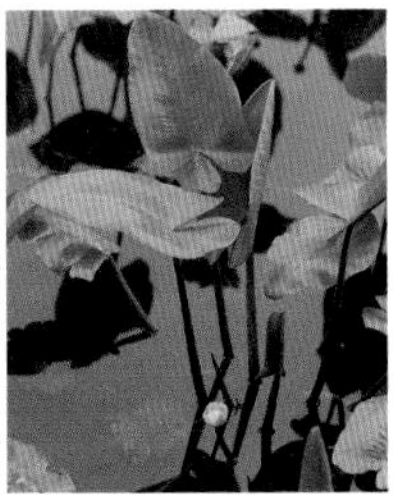

Ⓐ

婦人科疾患や打撲のはれや痛みに

基原植物のコウホネは浅めの泥水によく密に生え、活発な光合成と水液代謝を行います。瘀血をとる作用があります。

日本で独自の生薬で、体表部、体内の瘀血をとり除き、止血作用をあわせもつことから、外科系の打撲、ねんざ、外傷には欠かせない生薬です。出血を止め、血管外に出た血液を吸収し、血行をよくし、つぶれた組織を除き修復するとされています。また、婦人科疾患にも用いられています。産前、産後に、瘀血を強力にとり除き、妊娠経過と産後の回復を良好にします。水生植物の多くがもつ利水作用は外傷による患部のはれの軽減に役立ちます。

基　原 スイレン科（Nymphaeaceae）のコウホネNuphar japonicum De Candolleの根茎を縦割りしたもの

主要成分 ヌファリジンnupharidine

性味/帰経 指定されていない

薬　効 血の巡りをよくする

処　方 治打撲一方《ぢだぼくいっぽう》

そぼく　　Sappan Wood・SAPPAN LIGNUM

蘇木

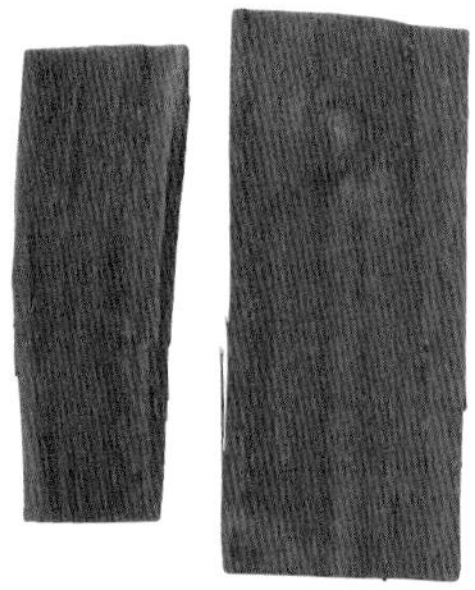

Ⓐ

瘀血

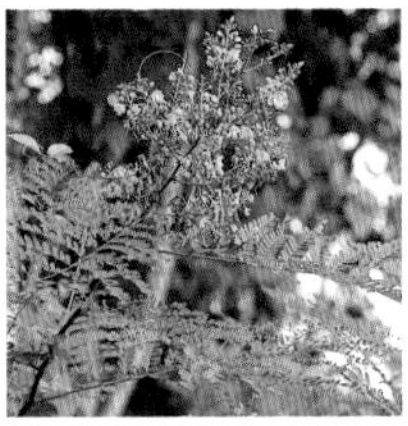

Ⓐ

婦人科の症状や傷の手当に

基原植物のスオウは、生薬にもなる心材が、赤色染料として広く知られています。暗い紫がかった赤に染まり、その色は蘇芳色《すおういろ》と呼ばれ、古くは高貴な人が用いる色とされていました。

瘀血の生薬としては牡丹皮《ぼたんぴ》、桃仁《とうにん》よりも後発ですが、外傷に適し、止痛作用にすぐれています。瘀血による痛みやはれを除く作用にすぐれ、胸腹部の疼痛、外傷、打撲傷、皮膚化膿症などに使われ、外用も可能です。蘇木を含む通導散《つうどうさん》は、鞭打ちの刑の後の救命に用いられたとされています。外傷部位には瘀血が多く形成され、それがさらに病態を悪化させるために蘇木は欠かせない生薬です。瘀血による月経痛や無月経など婦人科疾患にもよく用いられますが、妊娠中は積極的な活血は胎盤を不安定にさせるため禁忌とされています。

基　原 マメ科（Leguminosae）のCaesalpinia sappan Linnéの心材

主要成分 ブラジリンbrazilin

性味/帰経 平／甘・鹹／心・肝・脾

薬　効 血の巡りをよくする、痛みを止める

処　方 通導散

そうじゅつ　　Atractylodes Lancea Rhizome・ATRACTYLODIS LANCEAE RHIZOMA

蒼朮

水毒

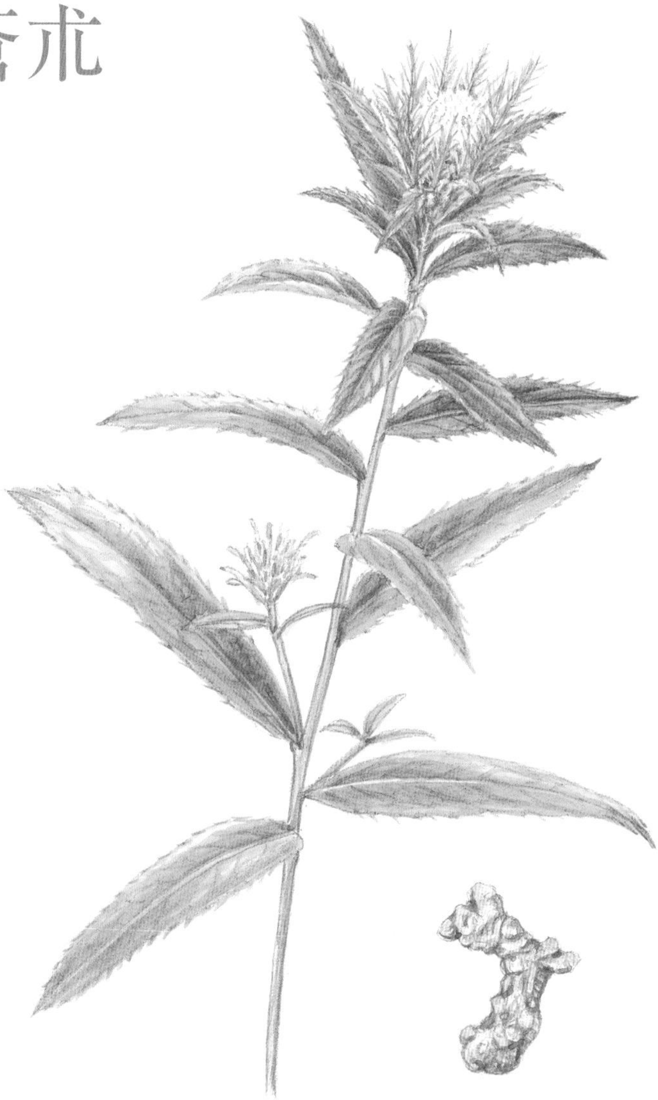

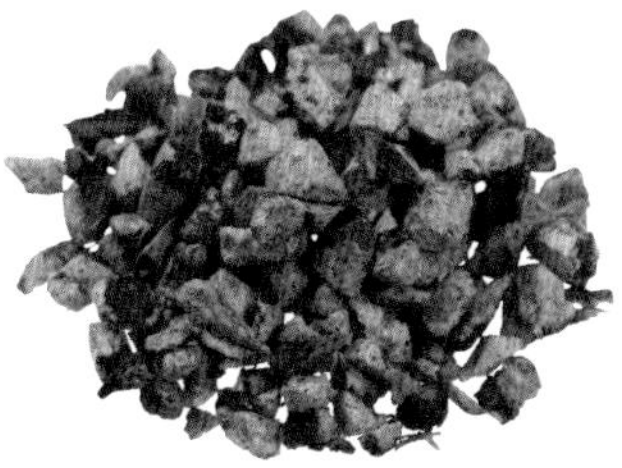

Ⓑ

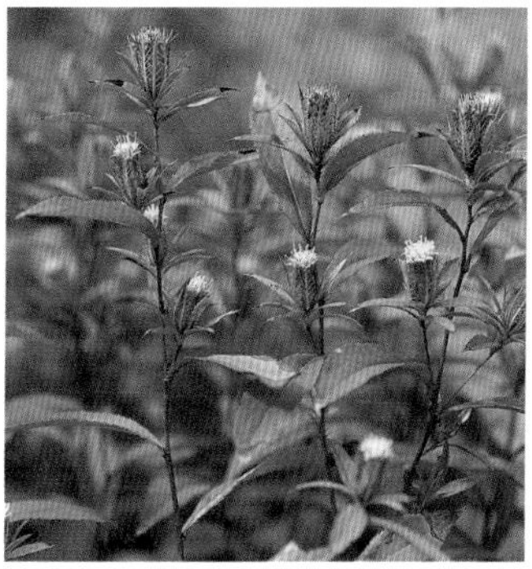

Ⓐ

湿気をとる作用が強く、水分の異常に効果的

芳香で湿邪をとり除く芳香化湿作用（縮砂《しゅくしゃ》を参照）があり、湿邪による、消化不良、腹部膨満感、むかつき、嘔吐、下痢などの胃腸トラブルに用いられます。ここでの湿邪は外気の湿度の上昇以外に、冷たいもの、脂ものなどのとりすぎも内の湿邪を増やすと考えられています。湿気をとり去る力にすぐれているため、発汗、利水などで湿邪をとり除き、水分代謝異常を改善します。また、感冒薬として風邪を追い払う作用もあります。

蒼朮は、白朮《ひゃくじゅつ》よりも除湿作用にすぐれ、脾胃だけではなく、手足の湿邪（関節のはれや湿度上昇による痛み）にもよく用いられています。

基　　原 キク科（Compositae）のホソバオケラ Atractylodes lancea De CandolleまたはAtractylodes chinensis Koidzumiの根茎

主要成分 アトラクチロジンatractylodin

性味/帰経 温／苦・辛／脾・胃

薬　　効 湿気をとり除く

処　　方 二朮湯《にじゅつとう》、疎経活血湯《そけいかっけつとう》、平胃散《へいいさん》、越婢加《えっぴか》朮湯《じゅつとう》、桂枝加朮附湯《けいしかじゅつぶとう》、当帰芍薬散《とうきしゃくやくさん》、六君子湯《りっくんしとう》など

そうはくひ　Mulberry Bark・MORI CORTEX

桑白皮

実熱　気虚　陰虚　水毒

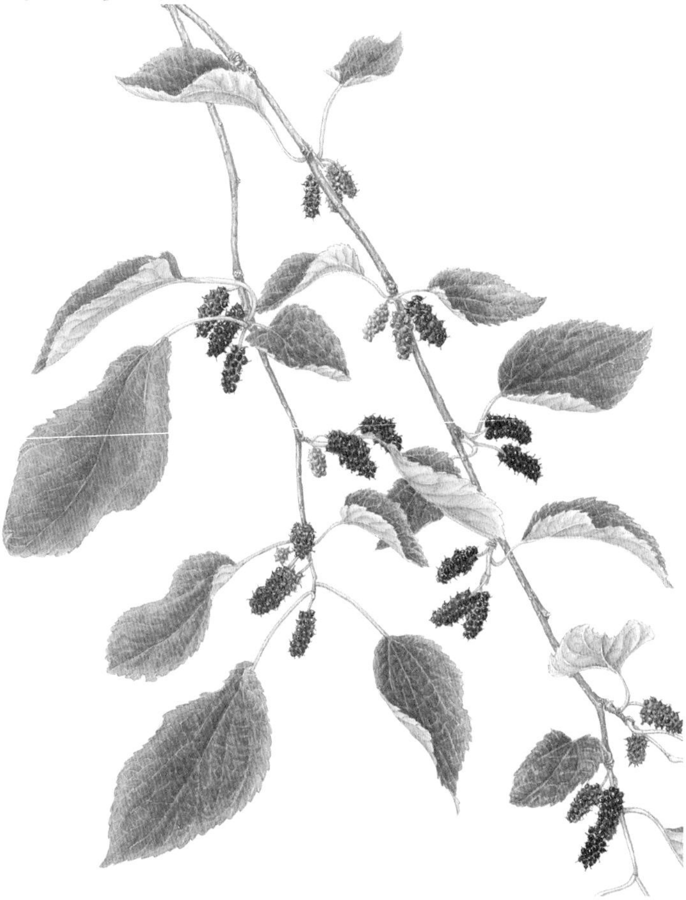

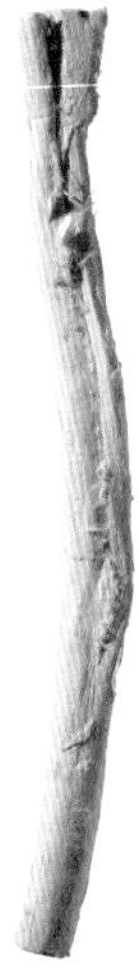

Ⓐ

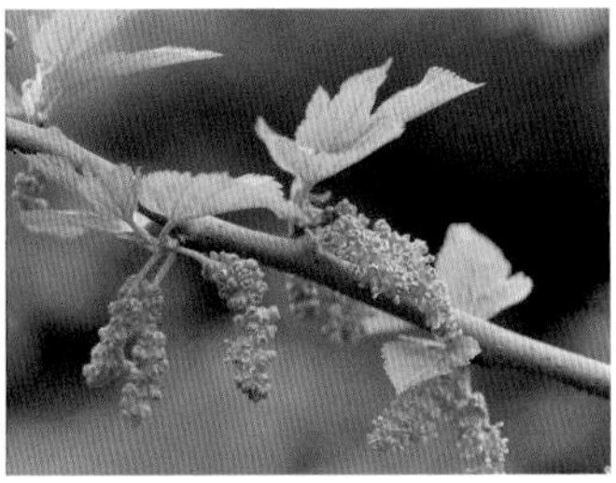

Ⓐ

気管支炎や気管支ぜんそくのせきを鎮める

クワの根から、コルク層を取り除いた白い皮を乾燥させたものです。日本では桑白皮だけですが、中国ではクワの葉の桑葉（肺）や、クワの若い枝の桑枝（四肢）なども生薬として利用されています。おもに肺の熱が生じた炎症性のせきやぜんそくを治療するときに用いられ、呼吸を楽にします。気管支炎や気管支ぜんそく、風邪《ふうじゃ》によるせき、痰などに処方され、肺の虚証にも使用されます。甘みがあって飲みやすく、小児にもよく用います。ぜんそく発作などで顔面がむくむような場合、肺気を巡らせることによる緩やかな利水作用により改善させることができます。

基原　クワ科（Moraceae）のマグワMorus alba Linnéの根皮

主要成分　モルシンmorusin

性味/帰経　寒／甘／肺

薬効　せきを止める、はれを鎮める

処方　五虎湯《ごことう》、清肺湯《せいはいとう》、桔梗湯《ききょうとう》など

そよう　Perilla Herb・PERILLAE HERBA

蘇葉

気滞

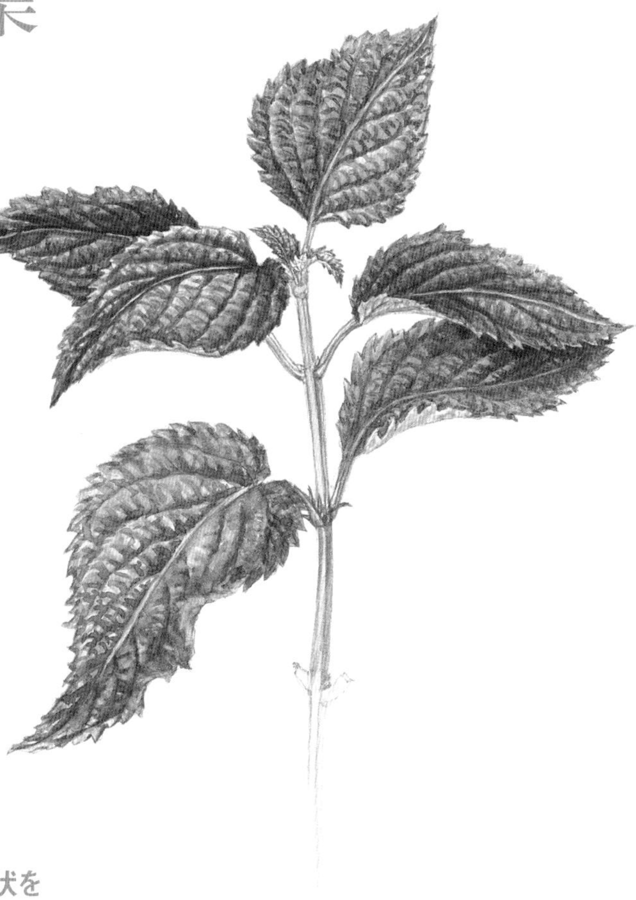

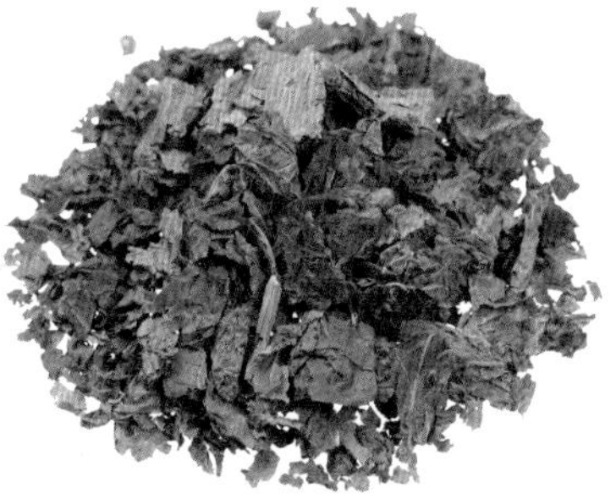

Ⓑ

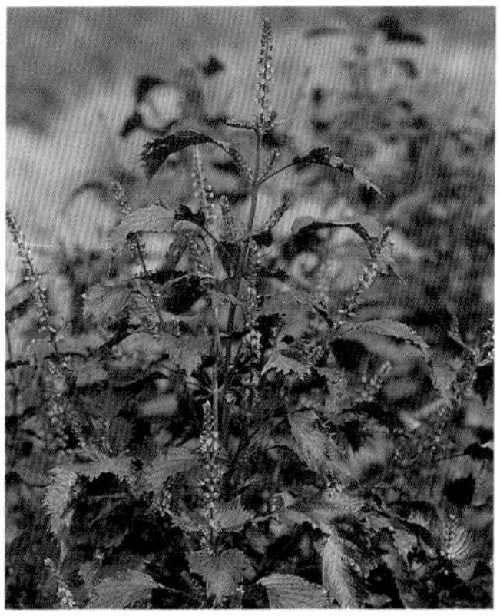

Ⓐ

腹部の症状を改善する赤ジソの葉

香りの作用により風邪《ふうじゃ》を追い払うため、かぜ薬としてもすぐれた効果があり、なかでも消化器症状をともなうかぜに有効です。また、肺、脾胃の気を巡らせる理気作用があり、気滞をとり除くために、吐き気、嘔吐、胸のつかえ、不快感などに用いられます。半夏厚朴湯《はんげこうぼくとう》に典型的な「のどに何かがつまったような感じ」に有効です（厚朴p.59参照）。これは女性によくある症状で、局所の気滞により痰が凝り固まった「気結《きけつ》」と考えられてきました。また、安胎作用があり、つわり、胎動不安にも使われてきました。

赤ジソの葉を「蘇葉」または「紫蘇葉《しそよう》」と呼び、生薬には青ジソは使用しませんが、食材として青ジソを日頃から食するのもよい方法です。

基　原　シソ科（Labiatae）のシソPerilla frutescens Britton var. acuta KudoまたはチリメンジソPerilla frutescens Britton var. crispa Decaisneの葉および枝先

主要成分　ペリルアルデヒドperillaldehyde

性味/帰経　温／辛／肺・脾

薬　効　流産防止など

処　方　参蘇飲《じんそいん》、香蘇散《こうそさん》、柴朴湯《さいぼくとう》、半夏厚朴湯、茯苓飲合半夏厚朴湯《ぶくりょういんごうはんげこうぼくとう》など

大黄

瘀血　実熱

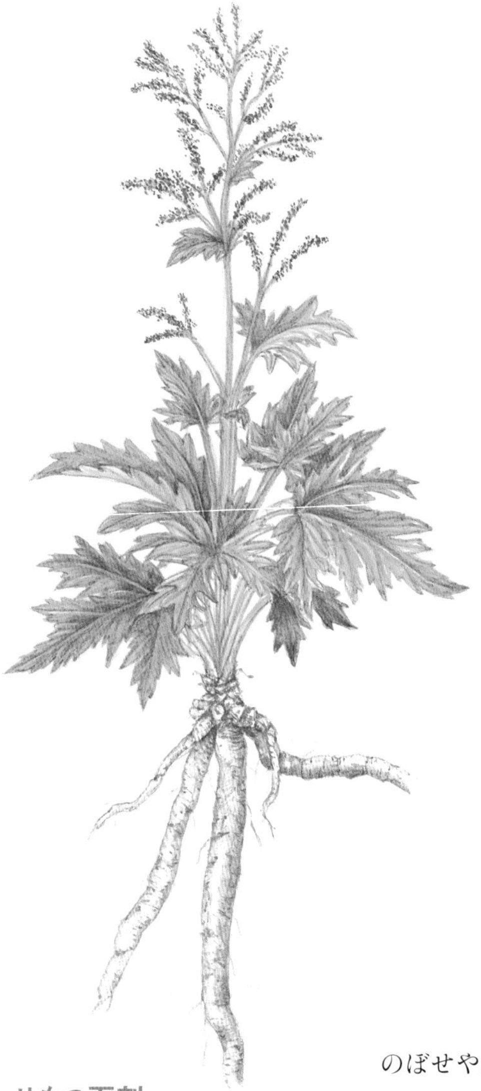

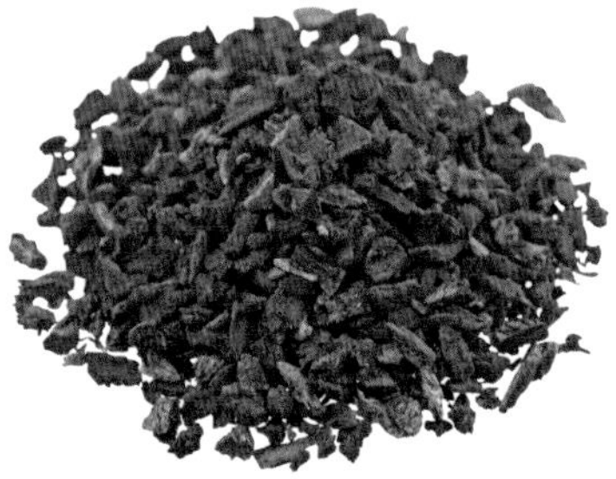

Ⓑ

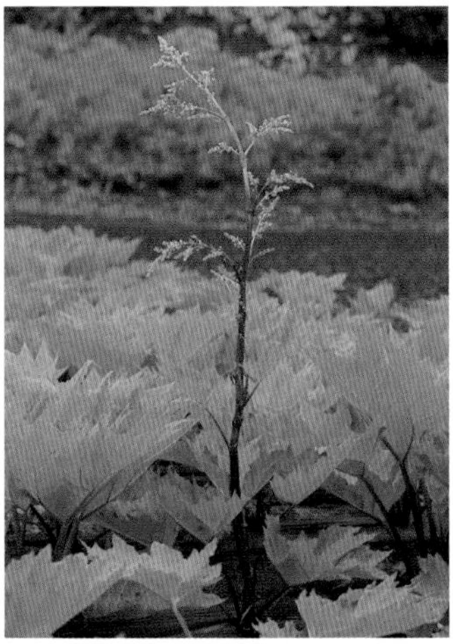

Ⓐ

瘀血を解消し、抗炎症作用も合わせもつ下剤

中国の西北の高地2000～3000mに生息する希少な植物です。便秘を解消する瀉下《しゃげ》作用に加えて、体を冷やす性質と、血の巡りを改善する作用があります。瀉下作用と解毒作用は関連づけられ、体の不要な物質を排出する大切な出口と考えられてきました。そのため、熱証による炎症などの解毒や、瘀血の治療に用いられてきました。また、ほかの生薬と組み合わせることで、さまざまなタイプの便秘に使用することができます。

瘀血により精神的に落ち着かない状態を、活血と瀉下作用によって気を下に降ろすことで、のぼせや興奮を改善することもできます。下剤に分類されていますが、すっきり出きらない下痢便を大黄によって外に出して改善するため、下痢にも用いられることがあります。

基　原　タデ科（Polygonaceae）のRheum palma-tum Linné、Rheum tanguticum Maximowicz、Rheum officinale Baillon、Rheum coreanum Nakai またはそれらの種間雑種の、通例、根茎

主要成分　センノシドsennoside

性味/帰経　寒／苦／脾・胃・大腸・心包・肝

薬　効　便通をよくするなど

処　方　大黄甘草湯《だいおうかんぞうとう》、麻子仁丸《ましにんがん》、桂枝加芍薬大《けいしかしゃくやくだい》黄湯《おうとう》、大黄牡丹皮湯《だいおうぼたんぴとう》、桃核承気湯《とうかくじょうきとう》、大柴胡湯《だいさいことう》など

大棗

気虚　血虚

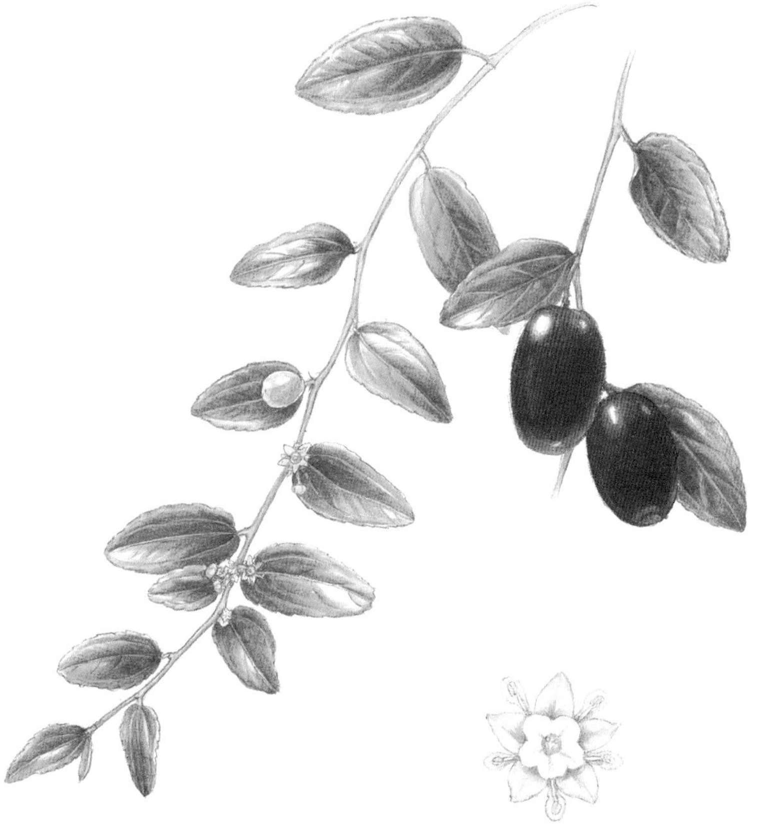

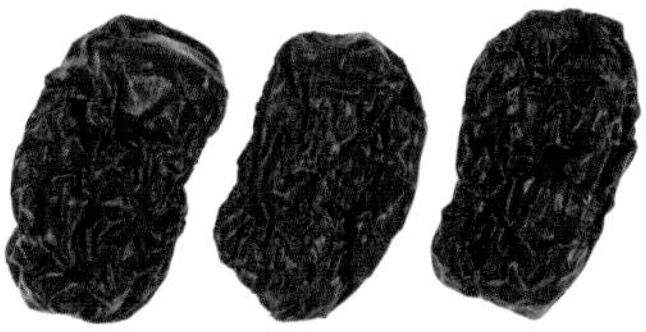

Ⓑ

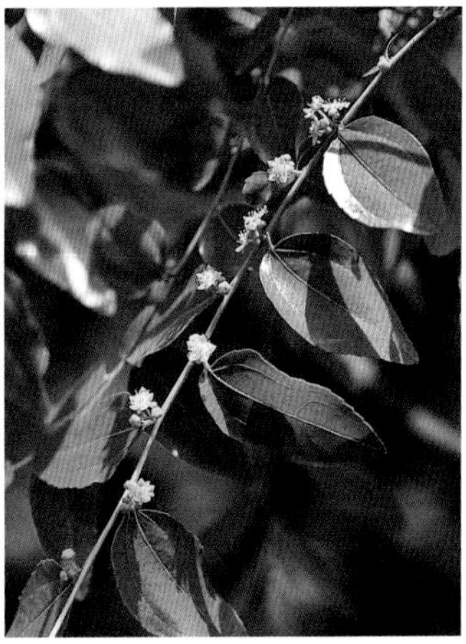

Ⓐ

気と血《けつ》を補う効果で、食材としても使われる

食材でいうと「なつめ」。食品として購入できる生薬のひとつで、料理や中国茶でもよく使われます。薬性は強くなく、甘みがあるため、飲みにくい漢方薬の味をととのえて飲みやすくする補助的な目的で使われることもあります。

甘さは脾の気を補う働きをし、たかぶった気持ちを緩める作用があります。

甘い果実は竜眼肉《りゅうがんにく》と同様、心血を補います。気が頭部、腹部に急激に上昇して起きる不安、不眠、焦燥感などを落ち着かせる作用があります。甘いものが食べたくなる気分では心血が虚している可能性があります。砂糖に走らず、良質な果実をとりましょう。類縁の酸味の酸棗仁《さんとうにん》と比較して覚えるとよいでしょう。

基　原 クロウメモドキ科（Rhamnaceae）のナツメZizyphus jujuba Miller var. inermis Rehderの果実

主要成分 ジジフスサポニンzizyphus saponin

性味/帰経 温／甘／脾

薬　効 精神の安定など

処　方 甘麦大棗湯《かんばくたいそうとう》、葛根湯《かっこんとう》、桂枝湯《けいしとう》、桂枝加《けいしか》朮附湯《じゅつぶとう》、桂枝加竜骨牡蛎湯《けいしかりゅうこつぼれいとう》、小柴胡湯《しょうさいことう》など

たくしゃ　　Alisma Tuber・ALISMATIS TUBER

沢瀉

水毒　虚熱　実熱

※陰虚の場合、生ずる熱は実熱ではなく虚熱といっています。

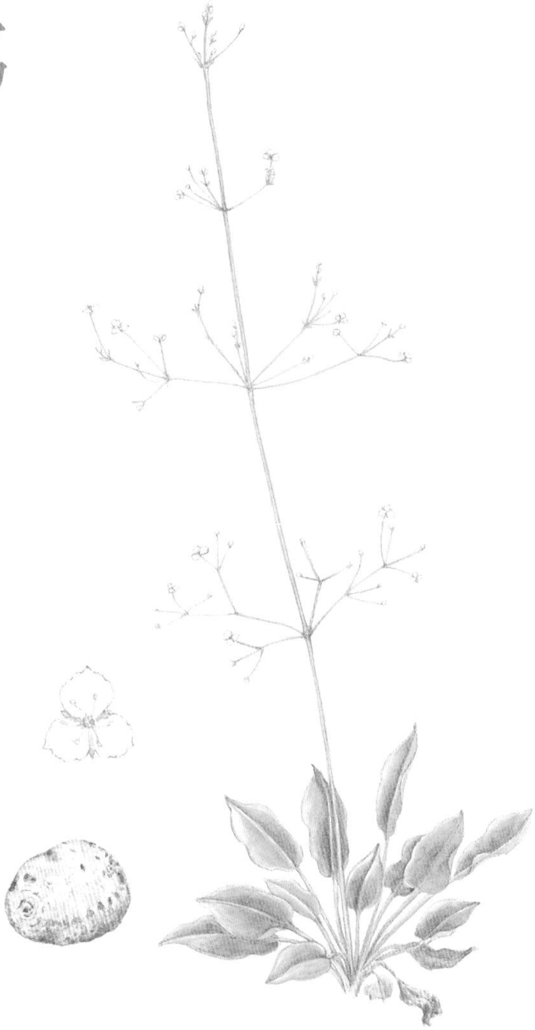

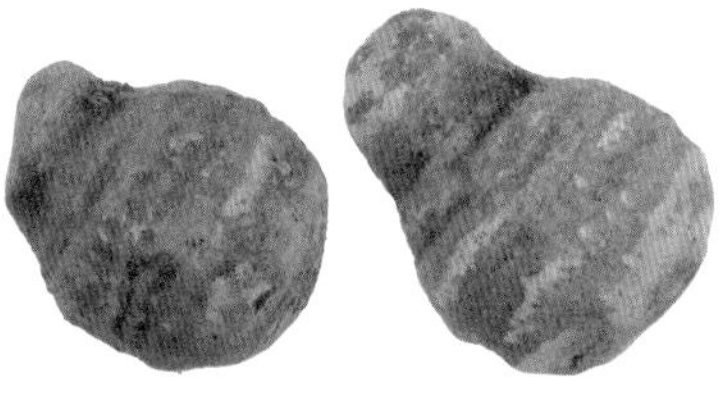

Ⓑ

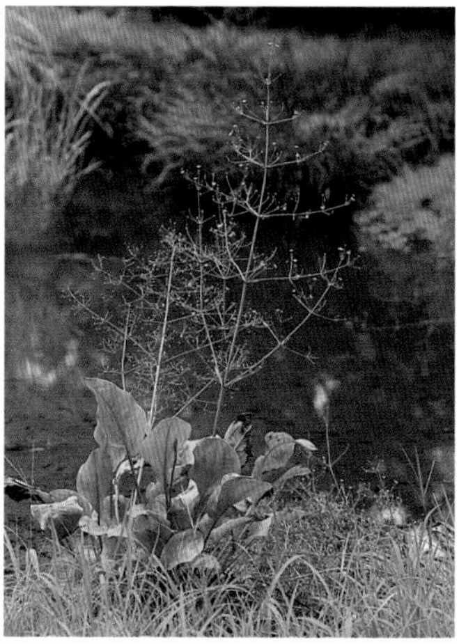

Ⓐ

体内の余分な熱と水分をとり除く

沢瀉という名は、「水を去る（瀉する）」を意味し、この水生植物の植生とすぐれた薬効をあらわしています。水（沢）の中に住み、足元の多量の水分を処理して、体内の熱をもった余分な水分を尿として排泄するという、高い利水効果があります。そのため、下半身、膀胱炎、尿路関係の処方にはよく含まれています。口の渇きや尿量減少によるむくみや腹水といった余分な水は、利尿作用だけでは十分に排泄することはできません。そこで利水という働きが必要になってきます。利水は、体内に余分な水分を血管の中に引き戻して、腎臓を通し、余剰分があれば利尿するという作用です。消化管の余分な水分（水毒）による嘔吐、下痢に用いられてきました。一部のめまいは頭がむくんでいるため、動悸は胸部に水が多いために起こる、と考えられていたからです。

基原 オモダカ科（Alismataceae）のサジオモダカAlisma orientale Juzepczukの塊茎で、通例、周皮を除いたもの

主要成分 アリソールalisol

性味/帰経 寒／甘／腎・膀胱

薬効 利尿、熱をさます

処方 五苓散《ごれいさん》、半夏白朮天麻湯《はんげびゃくじゅつてんまとう》、当帰芍薬散《とうきしゃくやくさん》、五淋散《ごりんさん》、茵蔯五苓散《いんちんごれいさん》、柴苓湯《さいれいとう》、八味地黄丸《はちみじおうがん》など

ちくじょ　Bamboo Culm・BAMBUSAE CAULIS

竹茹

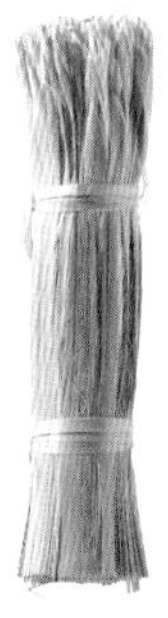

Ⓐ

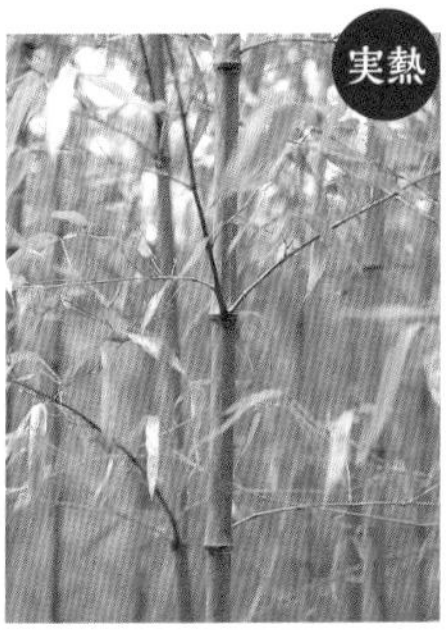

Ⓐ

熱をさます働きで痰《たん》を除き嘔吐を止める

竹林に入ると清涼感がありますが、これは流れのよい地下水を勢いよく組み上げ、葉から盛んに蒸散しているためです。竹茹はちょうど竹林の空気のように肺に清涼な空気をもたらす作用があります。肺熱をさまして痰を除き、胃熱をさまして嘔吐を止める働きがあります。そのため、粘性痰やせき、むかつき、胸やけ、嘔吐、しゃっくり、つわりなどに使われています。また、熱痰によって起こる動悸、不眠などの精神不安の症状にも用いられます。

竹の茎の外皮をはぎ取り、中間層を薄く削って帯状にしたものを生薬として利用します。葉や茎も火であぶって流れ出た汁が薬用にされます。

基　原　イネ科(Gramineae)のBambusa tuldoides Munro、ハチクPhyllostachys nigra Munro var. henonis Stapf ex RendleまたはマダケPhyllostachys bambusoides Siebold et Zuccariniの稈《かん》の内層

主要成分　トリテルペノイドtriterpenoid、リグニンLignin、ペントサンPentosan、セルロースCellulose

性味/帰経　微寒／甘／肺・胃

薬　効　熱をさます、痰を除くなど

処　方　清肺湯《せいはいとう》、竹茹温胆湯《ちくじょうんたんとう》など

ちゃよう　Green Tea Leaf・CAMELLIAE SINENSIS FOLIUM

茶葉

Ⓐ

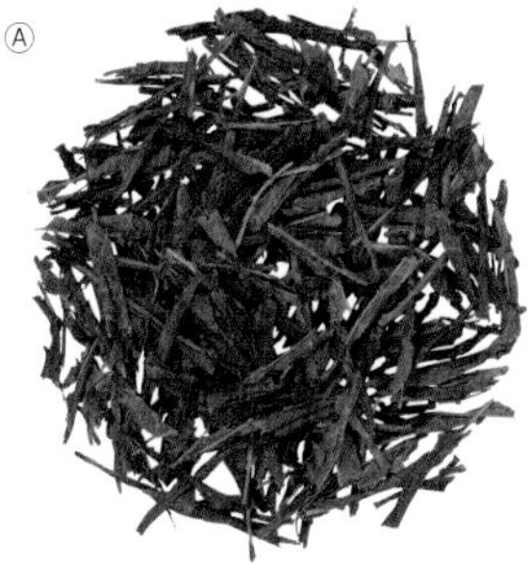

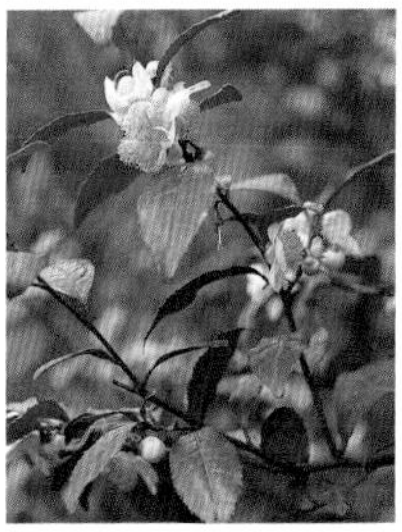

Ⓐ

頭や目をスッキリさせ緑茶として親しまれる

基原のチャの葉は、日本でも天平時代にはすでに薬として知られていたとされています。今では乾燥させた緑茶をはじめ、発酵させた紅茶、半発酵させたウーロン茶などが飲まれています。

頭や目をスッキリとさせる働きがあり、頭痛や多眠、めまい、目の充血などに用いられます。川芎茶調散《せんきゅうちゃちょうさん》は風寒の頭痛薬で、茶葉が含まれています。原典の『和剤局方』に緑茶と一緒に内服するように書かれているので、そのように内服するのもよい方法です。また、利尿作用、下痢を止める作用もあり、尿量の減少や下痢などにも利用されますが、カフェインを含むため、不眠症の人は服用に注意が必要です。民間では、口内炎やかぜ予防のために、煎じた液をうがい薬として用いたりします。

基　原　ツバキ科 (Theaceae) のチャ Thea sinensis Linnéの葉

主要成分　カフェインcaffeine、テオフィリンtheophylline、カテキンcatechin、タンニンtannin

性味/帰経　涼／苦・甘／肺・胃

薬　効　目の充血、利尿

処　方　川芎茶調散など

知母

虚熱　実熱

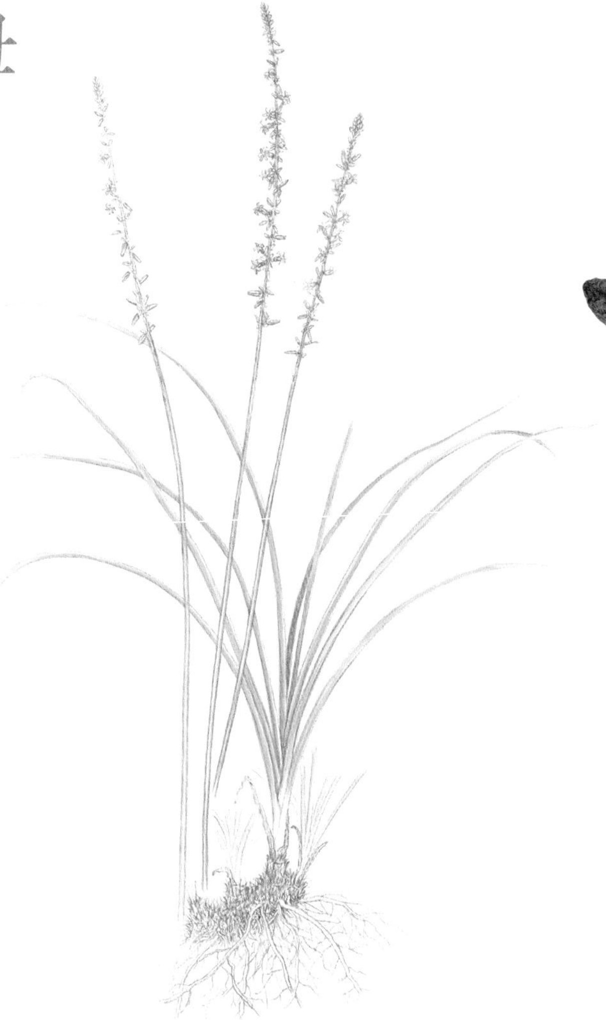

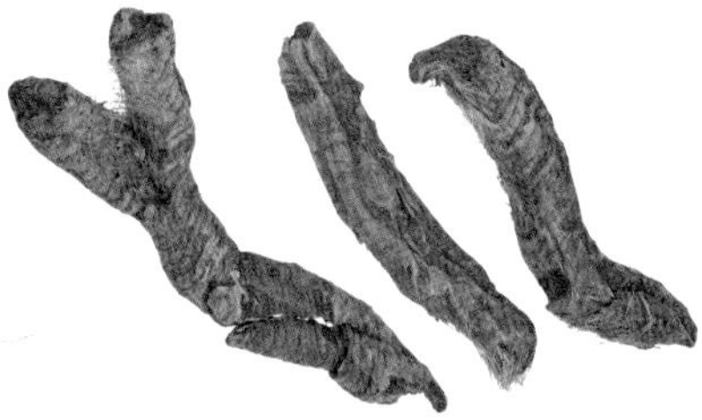

Ⓑ

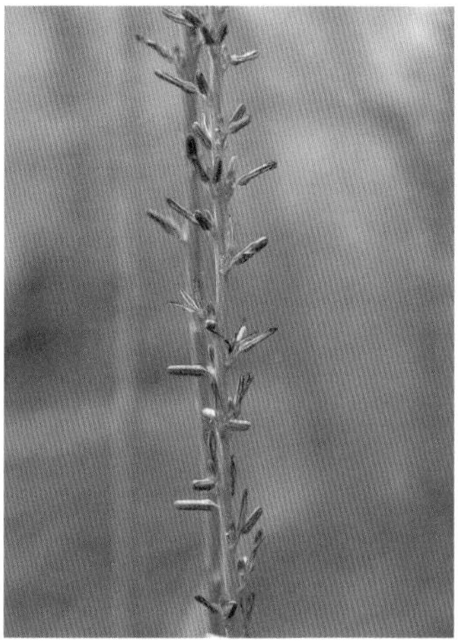

Ⓐ

乾燥をともなう口、皮膚の熱感を鎮める

うるおいを与えて熱をさます作用があるため、渇きをともなう熱の症状に用いる重要な生薬です。実熱と虚熱ともに用いることができるので、発熱による脱水、乾いたせき、冷たいものを飲みたくなるようなのどの渇き、乾燥傾向のある皮膚炎など、さまざまな熱感をともなう渇きをうるおすために使用されます。そのため、熱感をともなう関節炎、全身の熱感と口渇をともなう暑気あたりなどにも用いられます。腎の陰虚による虚熱である口の渇き、のぼせ、寝汗にもよく適応し、加齢にともなう乾燥した皮膚（血虚）のかゆみ、血虚・陰虚が背景にあるアトピー性皮膚炎の熱感やかゆみを鎮静させる効果もあります。実熱には石膏《せっこう》と、虚熱には黄柏《おうばく》と組み合わせます。

流通しているのは中国産がほとんどで、うるおいがあって苦甘いものが良品とされています。

基　　原　ユリ科（Liliaceae）のハナスゲ Anemarrhena asphodeloides Bungeの根茎

主要成分　チモサポニンAⅢ timosaponin AⅢ、マンギフェリンmangiferin

性味/帰経　寒／苦／肺・脾・腎

薬　　効　熱をさます、渇きを止める

処　　方　白虎加人参湯《びゃっこかにんじんとう》、消風散《しょうふうさん》、桂芍知母湯《けいしゃくちもとう》、酸棗仁湯《さんそうにんとう》、滋陰降火湯《じいんこうかとう》、滋陰至宝湯《じいんしほうとう》など

丁子

陽虚　気滞

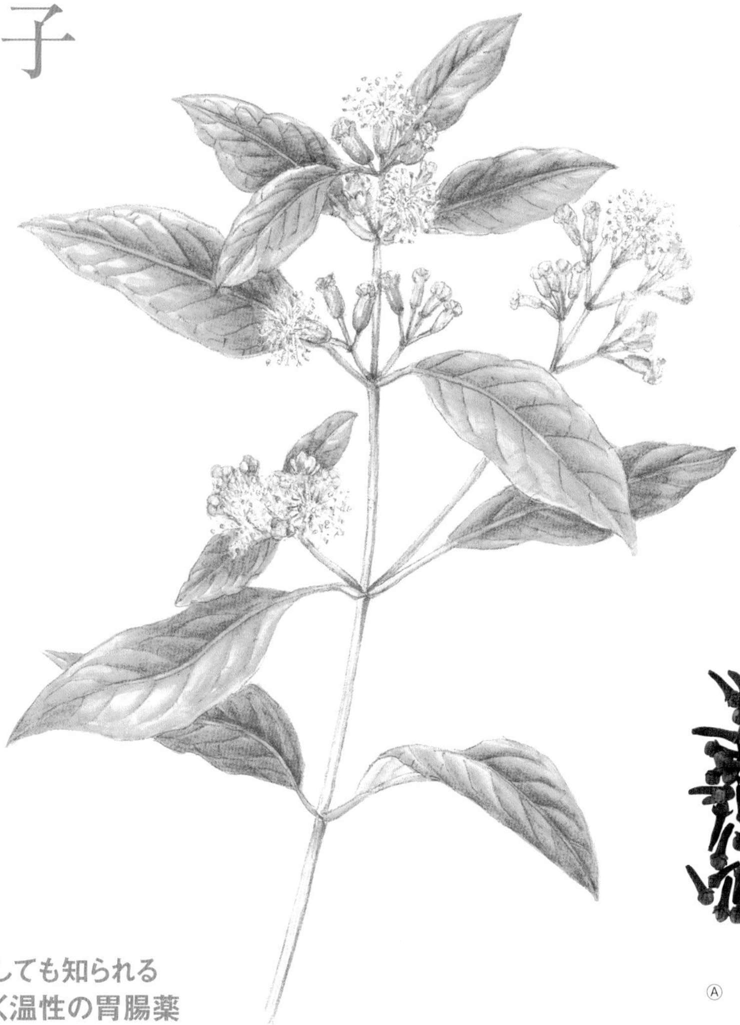

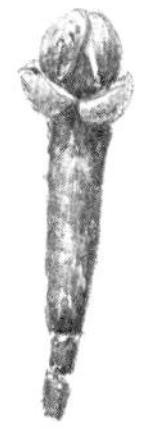

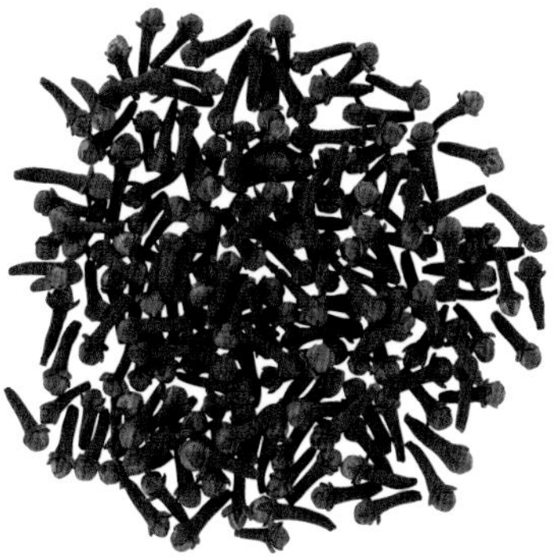

Ⓐ

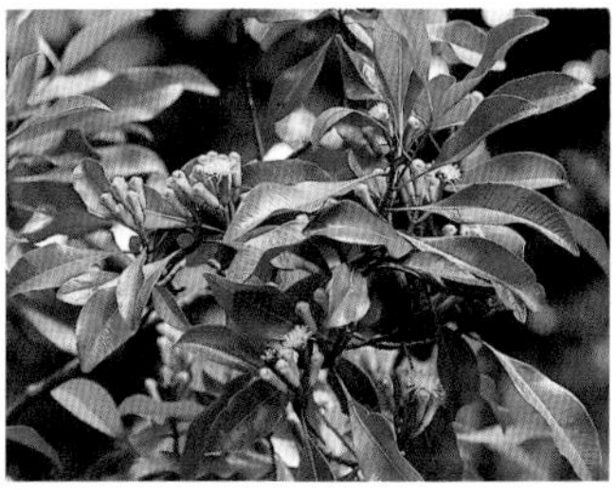

Ⓐ

香料としても知られる香り高く温性の胃腸薬

甘い香りと味をもつ香辛料として知られています。チョウジという名はつぼみの形が釘に似ていることに由来し、英名のクローブもフランス語で釘を意味しています。香辛料としての使用以外に、香水としても、また口臭、口腔内の殺菌などにも広く利用されています。

おなかを温め、気を巡らせる作用があるため、おなかの冷えによって生じる吐き気、しゃっくり、胃もたれ、腹痛、下痢などの停滞した消化管運動の改善に用います。

下半身の消化器、泌尿生殖器を温める力があり、腎の陽虚に使われます。真冬にホットワインに入れられるのは、東洋医学的には理にかなっているのです。

基原　フトモモ科（Myr taceae）のチョウジ Syzygium aromaticum Merrill et Perryのつぼみ

主要成分　オイゲノールeugenol

性味/帰経　温／辛／肺・胃・脾・腎

薬効　冷えの改善、健胃など

処方　丁香《ちょうこう》柿《し》蔕湯《ていとう》、治《ぢ》打《だ》撲一方《ぼくいっぽう》、女神散《にょしんさん》など

釣藤鈎

実熱　気滞

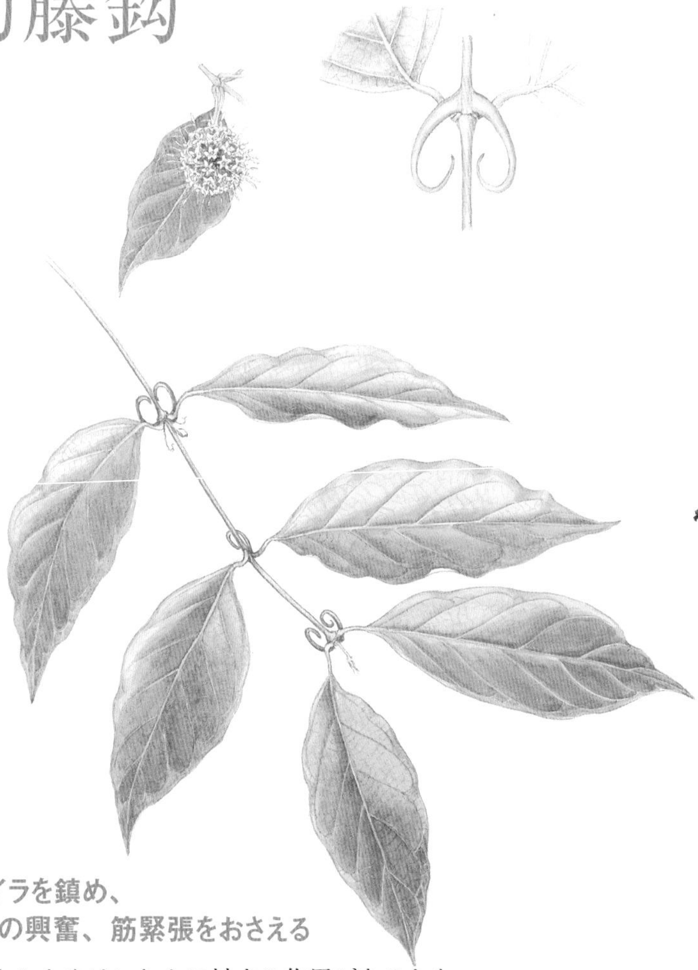

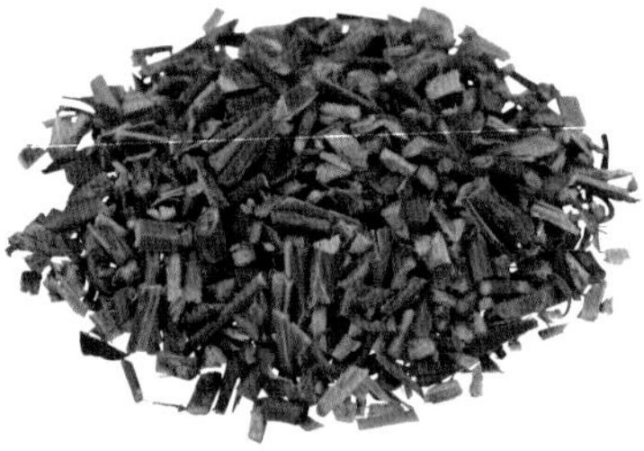

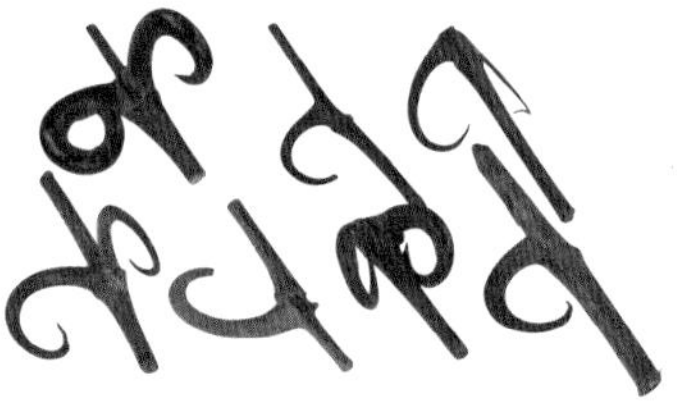

Ⓑ

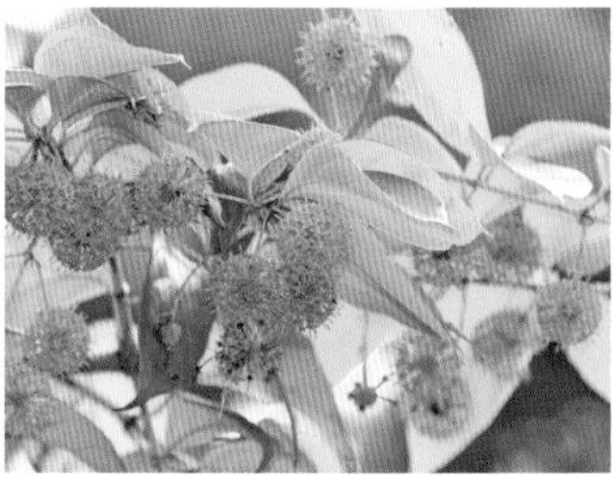

Ⓑ

イライラを鎮め、精神の興奮、筋緊張をおさえる

てんかんやけいれんに対する作用があるともされますが､実際には効果は不十分です。しかし、独特の精神鎮静作用と筋緊張緩和作用をあわせもち、釣藤鈎をひとつ加えることで、処方の印象は変わってきます。抑肝散《よくかんさん》に配合され、小児の夜泣き、熱性けいれんの予防、また高齢者の不安、焦燥感など一見興奮性であるものの、背景にはナイーブな弱さがある場合に用います。そのため、小児、高齢者というユニークな守備範囲を有しています。実際には年齢にかかわらず、使用が可能です。

有効成分が揮発性であるため、煎じ薬で用いるときは煎じ終わった最後に加え、揮発成分が飛んでしまう前に服用すると効果的です。

基原 アカネ科（Rubiaceae）のカギカズラUncaria rhynchophylla Miquel、Uncaria sinensis HavilandまたはUncaria macrophylla Wallichの通例、とげで、ときには湯通しまたは蒸したもの

主要成分 リンコフィリンrhynchophylline

性味/帰経 微寒／甘／肝・心包

薬効 けいれんを止めるなど

処方 釣藤散《ちょうとうさん》、抑肝散、七物降下湯《しちもつこうかとう》など

ちょれい

Polyporus Sclerotium・POLYPORUS

猪苓

実熱 水毒

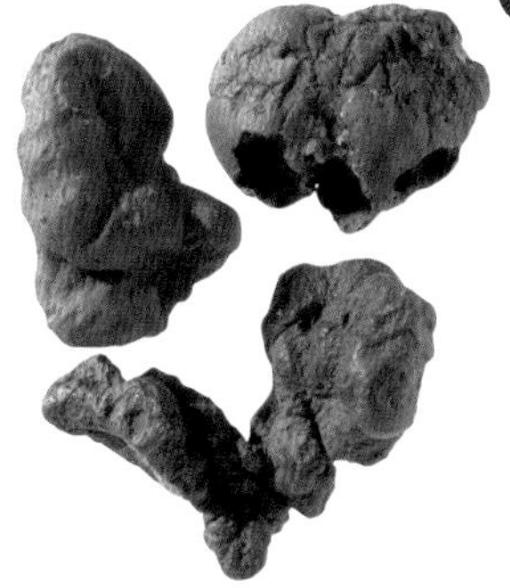

Ⓐ

体内の余分な水を除き熱もさます

基原のチョレイマイタケというキノコの菌核は、表面がでこぼこした黒褐色の塊で、猪のフンに似ていることが猪苓の名の由来とされます。茯苓《ぶくりょう》も同じサルノコシカケ科の菌核を基原としていますが、猪苓のほうが利水作用にすぐれています。相乗効果があるので、多くは猪苓、茯苓が一緒に使われます。尿量の減少や、むくみ、下痢などに用いられ、また、熱をさます作用も少しあるため、炎症のあるむくみにも応用でき、湿熱による排尿痛や、血尿、排尿困難、口の渇きなどにも使われます。

基原 サルノコシカケ科（Polyporaceae）のチョレイマイタケPolyporus umbellatus Friesの菌核

主要成分 エルゴステロールergosterol

性味/帰経 平／甘・淡／腎・膀胱

薬効 はれを鎮めるなど

処方 茵陳五苓散《いんちんごれいさん》、柴苓湯《さいれいとう》、猪苓湯《ちょれいとう》など

てんなんしょう

Arisaema Tuber・ARISAEMATIS RHIZOMA

天南星

水毒

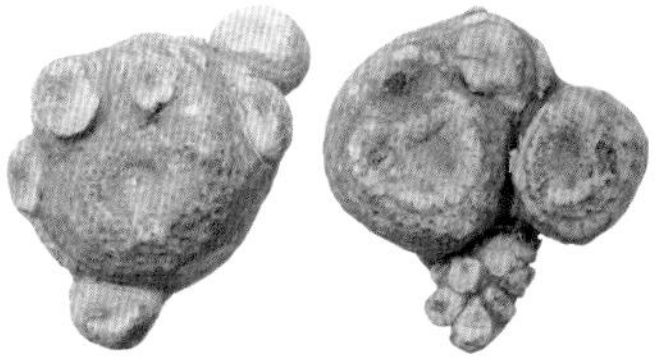

Ⓑ

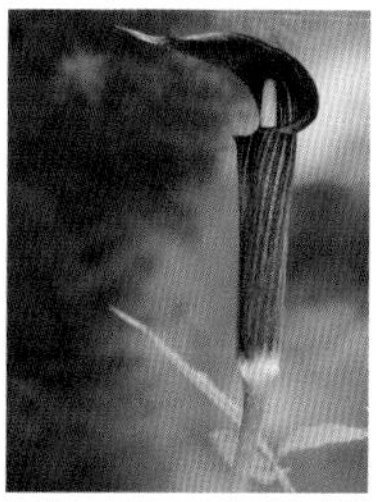

Ⓐ

強い燥湿化痰《そうしつけたん》の作用でめまいや麻痺を改善

同じサトイモ科の半夏《はんげ》と並ぶ痰飲（p.38）の代表薬で、生ではのどの激痛を生じるほど刺激性の強い生薬です。痰を除く作用で、しつこく出しにくい痰、せき、胸苦しさなどに用いられます。天南星の特徴は、体表部の経絡に作用して風痰（経絡に停滞した痰で、脳血管障害や手足の末梢神経障害による症状と結びつけられる）を除く働きにすぐれていることとされます。めまい、しびれ、四肢麻痺、顔面神経麻痺などに早期に用いるとよいでしょう。

風邪《ふうじゃ》・湿邪の生薬と配合して、関節痛、神経痛などにも用いられます。

基原 サトイモ科（Araceae）のマイヅルテンナンショウ Arisaema heterophyllum Blume、Arisaema erubescens Schott、Arisaema amurense Maximowiczまたはその他同属の近縁植物のコルク層を除いた塊茎

主要成分 トリテルペノイドサポニンtriterpenoid saponin

性味/帰経 温・有毒／苦・辛／肺・肝・胃

薬効 痰を除く、けいれんを止める

処方 二朮湯《にじゅつとう》、清湿化痰湯《せいしつけたんとう》など

陳皮

気滞　水毒

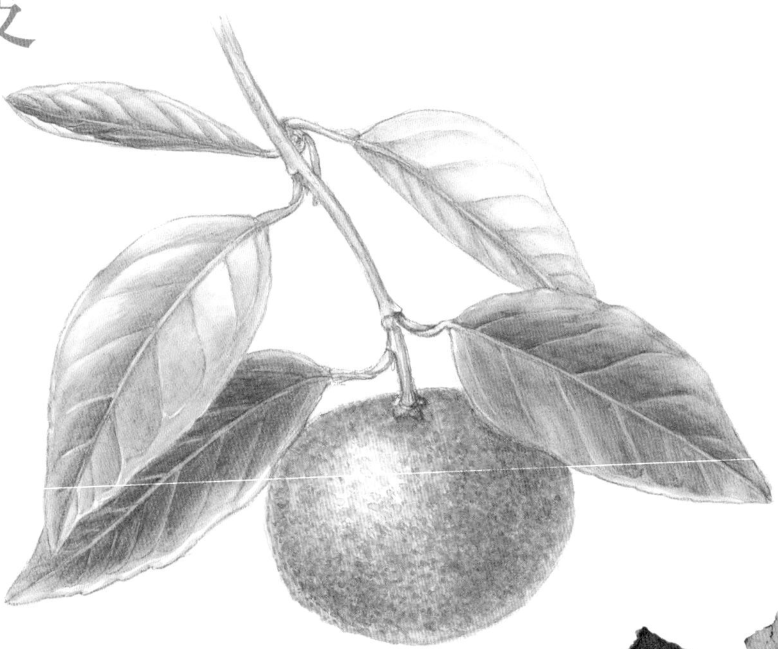

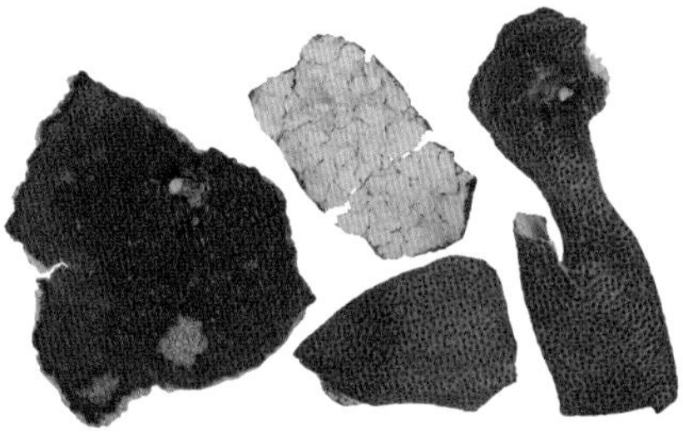

Ⓑ

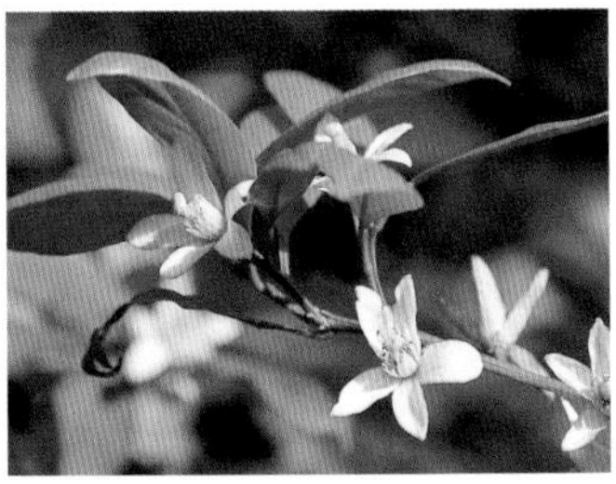

Ⓐ

湿気の多い日本では重要な生薬

柑橘類（ミカン科）の生薬（陳皮、橘皮《きっぴ》、枳実《きじつ》、橙皮《とうひ》）は酸味、甘みのバランスと成熟、未成熟で効能を分けられています。全体としては気を巡らし、湿をとり除く作用にすぐれています。甘みは脾胃に、酸味は肝に働く傾向があります。生薬として用いられる柑橘類はかぎられていますが、この傾向を参考に日頃より酸味の強いレモン、柚子、シークワーサーなどをとり入れるのもよい方法です。

甘みのある陳皮は、気を巡らせて湿、食積《しょくしゃく》をとり除くため、吐き気、胃のもたれ、おなかの張りなどの症状を改善します。痰をともなうせきに対して、肺気を巡らせ、痰を処理することで症状を改善します。体の湿気をとり去る作用があることから、日本のような湿度の高い地域で胃腸を守るための重要な生薬となっています。

日本で自給できる生薬のひとつで、「陳」は古いという意味があることでもわかるように、ミカンの収穫後３年以上かけてゆっくり陰干しした古いものほど良品とされています。

基原　ミカン科（Rutaceae）のウンシュウミカンCitrus unshiu MarkovichまたはCitrus reticulata Blancoの成熟した果皮

主要成分　ヘスペリジンhesperidin、ノビレチンnobiletin

性味/帰経　温／辛・苦／肺・脾

薬効　気の巡りをよくするなど

処方　二陳湯《にちんとう》、六君子湯《りっくんしとう》、平胃散《へいいさん》、釣藤散《ちょうとうさん》、半夏白朮天麻湯《はんげびゃくじゅつてんまとう》、茯苓飲《ぶくりょういん》など

天麻

水毒

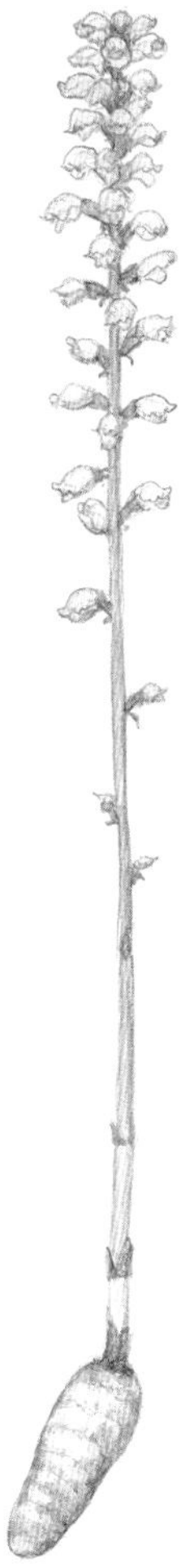

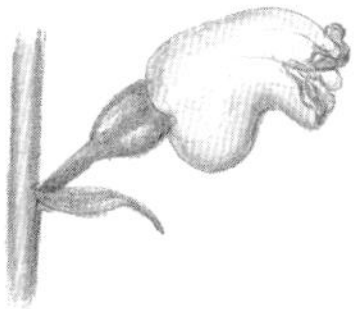

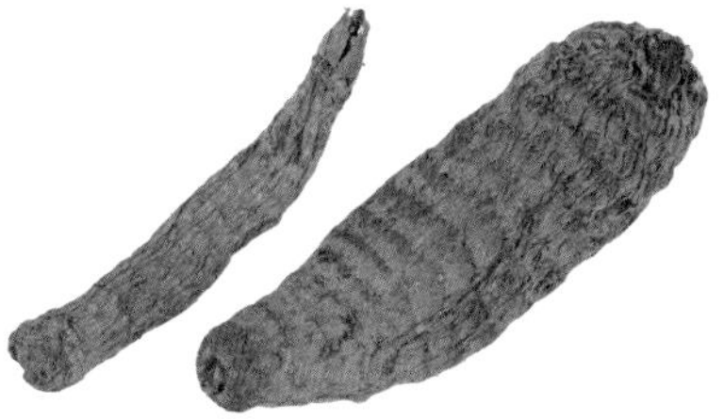

Ⓑ

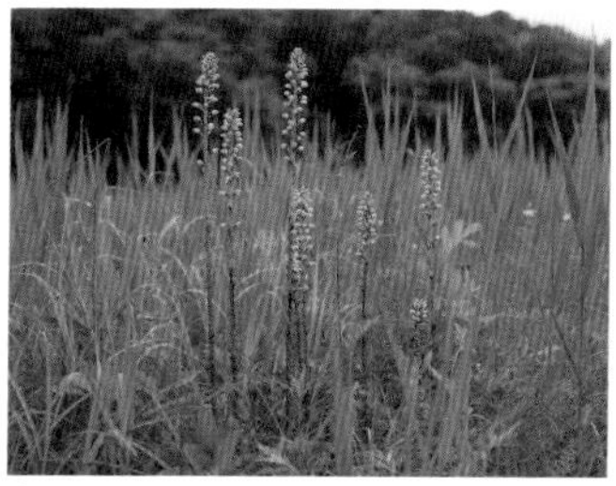

Ⓐ

めまいなど揺れに有効なぶれない生薬

風に吹かれると樹木は揺れ動きます。体の揺れている状態も風が吹いている状態と考えられ、体の内から生じるために内風《ないふう》（内に吹く風）と呼ばれています。具体的な症状として、めまい、立ちくらみ、ふらつき、手足の震え、けいれん、ほかに風が吹くように突然あらわれる頭痛、耳鳴り、手足のしびれ、麻痺も内風とされてきました。その治療に使われるのが天麻です。内風の多くは肝と関係があり、肝の働きをよくする作用を高める生薬（柴胡《さいこ》、香附子《こうぶし》、当帰《とうき》、芍薬《しゃくやく》、川芎《せんきゅう》など）と配合されます。ほかに手足の風湿邪をとり除く力があり、手足のしびれ、筋力低下、感覚麻痺にも使われています。

葉緑素をもたず、根にナラタケという菌類を共存し、ナラタケが作った栄養素を拝借しているため、「盗人《ぬすびと》の足」という別名があります。また、直立する棒状の茎を、鬼の使う矢にたとえてオニノヤガラという名がついたといわれています。この茎が、木靴様の根茎に支えられ、硬く直立している様子は、揺れるのことのないテンマの効能をよくあらわしています。

- **基原** ラン科（Orchidaceae）のオニノヤガラ Gastrodia elata Blumeの塊茎を蒸したもの
- **主要成分** バニリルアルコールvanillyl alcohol
- **性味/帰経** 微温／甘／肝
- **薬効** けいれんを止める、痛みを止める
- **処方** 半夏白朮天麻湯《はんげびゃくじゅつてんまとう》など

Asparagus Root・ASPARAGI RADIX

天門冬《てんもんどう》

陰虚

肺をうるおしてせきを鎮める

無数に分枝して茂る蔓《つる》性の植物で、葉を茎のように細くし、水分の蒸散を防いでいます。体をうるおす滋陰作用があり、肺と腎によく作用します。肺をうるおして（気道粘液分泌促進）、熱をさますことで痰を出しやすくし、せきを止めます。腎の熱をうるおしてさますことで腎の陰虚による足腰の倦怠感や息切れにも使用されます。民間では薬酒や蜂蜜漬けにして滋養・強壮やせき止めに用いることがあります。

麦門冬《ばくもんどう》と同じ作用があることから、「二冬」として併用することがあります。麦門冬よりもうるおす力は強いけれど、気持ちを落ち着かせる作用はありません。

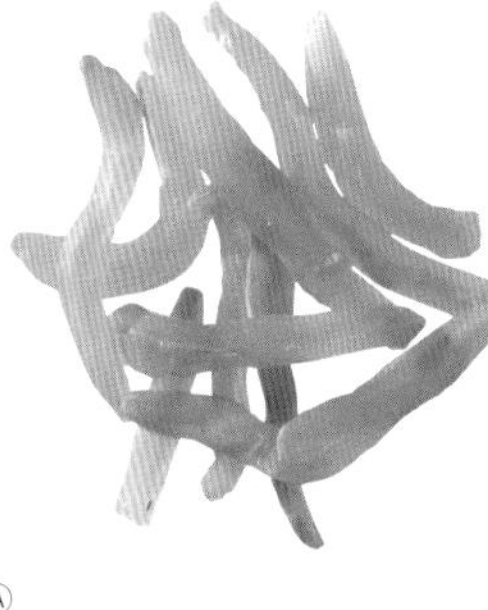

Ⓐ

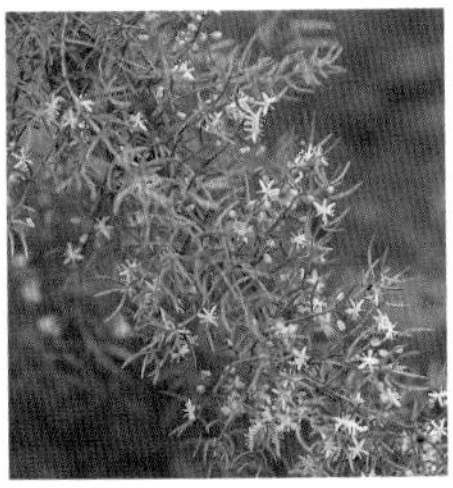

Ⓐ

基原 ユリ科（Liliaceae）のクサスギカズラAsparagus cochinchinensis Merrillのコルク化した外層の大部分を除いた根を、通例、湯通しまたは蒸したもの

主要成分 アスパラギンasparagine

性味/帰経 大寒／甘・苦／肺・腎

薬効 熱をさます、痰を除く

処方 滋陰降火湯《じいんこうかとう》、清肺湯《せいはいとう》、甘露飲《かんろいん》など

Benincasa Seed・BENINCASAE SEMEN

冬瓜子《とうがし》

実熱　水毒

肺や大腸の熱をさます、食用にもされる冬瓜

種子で利水作用をもったものに赤小豆《せきしょうず》、薏苡《よくい》仁《にん》、車前子《しゃぜんし》、冬瓜子があります。

煮物やスープなどに利用される冬瓜の種子を用いた生薬。1本の蔓《つる》に多数の花を咲かせても実をつけるのはそのうちのわずかで、種子は冬《とう》瓜仁《がにん》とも呼ばれます。肺や大腸の熱と湿をとって膿《うみ》を出す作用があり、肺炎によるせきや痰、胸痛などの症状や肺化膿症、虫垂炎、憩室《けいしつ》炎のような局所の化膿性炎症の消炎と排膿に使われています。

冬瓜の果皮は冬瓜皮《とうがひ》といい、利水作用のある生薬として、むくみや尿量減少などの改善に使われます。

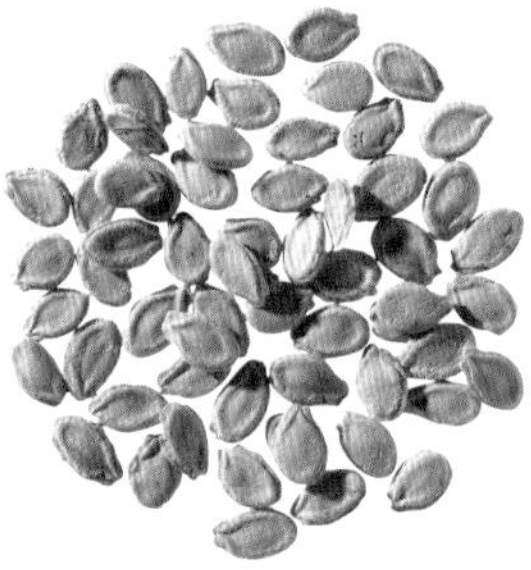

Ⓐ

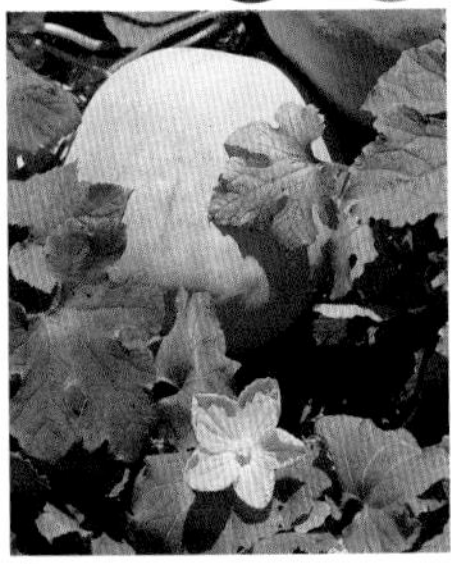

Ⓐ

基原 ウリ科（Cucurbitaceae）のトウガンBenincasa cerifera SaviまたはBenincasa cerifera Savi forma emarginata K. Kimura et Sugiyamaの種子

主要成分 トリゴネリンtrigonelline

性味/帰経 寒／甘／脾・胃・大腸・小腸

薬効 熱をさます、膿を出すなど

処方 大黄牡丹皮湯《だいおうぼたんぴとう》など

とうき　Japanese Angelica Root・ANGELICAE ACUTILOBAE RADIX

当帰

血虚　瘀血

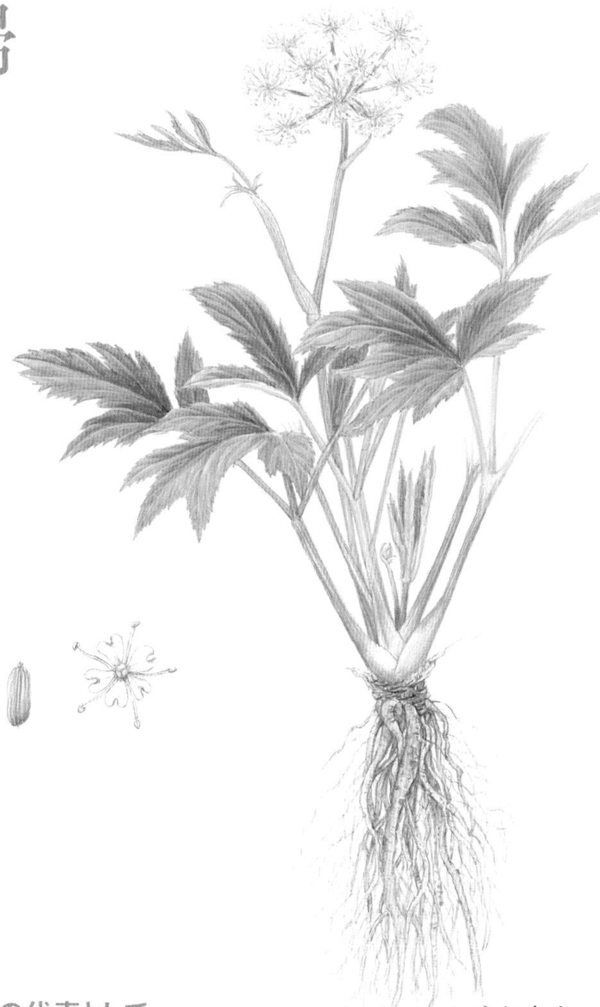

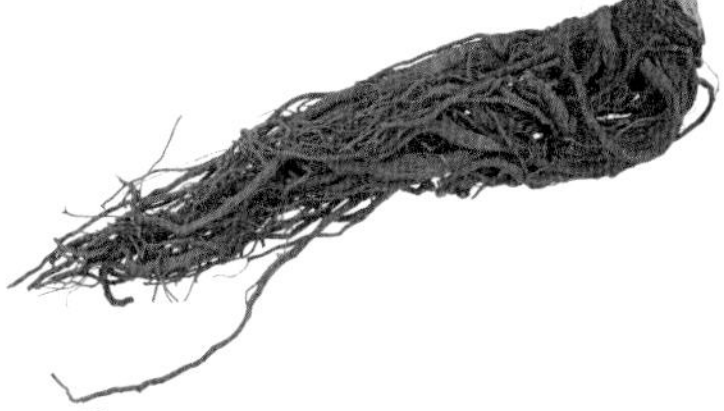

Ⓑ

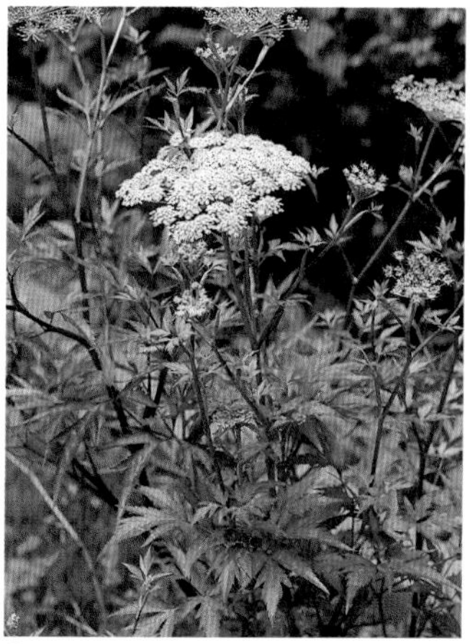

Ⓐ

補血の生薬の代表として さまざまな方剤に配合

補血には必ずというほど、当帰が用いられます。ただ血虚という概念は現代医学の貧血とは随分異なります。ひとつは月経の調節と関係があります。血虚になると月経が不調となり、妊娠や妊娠維持、産後にも問題が生じます。月経の周期の延長、月経量の減少、月経停止、月経時の出血過多など、婦人科の主薬としてさまざまな処方に補血を目的として配合されます。瘀血を改善させる活血作用をあわせもち、経絡の血《けつ》の流れをよくして痛みを改善するため、頭痛、胸痛、筋痛などにも有効です。ほかに、血は身体と精神活動の基礎となるために、血虚によるめまい、動悸、不眠、顔色不良などの改善に用いられます。また、全身の症状以外にも、血には皮膚修復機能があるため、皮膚化膿症、打撲症のような皮膚疾患にも使用されます。潤腸（腸をうるおす）作用もあり、便が乾燥して出しにくいタイプの便秘にも用いられます。

基原 セリ科（Umbelliferae）のトウキ Angelica acutiloba KitagawaまたはホッカイトウキAngelica acutiloba Kitagawa var. sugiyamae Hikinoの根を、通例、湯通ししたもの

主要成分 リグスチリドligustilide

性味/帰経 温／甘・辛／心・肝・脾

薬効 血の巡りをよくするなど

処方 当帰芍薬散《とうきしゃくやくさん》、補中益気湯《ほちゅうえっきとう》、帰脾湯《きひとう》、人参養栄湯《にんじんようえいとう》、温経湯《うんけいとう》、紫雲膏《しうんこう》、当帰飲子《とうきいんし》など

とうにん　　Peach Kernel・PERSICAE SEMEN

桃仁

瘀血

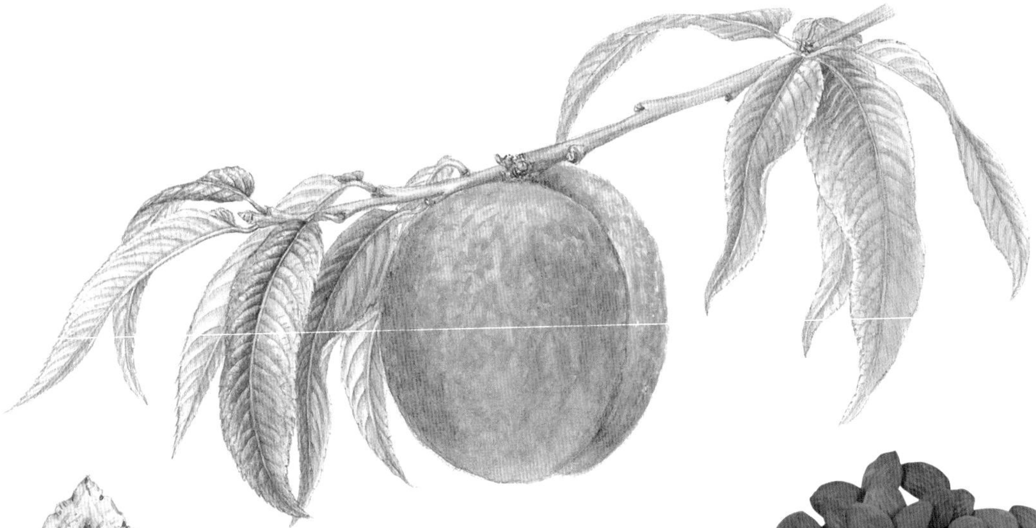

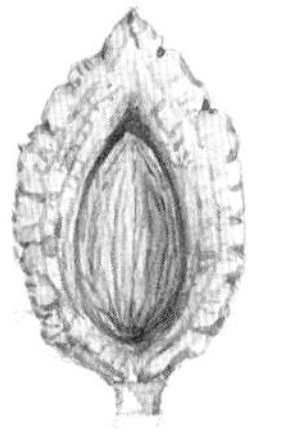

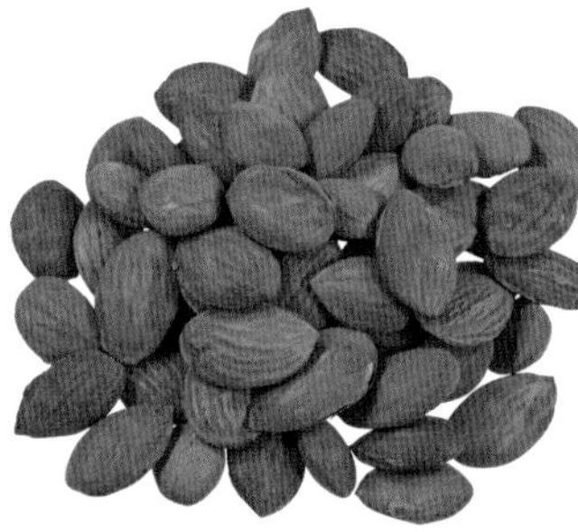

Ⓑ

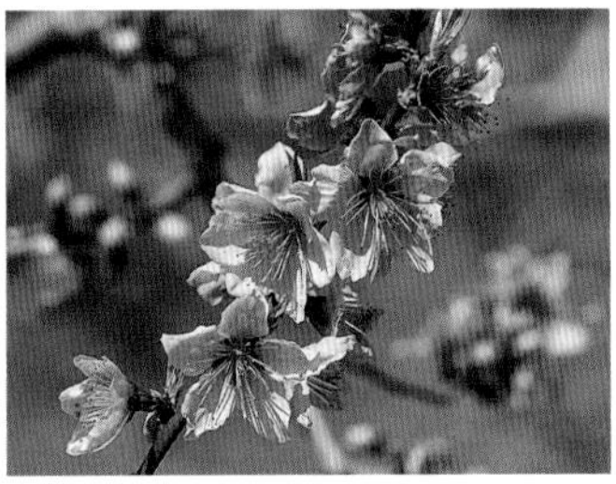

Ⓐ

血《けつ》を巡らせる、瘀血改善の代表薬

瘀血による血の滞りを改善し、血をよく巡らせる効果がある代表薬として、牡丹皮《ぼたんぴ》とともに多く活用されています。瘀血による月経痛、月経量の減少、月経停止、血塊など、月経に関連するトラブルによく使われるほか、外傷後に生じる瘀血にも使用され痛みをとり去ります。局所の化膿性疾患の多くは瘀血を生じるために、桃仁が配合されます。

桃の果実の種子を乾燥させたもので、大きく油分の多いものが良品とされています。この油分は、便をうるおして大便をやわらかくする効果があるので、便秘の改善にも有効です。

基　原 バラ科（Rosaceae）のモモPrunus persica BatschまたはPrunus persica Batsch var. davidiana Maximowiczの種子

主要成分 アミグダリンamygdalin

性味/帰経 平／苦・甘／心・肝・大腸

薬　効 血の巡りをよくする、膿を出すなど

処　方 桂枝茯苓丸《けいしぶくりょうがん》、桃核承気湯《とうかくじょうきとう》、大黄牡丹皮《だいおうぼたんぴ》湯《とう》、桂枝茯苓丸加薏苡仁《けいしぶくりょうがんかよくいにん》、潤腸湯《じゅんちょうとう》など

どくかつ　　Aralia Rhizome・ARALIAE CORDATAE RHIZOMA

独活

水毒

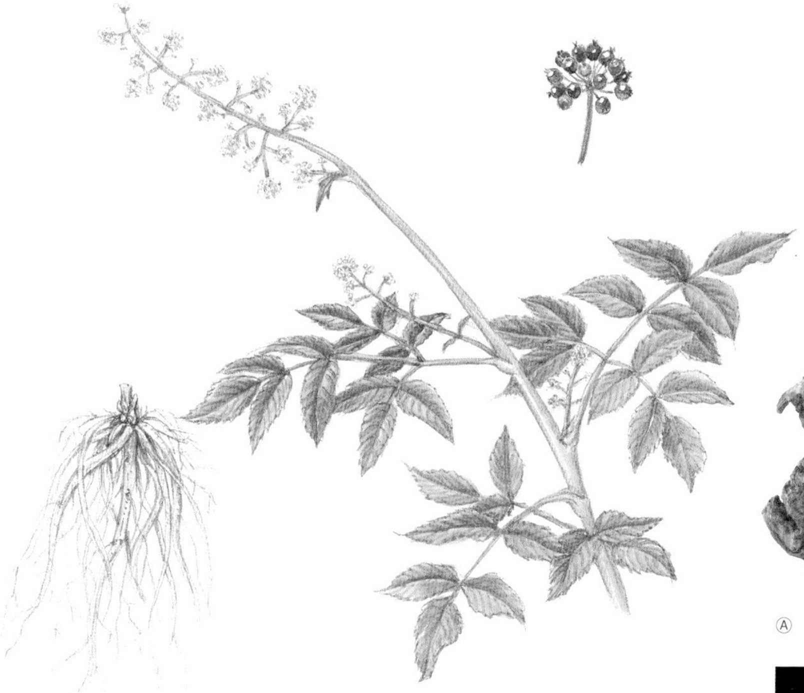

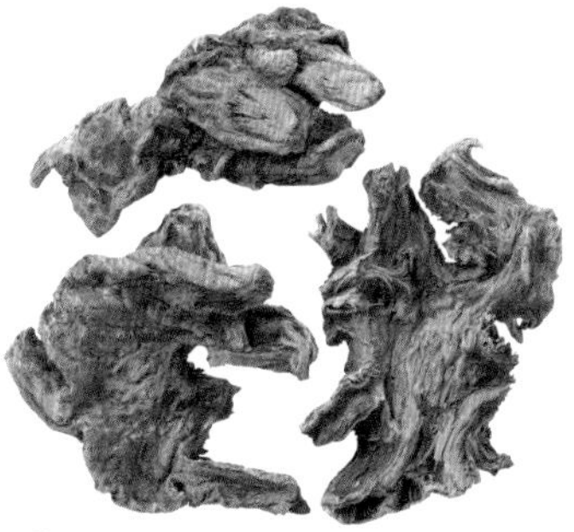

Ⓐ

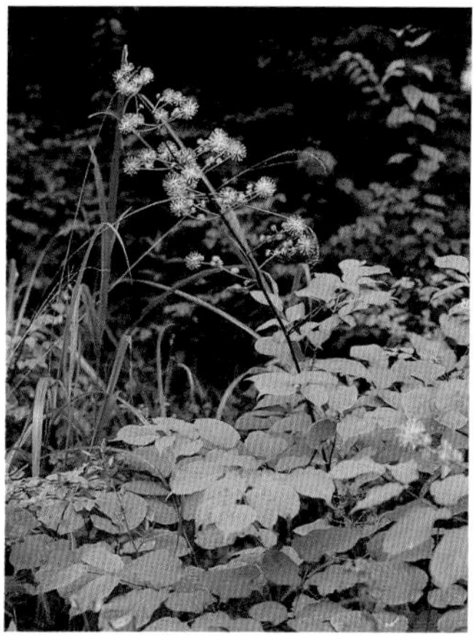

Ⓐ

風、寒、湿の邪をとり除く生薬

日本産の独活は和《わ》独活といい、ウコギ科のウドの根茎を用いますが、中国の独活は唐《とう》独活といい、セリ科のシシウドの根や根茎を用います。どちらも流通していますが、単に独活というと、和独活のことを示します。

手足の経絡の気血の巡りをよくし、風湿の邪をとり除くため、風湿による、頸部や手足、腰部のしびれ、痛み、関節痛などにも効果があります。風湿の邪は、冷え、湿度によって悪化することが多く、その際は温める生薬や湿気を除く生薬を用います。

基　原 ウコギ科（Araliaceae）のウドAralia cordata Thunbergの、通例、根茎

主要成分 オストールosthol

性味/帰経 微温／辛・苦／腎・膀胱

薬　効 体の表面の邪をはらう、痛みを止めるなど

処　方 荊防敗毒散《けいぼうはいどくさん》、独活《どっかつ》寄《き》生湯《せいとう》、独活葛根湯《どっかつかっこんとう》、十《じゅう》味《み》敗毒湯《はいどくとう》など

とちゅう　Eucommia Bark・EUCOMMIAE CORTEX

杜仲

気虚

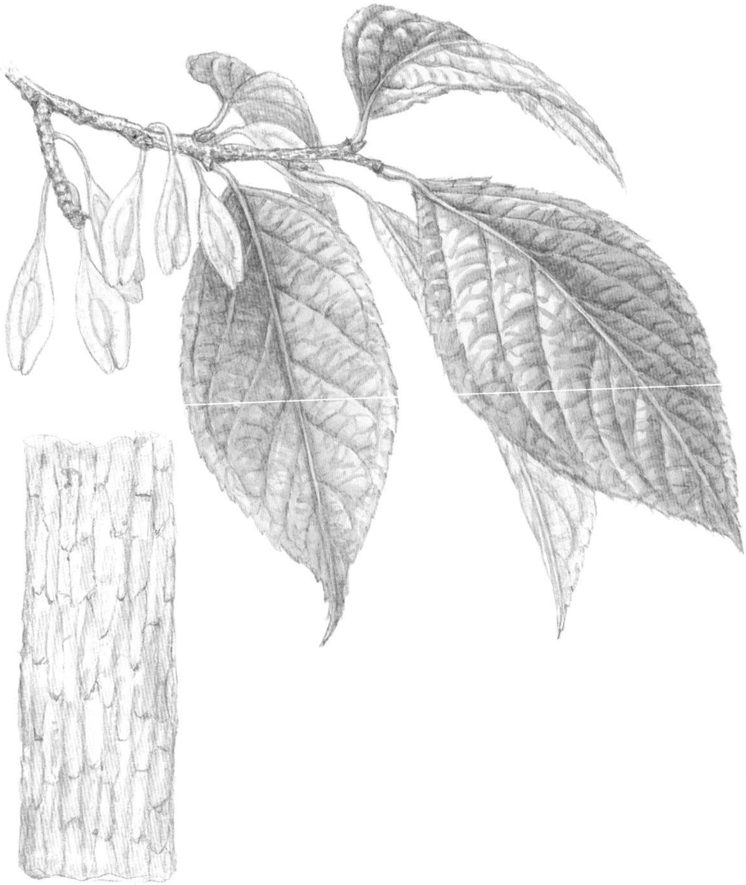

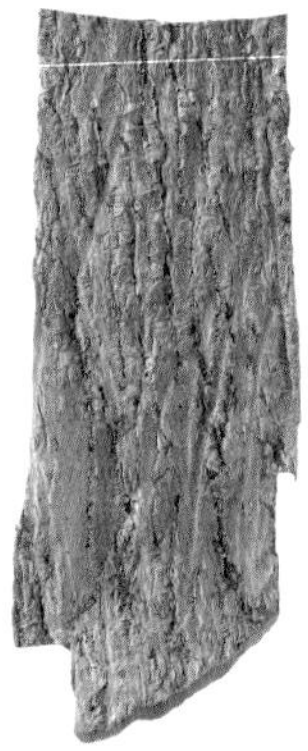

Ⓐ

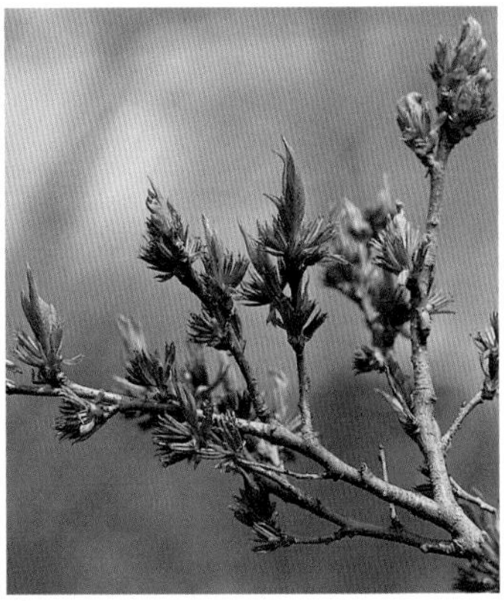

Ⓐ

葉を使った杜仲茶で知られる補腎薬《ほじんやく》

杜仲茶には葉を使いますが、生薬にはゴム状の粘り気のある樹皮を使用します。粘り気のあるものは腎を補うとされていますが、この杜仲もそのひとつです。腎（成長発達、生殖や老化を主《つかさど》る）を補う補腎薬（加齢予防）ですが、杜仲の特徴は筋骨を強くして、足腰の関節痛、脱力を改善し、筋力低下を予防する点です。腎虚にともなう耳鳴りにも用いられます。即効性というよりは日常に内服するのがよい方法です。

また、安胎《あんたい》作用があり、習慣性流産を予防して妊娠を継続させるとされています。

基　原 トチュウ科（Eucommiaceae）のトチュウ*Eucommia ulmoides* Oliverの樹皮

主要成分 グッタペルカgutta-percha

性味/帰経 温／甘／肝・腎

薬　効 流産防止など

処　方 大防風湯《だいぼうふうとう》など

人参

気虚　陰虚

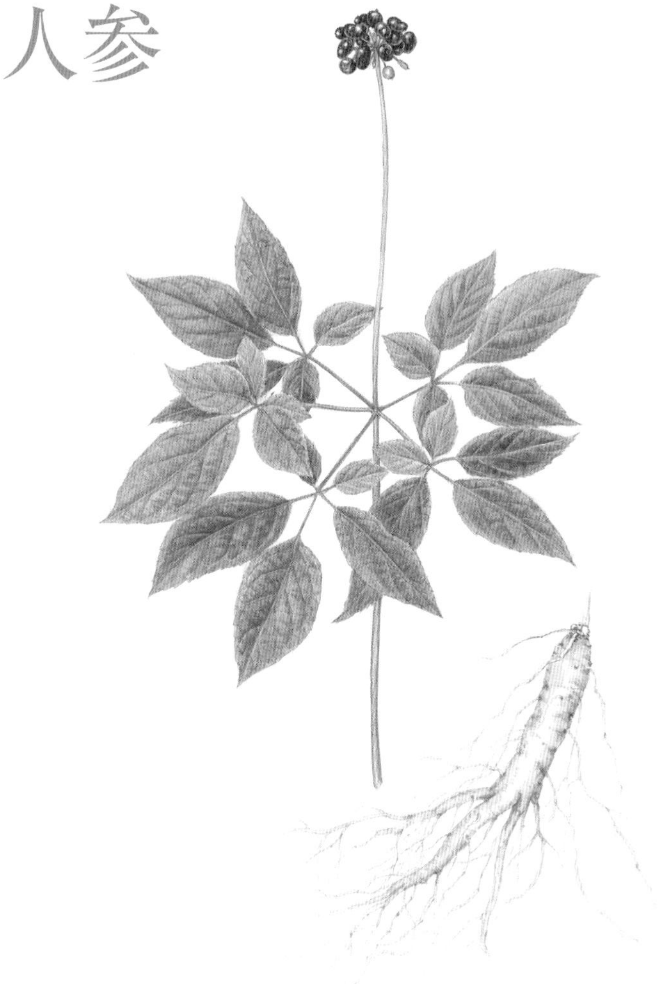

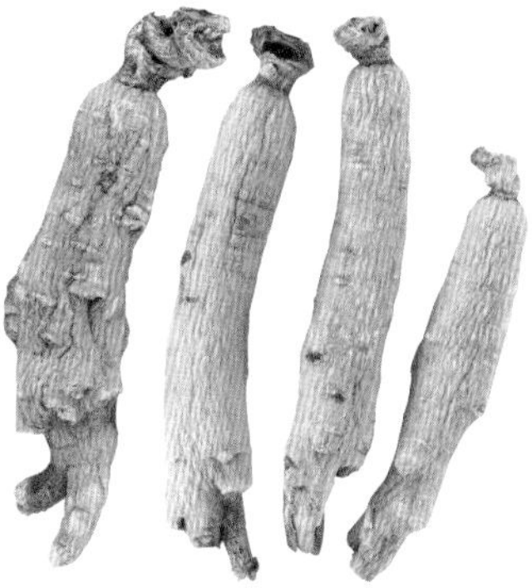

Ⓐ

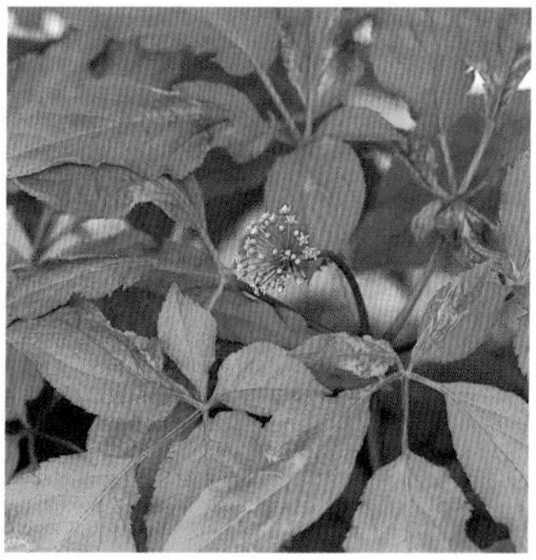

Ⓐ

古くから珍重された補気の重要生薬

朝鮮人参と呼ばれ、朝鮮半島、中国の東北地方が主産地です。耐寒性はすこぶる強く、山林の下でゆっくりと葉、茎を成長させます。その中で周囲の土壌中の栄養を吸い尽くし、根に貯め込む力があり、これが補益の源泉です。弱点はほかの植物との競争、気温上昇に弱いことです。

気を補うことで、弱った臓腑が正常に動きはじめ、疲労倦怠、病後の回復を早め、全身の機能低下を改善します。脾胃の力を補う作用にすぐれ、消化力をたかめ、食欲不振など胃腸虚弱の改善に用いられます。また肺気を補うことで、かぜをひきやすいなどの体質改善にも用いられます。心《しん》にも働き、心神を安定させます、補気により血《けつ》、津液の生成を促進します。全身の気を補うにはなくてはならない生薬です。

人参を蒸して乾燥させた紅参末《こうじんまつ》という粉末も保険適応になっています。

基　原 ウコギ科（Araliaceae）のオタネニンジンPanax ginseng C.A.Meyerの細根を除いた根またはこれを軽く湯通ししたもの

主要成分 ジンセノシドginsenoside

性味/帰経 微温／甘・微苦／肺・脾

薬　効 気を補う、精神安定など

処　方 人参湯《にんじんとう》、四君子湯《しくんしとう》、六君子湯《りっくんしとう》、補中益《ほちゅうえっ》気湯《きとう》、十全大補湯《じゅうぜんたいほとう》、白虎加人参湯《びゃっこかにんじんとう》、清暑益気湯《せいしょえっきとう》など

にんどう　Lonicera Leaf and Stem・LONICERAE FOLIUM CUM CAULIS

忍冬

実熱

熱をさまして、筋肉や関節の痛みをとる

忍冬は日本ではスイカズラの葉や茎を用い、忍冬藤《にんどうとう》または金銀藤《きんぎんとう》（藤とは蔓《つる》を指す）とも呼ばれています。中国ではおもに花蕾《からい》の金銀花《きんぎんか》を用いています。風の強い岸壁、林縁にもよく生えています。金銀花と作用は類似しますが、茎を用いるとより経絡に作用するようになります。

金銀花のように、風熱によるのどの痛みを改善し、化膿性炎症を解毒する力があります。また、経絡に働き、筋肉や関節の痛みをとる作用もあります。内服だけでなく、外用薬としても湿疹や化膿症、関節炎、痔などに用いられ、入浴剤として利用し、あせもや腰痛、冷えの改善に用いられることもあります。

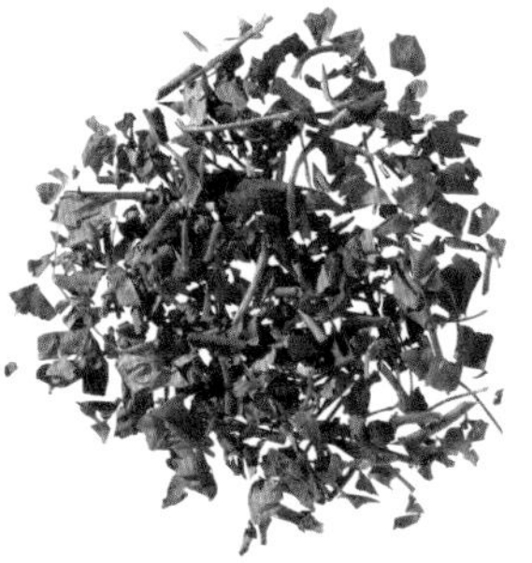

Ⓐ

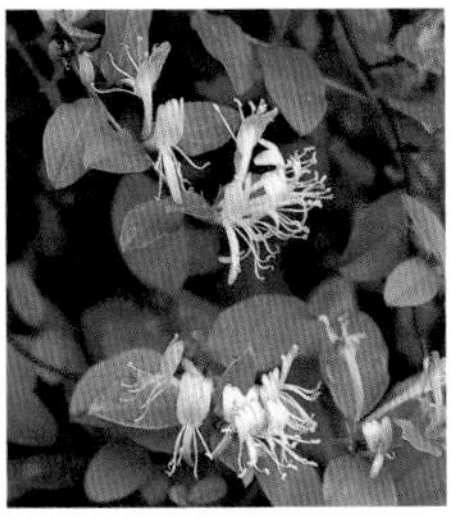

Ⓐ

基　原　スイカズラ科（Caprifoliaceae）のスイカズラ*Lonicera japonica* Thunbergの葉および茎

主要成分　ロニセリンlonicerin

性味/帰経　寒／甘／肺・胃

薬　効　熱をさます、解毒、止血

処　方　治頭瘡一方《ぢづそういっぽう》など

ばいも　Fritillaria Bulb・FRITILLARIAE BULBUS

貝母

実熱　水毒

肺の熱をさましてせき、痰を鎮める

貝母の名はふたつの鱗片《りんぺん》がまるで母が子を抱くようにあわさっていることに由来します。中国では浙《せつ》貝母と川《せん》貝母とに区別されますが、日本では浙貝母が使われています。浙貝母は同じアミガサユリの鱗茎《りんけい》を用いた生薬ですが、川貝母はアミガサユリ以外の同属の植物の鱗茎を用います。どちらの貝母もせきや痰に効果がありますが、浙貝母のほうが、清熱作用にすぐれ、川貝母は肺の陰を補う作用にすぐれています。凝り固まった痰を散らす作用があるため、局所の化膿性炎症の初期、リンパ節のはれ、腫瘤《しゅりゅう》などにも用いることができます。

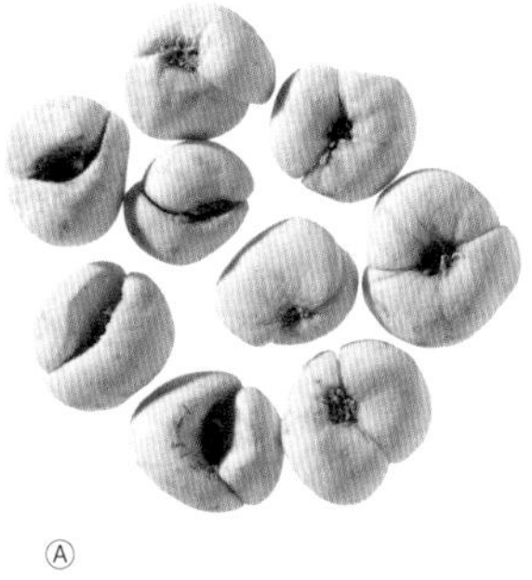

Ⓐ

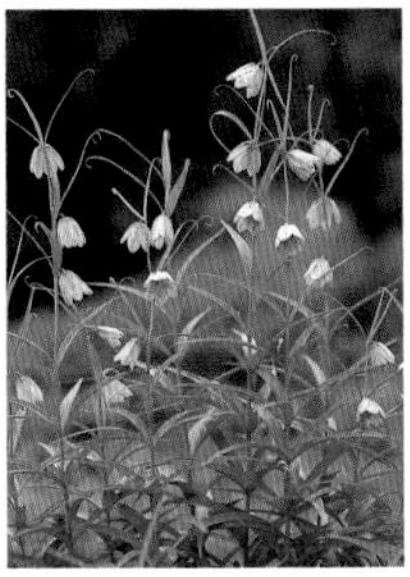

Ⓐ

基　原　ユリ科（Liliaceae）のアミガサユリ*Fritillaria verticillata* Willdenow var. *thunbergii* Bakerの鱗茎

主要成分　ペイミンpeimine

性味/帰経　寒／苦／肺・心

薬　効　熱をさます

処　方　滋陰至宝湯《じいんしほうとう》、清肺湯《せいはいとう》など

ばくが Malt・FRUCTUS HORDEI GARMINATUS

麦芽

気滞 気虚

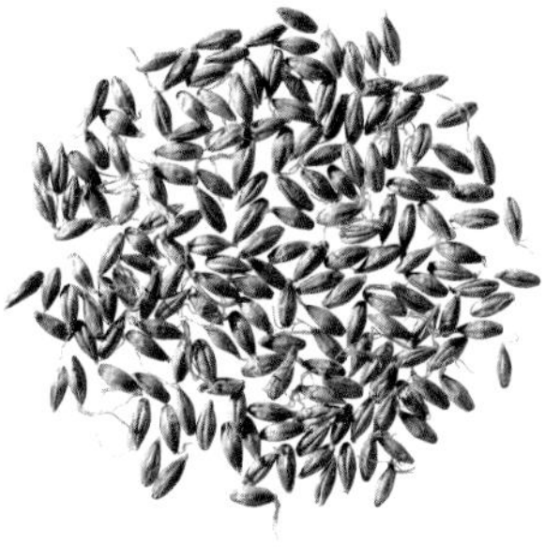
Ⓐ

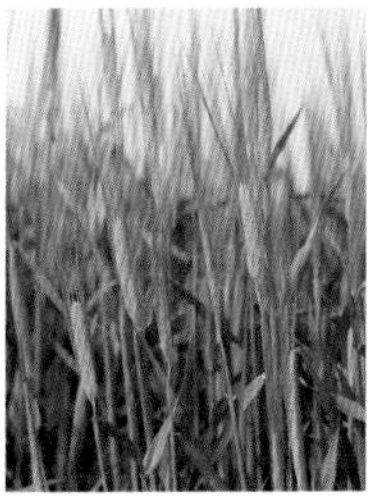
Ⓐ

胃のトラブルを解消する大麦を用いた生薬

世界各地で栽培されている大麦は、押し麦として食用にも利用されていますが、オオムギの発芽した果実を用いた生薬が麦芽です。

発芽した穀物の種子には、でんぷんを分解するために酵素が発現しています。そのため、炭水化物の消化を助けることができ、消食薬《しょうしょくやく》と呼ばれています。米の発芽したものは穀芽《こくが》と呼び、麦芽よりも消食作用は劣りますが、健胃作用にはすぐれています。小児の胃腸障害にも有効です。膠飴《こうい》はこの両者の長所を組み合わせた発酵医薬であり、食材です。麦芽の消食以外の特徴は、肝の働きをよくすること、乳汁分泌を抑制することです。

基原 イネ科（Gramineae）のオオムギ Hordeum vulgare Linné の成熟したえい果の発芽したもの

主要成分 マルトースmaltose、ホルデリンholderin

性味/帰経 平／甘／脾・胃

薬効 胃腸の調子をととのえる、乳汁分泌抑制

処方 半夏白朮天麻湯《はんげびゃくじゅつてんまとう》など

びゃくし Angelica Dahurica Root・ANGELICAE DAHURICAE RADIX

白芷

水毒

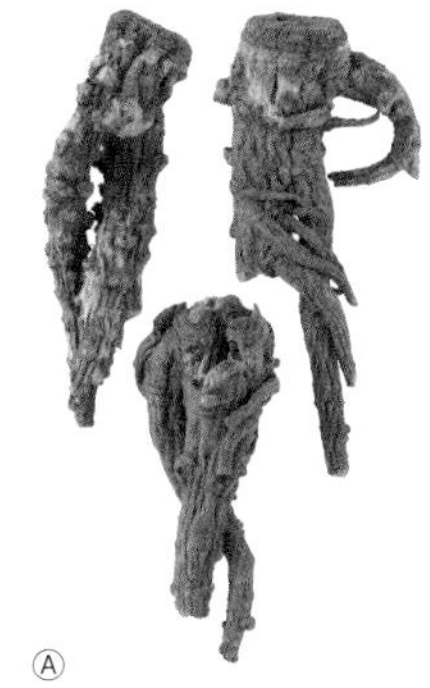
Ⓐ

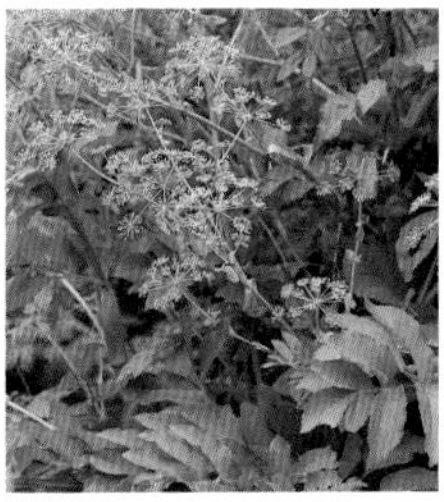
Ⓐ

頭痛、鼻づまりに効果がある代表的な生薬のひとつ

解表《げひょう》（体の表面の邪をはらうこと）薬の一種で湿をとり除く作用にすぐれています。特徴としては、頭痛（特に前頭部）や歯痛、筋肉痛など頭部、顔面の痛みをとる作用（川芎茶調散《せんきゅうちゃちょうさん》）と、鼻づまりを改善させる作用があります。

また、膿《うみ》を体外に出す排膿作用があり、扁桃炎、虫垂炎、皮膚炎などの炎症をおさえるために荊芥連翹湯《けいがいれんぎょうとう》にも用いられています。

中国では川白芷《せんびゃくし》（四川産）や杭白芷《こうびゃくし》（杭州産）の名で呼ばれ、セリ科独特の強いにおいがする生薬で、芳香の強いものが良品とされます。

基原 セリ科（Umbelliferae）のヨロイグサ Angelica dahurica Bentham et Hookerの根

主要成分 ビャクアンゲリコールbyakangelicol

性味/帰経 温／辛／肺・脾・胃

薬効 体の表面の邪をはらう、痛みを止める、膿を出すなど

処方 荊芥連翹湯、五積散《ごしゃくさん》、清上防風湯《せいじょうぼうふうとう》、疎《そ》経活血湯《けいかっけつとう》、川芎茶調散など

ばくもんどう　Ophiopogon Root・OPHIOPOGONIS RADIX

麦門冬

虚熱　陰虚

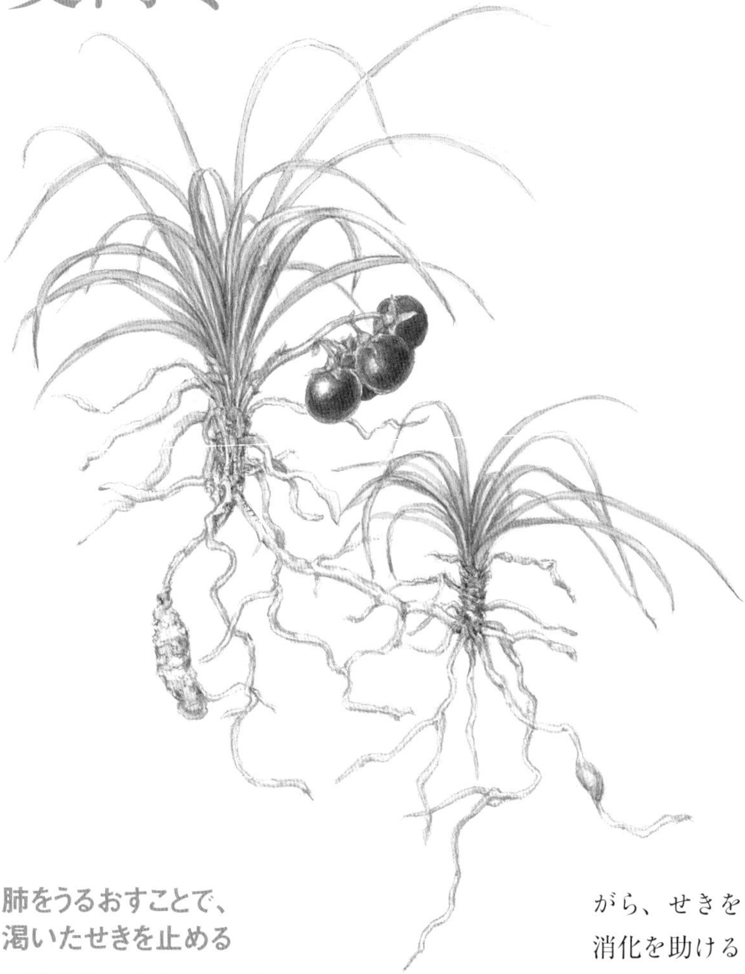

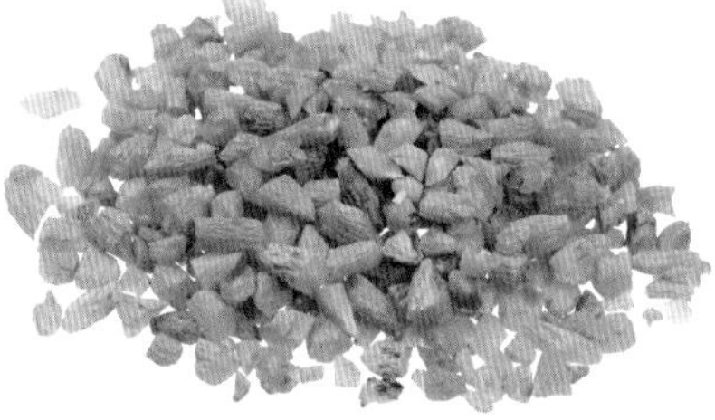

Ⓑ

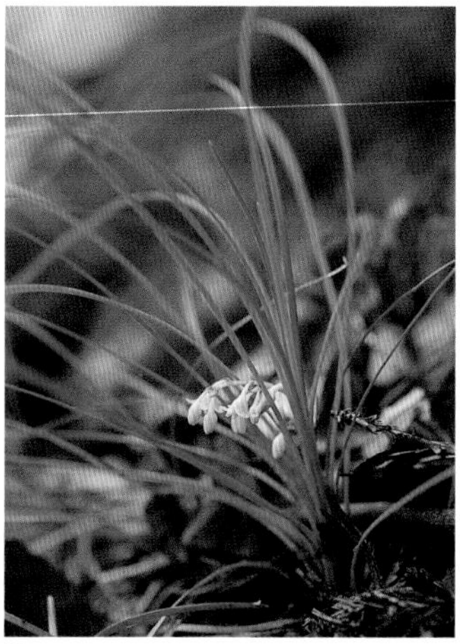

Ⓐ

肺をうるおすことで、渇いたせきを止める

地上部はあまり上に成長しないかわりに、地下は2mと深く根を張ります。一定の湿度を維持しながら、土壌を強く固める力があり、よく土手に植えられています。本来は、陰湿地を好み、日照にかかわらず年中青々としています。地上部は、ちょうど頭髪のように無数の細長い線形の葉が四方八方への伸び垂れ下がり、その間をかき分けると濃紫色の果実が顔を出します。根の紡錘《ぼうすい》形に膨らんだ部分を生薬に用います。葉は肺と関係があり、陰湿地を好み、土壌の湿度を維持する機能は、麦門冬の自然界でのうるおす力が発揮されたものです。

のどの乾燥感やせきなどを鎮めるときに、肺をうるおして（粘液の分泌を促進）熱をさましながら、せきを止めます。胃の分泌腺を促進し、消化を助けるともされてきました。食欲はあるのに消化できないという胃陰虚に有効とされています。乾いた硬い便をともなう便秘には、このうるおす作用を用いて便通を改善させます。

心《しん》を補うことで、精神的に落ち着きを与え、不眠や動悸、ほてりなどを改善する作用もあります。

基　原　ユリ科（Liliaceae）のジャノヒゲ Ophiopogon japonicus Ker-Gawlerの根の膨大部

主要成分　オフィオポゴニンophiopogonin

性味/帰経　微寒／甘・微苦／心・肺・胃

薬　効　肺をうるおす、せきを止めるなど

処　方　麦門冬湯《ばくもんどうとう》、滋陰至宝湯《じいんしほうとう》、竹茹温胆湯《ちくじょうんたんとう》、温経湯《うんけいとう》、炙甘草湯《しゃかんぞうとう》、辛夷清肺湯《しんいせいはいとう》など

はっか　Mentha Herb・MENTHAE HERBA

薄荷

実熱　気滞

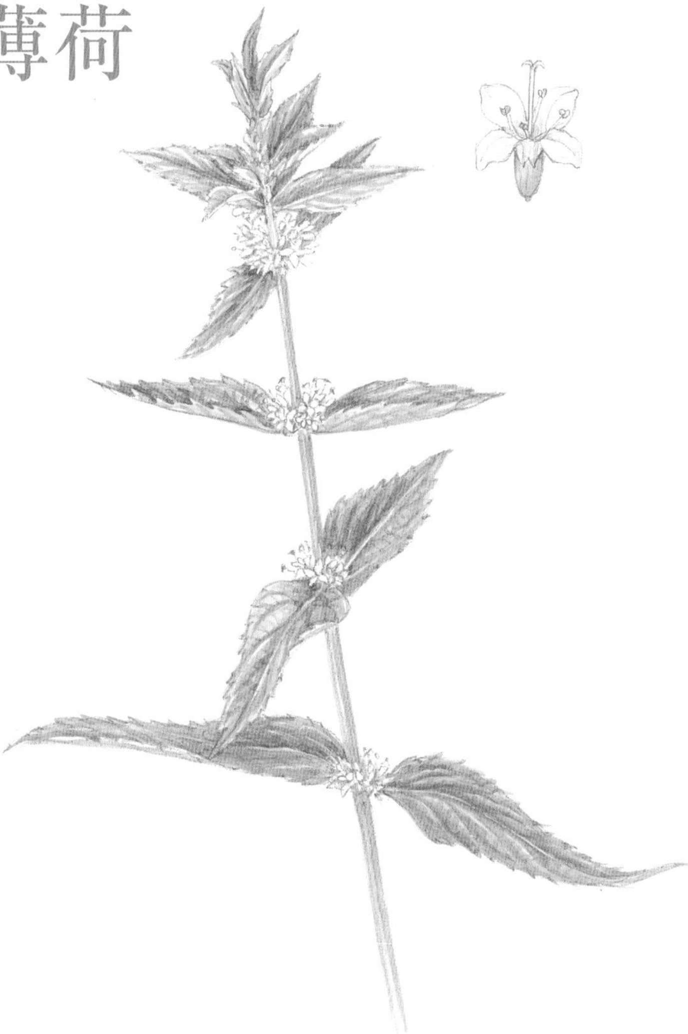

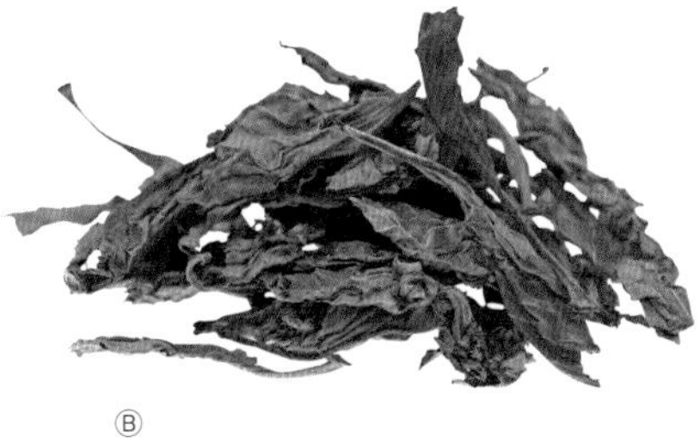

Ⓑ

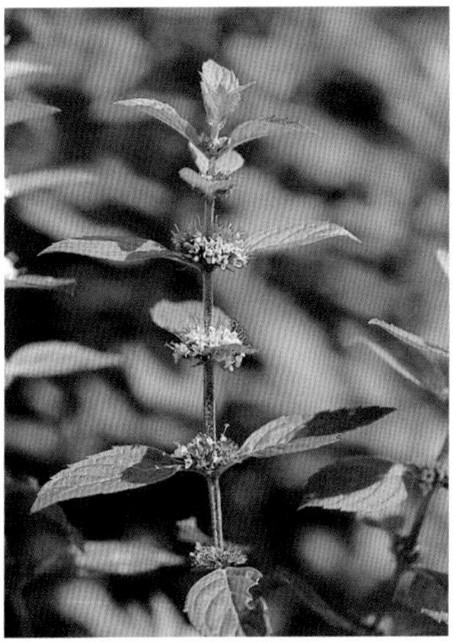

Ⓐ

清涼感ある香りが熱症状をとり除く

ハーブティーや菓子などに使われ、独特の清涼なメントール臭のあるハッカ。香りの成分が保たれている、新しいものが良品とされます。既成のエキス剤ではこの香りが十分に残っていません。煎じるときには、揮発成分が飛ばないよう、あとから入れるようにします。

熱感の強いかぜを冷やしながら治しますが、頭部、目、のどによく作用するのが特徴です。頭痛、咽頭痛、声のかすれ、目の充血に用います。感冒時にかぎらず、ぼやけた頭や目をクリアにする働きもあります。ほかに肝の働きを助けるために、気持ちにも働きかけます。熱がこもって精神的に気持ちがうつうつとしているときや、気持ちが不快なとき、ストレスによる胸脇部の張り、かゆみに用いられ、スッとした薄荷の清涼感が、気を流してこれらの症状を改善させます。

基原　シソ科（Labiatae）のハッカMentha arvensis Linné var. piperascens Malinvaudの地上部

主要成分　メントールmenthol

性味/帰経　涼／辛／肺・肝

薬効　体の表面の邪をはらうなど

処方　加味逍遙散《かみしょうようさん》、川芎茶調散《せんきゅうちゃちょうさん》、清上防風湯《せいじょうぼうふうとう》、銀翹散《ぎんぎょうさん》、防風通聖散《ぼうふうつうしょうさん》など

浜防風

陰虚

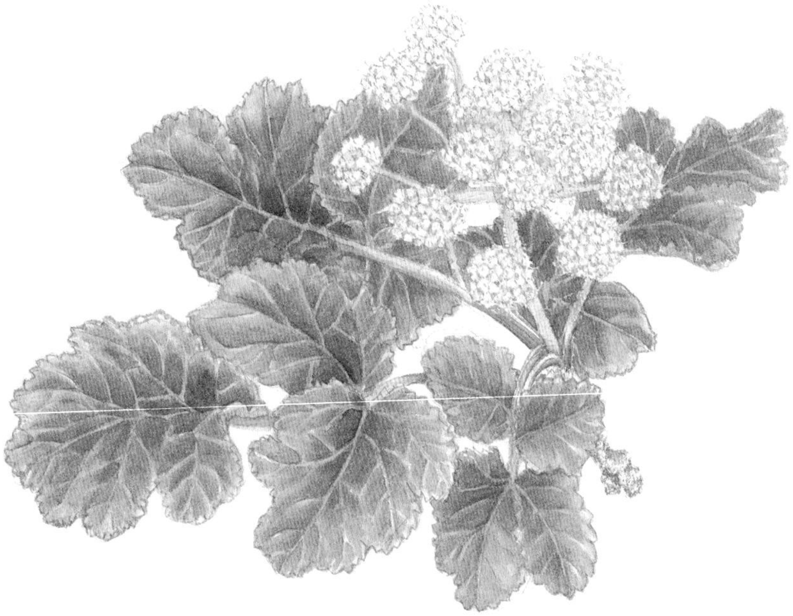

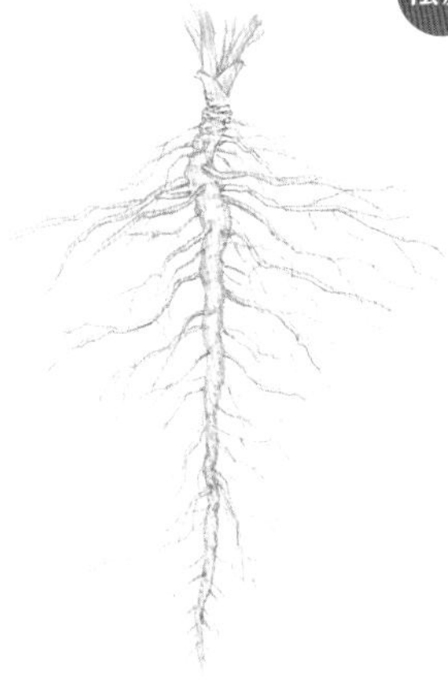

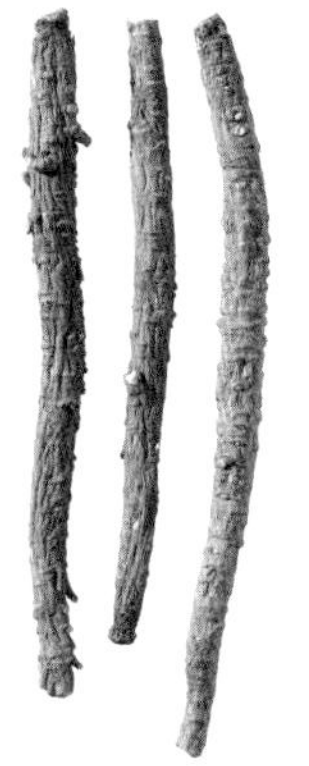

Ⓐ

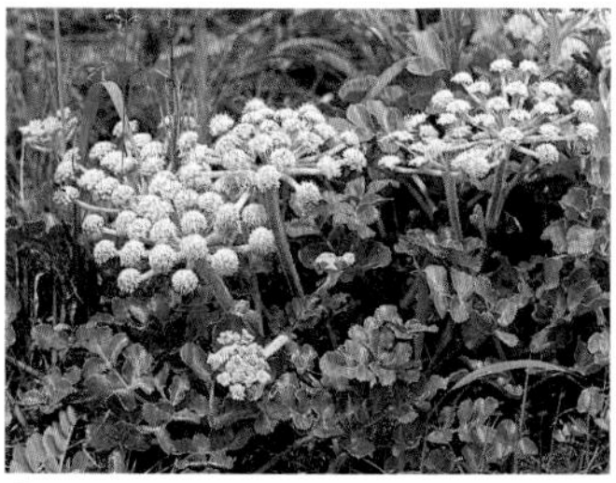

Ⓐ

かぜの熱や頭痛、関節の痛みを改善

生薬の防風は、もともとはセリ科のボウフウのことでしたが、日本には自生していないため、不足分を補うために江戸時代より香りが似ているハマボウフウの根を代用してきました。中国ではこの浜防風のことは北沙参《ほくしゃじん》といいます。これに対して南沙参《なんしゃじん》もあり、こちらはキキョウ科のトウシャジンやツリガネニンジンの根を用います。浜防風は防風よりも感冒に対する解表《げひょう》作用は弱いのですが、肺や胃の分泌腺を盛んにしてうるおす作用があります。そのため、からせき、食欲はあるのに消化できない（胃陰虚）という病態に用います。陰虚の場合の感冒薬としては、口の渇きなど乾燥症状が出にくく、よい選択肢です。同じ処方名でも、防風を使っている場合と浜防風を使っている場合とがありますので、使い分けることも可能です。

日本料理の高級野菜として食され、八百屋で売られていることから「八百屋防風」とも呼ばれています。

基原 セリ科（Umbelliferae）のハマボウフウ Glehnia littoralis Fr. Schmidt ex Miquelの根および根茎

主要成分 インペラトリンimperatorin

性味/帰経 微寒／甘・苦／肺・胃

薬効 体の表面の邪をはらう、せきを止めるなど

処方 清上防風湯《せいじょうぼうふうとう》、十味敗毒湯《じゅうみはいどくとう》、消風散《しょうふうさん》、竜《りゅう》胆瀉肝湯《たんしゃかんとう》

半夏

気滞　水毒

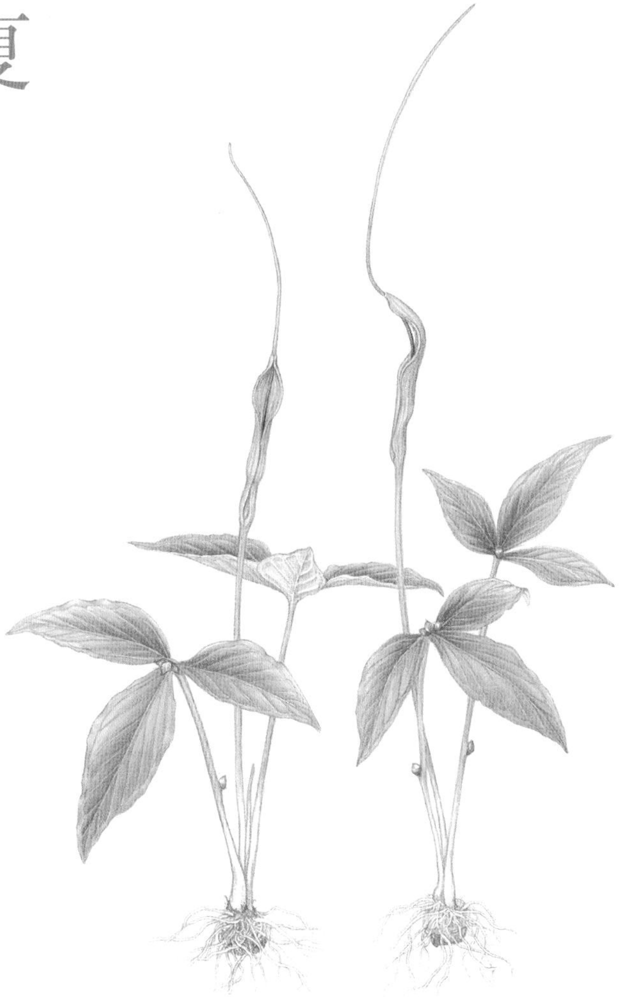

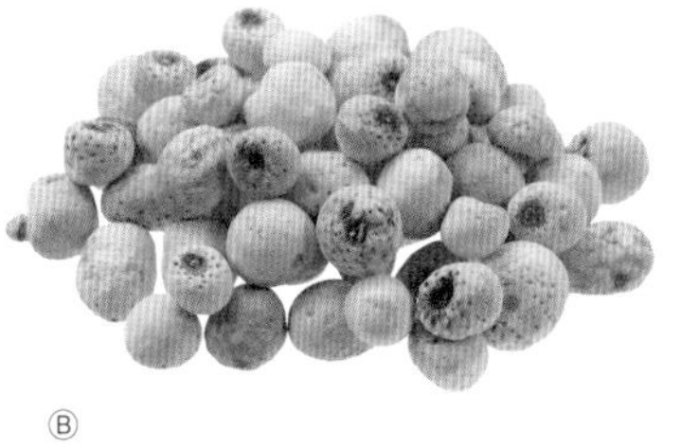

Ⓑ

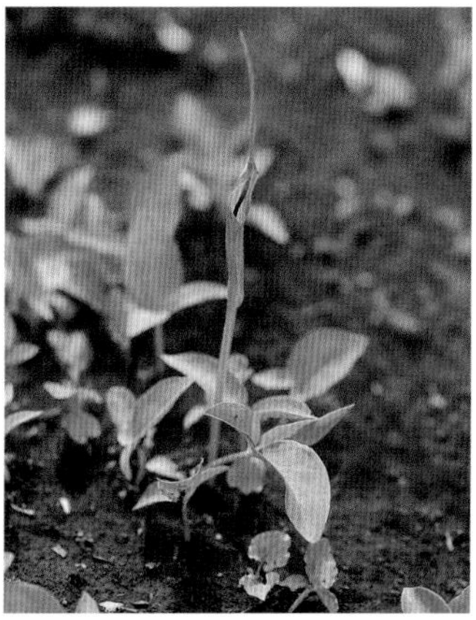

Ⓐ

湿気のある日本では欠かせない生薬

夏の半ばに花を咲かせることに由来する半夏は、田畑や山の道端の湿地に自生しています。里山では、穀物、野菜とともに半夏も育てていましたが、農薬に弱く最近ではあまり見かけなくなっています。

体の湿気をとり除くことで、湿と関連する痰の多いせき、嘔吐やめまい、胸のつかえなどを改善します。また、胃のあたりがちゃぽちゃぽするなど、水分の停滞を改善するのにもよく利用されます。検査しても異常がないのに、のどに何かつまっているような感じを覚える咽喉頭異常症には、半夏厚朴湯《はんげこうぼくとう》が使われますが、この半夏のつかえをとる力を利用して改善させます。つかえをとることで気を巡らせるため、抑うつ症状にも用いられます。

生で用いるとのどに突き刺さるような非常な不快感をともないますので、加熱処理などを施す必要があります。

基原 サトイモ科（Araceae）のカラスビシャクPinellia ternata Breitenbachのコルク層を除いた塊茎

主要成分 ホモゲンチジン酸homogentisic acid

性味/帰経 温・有毒／辛／脾・胃

薬効 吐き気を止める、痰を除くなど

処方 二陳湯《にちんとう》、半夏白朮天麻湯《はんげびゃくじゅつてんまとう》、小青竜湯《しょうせいりゅうとう》、半夏厚朴湯、半夏瀉心湯《はんげしゃしんとう》、麦門冬湯《ばくもんどうとう》など

百合

虚熱　陰虚

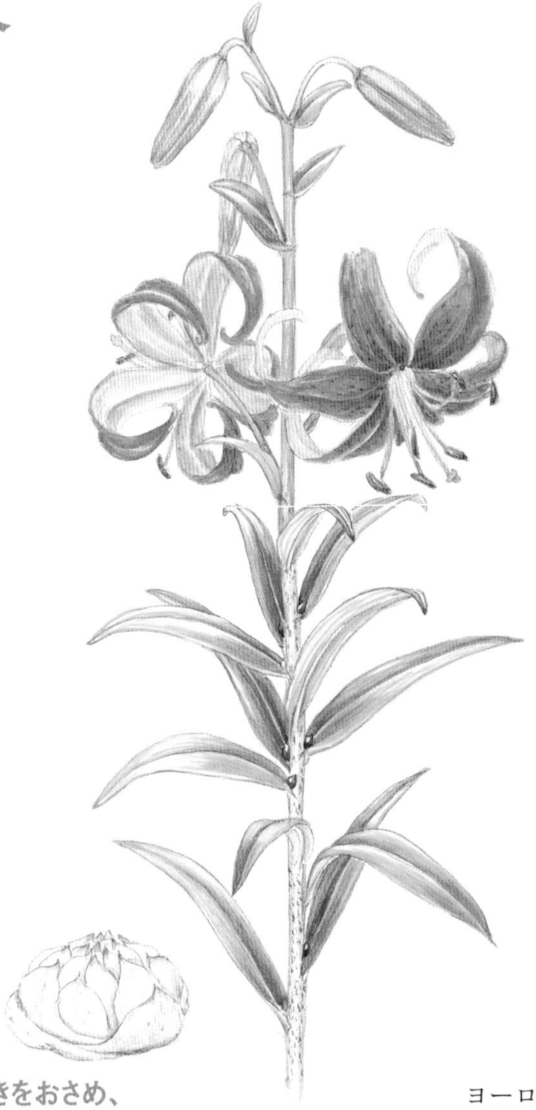

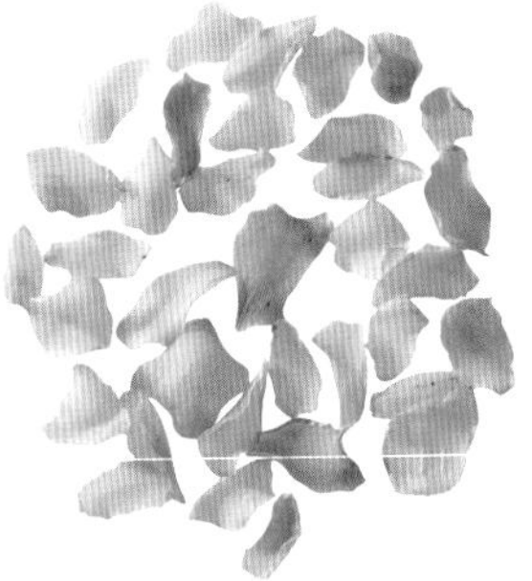

Ⓐ

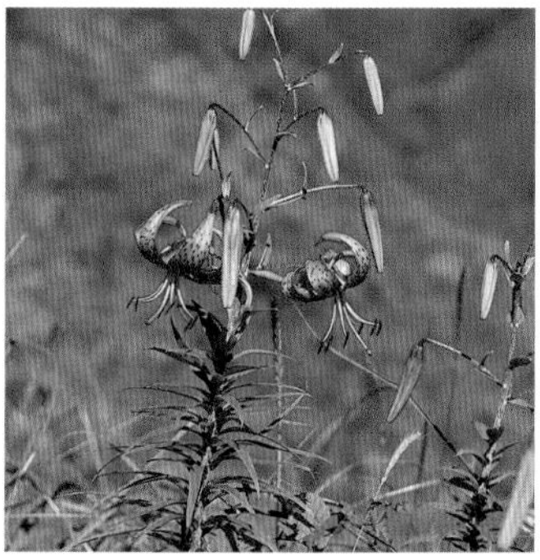

Ⓐ

乾燥性のせきをおさめ、体をうるおす

ユリ科のオニユリなどの植物の鱗茎《りんけい》を用いた生薬です。苦みの少ないオニユリやヤマユリなどの鱗茎は、ゆり根として食用にも利用されています。体内の津液不足を改善し、肺、心《しん》によく作用します。乾燥をともなう肺熱に対し、うるおし、さますことで、せきを止めます。ほかに咽頭、鼻腔の炎症と乾燥感にも用いられます。また、百合病という大病後の微熱と精神不安（不眠、動悸、焦燥不安感）の治療に用いられたことから、百合の心をうるおすことによる精神安定作用がいわれてきました。

ヨーロッパではユリの根を婦人病に用いることがあり、お産を軽くする効果があるとされています。

基　原　ユリ科（Liliaceae）のオニユリLilium lanciforium Thunberg、ハカタユリLilium brownii F.E.Brown var. colchesteri Wilson、Lilium brownii F.E.BrownまたはLilium pumilum De Candlleの鱗片葉を、通例、蒸したもの

主要成分　澱粉starch

性味/帰経　微寒／甘・苦／心・肺

薬　効　肺をうるおす、せきを止める、精神安定

処　方　辛夷清肺湯《しんいせいはいとう》など

白朮

水毒 気虚

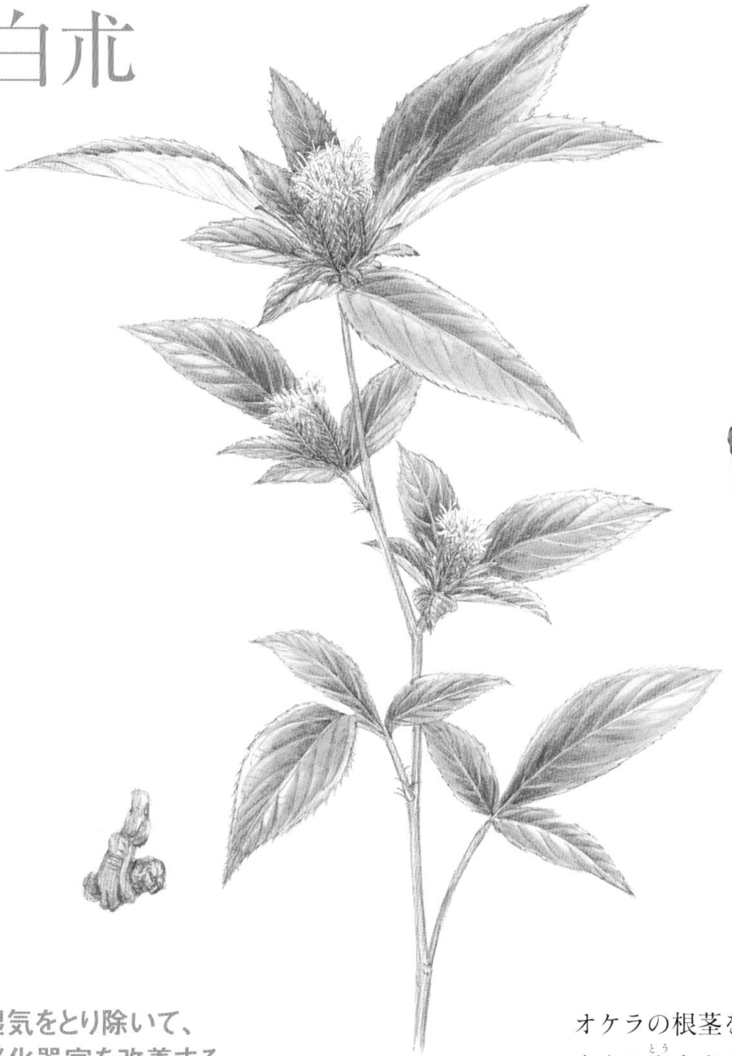

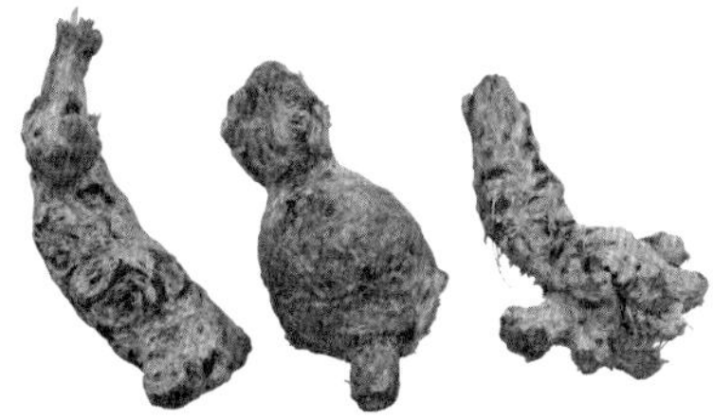

Ⓑ

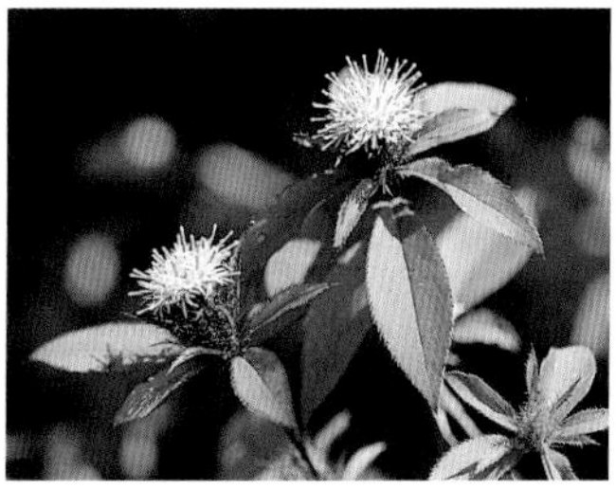

Ⓐ

湿気をとり除いて、消化器官を改善する

蒼朮《そうじゅつ》と同様、体の余分な湿気をとり除く作用がありますが、消化器（脾胃）の機能をたかめる力は蒼朮よりもすぐれています。類縁でお互いに交配も可能ですが、香りも有効成分も異なります。湿をとり除き、弱った消化器官を補うことから、倦怠感、食欲不振、胃もたれなどを改善させます。

湿気をとり除く作用から、むくみやめまい、ふらつき、関節痛などにも用いられています。

蒼朮と一緒に用いることで湿気をとる力を高めることができるため、二朮湯《にじゅつとう》、半夏白朮天麻湯《はんげびゃくじゅつてんまとう》には両方の朮が入っています。

日本ではオケラの根茎を、中国ではオオバナオケラの根茎を使用してきたため、それぞれ和《わ》白朮と唐《とう》白朮と呼ばれています。特異な臭いがあり、やや苦みがあります。

基原 キク科（Compositae）のオケラ Atractylodes japonica Koidzumi ex Kitamuraの根茎（和ビャクジュツ）またはオオバナオケラ Atractylodes macrocephala Koidzumi（Atractylodes ovata De Candolle）の根茎（唐ビャクジュツ）

主要成分 アトラクチロンatractylon

性味/帰経 温・微香／甘・微苦／脾・胃

薬効 気を補う、下痢を止める、下痢を止めるなど

処方 帰脾湯《きひとう》、滋陰至宝湯《じいんしほうとう》、二朮湯、人参養栄湯《にんじんようえいとう》、半夏白朮天麻湯など

びわよう　Loquat Leaf・ERIOBOTRYAE FOLIUM

枇杷葉

実熱

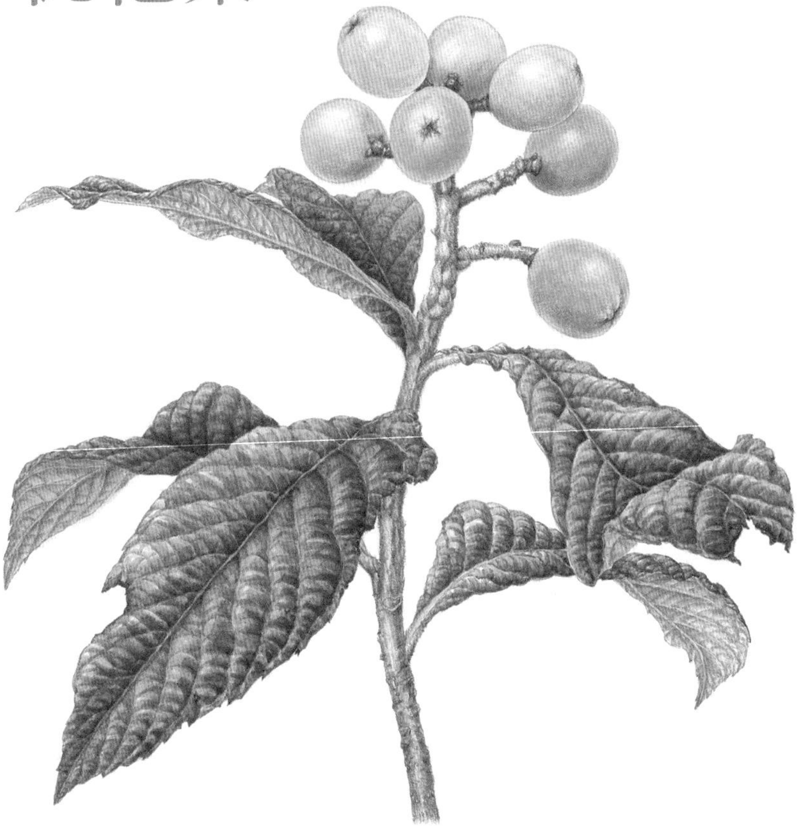

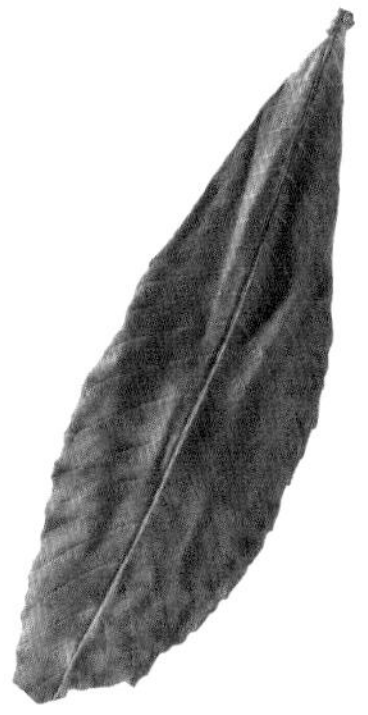

Ⓐ

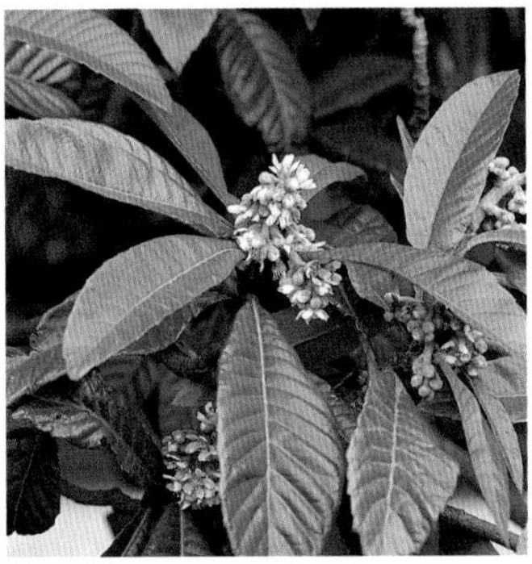

Ⓐ

せきを止め、のどに有効のビワの葉

苦みを有し、肺と胃を冷やす性質と気の上逆を下ろす性質があります。せきも嘔吐も、本来下に降りるべき気が、逆らって上がっている病態とされています。そのため、肺に熱がこもった肺熱によるせきや痰、胃に熱がこもる胃熱による嘔吐に用いられます。せきには葉をあぶって用い、吐き気にはあぶらずそのまま使用します。葉の裏には絨毛《じゅうもう》が多く刺激性があるため、除去して使用します。

ビワの名は、実の形が楽器の琵琶に似ていることに由来するといわれています。比較的暖かい地方でよく栽培されています。果実は食用以外にも、焼酎に入れて薬用酒にすることもできます。葉はお茶、あせも、湿疹に対する入浴剤としても活用されてきました。「肺は皮毛《ひもう》を主《つかさど》る」とされるため、肺に効く生薬が皮膚症状に使われることもあります。大正時代には、あぶったビワの葉を患部に当ててその上から加熱する「枇杷の葉（温圧）療法」という民間療法が始められました。

基　原　バラ科（Rosaceae）のビワEriobotrya japonica Lindleyの葉

主要成分　ネロリドールnerolidol

性味/帰経　涼／苦／肺・胃

薬　効　せきを止める、吐き気を止める

処　方　辛夷清肺湯《しんいせいはいとう》、甘露飲《かんろいん》など

びんろうじ　Areca・ARECAE SEMEN

檳榔子

気滞　水毒

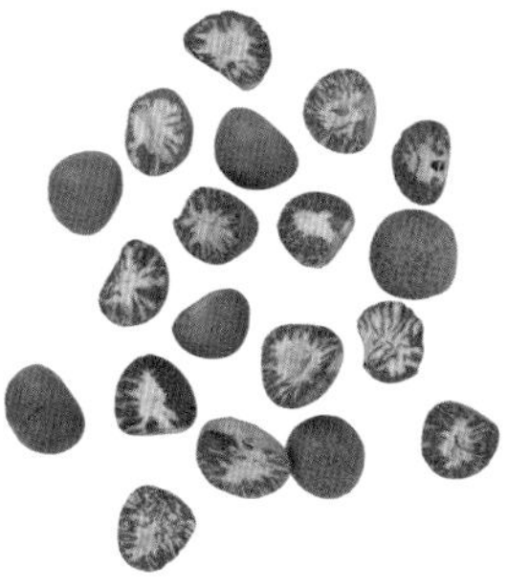

Ⓐ

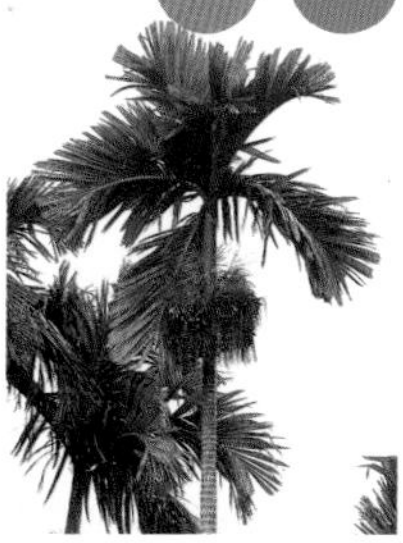

Ⓐ

消化不良を改善し、寄生中の駆除効果も

熱帯、亜熱帯の椰子《やし》の木に似て、一本に直立する背の高い樹木です。ひげ根で大量の水分を組み上げ、数メートルの高さにもち上げる力があります。檳榔子の特徴は利水薬でありながら、気を巡らせて下に降ろす作用があることです。腹部の気滞をとり、腸管をよく動かすために、膨満感、便秘、腹痛などに用いられます。また湿をとり除く作用もあり、足のむくみにも用いられてきました。日本ではよく外傷、刀傷に使用されていました。これは患部の気滞、水滞をとるためですが、ニコチンに類似した物質も含まれ、疼痛緩和や鎮静作用の関与も考えられます。腸の寄生虫の駆除にも使われていました。

基原 ヤシ科 (Palmae) のビンロウAreca catechu Linnéの種子

主要成分 アレコリンarecoline

性味/帰経 温／辛・苦／胃・大腸

薬効 駆虫など

処方 女神散《にょしんさん》、延年半夏湯《えんねんはんげとう》など

ぶくりょう　Poria Sclerotium・PORIA

茯苓

水毒　気虚

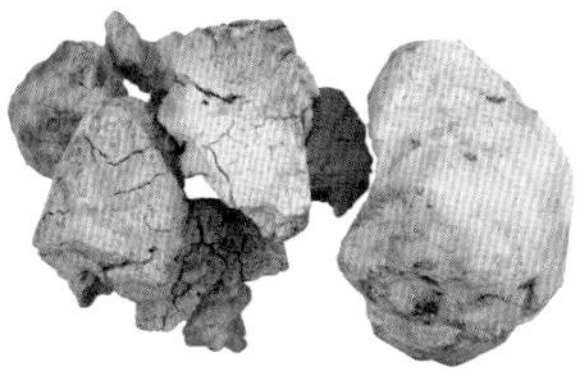

Ⓑ

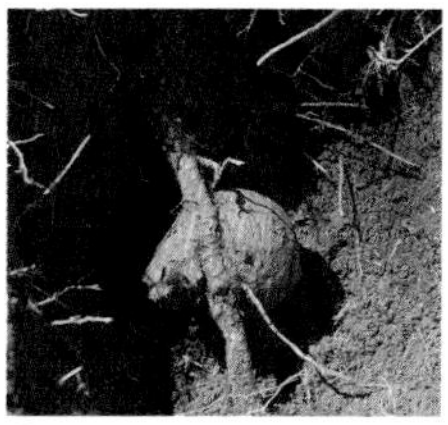

Ⓐ

水分の滞りを改善する利水の代表的生薬

キノコの一種で、弱った松の木に寄生し、地中にこぶし２個分くらいの塊として存在しています。　表面の皮は茯苓皮として体表部の皮膚の水分をとり除く作用があります。「皮を以て皮を治療する」という考え方に基づくものです。体から余分な水分をとり除く利水作用があり、水毒によるめまい、むくみなどの症状を改善します。

脾の気を補う力や、精神的な安定（安神）作用があり、食欲不振、胃もたれ、吐き気などの消化器症状によく組み合わされています。また、不安、驚きやすい、不眠、動悸などに用いられます。

基原 サルノコシカケ科 (Polyporaceae) のマツホド Poria cocos Wolfの菌核で、通例、外層をほとんど除いたもの

主要成分 エブリコ酸eburicoie acid

性味/帰経 平／甘／心・肺・脾・胃・腎

薬効 はれを鎮める、体の表面の邪をはらうなど

処方 五苓散《ごれいさん》、四君子湯《しくんしとう》、半夏白朮天麻湯《はんげびゃくじゅつてんまとう》、半夏厚朴湯《はんげこうぼくとう》、桂枝茯苓丸《けいしぶくりょうがん》、苓桂朮甘湯《りょうけいじゅつかんとう》など

附子

陽虚　水毒

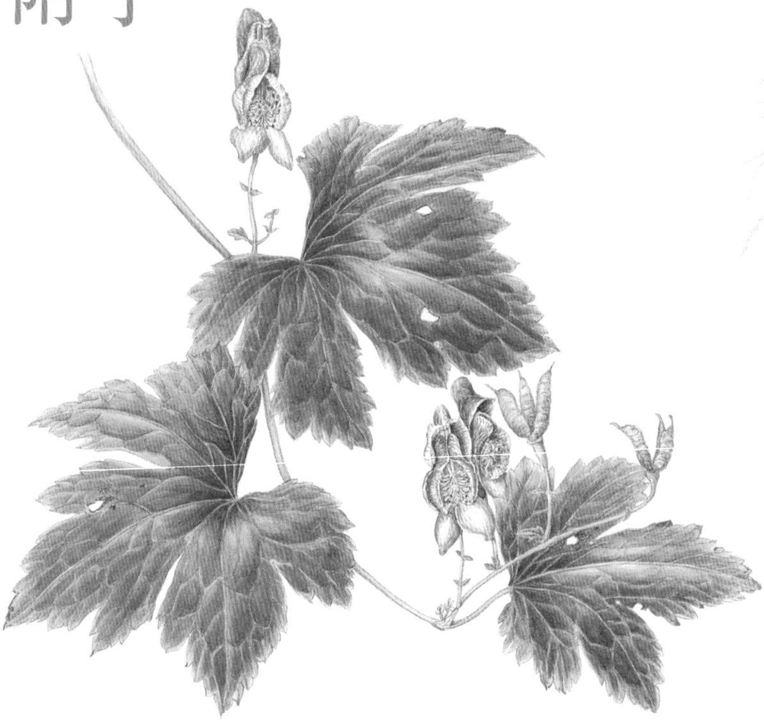

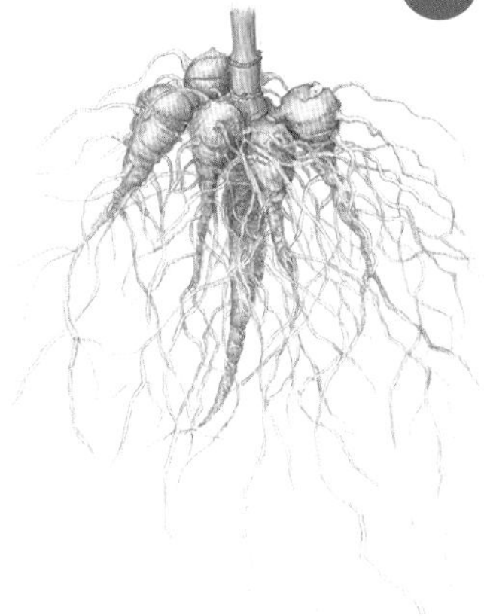

毒性が強いトリカブトの根を用いた生薬

　古くは急性の病気でショック状態になったときや、激しく体力を消耗したときに、強力に温め補う生薬として使われていました。母根は烏《う》頭《ず》、子根は附子と区別されています。青紫の鳥打帽に似た花がついているときはトリカブトであることがわかりやすいのですが、芽吹きのころはセリなどの山菜と間違えて食すと、中毒が起こるので注意が必要です。生薬で使うものは、生のものと加工によりアコニチンが減毒されたものの両方があります。生のものを使用するには、専門医の診察が不可欠です。

　体を温めて巡りをよくし、痛みをとる作用があり、冷えて痛む関節痛によく用いられます。冷えるとむくみやすくなるために利水薬と配合され用いられます。寒けの非常に強い感冒、加齢による冷え（腎陽虚）、おなかの冷えによる慢性的な下痢（脾陽虚）が進行して、夜中に下痢をするような場合に使われます。

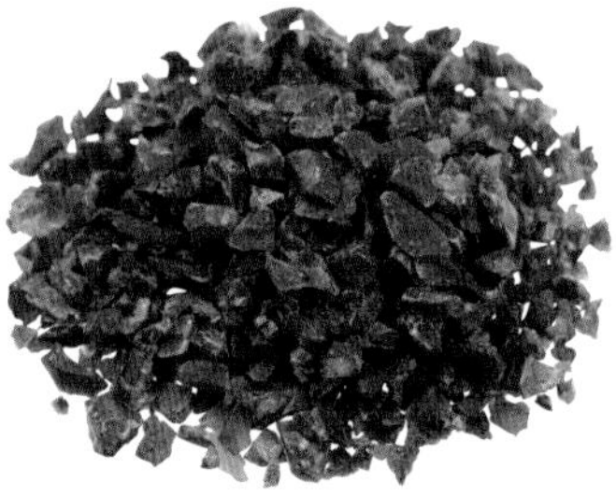

Ⓑ

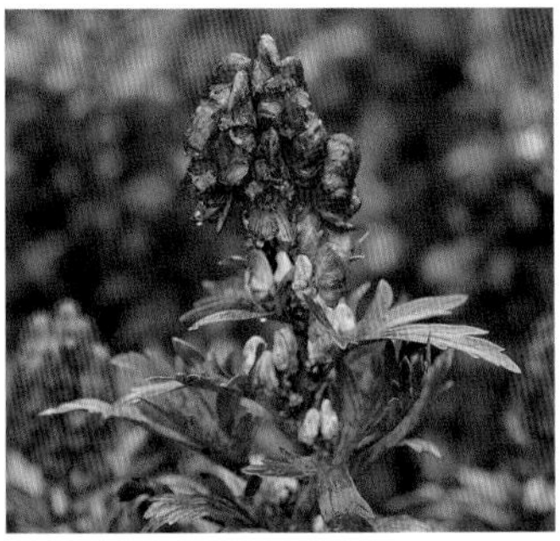

Ⓐ

基　原　キンポウゲ科（Ranunculaceae）のハナトリカブトAconitum carmichaeli Debeaux又はオクトリカブト Aconitum japonicum Thunbergの塊根を加工したもの

主要成分　アコニチンaconitine

性味/帰経　大熱・有毒／大辛／心・脾・腎

薬　効　冷えの改善、痛みを止めるなど

処　方　真武湯《しんぶとう》、牛車腎気丸《ごしゃじんきがん》、大防風湯《だいぼうふうとう》、八味《はちみ》地黄丸《じおうがん》、桂枝加朮附湯《けいしかじゅつぶとう》、麻黄附子細辛湯《まおうぶしさいしんとう》など

ぼうい　Sinomenium Stem and Rhizome・SINOMENI CAULIS ET RHIZOMA

防已

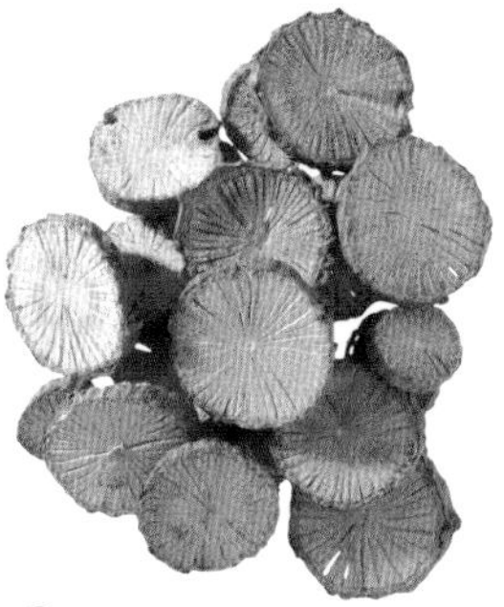

Ⓐ

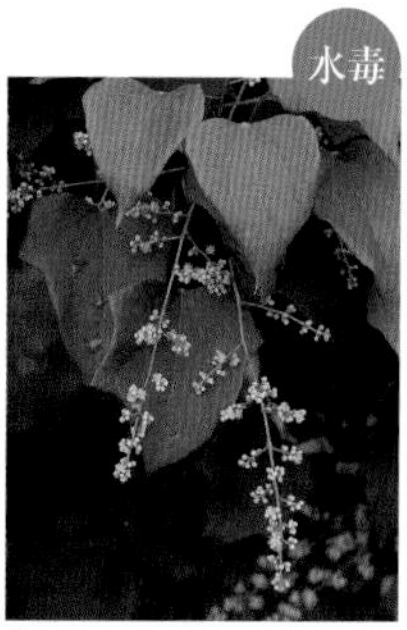

Ⓐ

湿をとり除いて下半身の痛みをやわらげる

蔓《つる》性植物は手足の経絡によく作用しますが、防已もその代表です。風湿邪をとり除き、気血の流れを良好にします。手足、ひざの関節痛や神経痛に用います。また、利水作用もあり、痛みの場所にむくみをともなうときもよい適応です。特に下半身、ひざに作用するとされ、変形性関節症でもひざによく用いられてきました。ひざの痛みは体重の負荷と関係します。水太りということばがありますが、むくみやすい、太りやすいことを指しています。体液の貯留と脂肪の増加は別のものですが、東洋医学では関連しています。そして防已がよく使われています。

基　原 ツヅラフジ科（Menispermaceae）のオオツヅラフジ Sinomenium acutum Rehder et Wilsonのつる性の茎および根茎

主要成分 シノメニンsinomenine

性味/帰経 寒／辛・苦／肝・脾

薬　効 湿気をとり除く、はれを鎮める

処　方 疎経活血湯《そけいかっけつとう》、防已黄耆湯《ぼういおうぎとう》、木防已湯《もくぼういとう》など

ぼくそく　Quercus Bark・QUERCUS CORTEX

樸樕

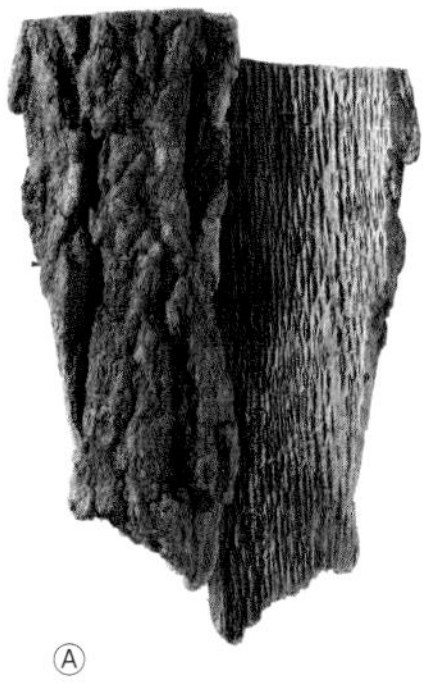

Ⓐ

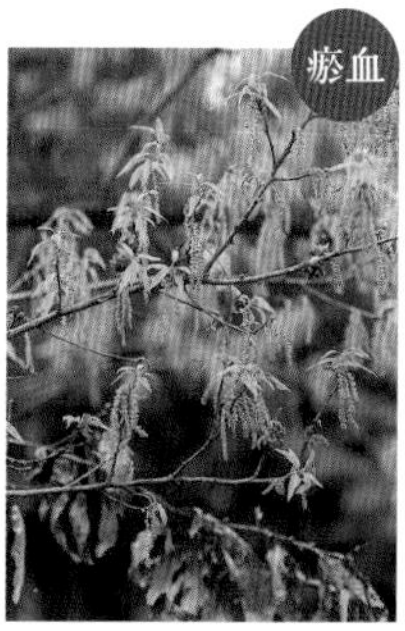

Ⓐ

瘀血を除いて解毒する効果がある

日本独自の生薬で、体表部、体内の瘀血ともに有効で、外科になくてはならない打撲、ねんざの要薬です。樸樕と似た生薬に桜の樹皮（桜皮）があり、両者は樹皮を使用する点も効果も類似しています。樸樕は瘀血をとる力に、桜皮は排膿にすぐれています。樹皮を用いるのは、「皮を以って、皮を治療する」（ここでは樹皮で人の皮膚を治療するという意味）という伝統的な考え方や、タンニンによる収斂《しゅうれん》・抗菌作用（傷口を治癒させる）などを期待したものです。瘀血を除き、循環障害や血液の停滞を改善し、打撲などのはれや痛みを軽減します。皮膚以外にも痔や下痢、下血などにも用いることができます。

基　原 ブナ科（Fagaceae）のクヌギ Quercus acutissima Carruthers、コナラ Quercus serrata Murray、ミズナラ Quercus mongolica Fischer ex Ledebour var. crispula Ohashiまたはアベマキ Quercus variabilis Blumeの樹皮

主要成分 ケルセチンquercetin、タンニンtannin

薬　効 血の巡りをよくする、熱をさます

処　方 十味敗毒湯《じゅうみはいどくとう》、治打撲一方《ぢだぼくいっぽう》など

防風

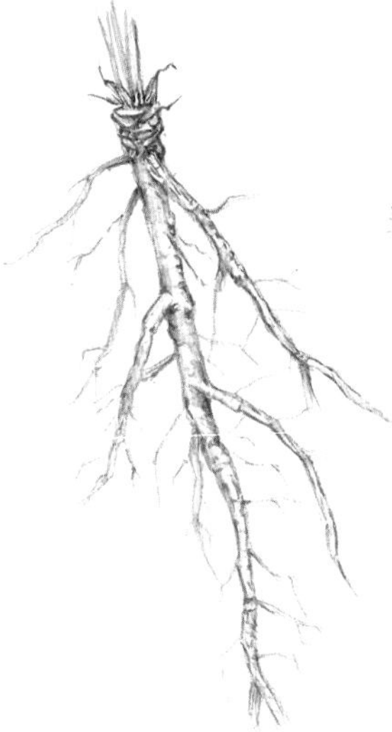

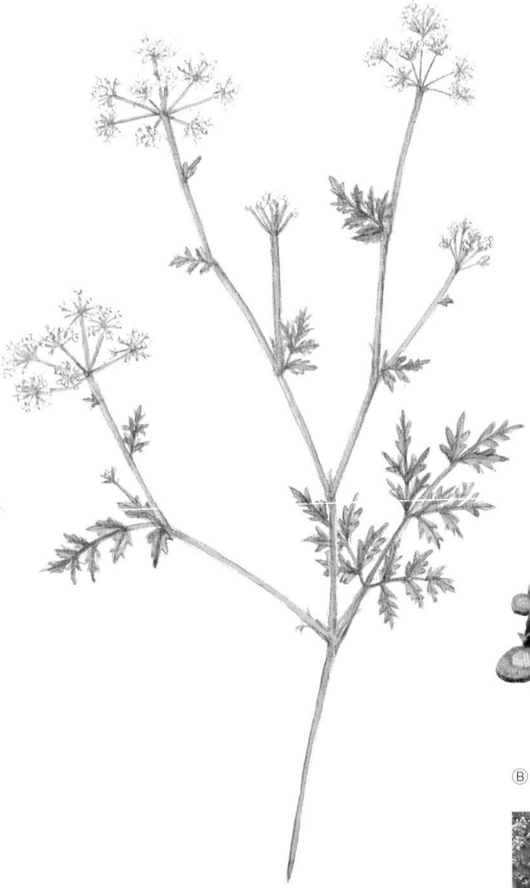

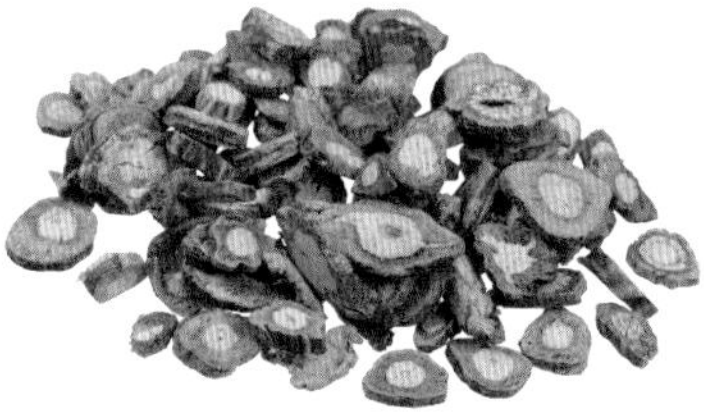

Ⓑ

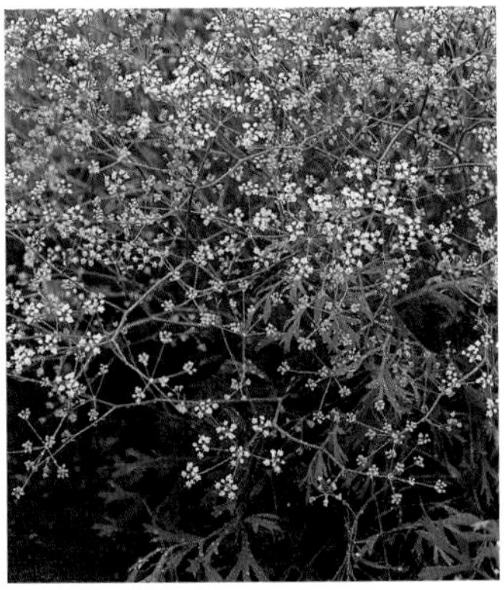

Ⓐ

「風の邪を防ぐ」という意味をもつ感冒薬

かぜの症状に体表部の痛みをともなうときに用います。悪寒、頭痛、のどの痛み、関節痛、筋肉痛などに対して用いられ、よく荊芥《けいがい》と配合して使われます。微温性で体を乾かす作用が少なく、幅広く使用できるのが特徴です。かぜに限らず、関節炎や筋肉痛などの痛みに使用できます。また、皮膚表面によく作用することから、湿疹やじんましんなどにも用いられています。特にじんましんのかゆみは突然あらわれて去っていくことから、皮膚を表面を流れる風、つまり風邪《ふうじゃ》と考えられてきたため、感冒という風邪に効く作用がかゆみに応用されているのです。日本ではボウフウは自生していなかったため、かつてはハマボウフウの根が防風の代用として利用されていました。現在では中国からの輸入品が流通しています。

基　原　セリ科（Umbelliferae）のボウフウ *Saposhnikovia divaricata* Schischkinの根および根茎

主要成分　フラキシジンfraxidin

性味/帰経　微温／辛・甘／膀胱・肺・脾

薬　効　体の表面の邪をはらう、痛みを止める、肺をうるおすなど

処　方　荊芥連翹湯《けいがいれんぎょうとう》、疎経活血湯《そけいかっけつとう》、川芎茶調散《せんきゅうちゃちょうさん》、消風散《しょうふうさん》、大防風湯《だいぼうふうとう》、釣藤散《ちょうとうさん》、当帰飲子《とうきいんし》など

牡丹皮

実熱　瘀血

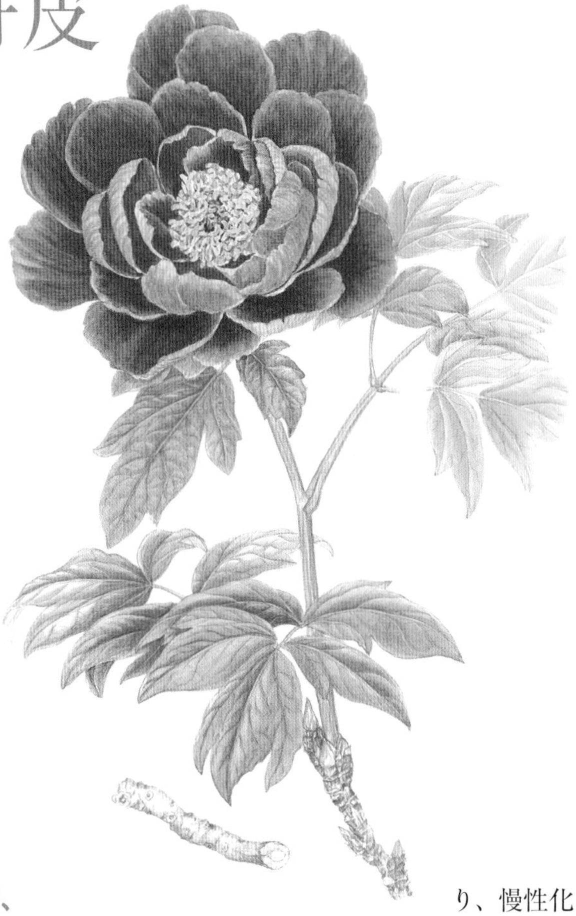

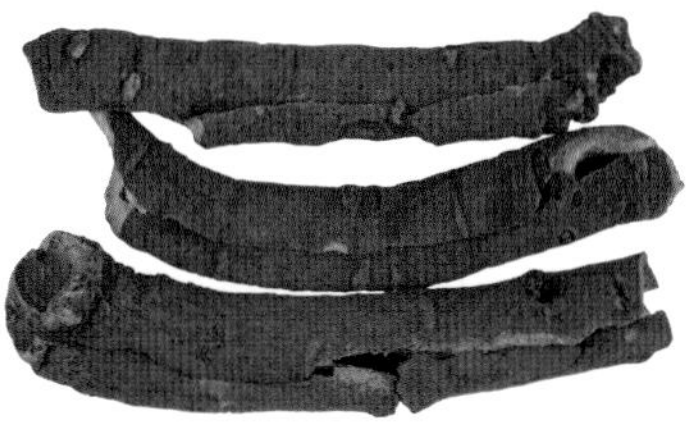

Ⓑ

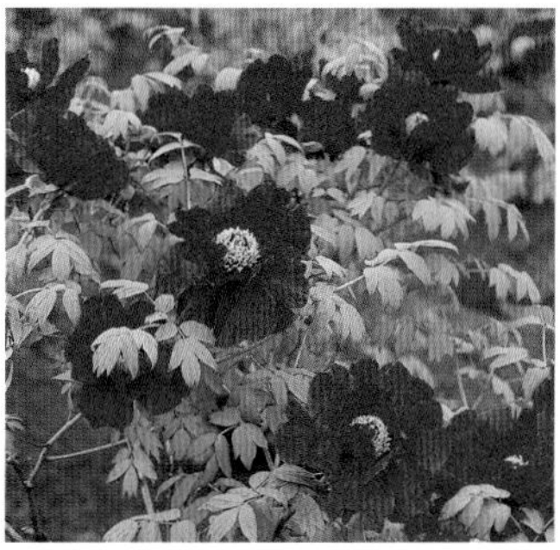

Ⓐ

熱をとり去り、血を巡らせる

花の王とたたえられる牡丹は、古くから観賞用だけでなく生薬としても栽培されてきました。根の芯には有効成分が少ないため、芯をくりぬき、管状にして乾燥させた根の皮の部分が使われています。香りの強いものが良品とされ、血《けつ》を動かす力があります。

血を巡らせて瘀血をとり除く活血化瘀《かっけつかお》作用があります。瘀血は月経の不調によって生じ、どろどろした血が慢性化することによって固まりのようになるとされてきました。月経時に血の塊の有無を尋ねるのは、瘀血の状態を確認するためです。月経痛や月経不順、不正性器出血、産後の衰弱など女性のトラブルにも有効です。婦人科以外にも消化器系の虫垂炎、憩室《けいしつ》炎などの局所炎症には末梢血管の循環不全が背景にあり、慢性化した炎症では瘀血が形成されやすいために牡丹皮が用いられています。

体の中の深い場所、血中の熱をとり除く清熱涼血作用もあり、ストレスによって生じた熱（肝火）にも用いることができます。熱邪による発疹、眼の充血、慢性化した微熱や鼻血などの出血、更年期の熱感をともなう発汗や顔面紅潮などに有効で、加味逍遙散《かみしょうようさん》に配合されています。

基原　ボタン科（Paeoniaceae）のボタン Paeonia suffruticosa Andrews（Paeonia moutan Sims）の根皮

主要成分　ペオノールpaeonol

性味/帰経　微寒／苦・辛／心・肝・腎

薬効　吐き気を止める、血の巡りをよくするなど

処方　加味逍遙散、桂枝茯苓丸《けいしぶくりょうがん》、桂枝茯苓丸《けいしぶくりょうがん》加薏苡仁《かよくいにん》、大黄牡丹皮湯《だいおうぼたんぴとう》、八味地黄丸《はちみじおうがん》など

麻黄

水毒

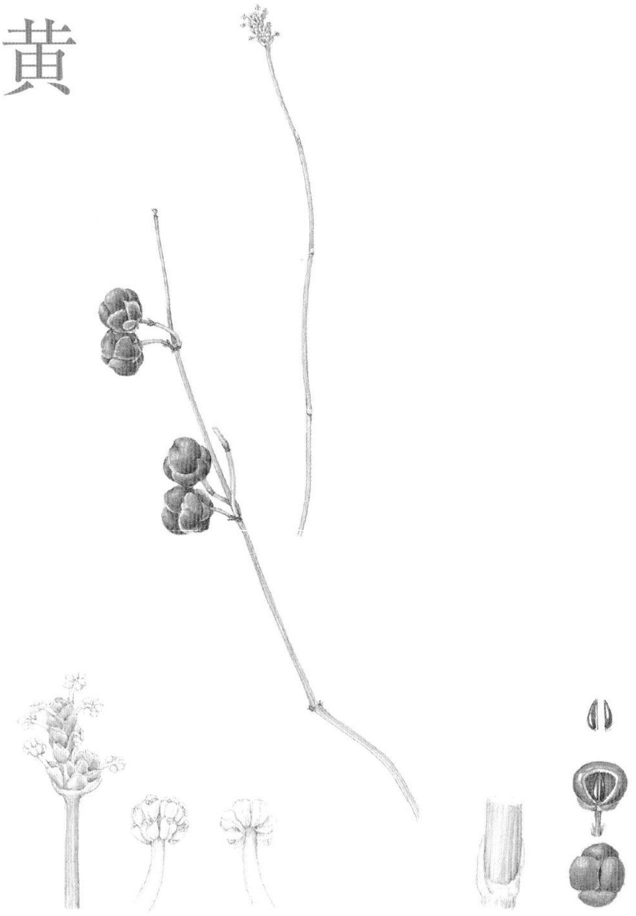

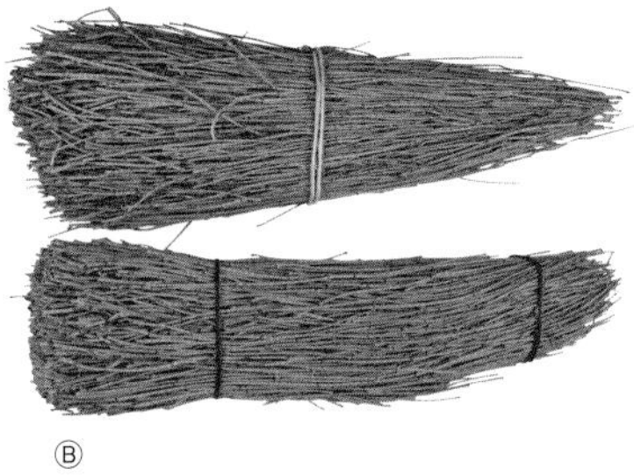

Ⓑ

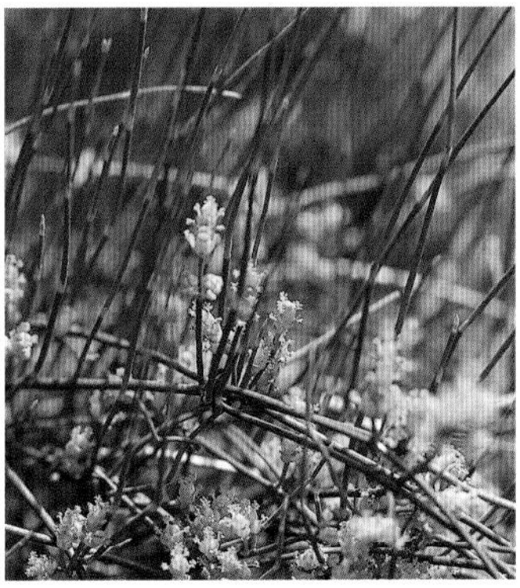

Ⓐ

古いほどよいとされる生薬「六陳」のひとつ

砂漠の乾燥地帯に生息し、寒暖差に強い植物です。身体を温め、発汗する生薬の中ではもっとも強力なものです。悪寒が強く、発汗しないタイプの感冒に使用されてきました。インフルエンザに対しての効果も報告されています。気管支拡張作用があることから、せきやぜんそく様の呼吸困難にも用いることができます。また、温め、停滞した水を動かし、痛みをとる作用があることから、顔面のむくみや、むくみをともなう関節痛などの症状にも用いられています。皮膚から病邪が出ていかないときに、透疹《とうしん》といって、発疹を促進させて皮膚の外へ追い出す作用もあり、皮膚炎の治療にも使われます。

主要成分エフェドリンには交感神経興奮作用があり、副作用として発汗過多、動悸、血圧上昇があります。スポーツ競技のドーピング検査での禁止薬となっていますが、葛根湯《かっこんとう》のようによく知られた処方にも含まれているので確認が必要です。また、胃腸障害が出やすいので、胃腸が弱い人は量を控えめにしたほうがよいでしょう。

基　原 マオウ科（Ephedraceae）のEphedra sinica Stapf、Ephedra intermedia Schrenk et C.A. Meyer又はEphedra equisetina Bungeの地上茎

主要成分 エフェドリンephedrine

性味/帰経 温／辛・微苦／肺・膀胱

薬　効 体の表面の邪をはらう、せきを止める、はれを鎮める

処　方 葛根湯、小青竜湯《しょうせいりゅうとう》、越婢加朮湯《えっぴかじゅつとう》、麻杏《まきょう》甘石湯《かんせきとう》、神秘湯《しんぴとう》、麻黄湯《まおうとう》、麻黄附子細辛湯《まおうぶしさいしんとう》など

ましにん　Hemp Fruit・CANNABIS FRUCTUS

麻子仁

血虚　陰虚

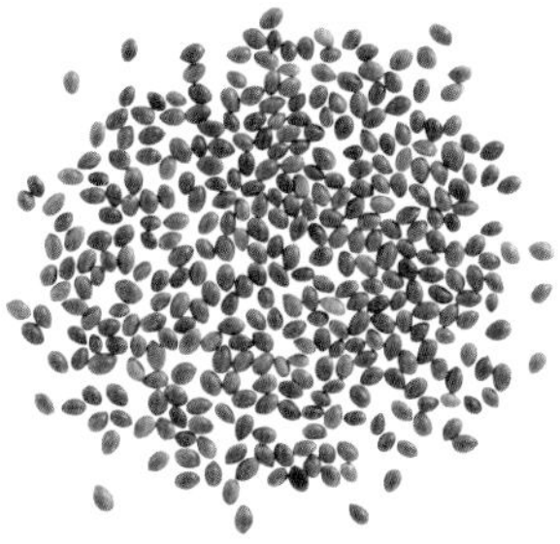

Ⓐ

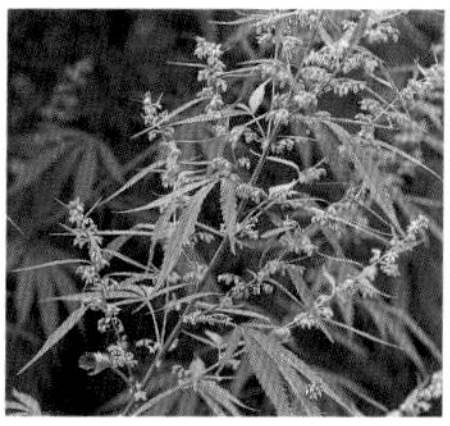

Ⓐ

乾燥している便に穏やかに作用

コロコロ便に用いられる代表的生薬で、種子のもつ油脂で腸管をうるおし、かたく乾燥している便をやわらかくする働きがあり、桃仁《とうにん》、杏《きょう》仁《にん》と類似しています。高齢者の血虚、陰虚による便秘に対しては、力まかせに腸を動かすよりは、麻子仁を配合し、緩やかに便秘を解消します。臨床的には独特の香り、味もあり、小児にはあまり向かないように感じています。

そのほか、栄養価が高く、血虚、陰虚の補助薬として炙甘草湯《しゃかんぞうとう》に用いられています。

果実がよく充実していて、白いものが良品とされています。生薬に使用する種子には発芽しない処理が行われています。

基　原　アサ科（Moraceae）のアサCannabis sativa Linnéの成熟果実

主要成分　パルミチン酸palmitic acid

性味/帰経　平／甘／脾・胃・大腸

薬　効　便通をよくする

処　方　炙甘草湯、潤腸湯《じゅんちょうとう》、麻子仁丸《ましにんがん》など

もっこう　Saussurea Root・AUSSUREAE RADIX

木香

気滞

Ⓐ

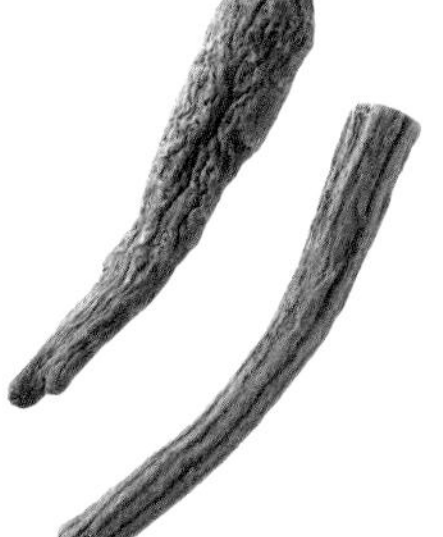

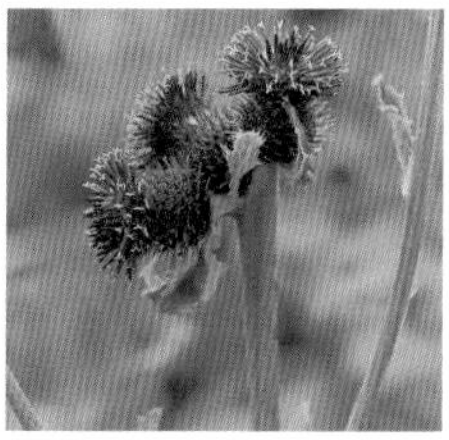

Ⓐ

穏やかな香りで胃腸を整える

ヒマラヤ原産（インド、ネパールの山地）の貴重なキク科の生薬で、野生のものはワシントン条約で保護されています。中国では雲南、四川など西南の山間部で栽培されています。根に蜜のような甘い芳香があることが木香の名の由来です。

この芳香が胃腸の気を動かし、ととのえることから、体質を問わず非常によく用いられてきました。胃腸虚弱（脾気虚）のために食後のもたれ、胃痛、消化不良による下痢などの虚証、食事の不摂生による胃もたれ、膨満感、腹痛などに有効です。

中国には青《しょう》木香、土《ど》木香、川《せん》木香などと呼ばれる、代用の類似生薬もあり、同じキク科の土木香（オオグルマ Inula helenium）は日本でも栽培され、代用されてきました。

基　原　キク科（Compositae）のSaussurea lappa Clarkeの根

主要成分　アプロタキセンaplotaxene

性味/帰経　温／辛・苦／脾・大腸

薬　効　肺をうるおす、健胃

処　方　帰脾湯《きひとう》、加味帰脾湯《かみきひとう》、女神散《にょしんさん》など

もくつう　Akebia Stem・AKEBIAE CAULIS

木通

実熱　水毒

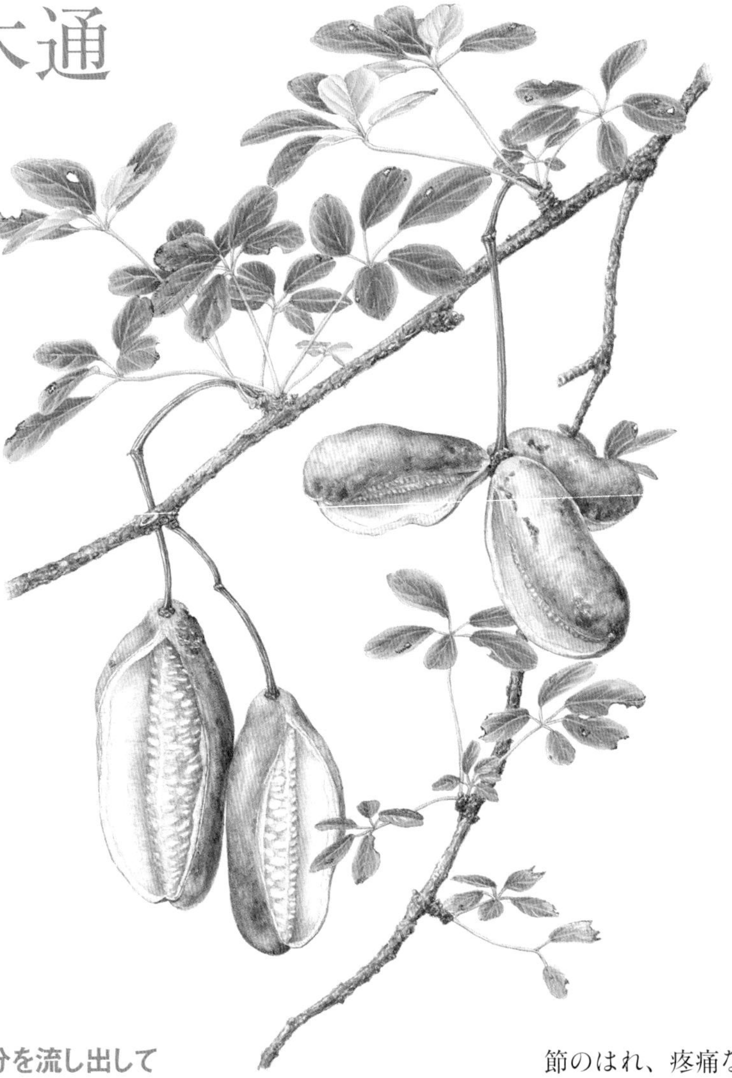

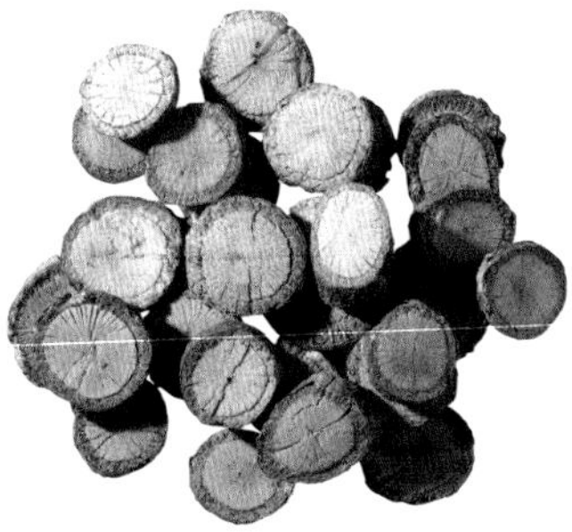

Ⓐ

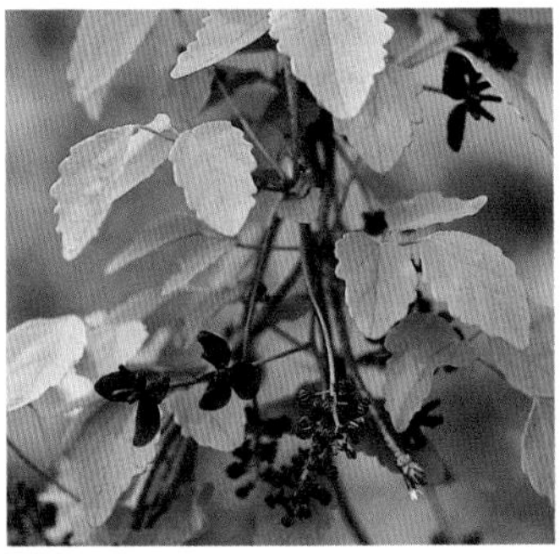

Ⓐ

水分を流し出して尿路疾患を改善

アケビの蔓《つる》には無数の細い穴（維管束《いかんそく》）が通り、「水の通りをよくする管」と考えられてきました。かつ蔓はあらゆる隙間に侵入できることから、血《けつ》、水《すい》が停滞しやすい場所にまでよく薬効が届くと考えられてきました。「湿邪の邪を下行して小便より出す」、余分な水を尿道を通じてとり除くことにすぐれています。余分な水でも、特に熱を帯びた湿熱に働きます。そのため、排尿障害、頻尿、血尿、残尿感などの尿路感染症に使用されてきました。

水以外に血を巡らせる作用もあり、経絡の湿熱をとり除きながら、血の運行を改善させ、関節のはれ、疼痛などをとります。温める生薬と併用することで、手足の先まで温かさを届け、冷えをとることができます。また、女性生殖器では瘀血が生じやすいため活血薬と配合されています。

基原　アケビ科（Lardizabalaceae）のアケビ Akebia quinata Decaisneまたはミツバアケビ Akebia trifoliata Koidzumiのつる性の茎を、通例、横切りしたもの

主要成分　アケボシドakeboside

性味/帰経　寒／苦／心・小腸・膀胱

薬効　熱をさますなど

処方　五淋散《ごりんさん》、消風散《しょうふうさん》、当帰四逆湯《とうきしぎゃくとう》、当帰四《とうきし》逆加呉茱萸生姜湯《ぎゃくかごしゅゆしょうきょうとう》、竜胆瀉肝湯《りゅうたんしゃかんとう》など

薏苡仁

水毒

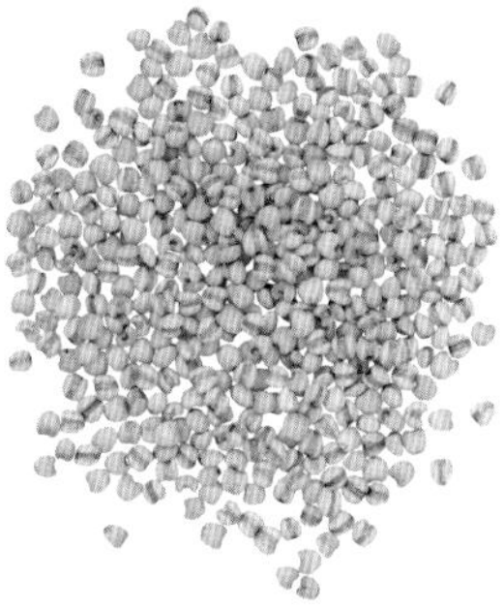

Ⓐ

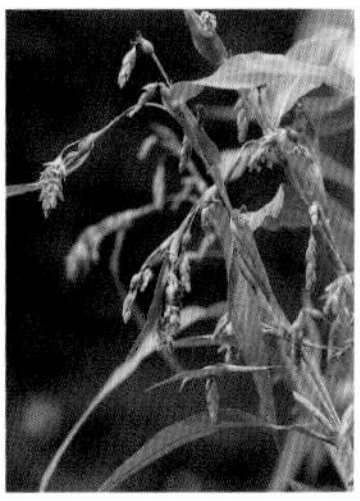

Ⓐ

利尿作用があり美容にもよいハトムギ

利水薬のひとつですが、ひとつめは排膿作用、ふたつめは四肢のむくみをとり除き、筋を緩める作用があることが特徴です。イボをとる民間薬として知られていますが、もともと湿をとる作用と排膿の作用を有していることで、皮膚化膿症やニキビにも使用できる美肌の生薬です。イボへの使い方は江戸時代に貝原益軒《かいばらえきけん》が日本に広めたといわれています。また、皮膚以外にも虫垂炎や憩室《けいしつ》炎など消化器の化膿性炎症の排膿にも使われてきました。むくみやすく、体の各部に炎症を起こしやすい人は、日頃より薏苡仁を内服しておくとよいでしょう。関節や筋肉がはれて痛むときの除湿にも用いられています。

基原 イネ科（Gramineae）のハトムギ Coixlacryma-jobi Linné var. mayuen Stapfの種皮を除いた種子

主要成分 コイキセノリドcoixenolide

性味/帰経 微寒／甘・淡／脾・胃・肺

薬効 熱をさます、膿《うみ》を出す

処方 桂枝茯苓丸加薏苡仁《けいしぶくりょうがんかよくいにん》、麻杏薏甘湯《まきょうよくかんとう》、薏《よく》苡仁湯《いにんとう》など

column

生薬なのにそのまま食べられる竜眼肉

漢方では、樹木になるフルーツも生薬として用います。代表的なものには竜眼肉《りゅうがんにく》(リュウガン)、茘枝《れいし》（ライチ)、大棗《たいそう》（ナツメ)、枸杞子《くこし》（クコ)、山茱萸《さんしゅゆ》（サンシュユ）などがありますが、なかでもリュウガンとライチはともにムクロジ科に属し、ブドウの房のように一本の枝にいくつもの実をつけるのが特徴です。東南アジア原産で、ロウガンとも呼ばれるリュウガンは、唐の玄宗《げんそう》皇帝が、愛する楊貴妃《ようきひ》のために遙か遠く嶺南《れいなん》から都の長安《ちょうあん》まで早馬を使って運ばせたという逸話をもつライチより、少し小ぶりなジューシーで甘い実をつけます。どちらも東南アジアの国々では日常的に食されていますが、リュウガンには中央に大きな種子があって可食部分が少ないこと、独特の香りで好き嫌いの分かれることなどから、日本ではライチほど一般的ではありません。

竜眼肉は、リュウガンの完熟した実の果皮と種子を取り除き、乾燥させたものです。熱帯の豊かな環境で育まれた果実は非常に甘みが強く、滋養成分を含んだ血《けつ》を体全体にもたらして、不足した血液を補う補血・強壮作用があります。とくに、心《しん》に十分な血をもたらすことで、意識や感情を安定させる安神《あんしん》効果があることから、神経衰弱や不眠、健忘などを改善する処方などの構成生薬となっています。

りゅうがんにく　　Longan Aril・LONGAN ARILLUS

竜眼肉

気虚　血虚

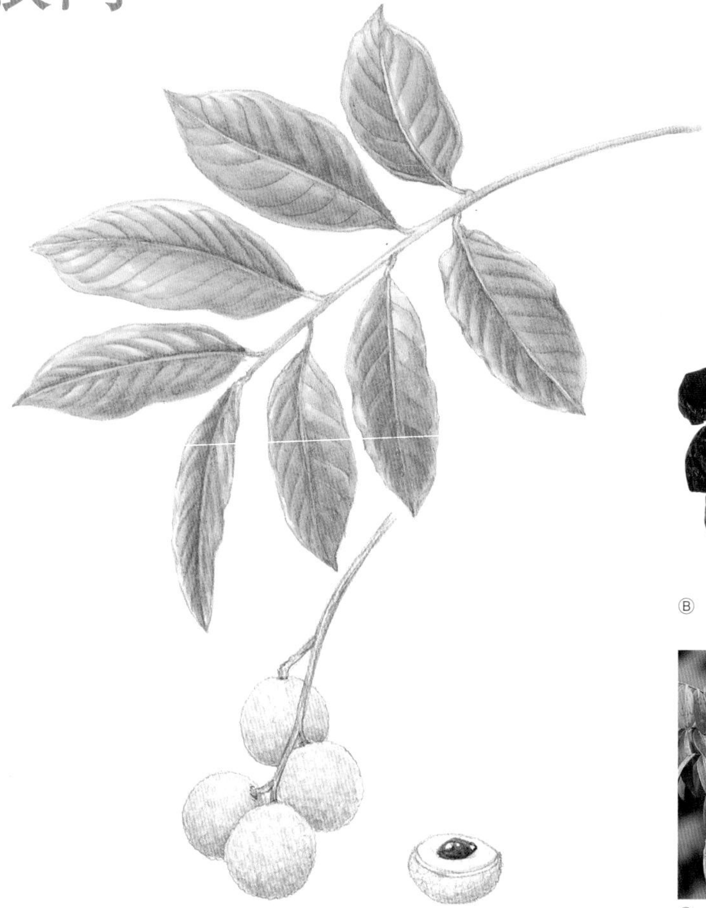

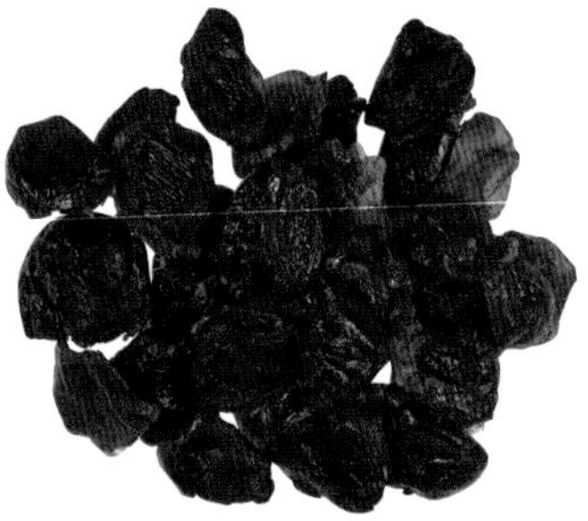

Ⓑ

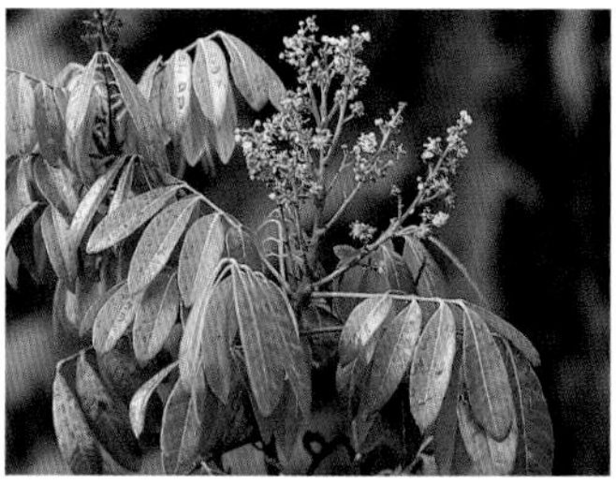

Ⓐ

甘みの強い ドライフルーツの生薬

果実として栽培されている甘みの強いリュウガンの果肉で、生薬としてはドライフルーツの状態で使用します。ライチに似た丸い果実の中にある大きな黒い種子を竜の目にたとえ、竜眼という名がついたといわれています。

亜熱帯、熱帯の高温多湿の気候を非常に好み、その果実は強い甘みとうるおいを有しています。温室では果実をつけないために、日本では鹿児島の大隅半島の植物園に至ってようやく結実を見ることができます。竜眼が実をつけるためには日照時間、土壌の温度などがかかわっていると考えられています。

気と血《けつ》をともに補う作用がありますが、特に心《しん》に働くのが特徴です。全身倦怠などの疲れやすい状態には、甘みと滋養分で脾気を補うことで体力を回復させ、動悸や不眠といった気持ちが落ち着かない状態に対しては、心血を補うことで精神を安定させます。

基原　ムクロジ科（Sapindaceae）のリュウガンEuphoria longana Lamarckの仮種皮

主要成分　スクロースsucrose

性味/帰経　温／甘／心・脾

薬効　精神安定、血を補う

処方　帰脾湯《きひとう》、加味帰脾湯《かみきひとう》など

りゅうたん　Japanese Gentian・GENTIANAE SCABRAE RADIX

竜胆

実熱　水毒

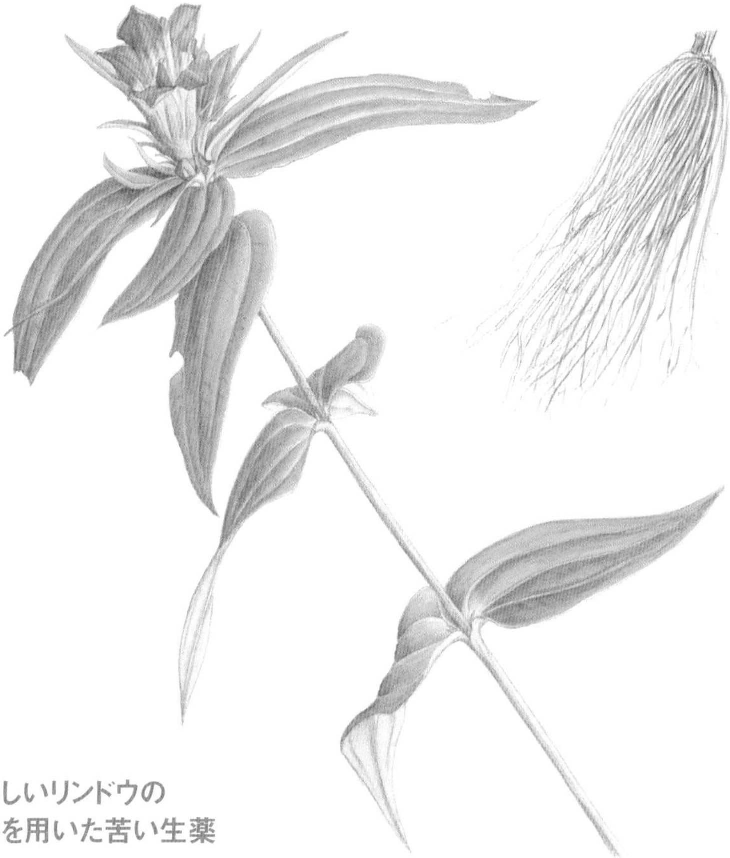

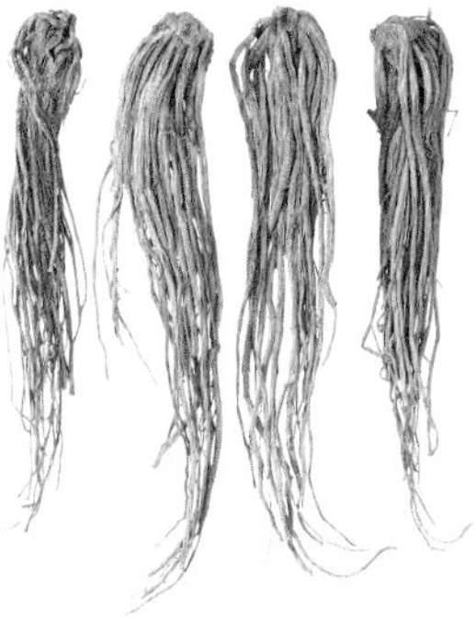

Ⓐ

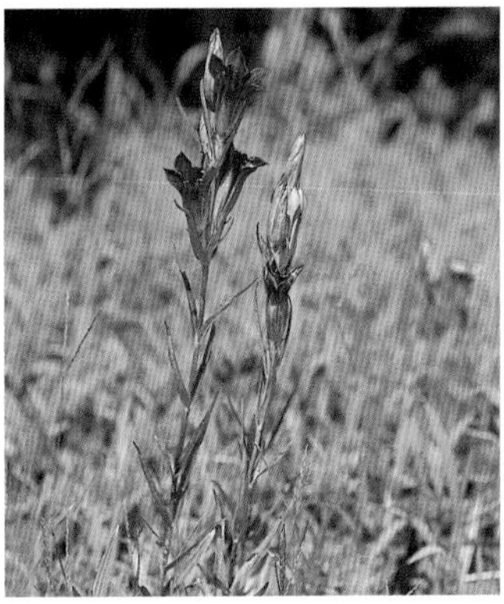

Ⓐ

美しいリンドウの根を用いた苦い生薬

竜胆は苦みの強いものが良品とされ、中国ではその味がまるで「竜の胆《きも》のように苦い」とたとえられ、そこから竜胆の名がついたといわれています。平安時代の書物には「笑止草」と、笑いが止まるほど苦いと記されています。

苦味健胃薬としても知られていますが、湿熱を除く作用があり、特に下腹部の湿潤しやすい箇所の炎症に効果があります。膀胱炎、膣炎、陰部湿疹、陰部搔痒《そうよう》症などの尿路や陰部の治療に用いられます。ひとつの特徴は肝胆に作用することです。肝胆の意味は、身体的には目、耳、側頭部、肋骨《ろっこつ》の下、生殖器、陰部に流れている経絡に作用することです。もうひとつは感情、特に怒りより生じたイライラ、あせりといった精神症状に作用することです。頭痛、目の充血、耳鳴りなどに用いられます。

基原　リンドウ科（Gentianaceae）のトウリンドウ Gentiana scabra Bunge、Gentiana manshurica KitagawaまたはGentiana triflora Pallasの根および根茎

主要成分　ゲンチオピクロシドgentiopicroside

性味/帰経　寒／苦／胆

薬効　吐き気を止めるなど

処方　竜胆瀉肝湯《りゅうたんしゃかんとう》、疎経活血湯《そけいかっけつとう》など

良姜

芳香性健胃薬として、胃腸のトラブルに用いる

Ⓐ

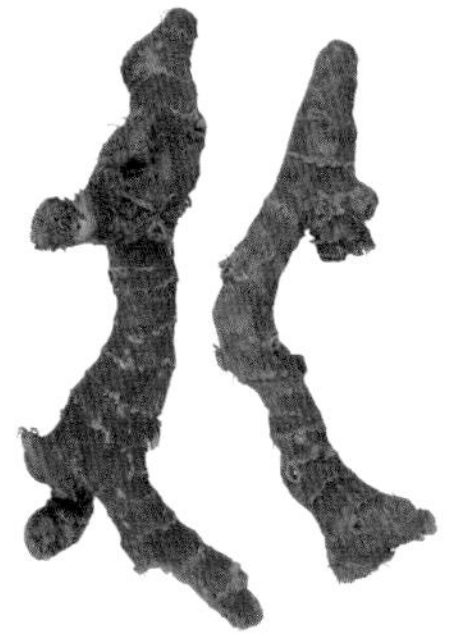

陽虚

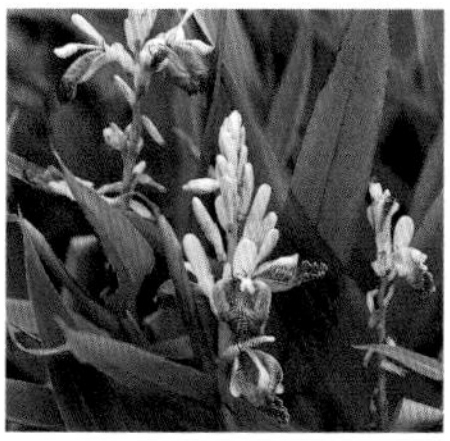

Ⓐ

ショウガ科の植物は、温帯で見られる生姜以外の多くは熱帯、亜熱帯に生きています。良姜も熱帯植物で、タイのカレーに欠かせないスパイスのひとつです。味はとても辛く、生姜とコショウを合わせたような香りがあります。ガランガル、ガランガ、コウリョウキョウなどの名があり、日本ではタイ生姜とも呼ばれています。

良姜の辛みは冷えで緊張した腹部を温め、痛みをとります。乾姜《かんきょう》と薬効は似ていますが、乾姜が冷えによる腹痛下痢に、良姜は冷えによる腹痛や吐き気によりよいとされています。また乾姜は脾胃が胃や肺、心《しん》にも効き、応用範囲が広いのですが、良姜は脾胃に特化しています。良姜よりも乾姜のほうが中国では入手しやすく、使用経験が豊富であることとも関係していると考えられます。

基　原 ショウガ科（Zingiberaceae）のAlpinia officinarum Hanceの根茎

主要成分 シネオールcineole

性味/帰経 熱／辛／脾・胃

薬　効 冷えの改善、痛みを止める、吐き気を止める

処　方 安中散《あんちゅうさん》など

column

加工法によって、四つの異なる生薬となるショウガ

爽やかな辛みを楽しむ薬味や、肉や魚の臭み消しとして日本の食卓に欠かせないショウガは、高温多湿の熱帯アジア原産の香辛料であり、生薬です。生のショウガは殺菌力が強く、ショウガの根茎に含まれる辛み成分は、すぐれた殺菌力をもつとともに体を温め、消化力を高めて胃腸をととのえ、食欲を増進させることが知られています。

東洋医学では、生のものを「生姜《しょうきょう》」、乾燥させたものを「乾姜《かんきょう》」（中国では乾燥、日本では加熱したショウガを指す）といいます。生姜は香りと解毒作用が強いため刺し身や寿司とともに食したり、強い発汗作用があるためかぜのひきはじめに用いられる葛根《かっこん》湯《とう》の構成生薬となっています。乾姜は、乾燥させることで香りは落ちるものの、辛みが増し、そのぶん体の内部を温める温裏作用が増すため、苓姜朮甘湯《りょうきょうじゅつかんとう》や四逆湯《しぎゃくとう》のように、冷えを改善する処方に用いられます。

さらに、蒸すなどして加熱してから焼いた「炮姜《ほうきょう》」では、加熱によって香りと発汗作用が失われるため、臓腑を温める温裏作用を中心に用いられるほか、「灰には止血作用がある」という考えから、表面をわざと黒く焦がして止血作用を高めた「煨姜《わいきょう》（火《わ》畏姜《いきょう》）」など、同じ植物でも加工法によって性質が大きく変わることから、それぞれ別の生薬として用いられています。

れいし　Reishi Mushroom・*Ganoderma lucidum*

霊芝

気虚　血虚

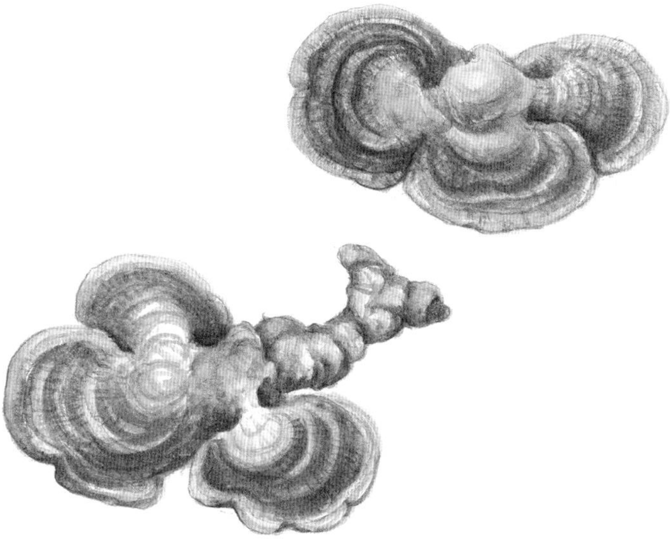

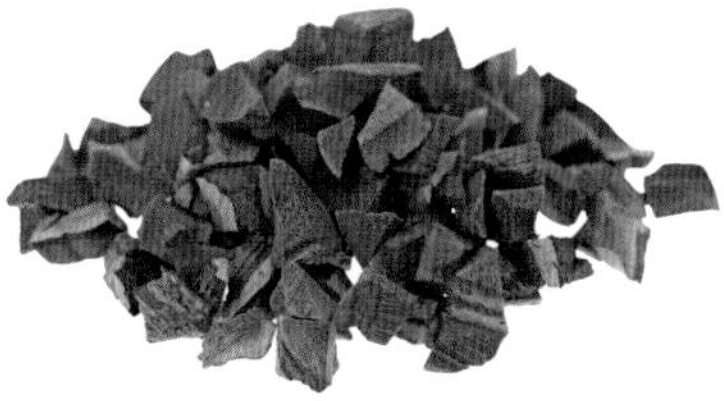

Ⓑ

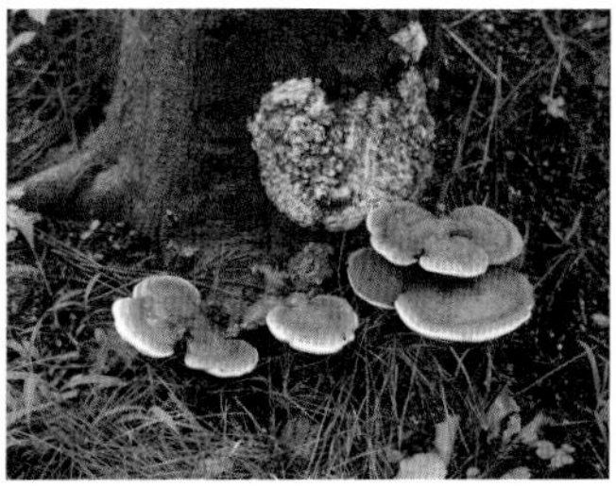

Ⓑ

疲れてしまった心身を補う

サルノコシカケという名でも知られ、民間薬やサプリメントにも用いられている霊芝。かつては手に入れるのが難しく、とても高価な霊薬でしたが、近年は人工栽培されるようになり、身近になりました。

寄生植物の多くは補気作用を有しています。ほかの生物から効率よく栄養を拝借し、蓄積する術に長けています。「一切の虚証虚労」に使用できるといわれる生薬で、単独での服用も可能です。全身的な気虚による体力の低下や疲労倦怠、やる気、意欲が出ないなどの症状に用いることができます。補う力は温和で、精神もよく養い、不眠や動悸、精神の安定にも使われます。肺の気を補ってせきを止める効果もあり、慢性のせきや気管支ぜんそく、慢性気管支炎の体質改善にも有効です。納気《のうき》という作用があり、肺や腎の虚を根本から補っていくとされ、これは霊芝の特徴です。

寄生植物はほかの生物にとっては腫瘍《しゅよう》のようなものです。その「腫瘍的なもの」を人の腫瘍の治療に応用してきました。病気に似たようなものを薬として使うという発想は、伝統医学の中に多くみられます。

基原 サルノコシカケ科（Polyporaceae ）マンネンタケ Ganoderma lucidum（Leysser ex Fries）Karstの子実体

主要成分 β-1.3Dグルカン β-1.3D glucan、エルゴステロールergosterol

性味/帰経 平／甘／腎・脾

薬効 強壮、精神安定、健胃、せきを止める

処方 煎じ薬に加えて用いることがある

れんぎょう　　Forsythia Fruit・FORSYTHIAE FRUCTUS

連翹

実熱

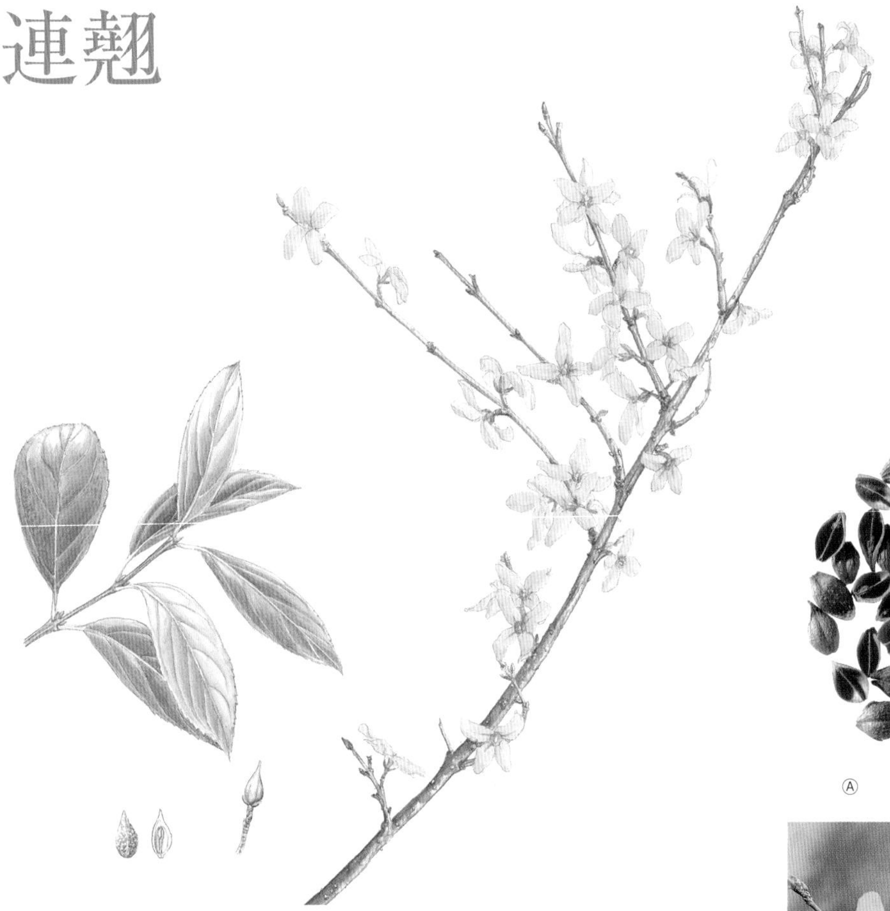

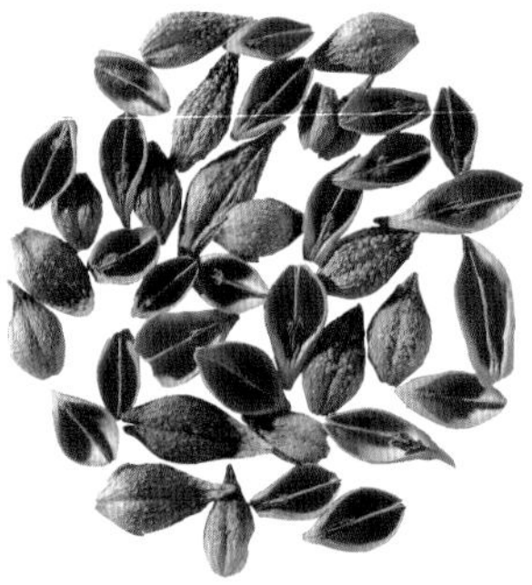

Ⓐ

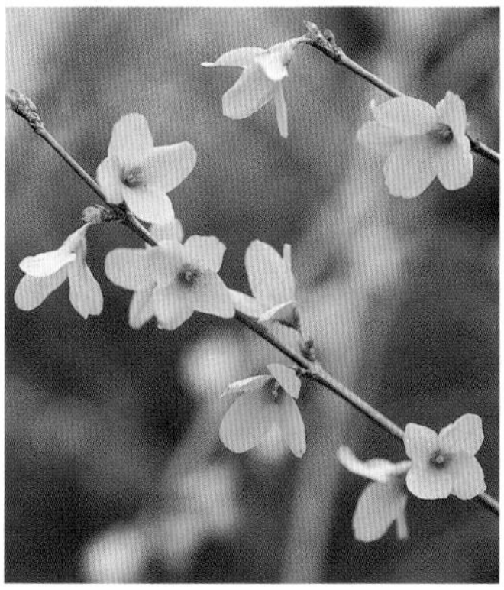

Ⓐ

化膿した皮膚疾患を治す重要薬

黄色い美しい花をつける庭木レンギョウの果実を、完熟する前に収穫し、茶褐色になるまで日干しして用いる生薬です。新鮮で大きく、褐色のものが良品とされています。

炎症を鎮めて膿《うみ》を排出する作用があり、皮膚の化膿を治療する薬として広く使用されます。「瘡家《そうか》の要薬」ともいわれ（瘡家とは皮膚の化膿やはれものを患っている人のこと）皮膚疾患にとって大事な薬とされています。扁桃炎にもよく用います。

熱感の強いタイプの感染症（温病）、風熱（金銀花p.51参照）の初期中期に広く用いられています。心《しん》の熱をさます作用もあり、熱邪が心におよんだ場合の熱感、うわごとなどや、心と関係が深い舌の炎症にも用います。

基原 モクセイ科（Oleaceae）のレンギョウ *Forsythia suspensa* Vahlまたはシナレンギョウ *Forsythia viridissima* Lindleyの果実

主要成分 フォルシチアシドforsythiaside

性味/帰経 微寒／苦／心・胆

薬効 体の表面の邪をはらう、熱をさます、はれを鎮める

処方 荊芥連翹湯《けいがいれんぎょうとう》、清上防風湯《せいじょうぼうふうとう》、治頭瘡一方《ぢづそういっぽう》、防風通聖散《ぼうふうつうしょうさん》など

蓮肉

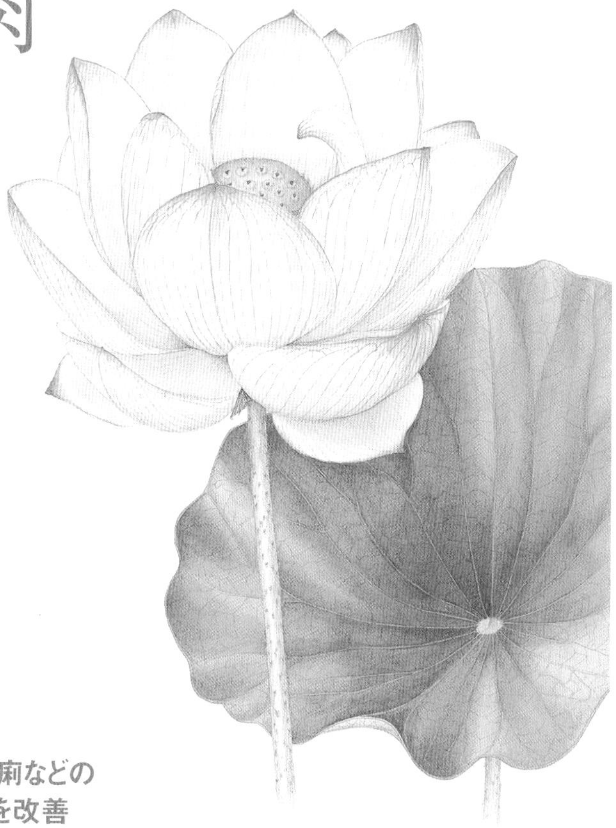

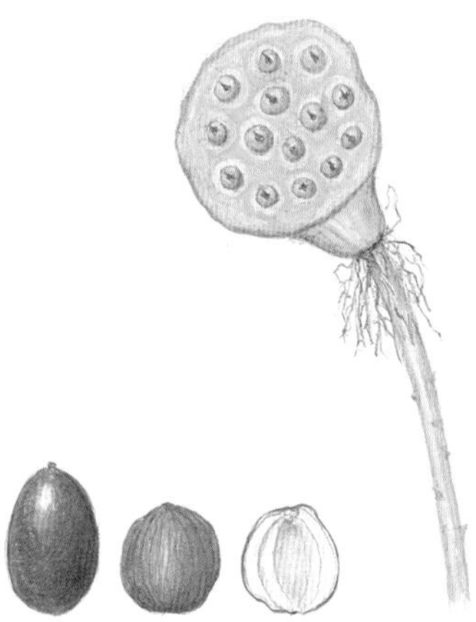

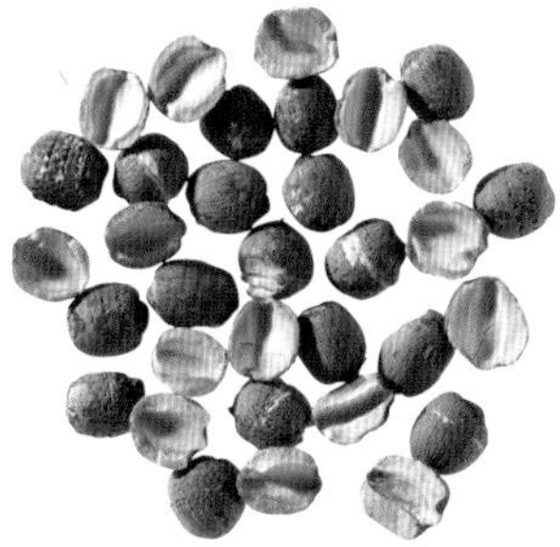

Ⓐ

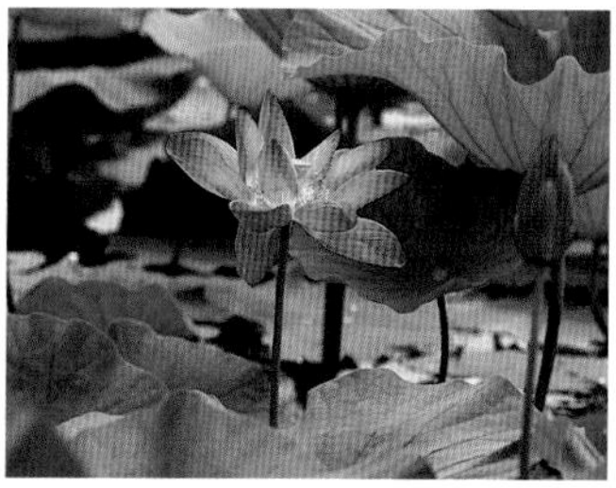

Ⓐ

長く続く下痢などの胃腸虚弱を改善

ハスの果実を蓮実《れんじつ》、蓮子《れんし》といい、殻をつけたものを石蓮子《せきれんし》、殻を取ったものを蓮肉といいます。日本ではハスの実はあまり食べる習慣はありませんが、中国ではアンチエイジング（補腎）の食材として知られています。地下茎はレンコンとして日本でもさまざまな料理に使われ、食されています。

腎虚（加齢による諸症状）の中でも頻尿、尿失禁、蛋白尿、おりもの、夢精、早漏など泌尿生殖器の症状が典型的です。どの症状も「必要なものが漏れ出ている」病態で、腎を補いながら、漏れ出るのを防ぎます。また、脾の気虚の食欲不振、慢性下痢に用いることができます。山薬と同様に胃にやさしい補腎《ほじん》薬です。特徴は心腎交通といって、補腎しながら心神を安定させる力をもっています。腎虚になると恐れや驚きが強くなり、あせりや不安の感情も増えやすく、不眠にもなりがちです。そのようなときに内服します。

基原　スイレン科（Nymphaeaceae）のハス Nelumbo nucifera Gaertnerの種子
主要成分　ロツシンlotusine
性味/帰経　平／甘・渋／肝・腎・心
薬効　精神安定、下痢を止めるなど
処方　啓脾湯《けいひとう》など

あきょう　Donkey Glue・ASINI CORII COLLAS

阿膠

血虚　陰虚

Ⓑ

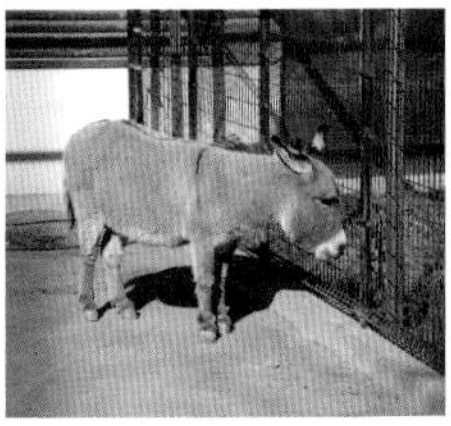

Ⓑ

うるおいを与える作用でアンチエイジングにも

貴重な動物生薬で、良品は非常に高価です。ロバの皮を煮てニカワにしたもので、粗製のゼラチンです。牛、馬、羊の皮、骨、腱《けん》、靭帯《じんたい》などが用いられることもありましたが、狂牛病の影響で牛は使われなくなりました。ロバはおとなしく我慢強いため陰の性質が強いとされ、動物の種によって効能が異なるともされています。

動物の肉は東洋医学では精であり、血《けつ》、陰を養う力が強く、血虚による顔色不良、めまい、動悸、不眠、陰虚による慢性の乾いたせき、ほてり、のぼせなどに用いられます。美容、不妊、アンチエイジングにも利用されることがあります。

基　原　ウマ科（Equidae）のロバEquus asinus Linnéの毛を去った皮、骨、腱または靭帯を水で加熱抽出し、脂肪を去り、濃縮乾燥したもの

主要成分　コラーゲンcollagen、アミノ酸amino acidなど

性味/帰経　平／甘／肺・肝・腎

薬　効　止血、血を補うなど

処　方　温経湯《うんけいとう》、芎帰膠艾湯《きゅうききょうがいとう》、炙甘草湯《しゃかんぞうとう》、猪苓《ちょれい》湯《とう》、猪苓湯合四物湯《ちょれいとうごうしもつとう》、黄連阿膠湯《おうれんあきょうとう》など

かっせき　Aluminum Silicate Hydrate with Silicon Dioxide・KASSEKI

滑石

水毒　実熱

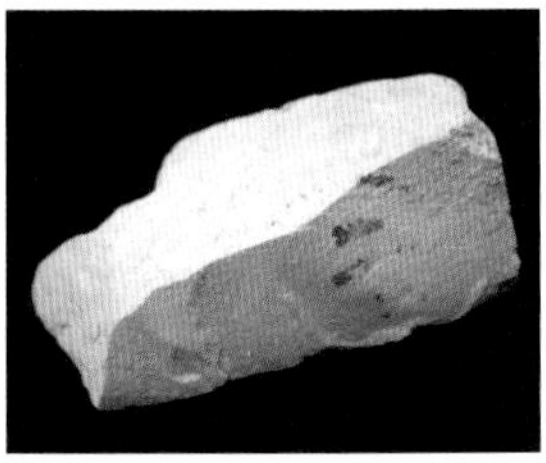

Ⓑ

膀胱の熱をさまして排尿を促す

粘土鉱物で、微細な鉱物粒子が混ざり合うことで吸水性が高く、粘土のようにやわらかくなり、加熱すれば逆に陶磁器のように固くなります。金属の中では熱伝導率も非常に低値です。このように滑石は水との親和性が非常に高く、熱を受け入れない特徴を有しています。

利水と清熱の働きをもち、排尿異常や排尿痛、膀胱炎、尿道炎などの尿路系の炎症によく用いられています。体にこもった熱と湿を利水してとり除くために、暑気あたりや、熱性疾患の口渇、むかつき、倦怠感、尿量減少などの症状にも使われます。また、湿疹やあせもなどには粉末を外用することもあります。

基　原　鉱物であり、主として含水ケイ酸アルミニウムおよび二酸化ケイ素からなる

主要成分　含水ケイ酸アルミニウム（ハロサイト）、酸化アルミニウム二酸化ケイ素（カオリナイト）

性味/帰経　寒／甘／胃・膀胱

薬　効　利尿など

処　方　五淋散《ごりんさん》、猪苓湯《ちょれいとう》、防風通聖散《ぼうふうつうしょうさん》など

せっこう　Gypsum・GYPSUM FIBROSUM

石膏

実熱

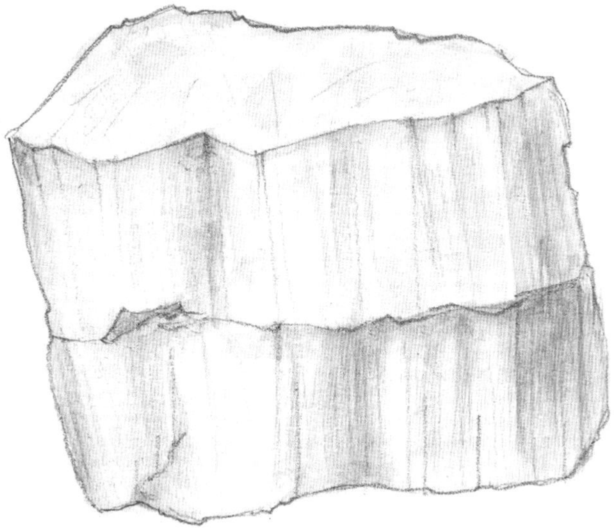

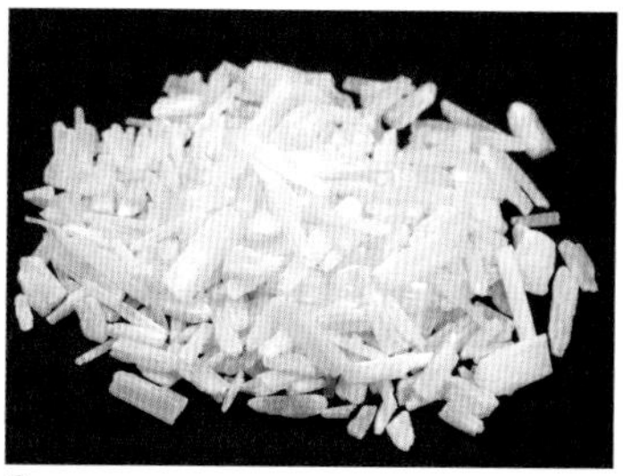

Ⓑ

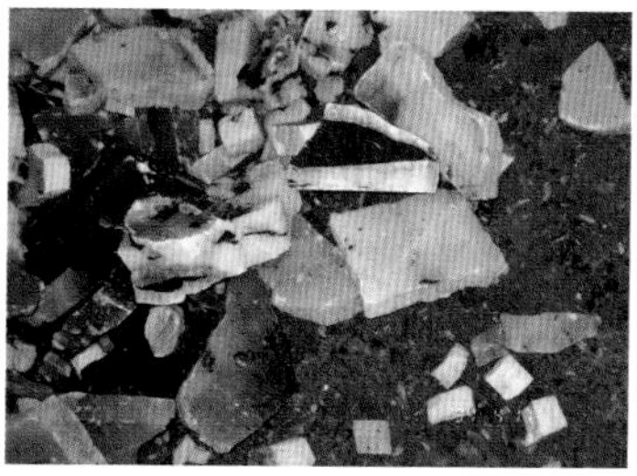

Ⓐ

熱をさまし、口の渇きをうるおす鉱物

石膏はすぐれた清熱作用を有しますが、黄連《おうれん》、黄芩《おうごん》と異なり、身体の水分を保持する利点があります。そのため、津液が不足している場合にもよく用います。たとえば、感染症や熱中症で高熱が続き、熱感、脱水があり、口渇が強い場合には、石膏が役に立ちます。よく知《ち》母《も》と組み合わされて、白《びゃっ》虎《こ》湯《とう》という処方になっています。白虎は西方を守護する神です。石膏は白く、また、西は四季では秋と関連し、夏の暑気をさます季節にもあたります。白虎湯という神の名は石膏の性質をよく表現しています。

石膏は中に結晶水を含み、火にあてても結晶水が蒸発しきるまで一定温度より上昇しません。自然界において、石膏は熱を清し、水との親和性が高く、保持する性質をもっています。そうして身体の中でも同様の薬効を表現しているのです。

基原 天然の含水硫酸カルシウムで、組成はほぼ$CaSO_4 \cdot 2H_2O$である

主要成分 含水硫酸カルシウム

性味/帰経 寒／辛甘／肺・胃

薬効 熱をさます、渇きを止めるなど

処方 小柴《しょうさい》胡《こ》湯《とう》加《か》桔《き》梗《きょう》石膏《せっこう》、白《びゃっ》虎《こ》加《か》人参《にんじん》湯《とう》、麻《ま》杏甘石湯《きょうかんせきとう》、木防《もくぼう》已《い》湯《とう》など

せんたい　Cicada Slough・CICADAE PERIOSTRACUM

蝉退

実熱

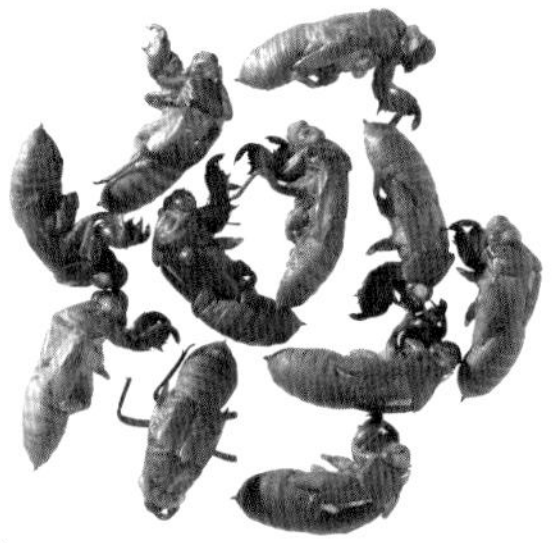
Ⓐ

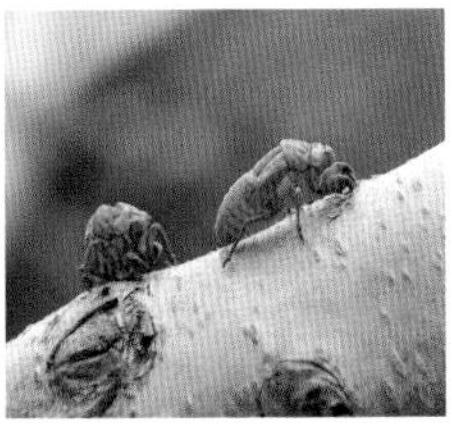
Ⓐ

小児科の疾患によく利用される

セミのぬけ殻が基原で、日本ではおもにアブラゼミやクマゼミのぬけ殻を利用します。

風熱を散らす働きがあり、発熱、悪寒、頭痛、のどのはれに用います。さらに利咽開音《りいんかいおん》といい、かすれ声にも用います。泣き続ける蝉の声を聴いて、人の声にも効果があると連想されたのかもしれません。また、発疹を促す透疹作用、かゆみを止める作用があり、湿疹、じんましんなどの皮膚掻痒《そうよう》症に配合されています。地中生活の長い蝉の視力はあまりよくありませんが、人に対しては風熱による目の充血、かすみなどに用いられています。ほかに小児科のひきつけや、夜泣きなどに、釣藤《ちょうとう》や薄荷《はっか》とあわせて使われます。

基原 セミ科(Cicadidae)のスジアカクマゼミ *Cryptotympana atrata* Stal、*Platylomia pieli* Kato、ミンミンゼミ*Oncotympana maculaticollis* Distant、*Tanna chekiangensis* Ouchi、*Graptopsaltria tienta* Karsch、*Lyristes pekinensis* Haupt、*Lyristes atrofasciatus* Chou et Lei、コマゼミ *Meimuna mongolica* Distant、ホソヒグラシ*Lepsemia sakaii* Matsumura、ニイニイゼミ*Platypleura kaempferi* Butler、またはそれらの同属動物の幼虫のぬけ殻

主要成分 キチン質

性味/帰経 寒／甘／肺・肝

薬効 体の表面の邪をはらう、かゆみを止めるなど

処方 消風散《しょうふうさん》など

ぼうしょう　Sodium Sulfate Hydrate・SAL MIRABILIS

芒硝

実熱

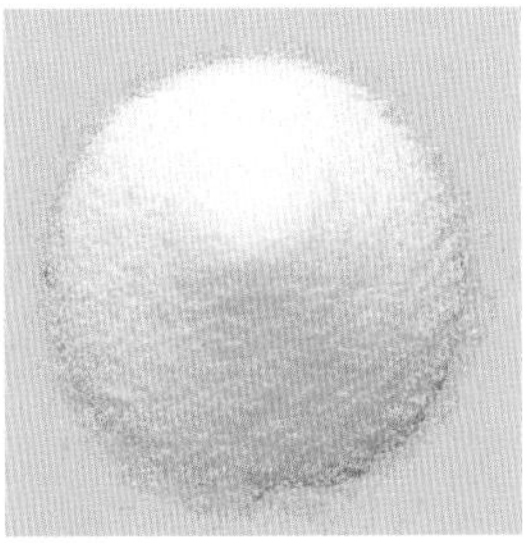
Ⓐ

かたいものをやわらかくして便秘を解消

かたくなった便をやわらかくして、排便を促進するために、乾燥した便秘の改善に多用される生薬です。便秘でよく使用されている酸化マグネシウムと似た作用を有しています。芒硝独自の特徴は、やわらかくするのは便だけではなく、局所の化膿性炎症、乳腺で緊満しているものも軟化させる作用があります。外用では、乳汁の分泌を抑制する作用があり、断乳や乳腺炎の場合で使用されます。

便を通じさせるのは便秘を治療するためだけではありません。消化管は邪が排出されるための経路でもあります。高熱にともなう口の渇き、口内炎、のどの痛みなどの熱邪を外に出すために大黄《だいおう》などほかの瀉下剤とともに使われてきました。

基原 天然の芒硝　含水硫酸ナトリウム $Na_2SO_4 \cdot 10H_2O$、無水芒硝　$Na_2SO_4 \cdot 2H_2O$

主要成分 硫酸ナトリウム Na_2SO_4

性味/帰経 寒／鹹・苦／胃・大腸・三焦

薬効 便通をよくするなど

処方 大黄牡丹皮湯《だいおうぼたんぴとう》、大承気湯《だいじょうきとう》、通導散《つうどうさん》、桃《とう》核承気湯《かくしょうきとう》など

ぼれい
Oyster Shell・OSTREAE TESTA

牡蛎

気逆 血虚 陰虚

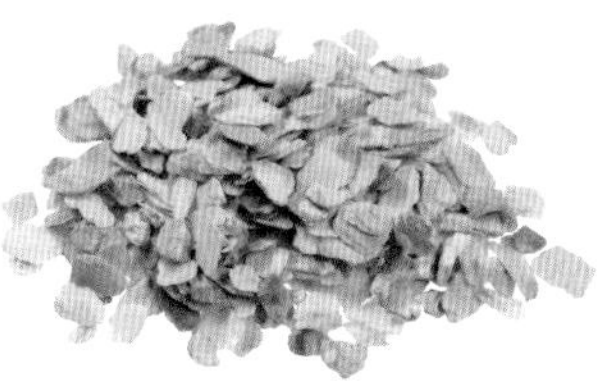
Ⓑ

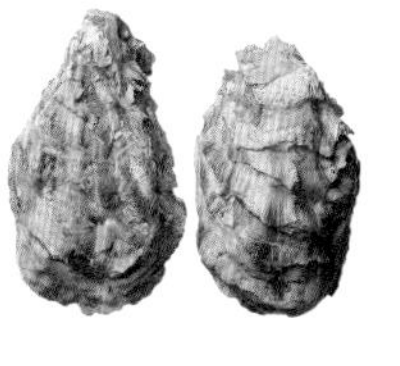
Ⓐ

かたい殻でナイーブな身を守る精神の盾となる薬

牡蛎《かき》の身は食材として用いられ、生薬として用いられるのは殻のほうです。牡蛎の殻は動揺する心神、肝を重しを乗せるように安定させ「気持ちを座らせる」効果があります。不安、動悸、不眠に対する鎮静剤としてよく用いられます。ほかに身体に必要なものが外に漏れてしまうのを、殻で覆うかのように防ぐために用います。寝汗、失禁、夢精、おりものがその例です。

また制酸剤としても用いられています。牡蛎殻の75%は炭酸カルシウムで構成され、そのほかにリン酸カルシウム、硫酸カルシウム、マグネシウム、アルミニウム塩、酸化鉄を含んでいます。カルシウムイオンが胃酸を中和することを利用したものです。胃酸過多にはこのような自然素材の薬もあるのです。

基原 イタボガキ科（Osteridae）のカキOstrea gigas Thunbergの貝殻

主要成分 炭酸カルシウム$CaCO_3$

性味/帰経 微寒／鹹渋／肝・胆・腎

薬効 精神安定など

処方 安中散《あんちゅうさん》、桂枝加竜骨牡蛎湯《けいしかりゅうこつぼれいとう》、柴胡桂枝《さいこけいし》乾姜湯《かんきょうとう》など

りゅうこつ
Longgu・FOSSILIA OSSIS MASTODI

竜骨

気逆

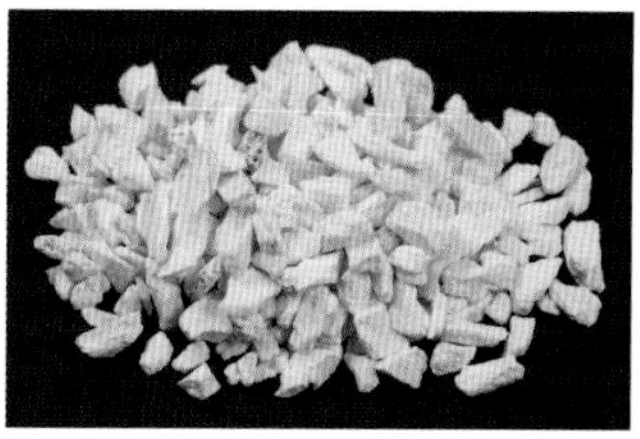
Ⓑ

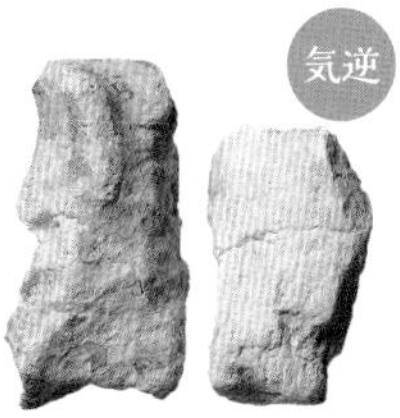
Ⓐ

不安症状や動悸をおさえる鎮静薬

サイ類やゾウ類、マンモスなど、古代の大型哺乳動物の骨の化石です。骨は人体でもっともかたい収斂《しゅうれん》した組織で、特に歯は加齢にかかわらずかたさを維持しています。長い年月にわたり、かたさを維持していることから、「気の収斂力が高い」と考えられています。中でも歯牙の化石は竜歯《りゅうし》といい、もっとも効果が高いとされています。

牡蛎《ぼれい》と同様に、動揺する精神を安定させ、「気持ちを座らせる」効果があります。また強い収斂の力で、体に必要なものが外に漏れてしまうのを防ぐために用いられています。

なめたときに舌に吸着するのが特徴で、白色で砕きやすいものが良品とされています。生で用いると鎮静作用が強く、焼いて用いるとよりかたくなり、収斂作用が強くなります。

基原 大型ほ乳動物の化石化した骨で、主として炭酸カルシウムからなる

主要成分 炭酸カルシウム、リン酸カルシウム

性味/帰経 平／甘・渋／心・肝・腎

薬効 鎮静、精神安定など

処方 桂枝加竜骨牡蛎湯《けいしかりゅうこつぼれいとう》、柴胡加竜骨牡蛎湯《さいこかりゅうこつぼれいとう》など

日《に》本《ほん》薬《やっ》局《きょく》方《ほう》生薬等一覧

日本薬局方は、医薬品の性状および品質の適正を図るために定められた、医薬品の規格基準書です。現在、日本で繁用されている医薬品といえます。生薬等についても定められています。

2020年3月現在、第十七改正日本薬局方（平成28年3月7日厚生労働省告示第64号）が公表されており、下記の生薬等が掲載されています。

アカメガシワ、アセンヤク、アセンヤク末、アヘン末、アヘン散、アヘンチンキ、アヘン・トコン散、アマチャ、アマチャ末、アラビアゴム、アラビアゴム末、アロエ、アロエ末、アンソッコウ、アンモニア・ウイキョウ精、**イレイセン**、**インチンコウ**、インヨウカク、**ウイキョウ**、ウイキョウ末、ウイキョウ油、**ウコン**、ウコン末、ウヤク、ウワウルシ、ウワウルシ流エキス、エイジツ、エイジツ末、**エンゴサク**、エンゴサク末、**オウギ**、**オウゴン**、オウゴン末、オウセイ、**オウバク**、オウバク末、パップ用複方オウバク散、オウバク・タンナルビン・ビスマス散、オウヒ、**オウレン**、オウレン末、黄連解毒湯エキス、乙字湯エキス、オリブ油、オレンジ油、**オンジ**、オンジ末、**ガイヨウ**、カカオ脂、カゴソウ、**カシュウ**、ガシュツ、**カッコウ**、**カッコン**、葛根湯エキス、葛根湯加川芎辛夷エキス、**カッセキ**、カノコソウ、カノコソウ末、加味帰脾湯エキス、加味逍遙散エキス、カルナウバロウ、**カロコン**、**カンキョウ**、**カンゾウ**、カンゾウ末、カンゾウエキス、カンゾウ粗エキス、カンテン、カンテン末、**キキョウ**、キキョウ末、キキョウ流エキス、**キクカ**、キササゲ、**キジツ**、牛脂、**キョウカツ**、**キョウニン**、キョウニン水、クコシ、**クジン**、クジン末、**ケイガイ**、桂枝茯苓丸エキス、**ケイヒ**、ケイヒ末、ケイヒ油、ケツメイシ、ケンゴシ、ゲンチアナ、ゲンチアナ末、ゲンチアナ・重曹散、ゲンノショウコ、ゲンノショウコ末、**コウイ**、**コウカ**、コウジン、**コウブシ**、コウブシ末、**コウベイ**、**コウボク**、コウボク末、ゴオウ、**ゴシツ**、牛車腎気丸エキス、**ゴシュユ**、**ゴボウシ**、**ゴマ**、ゴマ油、**ゴミシ**、コロンボ、コロンボ末、コンズランゴ、コンズランゴ流エキス、**サイコ**、柴胡桂枝湯エキス、**サイシン**、柴朴湯エキス、柴苓湯エキス、サフラン、サンキライ、サンキライ末、**サンザシ**、**サンシシ**、サンシシ末、**サンシュユ**、**サンショウ**、サンショウ末、**サンソウニン**、**サンヤク**、サンヤク末、**ジオウ**、シゴカ、**ジコッピ**、**シコン**、**シツリシ**、**シャカンゾウ**、**シャクヤク**、シャクヤク末、芍薬甘草湯エキス、ジャショウシ、**シャゼンシ**、シャゼンソウ、十全大補湯エキス、苦味重曹水、ジュウヤク、**シュクシャ**、シュクシャ末、**ショウキョウ**、ショウキョウ末、小柴胡湯エキス、ショウズク、小青竜湯エキス、**ショウマ**、**シンイ**、シンギ、真武湯エキス、**セッコウ**、焼セッコウ、セネガ、セネガ末、セネガシロップ、**センキュウ**、センキュウ末、**ゼンコ**、**センコツ**、センソ、センナ、センナ末、センブリ、センブリ末、センブリ・重曹散、ソウジュツ、ソウジュツ末、ソウハクヒ、ソボク、ソヨウ、**ダイオウ**、ダイオウ末、複方ダイオウ・センナ散、大黄甘草湯エキス、無コウイ大建中湯エキス、大柴胡湯エキス、ダイズ油、**タイソウ**、**タクシャ**、タクシャ末、タンジン、チクセツニンジン、チクセツニンジン末、**チモ**、**チョウジ**、チョウジ末、チョウジ油、**チョウトウコウ**、釣藤散エキス、**チョレイ**、チョレイ末、**チンピ**、ツバキ油、テレビン油、**テンマ**、**テンモンドウ**、桃核承気湯エキス、**トウガシ**、トウガラシ、トウガラシ末、トウガラシチンキ、トウガラシ・サリチル酸精、トウキ、トウキ末、当帰芍薬散エキス、トウジン、**トウニン**、トウニン末、トウヒ、トウヒシロップ、トウヒチンキ、トウモロコシ油、**ドクカツ**、トコン、トコン末、トコンシロップ、**トチュウ**、トラガント、トラガント末、豚脂、ナタネ油、ニガキ、ニガキ末、ニクジュヨウ、ニクズク、**ニンジン**、ニンジン末、**ニンドウ**、**バイモ**、**バクガ**、**バクモンドウ**、麦門冬湯エキス、八味地黄丸エキス、ハチミツ、ハッカ水、ハッカ油、**ハマボウフウ**、**ハンゲ**、半夏厚朴湯エキス、半夏瀉心湯エキス、ヒマシ油、加香ヒマシ油、**ビャクゴウ**、**ビャクシ**、**ビャクジュツ**、ビャクジュツ末、**ビワヨウ**、**ビンロウジ**、**ブクリョウ**、ブクリョウ末、**ブシ**、ブシ末、ベラドンナコン、ベラドンナエキス、ベラドンナ総アルカロイド、ヘンズ、**ボウイ**、防已黄耆湯エキス、ボウコン、**ボウショウ**、無水ボウショウ、**ボウフウ**、防風通聖散エキス、**ボクソク**、**ボタンピ**、ボタンピ末、補中益気湯エキス、ホミカ、ホミカエキス、ホミカエキス散、ホミカチンキ、**ボレイ**、ボレイ末、**マオウ**、麻黄湯エキス、マクリ、**マシニン**、ミツロウ、サラシミツロウ、木クレオソート、**モクツウ**、**モッコウ**、ヤクチ、ヤクモソウ、ヤシ油、ユウタン、ユーカリ油、**ヨクイニン**、ヨクイニン末、抑肝散エキス、ラッカセイ油、加水ラノリン、精製ラノリン、六君子湯エキス、**リュウガンニク**、**リュウコツ**、リュウコツ末、**リュウタン**、リュウタン末、**リョウキョウ**、苓桂朮甘湯エキス、**レンギョウ**、**レンニク**、ロジン、ロートコン、ロートエキス、ロートエキス散、ロートエキス・アネスタミン散、ロートエキス・カーボン散、複方ロートエキス・ジアスターゼ散、ロートエキス・タンニン坐剤、ロートエキス・パパベリン・アネスタミン散、ローヤルゼリー

※太字はこの本に掲載した生薬

3章
症状と漢方処方

西洋薬は、同じ症状・病気であれば、同じ薬が処方されますが、
漢方薬は、個人の症状や体質、原因などを探り、
一人ひとりにあった処方をします。
ここでは起こりがちな症状と、そのおもな原因・処方を解説します。

冷え性

年間を通じて冷たいものを食べる食生活や、夏を冷房によって冷やしすぎる習慣などから、体を温める力が弱い陽虚の人が増えています。夜型の生活も血虚になりやすく、これも冷えの原因となります。基本的には温める治療を行いますが、温めても改善しない場合は、精神的な問題によって気の巡りが悪くなったことによる冷えが考えられます。

●体質からみる

陽虚による冷え性

発汗により冷えの悪循環が起きやすい

処方 桂枝加朮附湯《けいしかじゅつぶとう》(p.192) ／八味地黄丸《はちみじおうがん》(p.233)

温める力が足りない

冷えのいちばんシンプルな形は、温める力が弱い陽虚です。冷えているのに汗が出やすく、汗によって熱が逃げてさらに冷えるという悪循環が起こります。

着替えるときに寒い、ちょっとした寒さでかぜをひいてしまうといった、体表だけが冷えている比較的軽い段階の冷えから、体の芯まですすんだ冷えまで段階があり、それによって処方が変わります。

体を温める処方を

体表の冷えは、体を温める力のある附子《ぶし》や桂《けい》皮《ひ》が配合された桂枝加朮附湯が用いられます。配合されている蒼朮《そうじゅつ》には、じっとりした汗を止める働きがあります。

冷えがすすんでいる場合は、腎を補う作用のある、陽虚の代表治療薬である八味地黄丸が用いられます。この生薬にも附子が配合されています。

●体質からみる

血虚による冷え性

手足の先が冷え皮膚も乾燥しがちに

処方 当帰四逆加呉茱萸生姜湯《とうきしぎゃくかごしゅゆしょうきょうとう》(p.227)

冬にしもやけができやすい

血虚によって血流が悪くなると、血脈中に寒邪がとどまり手足を冷やします。寒さによって手足にしもやけができるのは、このタイプの冷え性です。皮膚も乾燥しがちになります。

冷えによる体へのダメージは少ないのですが、病態がすすむと月経痛や月経不順などのトラブルが出てきます。陽虚と血虚の両方をもっている人も多く、血虚が悪化すると陽虚になりやすくなります。

血を補いながら温める

当帰四逆加呉茱萸生姜湯は、配合されている当帰《とうき》や白芍薬《びゃくしゃくやく》で血を補い、細辛《さいしん》で温めます。ほかに呉茱萸《ごしゅゆ》、生姜《しょうきょう》も温める力がある生薬です。血虚を改善しながら、温めることでより冷えを改善する効果があがります。

女性にみられる血虚の症状にも、当帰四逆加呉茱萸生姜湯は用いられ、冷えによる月経痛を改善します。

●体質からみる

気滞による冷え性

精神面が原因で手足が冷える

処方 四逆散《しぎゃくさん》(p.205)

緊張しやすい人の冷え

いくら温めても冷えが改善しない場合、精神症状から冷えが起きている可能性があります。緊張しやすく、イライラしがちで、暑がりで薄着なのに手は冷えているといったタイプです。体の内面は冷えていないのに、緊張から気血の巡りが悪くなって、手足の表面に冷えが生じます。

冷えの治療はいらない

心底冷えているタイプではないので、温める治療は必要ありません。まず体の冷えの原因が、緊張などの精神症状であることを自覚することが大切です。そして緊張をとり、気血の巡りをよくする治療をします。

四逆散は配合されている柴胡《さいこ》が緊張をとる働きをします。さらに気を巡らせる作用のある枳《き》実《じつ》も、気の流れをよくする効果があります。

●体質からみる

水毒による冷え性

体に滞る水による冷えとむくみ

処方 真武湯《しんぶとう》(p.215) ／当帰芍薬散《とうきしゃくやくさん》(p.227)

陽虚になると水毒になりやすい

水《すい》の巡りが悪くなり、体に水が停滞して起こる冷え性です。もともと陽虚がある人は水毒になりやすいため、両方をあわせもっている人もいます。冷えの症状を改善するためにせっせと温めてもなかなか改善しないこのタイプは、むくみをとることで冷えの改善がみられます。

水毒と陽虚の人は真武湯

水毒による冷えには、真武湯を用います。配合されている附子で温め、茯苓《ぶくりょう》と蒼朮で水を流して巡りをよくします。水毒と陽虚のある人は温めながらむくみをとるのが効果的です。

水毒に血虚がともなうケースもあります。この場合は当帰芍薬散が処方されます。当帰《とうき》と芍薬で血を補い、茯苓と沢瀉《たくしゃ》で水毒を改善します。

養生・セルフケア

過ごし方

陽虚の人は、冬に冷えがすすんでしまうので、夏のうちから冷えないように過ごしましょう。

漢方では太陽をエネルギーととらえ、夏に太陽を浴びることで元気になると考えます。冷房のきいた室内で心地よい涼しさばかりを求めずに、多少暑くても日光を浴びて陽を補うことが必要です。夏に熱量を補うことなく、秋・冬に突入するのはＮＧです。

また、冬に寒さに負けて、かぜばかりひいていると、ますます陽虚はすすみます。冬は体を守りながら、無理をしないで過ごすことが大切です。

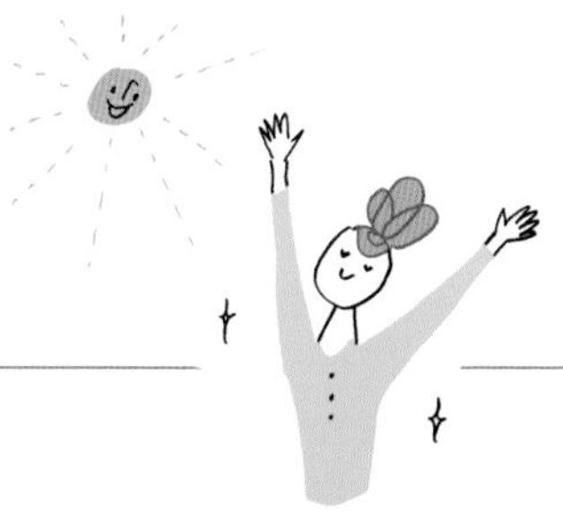

夜に活動することも体を冷えやすくします。血虚にもなりやすくなるので、血虚による冷え性の人は、夜は早く寝るように心がけましょう。

食べもの

中国では暑い季節でも、氷を入れた飲みものなど、冷たいものはあまり飲む習慣がありません。冬でもつめたいものを好む人が増えていますが、陽虚の人はどんどん体が冷えやすくなり、むくみやすくもなるので注意しましょう。

体を温める作用の強い羊肉や、ネギ、ニラ、ニンニク、ショウガ、トウガラシなど、体を温める食材を積極的に食生活にとり入れましょう。

かぜ

発熱やせき、鼻水、頭痛などさまざまな症状があらわれるかぜ。その原因は季節によって異なり、風邪《ふうじゃ》や寒邪、風熱邪、燥邪など、それぞれの季節の邪気が体内に侵入することで起こると考えられています。処方も原因によって異なるので、何が原因なのかを見極めることが大切です。また、陽虚や陰虚など、もともとの体質によっても、かぜの治療法は異なります。

●病邪からみる

風寒 によるかぜ

陽虚の人は特に こじれやすいので注意

処方 葛根湯《かっこんとう》 (p.182)

秋・冬の寒い時期に症状が出やすい

風邪と寒邪によって起こるのが、寒い時期のかぜです。もともと陽虚があって体が冷えやすい人は、寒さによってより体が冷え、かぜをひきやすくなります。冷えて血行が悪くなり、頭痛や筋肉のこわばりなどもあらわれます。

もともと冷えのある人は、冬は特に無理をしないように気をつけましょう。陽虚の人が冬にかぜをひくと、長引いて悪化しやすいので要注意です。

セルフケアとしても使える葛根湯

かぜの漢方薬として知られている葛根湯は、安全に使える薬なので、風寒邪によるかぜのひきはじめにセルフケアとしても多く用いられます。

ただし陽虚の人が風寒邪にあたると、体がどんどん冷えて葛根湯では温める力がたりないことがあります。この場合には麻黄附子細辛湯《まおうぶしさいしんとう》(p.241) を用います。附子《ぶし》が体の奥からしっかりと温める働きをします。

column

インフルエンザには麻黄湯《まおうとう》(p.241)

麻黄湯も風寒のかぜに効果のある処方です。配合されている麻黄《まおう》と桂皮《けいひ》が、体表面からしっかりと体を温め、適度な発汗により体表の邪気を取り除きます。インフルエンザのときに用いるのも麻黄湯です。ただし麻黄湯は発汗作用のある麻黄を多く含むため、発汗過多やふらつきなどが起きることがあるので使用には注意が必要です。

体を温めるという作用から、麻黄湯は冷え性の改善にも用いられることがあります。

●病邪からみる

風熱 によるかぜ

炎症を起こしやすい 夏場に多いかぜ

処方 銀翹散《ぎんぎょうさん》 (p.190)

熱感があるときは温めない

夏に流行する熱感のある伝染性のかぜです。扁桃腺がはれて熱をもったり、皮膚に湿疹ができて見るからに赤く熱をもっているなど、いろいろな場所で炎症を起こしやすくなります。夏に流行する子どもの手足口病もこのタイプ。風熱のかぜは、風寒のかぜに比べるとこじれやすいのが特徴です。

夏のかぜといっても、エアコンに当たって寒くなってかぜをひいた場合は、風寒によるかぜです。かぜによって寒いと感じているか、暑いと感じているか、あらわれている症状を見極めることが大切です。

熱をさまして解表《げひょう》する

かぜというと体を温めるとよいと考えがちですが、風熱のかぜは、温めてしまうと炎症を起こしやすくなり湿疹もできやすくなります。

温かくすると悪化する風熱のかぜには、体内の熱をさましながら、汗を出して炎症をとる銀翹散を用います。

銀翹散はかぜによるのどの痛み、せき、口の渇き、頭痛などの症状を緩和します。

column

風寒と風熱の中間のかぜには香蘇散《こうそさん》(p.197)

なんとなくかぜっぽいな、かぜをひいたかな、そんな軽い風寒邪と風熱邪の中間のかぜには、香蘇散を用います。

香蘇散は気の巡りをよくしてすっきりさせる効果があり、普段から気滞のある人や、体力が低下している人に適しています。また香蘇散はかぜだけでなく、神経症の人が気持ちを落ち着かせる安定薬としても使われています。

●病邪からみる

燥邪 によるかぜ

乾燥に弱いときにウイルスに感染

処方 麦門冬湯《ばくもんどうとう》(p.232)

陰虚の人はこじれやすいので注意

秋になって湿度が下がってくると、乾燥に弱い肺がウイルスに感染しやすくなります。せきが出るけれど痰が出ない、せきが長引く、息苦しい、のどの渇きなどの症状があらわれます。

もともと陰虚の人は、このタイプのかぜをひくと、こじらせて悪化することがあるので、秋に入って空気が乾燥してきたら気をつけるようにしましょう。

燥邪によるかぜには、陰液を補い、肺をうるおす作用のある麦門冬湯を用います。粘膜をうるおすので、かわいたせきや気管支炎の改善にも効果があります。

養生・セルフケア

過ごし方

陽虚の人は冷えやすいので冬の寒さに気をつける、陰虚の人は乾燥に弱いので秋に注意など、自分の体質を知っていると、どの季節に弱くなって、どんな症状を起こすのかがある程度パターンとしてわかってきます。自分の弱いところに邪気が引き寄せられるので、日頃の自分の体質を知っておくことが大切です。

かぜの薬といっても、すべての人のかぜに効くわけではありません。かぜの薬を飲んでいてもなかなか治らないときは、自分の体質と季節をセットにして、原因となっている邪気を見極めるようにしましょう。

食べもの

風熱邪のかぜは、のどの炎症が強く出るので、アイスクリームなどの冷たいものを食べることで、のどを一時的に冷やすと楽になります。ただし体全体を冷やす必要はなく、炎症を起こして熱をもっている部分を冷やすようにします。

風寒のかぜでは、体を冷やすのはかぜを長引かせることになるので避けます。ショウガやネギ、ニンニクなど、体を温める作用のある食材をとるようにしましょう。

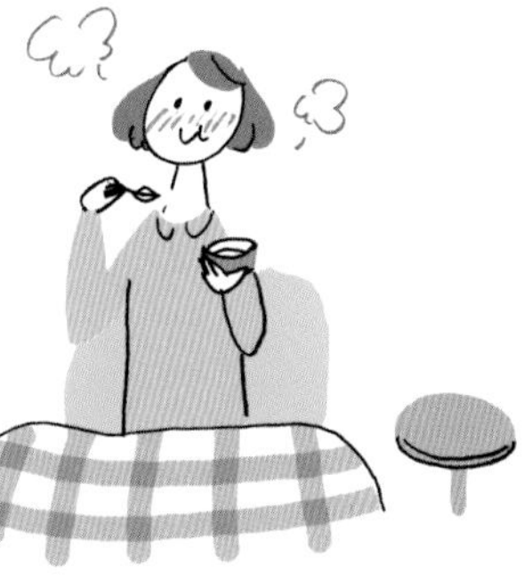

頭痛

かぜの症状のひとつとして頭痛が起きますが、それとは別に慢性的な頭痛に悩まされている人も多く、どの程度の頭痛があったら病院を受診するか判断に困るケースもあります。頭痛はストレスやイライラなど、感情が原因で起こることもあります。特に怒りの感情が強いと、気が体の上にあがって頭痛を招くので、感情のコントロールも頭痛改善に必要です。

●病邪からみる

風寒による頭痛

冷えが原因となって肩こりや首こりもともなう

処方 葛根湯《かっこんとう》(p.182)

葛根湯で温めて改善する

風寒によって体が冷えると、気血の巡りが滞って肩こりや首こりが起こり、それが頭痛の原因となります。かぜの症状として起こる場合もあれば、慢性的な冷えから起こる場合もあります。また、夏でも冷房によって体を冷やすと、それも頭痛の原因となります。

冷えによる頭痛には葛根湯を用います。葛根湯は首から背中のゾクゾクした冷えをとる力がある薬で、体を適度にあたため血行を促します。葛根湯に配合されている麻黄《まおう》が交感神経を刺激することで、体を少し興奮させて元気にする作用もあります。

column

頭痛のセルフケアに川芎茶調散《せんきゅうちゃちょうさん》(p.218)

ガンガン痛むというよりは、ちょっと重だるい、すっきりしない…そんな病院に行くほどではない軽い頭痛には、川芎茶調散が適しています。どんな頭痛にも効果がある、お茶と一緒に飲む薬で、温かいお茶で体を温めながら気血の巡りをよくしていきます。

●体質からみる

気滞による頭痛

ストレスや怒りの感情が原因で起こる頭痛

処方 抑肝散《よくかんさん》(p.243)

緊張型頭痛には抑肝散

ストレスは気滞を招き、それが筋肉を緊張させて頭痛という症状であらわれます。よく眠れない、気持ちが休まらない、緊張している時間が長いときに起こりやすい頭痛です。また怒りの感情にも要注意。イラっとくると、気が体の上にあがり、頭痛を招きます。

気滞による頭痛には、抑肝散を用います。抑肝散には、イライラや気持ちの落ち込みなどの精神状態を緩和させる作用があります。

養生・セルフケア

過ごし方

怒りの感情が生まれたら、ため込まないようにしましょう。食べたものを消化吸収するように、感情も人生の糧として吸収したら、過去のものとして排出することが大切です。

漢方では、怒りの感情をいつまでももっていると、その感情が病気を引き起こすと考えます。運動や趣味などを通じて発散し、不要な感情は全部出してしまう習慣をつけましょう。

疲労

朝目覚めたときに前日の疲れがとれていない、いつもと同じことをしていてもすぐに疲れてしまう、そんなときは気が不足していたり、気の巡りが滞っていることが考えられます。胃腸が弱って気・血《けつ》をつくれなくなっていることもあります。疲労はため込まないことがいちばん。疲れを感じたら生活を見直してみましょう。

●体質からみる

気虚による疲労

夕方になると疲れが出てくる

処方 補中益気湯《ほちゅうえっきとう》 (p.239) ／六君子湯《りっくんしとう》 (p.244)

気持ちをあげる漢方薬を

気虚の人は、夕方になると、疲れが増してきます。こまめに休みをとり、夜はしっかりと睡眠をとるように心がけましょう。

このタイプは元気が出る升麻《しょうま》や柴胡《さいこ》が配合されている補中益気湯を使うと意欲をたかめることができます。また胃腸の薬として使われる六君子湯を用いて、消化吸収をよくすることで気を補ってもよいでしょう。

●体質からみる

気血両虚による疲労

気虚がすすむと血も不足してしまう

処方 十全大補湯《じゅうぜんたいほとう》 (p.209)

寝汗が出るようなら要注意

気虚の人が、夜も頑張って仕事をしたり、目を使いすぎると血虚になりやすくなります。睡眠をとっても疲れが回復しない、寝汗をかくといった状態になると、かなり症状が悪化していると考えられます。

補気補血の代表薬である十全大補湯を用いて、体力を回復させるようにします。自分の気血の容量を超えた生活をしている可能性があるので、生活を見直すことも大切です。

●体質からみる

気滞による疲労

朝の動き出しがいちばんつらい

処方 四逆散《しぎゃくさん》 (p.205)

睡眠の質が低下している

朝起きて、動き出すときがいちばんつらく、いったん仕事をはじめて気が回りはじめると楽になってくるのが気滞タイプの特徴です。

気を巡らせる四逆散を用います。

養生・セルフケア

食べもの

気滞の人は、体が緊張してよく眠れていないために、疲れがとれていないのかもしれません。お酢などのすっぱいものは筋肉の緊張をとる効果があるので、疲れたときにとるようにしましょう。梅干しもおすすめです。

肩こり

肩こりは幅広い年代の人に起こり、慢性的な症状に悩まされている人も少なくありません。肩のこりは、首のこりや背中の筋肉のこわばりなどもともない、頭痛やめまい、吐き気などを招くこともあります。原因は外からくる邪気によるものと、自分がつくり出す瘀血によるものなどさまざま。原因によって用いる処方が異なるので、まずは原因をよく知ることが大切です。

●病邪からみる

風寒による肩こり

冷えによって筋肉の緊張が起こる

処方 葛根湯《かっこんとう》 (p.182)

全体的に痛みが強いのが特徴

風寒の冷えによって血行が悪くなり、肩の筋肉が収縮して起こる肩こりで、肩の一カ所というよりは、肩全体がこわばったように痛みます。

このタイプは、葛根湯を用いて温めながら痛みを改善していきます。

●体質からみる

痰飲による肩こり

湿邪によるむくみも原因に

処方 二朮湯《にじゅつとう》 (p.230)

重だるい肩こりには湿気をとる処方を

肩こりは風湿の病といわれるほど、湿邪にも影響を受けます。このタイプは湿度が高いときに悪化する痰飲 (p.38) による肩こりで、肩が全体的にはれて、重だるくなります。二朮湯を用いて、温めて痰飲をとりながら症状を緩和させます。二朮湯は五十肩にも用いる処方です。

●体質からみる

瘀血による肩こり

血虚の人に起こりやすい肩こり

処方 疎経活血湯《そけいかっけつとう》 (p.219)

刺すような痛みが特徴

外の邪気ではなく、瘀血という自身の体質が原因で起きる肩こりです。血虚の人は血《けつ》の流れが滞りやすく、それが瘀血となって痛みを起こします。いつもピンポイントで肩の痛い場所が固定され、その部分が刺すように痛みます。

疎経活血湯を用いて、血を補いながら血の巡りを改善する治療を行います。

●病邪からみる

風湿熱による肩こり

熱をもった重だるい痛み

処方 越婢加朮湯《えっぴかじゅつとう》 (p.177)

炎症をおさえる処方を

湿熱によって炎症が起こり、肩が熱をもってだるい痛みを生じます。このタイプには、越婢加朮湯を用います。配合されている麻黄《まおう》で湿をとり、石膏《せっこう》で消炎することで症状を緩和します。

腰痛

高齢になると腎虚がすすみ、体を支える力が弱まって腰痛が起こりやすくなります。腰がだるい、重いからはじまり、しだいに痛みが出て歩くのもつらいといった状態にすすんでいってしまうので、早いうちに対処するようにしましょう。腰を支えられなくなると、猫背になり、結果的に肩もこるようになります。肩こりと腰痛の両方がある人は、まずは腰痛の治療をするとよいでしょう。

●体質からみる

血虚 瘀血 による腰痛

血が滞ることで腰に瘀血が生じる

処方 疎経活血湯《そけいかっけつとう》 (p.219)

血行が悪くなって痛む

血《けつ》の不足や滞りが原因で起こる腰痛で、瘀血では痛みが強く出ることもあります。疎経活血湯は肩こりにも使いますが、下半身の瘀血改善に効果が高い漢方薬で、血を補いながら血の流れをよくして、痛みを緩和します。

●体質からみる

腎虚 による腰痛

加齢とともに腎が弱まってくる

処方 牛車腎気丸《ごしゃじんきがん》 (p.199)

腎虚は早めの対処を

腎虚による腰痛は、痛いというよりも、立っていること自体がつらくて座りたくなるような症状が特徴。腎虚がすすむと、足がやせてきてしまうので、早めの手当が必要です。

滋養強壮作用のある地黄《じおう》・山茱萸《さんしゅゆ》・山薬《さんやく》が配合された牛車腎気丸を用います。

●病邪からみる

風湿 による腰痛

湿は下半身にたまりやすいので注意

処方 防已黄耆湯《ぼういおうぎとう》 (p.238)

ひざにも痛みが出やすい

水は体の下にいってたまるので、上半身よりも下半身のほうが湿によるトラブルが起こりやすくなります。湿邪によって冷え、腰の筋肉が緊張して起きる腰痛で、下肢のむくみ、ひざの痛みなどもあらわれます。このタイプの腰痛には、水分代謝を促す防已黄耆湯を用います。

養生・セルフケア

過ごし方

腎虚の人は、冬に不調になりやすいので、冬の過ごし方に気をつけましょう。腎のエネルギーが不足しないように、無理はせず、夜ふかしもやめて十分に睡眠をとること。冬のあいだエネルギーを充電して、春へと備えましょう。

ツボ

腎の働きをよくするツボを刺激して、腰痛を緩和しましょう。

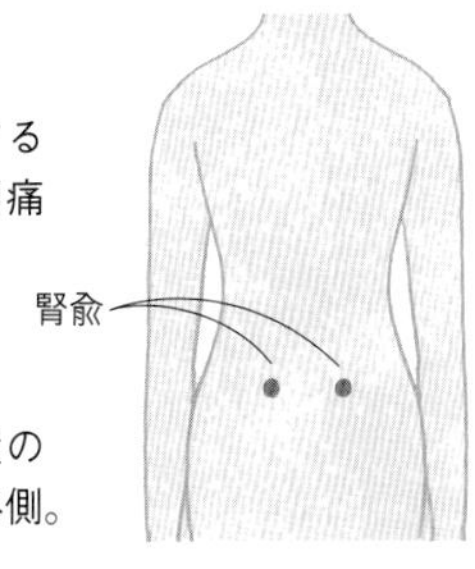

腎兪《じんゆ》
へそのうしろの位置の背骨から、指2本分外側。

神経痛・関節痛

神経痛や関節痛は、東洋医学では「痹証《ひしょう》」と呼びます。痛みを起こす原因には寒邪や湿邪などの外邪の侵入があります。寒さや湿気で体表を保護する気が弱まると、外からの邪気をはね返せずに症状があらわれます。また、気血不足や陽気不足の体質なども痛みを生み、慢性化させるので、体質から改善することも必要です。

●体質からみる

陽虚 による神経痛・関節痛

冷えによって強く痛みが出るのが特徴

処方 桂枝加朮附湯《けいしかじゅつぶとう》 (p.192) ／葛根湯《かっこんとう》 (p.182)

寒い季節には要注意

気温が下がってくると、足腰が痛む、しびれるといった症状が出てきます。陽虚の人は特に外の温度が下がるとより冷えやすくなり、体表部の気血の流れが悪くなります。冷えによる痛みは強く、痛む場所が固定されているのが特徴です。瘀血が加わると、さらに痛みは強くなります。

温熱薬を使って痛みを緩和

体表部を温める作用がある桂枝加朮附湯を用います。桂枝加朮附湯は寒冷刺激に打ち勝つ薬で、体表部の気血の流れを改善させます。

また葛根湯も首や肩、背中のこりをとりながら血流をよくする薬で、桂枝加朮附湯よりも上の部分を温める作用があります。そのため、神経痛でも首や肩の痛みによく使用されます。葛根湯は、夏の冷房によって首や肩がぴりぴりしたり、しびれたりしたときにも使用します。首の後ろ、後背部に冷房が直接当たらないようにしましょう。

●病邪からみる

しつこい湿邪(痰飲) による神経痛・関節痛

慢性的にたまった湿邪が炎症を起こす

処方 二朮湯《にじゅつとう》 (p.230) ／防已黄耆湯《ぼういおうぎとう》 (p.238)

にぶく重い痛みが特徴

関節は湿で悪化するといわれるように、湿邪による痛みはしつこく長引きます。激しい痛みではありませんが、患部がはれてしくしくとした痛みを生じます。湿が停滞した部分が痛むので、いつも決まった場所が痛み、むくみから全身に重だるさを感じることもあります。

湿気の多い季節や雨の日など、湿度の上昇によって症状が悪化します。

上半身と下半身で処方が異なる

体の上のほうの肩や首の痛みには、二朮湯を用います。二朮湯はしびれや関節のための薬で、湿気をとるだけでなく、関節の痛みをとる作用もあります。蒼朮《そうじゅつ》は湿気をとる生薬で、葛根湯に蒼朮を配合した葛根加朮附湯《かっこんかじゅつぶとう》（p.182）も関節痛や神経痛に効果のある処方です。

ひざなどの下半身の痛みには、防已黄耆湯を用います。防已黄耆湯は利水作用にすぐれ、むくみやはれなどの痛みを緩和します。

●体質からみる

血虚 瘀血 による神経痛・関節痛

肩や首には
気血の慢性的な問題がある

処方 疎経活血湯《そけいかっけつとう》（p.219）

血虚は瘀血をつくり出す

血《けつ》が不足して巡りが悪くなると、瘀血がいろいろなところにできてきます。また、血虚の体質が進むと、寒邪を受けやすく、血虚は瘀血を生じやすくなります。

このタイプは、急に痛みが出るというよりは、だんだん血虚や瘀血が進行し、痛みがしだいに強くなってくるのが特徴です。もともと瘀血があって月経痛があった人が、高齢になって足のしびれを感じるようになるといったケースも少なくありません。

寒邪と瘀血に効果のある処方

経絡を通じさせる威霊仙《いれいせん》や止痛作用のすぐれた羌活《きょうかつ》が配合された疎経活血湯は、瘀血をともなう神経痛や関節痛によく使われる処方です。血虚と瘀血の両方を改善するのに効果があります。

養生・セルフケア

過ごし方

陽虚の人は、冷えに強くなることがポイントとなります。冬は無理をせず、寒邪を受けないように少々きつめの服を着て防御しましょう。しょうがなどをとって、熱を体に蓄積していくのもよいでしょう。汗をかくほど暖房を使いすぎる人がいますが、汗が出ると毛穴が開いて寒さに勝てなくなるので、暖房に頼るよりは、しっかりと着込んだほうがよいでしょう。

ツボ

ひじやひざの関節の痛みをやわらげるツボです。予防効果もあるので、疲れたなと思ったときに押してほぐしておくのもいいでしょう。

●ひじ

曲池《きょくち》
ひじを曲げたときに内側にできる横じわの親指側のくぼみ。

●ひざ

外膝眼《がいしつがん》
ひざの皿の下にできる外側のくぼみ。

内膝眼《ないしつがん》
ひざの皿の下にできる内側のくぼみ。

食べもの

湿邪や痰飲（p.38）のタイプは、脂っこいものや冷たいものをひかえましょう。胃腸が弱まり、脂っこいものが消化ができずに残ると痰飲になると考えられています。

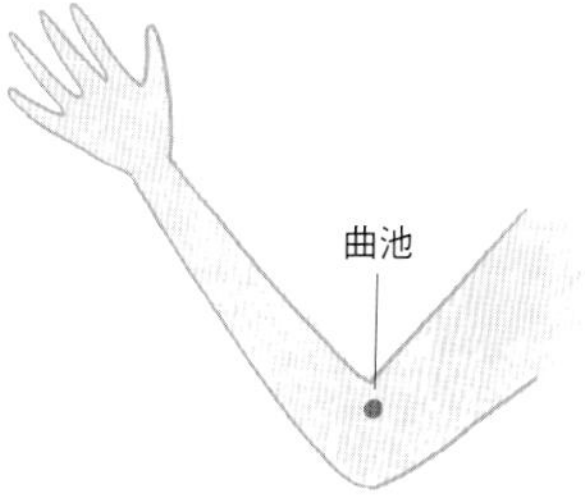

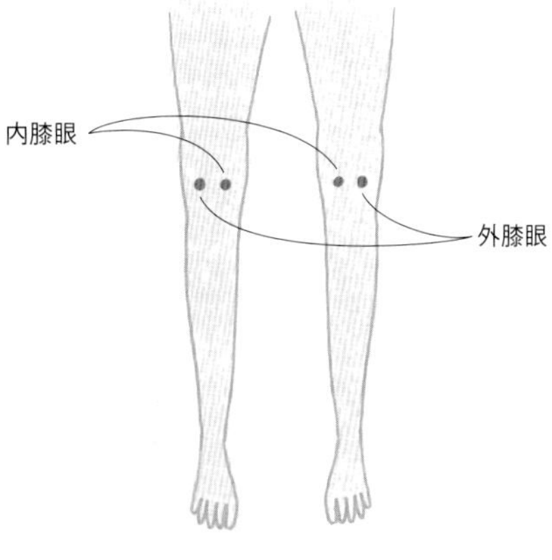

めまい・耳鳴り

めまいはフラっとする軽いものから、急激に起きて倒れ込んでしまうものまであらわれ方はさまざまです。また、耳鳴りにも、耳もとでセミが鳴いているような激しいものや、聴力の低下をともなうものなどがあります。めまいも耳鳴りも体の上部で起こる症状で、めまいの原因は気逆や気虚が、耳鳴りの原因は気滞と、加齢による腎虚に大きく分けられます。

●その他

水気上逆によるめまい

気と一緒に水が上にのぼって起こる

処方 苓桂朮甘湯《りょうけいじゅつかんとう》 (p.245)

急激にあらわれるめまい

気と水《すい》が体の上に急激にのぼること（水気上逆）によってめまいが起こり、救急車を呼びたいほどの強い症状があらわれることもあります。

苓桂朮甘湯を用いて、体の上部を温め、水をおろしてくることでめまいを改善します。

●体質からみる

脾気虚 痰飲 によるめまい

疲れもあってフラフラするめまい

処方 半夏白朮天麻湯《はんげびゃくじゅつてんまとう》 (p.234)

体の余分な水分をとる処方を

脾の気虚の人は、消化力が悪いと痰飲（p.38）をためやすくなります。ねっとりとした水である痰飲が上にのぼってめまいを起こします。水分代謝が低下しているので、体が重だるくなり、なかなか治らずに長引きます。半夏白朮天麻湯を用いて、余分な水分をとり除いて改善させます。

●体質からみる

気滞 による耳鳴り

メンタルが原因となる一過性の耳鳴り

処方 四逆散《しぎゃくさん》 (p.205)

聴力の低下をともなうことも

緊張やストレスなどが原因で気の巡りが滞ると、それが原因となって耳のつまり感をともなう耳鳴りが起こることがあります。この場合は、四逆散を用いて気の停滞を改善します。

●体質からみる

腎虚 による耳鳴り

加齢とともに出やすくなる耳鳴り

処方 八味地黄丸《はちみじおうがん》 (p.233)

腎を補って体力回復を

年齢とともに腎のエネルギーが不足して腎虚になると、難聴をともなう耳鳴りが起こることがあります。この場合には、加齢による諸症状を改善する八味地黄丸を用います。即効性は期待できませんが、長期に内服し腎を補う必要があります。

動悸

責任のある職についている人や、何かを我慢して続けていて慢性的なストレスを感じている人など、心のパワーを使い果たし、心労がかさむと動悸を生じることがあります。心が虚してくると心陽虚に、そしてそれがすすむと気血両虚に、さらに進行すると気虚・陰虚となっていきます。ただし、動悸には心臓の疾患が潜んでいる場合もあるので内科受診が必要です。

●その他

水気上逆による動悸

心が疲れて 心陽虚になった状態

処方 苓桂朮甘湯《りょうけいじゅつかんとう》(p.245)

心の働きが弱まっている

日頃から心のパワーを使いすぎていると、虚したところに水《すい》がたまって心陽虚になり、耳鳴りやめまいをともなうこともあります。

このタイプは、利水作用のある苓桂朮甘湯を用います。精神症状を落ち着かせる効果も期待できます。

●体質からみる

気血両虚による動悸

脾の気虚のある人が 心労を重ねるとなりやすい

処方 帰脾湯《きひとう》(p.188)

慢性的な心労が原因

長期間にわたって無理を続け、心労が慢性化してくると、ちょっとした刺激で動悸が起きやすくなります。もともと脾の気虚や血虚の体質があると、より症状が出やすく、帰脾湯を用いて不安や緊張をやわらげます。

●体質からみる

気陰両虚による動悸

気と津液が不足した 心労が悪化した状態

処方 炙甘草湯《しゃかんぞうとう》(p.208)

心因性だけでなく心疾患の可能性も

心労がさらにすすむと、気虚と陰虚となり、精神活動の基盤である心《しん》のダメージが強くなります。この段階まですすんでくると、心臓の基礎疾患をもっている場合は心労はできるだけ控えたほうがよいでしょう。

気と津液の不足には、補気補陰の作用をもつ炙甘草湯を用います。

養生・セルフケア

過ごし方

ストレスを心《しん》で受けとめてしまうと、心が疲れて動悸が起こりますが、肝で受けるとイライラし、肺で受けるとせきが出ます。また脾で受けるとうつうつと考え込んでしまい、腎で受けると恐怖を感じます。

このようにストレスは五臓のすべてに悪影響をおよぼすので、自分にあったストレス解消法を見つけて、日頃からため込まないように心がけましょう。

胃腸の不調

胃痛、腹痛、食欲不振、下痢、吐き気など、胃腸のトラブルにはいろいろあります。消化吸収を行う脾が弱ると、これらの症状があらわれます。また、考えごとや悩みごと、ストレスなどの精神的な面からも胃腸はダメージを受けます。胃腸が弱っているときは、胃腸に負担をかけないだけでなく、ストレスをため込まない工夫も大切です。

●体質からみる

脾気虚 による胃痛や食欲不振

もともと胃腸が弱く 普段から食欲が低下

処方 四君子湯《しくんしとう》(p.206)／六君子湯《りっくんしとう》(p.244)

脾気虚は全身の気虚になりやすい

おなかが弱く、食べるともたれる、脂っこいものが苦手、たくさん食べられない、普段から食欲がないなど、そんな自覚症状があるのが脾気虚のタイプです。脾は気・血《けつ》をつくり出すところなので、脾気虚になるとエネルギーが不足して全身の気虚にもなりやすくなります。このタイプの胃痛には、脾気を補う四君子湯を用います。消化不良が慢性化すると、痰飲（p.38）を生じるので、この場合は四君子湯に痰飲を処理する半夏《はんげ》と陳皮《ちんぴ》を加えた六君子湯を用います。

養生・セルフケア

ツボ

食欲のないときに、胃を元気にしてくれるツボです。

中脘《ちゅうかん》
みぞおちとへそを結ぶ線の中間あたり。

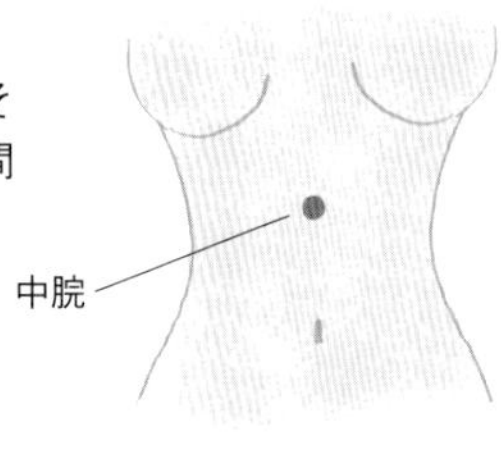

●体質からみる

脾陽虚 による下痢

全体的に寒がりの人に 多くみられる

処方 人参湯《にんじんとう》(p.230)

冷たいものの食べすぎに注意

もともと胃腸が弱く、冷たいものを食べたり飲んだりするとすぐに下痢してしまいます。このタイプには、おなかを温める作用のある人参湯を用いて、消化機能を高めます。

●その他

不摂生による胃腸の不調

食べすぎや飲みすぎ、 ストレスも原因に

処方 半夏瀉心湯《はんげしゃしんとう》(p.234)

半夏瀉心湯で胃をすっきりと

もともと胃腸が丈夫な人でも、暴飲暴食をすると、胃痛や胸やけを起こします。この場合は半夏瀉心湯を用いて、熱をもってムカムカしている胃を、黄連《おうれん》と黄芩《おうごん》ですっきりとさせます。

半夏瀉心湯は、少し熱をとる一方で、冷やしすぎないように温める生薬も入っているので、食べすぎによく使われる処方です。

便秘

おなかが張る、コロコロと乾燥した便が出るなど、便秘の症状にはいろいろあります。便秘は腹部膨満感や肌荒れなどの不調を招き、慢性的な便秘に悩む人は少なくありません。便秘の原因には、おなかが冷えている陽虚や、腸にうるおいが不足している陰虚、血の巡りが悪くなる瘀血などがあります。ただ下剤を使うというのではなく、体質にあった処方が便秘の改善に効果があります。

●体質からみる

陽虚による便秘

冷えによって巡りが悪くなる

処方 大建中湯《だいけんちゅうとう》 (p.220)

おなかを温めて動かす処方を

市販の便秘薬を飲むとおなかが痛くなったり下痢をしてしまう人は、漢方薬での治療が有効です。大建中湯にはおなかを温めて動かす作用があります。下剤は入っていないので、おなかの痛みを軽減してゆるやかに改善します。ただし頑固な便秘には、効きめが弱い処方です。

●体質からみる

陰虚による便秘

尿は近いのに便は乾燥している

処方 麻子仁丸《ましにんがん》 (p.242)

乾燥によって便が出にくい

血《けつ》や水《すい》が不足して乾燥傾向が強い便秘で、肌も乾燥して、のども渇きやすくなります。食欲旺盛の人や高齢者にも多いこのタイプは麻子仁丸を用いて、腸をうるおすことでコロコロと乾燥した便秘を改善します。

●体質からみる

瘀血による便秘

体質によって起こるがんこな便秘

処方 桃核承気湯《とうかくじょうきとう》 (p.226)

一日1回でも効く強い処方

もともと瘀血の体質の人で便秘もある場合には、桃核承気湯を用います。瘀血にともなう月経痛も緩和され、下痢させることで月経前のイライラも改善されます。桃核承気湯は効き目が強くあらわれるので、一日3回処方されても、1回で十分効果があり、3回飲める人は少ない処方です。

column

痔には乙字湯《おつじとう》(p.179)

痔の原因に気虚と瘀血が関係しています。気虚によって肛門のあたりの組織が下がり、それによって血行が悪くなって痔になります。痔によく処方されるのは、気を補い、上にあげる働きがある乙字湯です。

痔を悪化させる背景には、疲れによる気虚の悪化があります。また感情やストレスなどは瘀血を悪化させます。気虚や瘀血がすすんで痔が悪化した場合は、漢方で対処するよりも、外科的な処置が必要になります。

肌荒れ

肌荒れは血虚のようなカサカサ体質でも悪化しますが、風熱邪や湿熱邪のような外からの邪気によっても起こります。乾燥しているのか、熱をもってジュクジュクしているのか、タイプによって処方は異なります。肌を清潔に保ち、しっかりと保湿するセルフケアも行いながら、肌荒れを起こしている原因にあった治療を受けることが大切です。

●体質からみる

血虚 による乾燥肌

乾燥によって起こる肌のトラブル

処方 当帰飲子《とうきいんし》（p.226）

肌のかゆみもとる処方を

血虚になると肌が乾燥して、粉をふいたような状態になります。秋冬の湿度が下がる季節では、より乾燥がひどくなるので注意しましょう。

乾燥をうるおす作用をもつ四物湯《しもつとう》（p.208）が含まれている当帰飲子を用います。この処方には肌のかゆみをとる作用もあります。飲みはじめてから効果があらわれるまで時間がかかるので、乾燥がひどくなる前に、早めに飲みはじめるのがポイント。肌のうるおいをとり戻すまで、血虚を根気よく治していきましょう。

●病邪からみる

風熱 による肌荒れ

熱をもって赤みがかっている

処方 消風散《しょうふうさん》（p.212）

肌がはれているような状態に

ジュクジュクまではいかないが、風熱によって、赤くはれているようなときには、消風散を用います。軽いニキビにも消風散を使いますが、瘀血がからんできたら治頭瘡一方《ぢづそういっぽう》（p.223）を処方します。

●病邪からみる

湿熱 による肌荒れ

炎症が強くジュクジュクとしている

処方 黄連解毒湯《おうれんげどくとう》（p.179）

炎症をしっかりとる処方を

湿熱によって炎症が強いときには、消炎作用のある黄連解毒湯を用いて、体の中の湿と熱をとりながら血を補います。湿熱の肌荒れが慢性化した場合には、温清飲《うんせいいん》（p.176）を用いることもあります。

養生・セルフケア

食べもの

ニキビが出るときは、甘いものや脂っこいものは熱に変わって症状を悪化させます。ナッツ類、チョコレート、刺激の強い食べものなどはひかえましょう。不規則な生活で血の巡りが悪くなるのも、ニキビには大敵です。

かゆみ

かゆみには風邪《ふうじゃ》が関係しています。この場合かぜではなく、皮膚の表面を風が走りかゆみを起こすというイメージです。急に起きてパッと過ぎ去るかゆみは風邪の特徴をよくあらわし、風邪が強いほどかゆみも強くなります。処方を考えるときには、かゆみの強さよりも、熱や湿があるかどうかをみることが重要です。幹部に熱や赤みがあるか、また、炎症の程度などがポイントになります。

●体質からみる

血虚 によるかゆみ

冬季によく起こる 肌の乾燥からくるかゆみ

処方 当帰飲子《とうきいんし》 (p.226)

血を補う処方を

慢性的な皮膚のトラブルなどからくる血の不足により、皮膚にうるおいがなくなり乾燥肌になると、そこに風が生じ、かゆみが起こります。冬季にあらわれやすく、老人性乾皮症、乾燥型のアトピー性皮膚炎などがこのタイプのかゆみです。

血を補い巡らせ、皮膚の乾燥を改善する働きがある当帰飲子を用います。

●病邪からみる

風熱 によるかゆみ

患部が赤くはれて 熱をもつ

処方 消風散《しょうふうさん》 (p.212)

湿疹にもよく使われる消風散を

じんましんなどにみられる、風邪に熱も加わって起こるかゆみです。皮膚が赤くはれ、熱をもってかゆくなります。部分的には乾燥しているところもみられるのが特徴です。

熱や湿をとり、血を補う働きもする消風散が用いられます。消風散は、かゆみをともなう皮膚の症状に広く利用される方剤です。寒さの刺激で起こる、あまり熱の強くない寒冷じんましんには十味敗毒湯《じゅうみはいどくとう》 (p.209) を用います。

●病邪からみる

風熱と湿邪 がからむかゆみ

風、熱、湿があわさり 炎症が強くみられる

処方 荊芥連翹湯《けいがいれんぎょうとう》 (p.190) ／清上防風湯《せいじょうぼうふうとう》 (p.216)

湿熱をとりながらかゆみもおさえて

風熱に加え湿熱により、患部の熱が強くなり、炎症症状が強くみられるかゆみが起こります。

熱をとり、解毒し、さらに、風邪を除いてかゆみをおさえる働きのある、荊芥連翹湯や清上防風湯が用いられます。荊芥連翹湯は体質改善を目的として長期にも使われますが、清上防風湯は炎症の強い症状に使われます。

養生・セルフケア

食べもの

血虚にならないためには、肉をしっかりとること。直接たくさん食べなくても、鍋にしてその汁を飲むようにすれば大丈夫です。

風熱タイプのかゆみの場合は、熱になる辛いもの、湿になる脂っこいものを避けましょう。

目の疲れ

目は、血《けつ》を貯蔵する働きをしている肝と関係が深く、目を養っているのは血と考えられています。パソコンやスマートフォンの画面を凝視したり、強い光を見る機会の多い現代では目が酷使され、目を使うことによって血が消費されていき、目の疲れを起こします。また、目の休まる時間は眠っているときだけしかなく、睡眠不足も目の疲れを引き起こし、長引かせる要因です。

●体質からみる

血虚 による目の疲れ

目の使いすぎが血の不足につながる

処方 四物湯《しもつとう》 (p.208)

目を休め血を補う

目を養っている血が不足しているため、目に栄養が行き届かない状態です。血を蓄えるためには、まずは目を休めることが必要です。

処方でも血を補うことを第一に考え、代表的な補血剤である四物湯などを用います。

●体質からみる

腎陰虚 による目の疲れ

日頃からかすみ目などがみられる

処方 杞菊地黄丸《こぎくじおうがん》 (p.198)

目の疲れに有効な枸杞子《くこし》を

腎陰の不足では、疲れ目だけでなく、慢性的に目がかすんだり、視力が低下したり、乾燥したりする症状もみられます。

腎の働きを高める六味丸《ろくみがん》(p.247)に、枸杞子と菊花《きくか》を加えた杞菊地黄丸を用います。枸杞子が肝腎の血を補い、菊花が肝の熱を除いて、目をすっきりとさせます。ドライアイには、涙の分泌をよくし、うるおす効果の高い麦門冬湯《ばくもんどうとう》(p.232)もよく使われます。

●その他

熱をもって充血しているの目の疲れ

熱が強まり目が充血する

処方 竜胆瀉肝湯《りゅうたんしゃかんとう》 (p.244)

血を補いつつ、熱もさます

目の使いすぎだけでなく、ストレスも関与する疲れ目です。腎陰虚よりも熱が強くなり、目が真っ赤に充血したり、炎症を起こしたりします。

清熱薬で目と肝に効果のある竜胆草《りゅうたんそう》を含む竜胆瀉肝湯を使い、血を補いながら熱をさまします。

養生・セルフケア

ツボ

目の周りにあるツボを押して血行をよくし、目をすっきりさせましょう。

晴明《せいめい》
目頭のところにあるくぼみ。

太陽《たいよう》
目尻とこめかみの間にあるくぼみ。

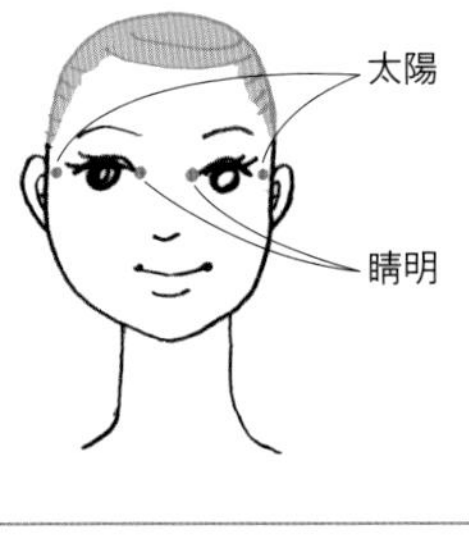

のどの痛み・のどの渇き

のどの痛みは、のどの使いすぎや、かぜなどの感染症にかかったことから生じることがほとんどです。のどが渇いていると余計にトラブルを起こしやすくなるので、空気が乾燥する秋冬には特に注意が必要です。急性の症状で起こる痛みの場合には、まずは痛みをとることを目指し、さらに、のどのうるおいがキープできるよう考えていきます。

●体質からみる

肺陰虚によるのどの痛み、渇き

のどや口が渇き 乾いたせきが出る

処方 麦門冬湯《ばくもんどうとう》（p.232）

乾燥する秋冬には注意する

水分代謝を調整している肺が陰虚になると、のどの分泌物が減り、のどが渇きやすく、せきをしてもからせきになります。冷やすことができず、熱ももちやすい状態です。秋冬の乾燥した時期に起こりやすく、のどの使いすぎもよくありません。

肺陰を補う処方を

肺の陰虚を治療する代表的な方剤は麦門冬湯です。主薬の麦門冬が肺陰を補い、うるおいを与えます。日頃からのどの渇きが気になる人に。

●その他

かぜにともなって起こる扁桃腺のはれ

はれて強く痛む 急性の症状

処方 桔梗石膏《ききょうせっこう》（p.187）／桔梗湯《ききょうとう》（p.188）

感染症によって炎症が起こる

のどが赤くはれ、強く痛みます。大抵はかぜなどの感染症にともなって起こる急性の症状で、炎症のため熱をもち、痛みで飲み込んだりすることが辛くなることもあります。

まずは、乾燥に注意して、肺の陰虚にならないようにすることが大切です。

炎症や化膿をおさえる桔梗《ききょう》を

桔梗湯、あるいは桔梗石膏が用いられます。桔梗湯は炎症、化膿をおさえる桔梗と、炎症、痛みをおさえる甘草《かんぞう》をあわせた処方、桔梗石膏は、桔梗に、炎症をおさえ熱をさます働きが高い石膏《せっこう》をあわせた処方で、軽めの症状には桔梗湯、炎症が強くチクチクとした痛みを感じるような場合は桔梗石膏を使います。胃腸の弱い人などは石膏の入っていない桔梗湯のほうがマイルドです。

養生・セルフケア

過ごし方

マスクをして乾燥からのどを守りましょう。肺の養生には、秋、冬に無理をしないようにすることが重要です。乾燥する季節は充電期間に当てる気持ちで過ごし、かぜをひかないように注意しましょう。

食べもの

のどのうるおいを守るため、肺によい、ユリ科の植物であるゆり根や、玉ねぎなどを食事にとり入れましょう。梨も、肺陰を補う働きをします。

せき

せきは本来、気道にある異物を除こうとする反応ですが、長引く慢性のせきがあるときには、肺の気虚・陰虚が関係し、せきがそれらをさらに悪化させるという悪循環になっています。陰虚、血虚の状態になっていると、夜に症状がひどくなるなど、病症により、せきの出方が違います。処方を考えるときは、痰の出方や、せき以外の症状もあわせ、よく検討することが大切です。

●体質からみる

肺陰虚 によるせき

あまり痰は出ず
むせるようなせきが出る

処方 麦門冬湯《ばくもんどうとう》（p.232）／清肺湯《せいはいとう》（p.217）

口やのどが乾燥する

痰をともなわず、夜になると症状が出るようなせきです。口やのどが渇き、舌が紅くなったり、声もしわがれたりします。

このような乾燥性のせきには麦門冬湯でうるおいを。もともと肺の病気をもった人、痰がからむような人には、肺の陰を補うほか、清熱や痰を除く働きの高い清肺湯を用います。

●体質からみる

気血両虚 によるせき

力のないせきで
せき以外の症状もみられる

処方 人参養栄湯《にんじんようえいとう》（p.231）

かぜなどで体が弱っている

もともと虚弱体質だったり、病後などで体が弱っていたり、高齢者などに多い、弱々しいせきです。気血ともに虚していて、倦怠感や食欲不振など、せき以外の症状もみられます。

衰えてしまった気血を補い、消化機能と呼吸機能とを高めるよう人参養栄湯を用います。

●体質からみる

気滞 によるせき

スッキリしないので
せきばらいをしたくなる

処方 神秘湯《しんぴとう》（p.214）

肺の気の動きが滞る

長い緊張が続くと出るせきは、肺の気の流れが滞っているため、肺がすっきりせずに出ていると考えられます。神経質で、普段から呼吸が浅い人に多くみられ、すぐに、せきばらいをしたり、緊張でせき込んだりします。

神秘湯で肺気の流れをスムーズに。痰がからむときは、半夏厚朴湯《はんげこうぼくとう》（p.233）もよいでしょう。

養生・セルフケア

ツボ

痰がからみのどがつまるようなときには天突《てんとつ》を。雲門《うんもん》も肺にかかわる症状に効果のあるツボです。

天突

鎖骨と鎖骨の間のくぼみ。強く押すと苦しいのでやさしく。

雲門

鎖骨下、肩側のくぼみ。

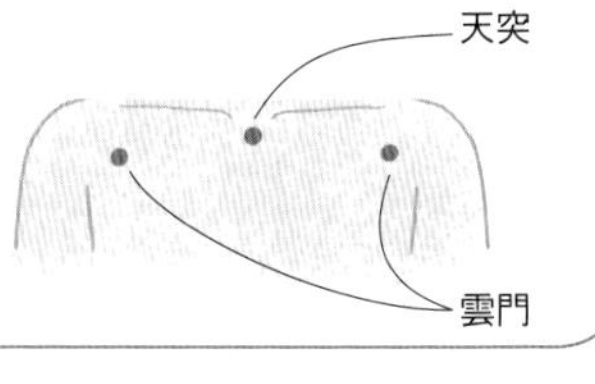

鼻水・鼻づまり（花粉症）

鼻水・鼻づまりは、風熱によるものと、風寒によるもの、大きくふたつのタイプに分けられます。冷やすと心地よいのは風熱の症状、温めると心地よいのが風寒の症状です。花粉症の場合には、冬から春にかけては風寒のタイプ、夏に近づいていくと風熱のタイプへと証が変化することもあります。そのため、風寒の処方では症状の改善がみられなくなったら、処方を変えることが必要です。

●病邪からみる

風熱 による鼻水・鼻づまり

ドロドロした鼻水で鼻づまりがひどい

処方 越婢加朮湯《えっぴかじゅつとう》(p.177)

熱っぽくなり目も充血

黄色っぽいドロドロした鼻水が特徴です。濃い鼻水のために鼻がつまりやすく、口が渇き、のどもヒリヒリと痛みます。顔がむくみ、熱っぽくて目が充血するといった症状もみられます。

熱やはれを除く処方を

熱を冷やしたり発散させたりする作用のある、越婢加朮湯を用います。麻黄《まおう》や石膏《せっこう》などが炎症をおさえる働きをし、花粉症で、結膜炎の症状が強く目やにが多い人にもよく処方されます。

●病邪からみる

風寒 による鼻水・鼻づまり

サラサラとした鼻水がたれてくる

処方 小青竜湯《しょうせいりゅうとう》(p.211)／葛根湯加川芎辛夷《かっこんとうかせんきゅうしんい》(p.182)

もともと冷えやすい人は注意

透明なサラサラした鼻水が特徴で、くしゃみがよく出ます。鼻水が水のように流れてしまうので、鼻づまりはひどくなく、のどの痛みもあまりありません。もともと陽虚が強い人は冬の寒邪の影響を受けやすく、春に風寒になる傾向があります。

まずは小青竜湯で様子をみる

アレルギー性鼻炎、花粉症、かぜのひきはじめなど、鼻水の症状があるときにとてもよく使われる方剤が小青竜湯です。発汗作用や、水分を調整する作用があり、水様性の鼻水に効果を発揮します。

鼻づまりがひどい場合は、粘膜のはれをおさえる作用があり、慢性鼻炎などにもよく使われる葛根湯加川芎辛夷を用います。小青竜湯と併用することもあります。

養生・セルフケア

過ごし方

花粉症の人は、症状の出る春のひとつ前の季節、冬場の過ごし方がとても重要です。冬に無理をして陽気をたくさん使ってしまったり、体を冷やしてしまうと腎の陽虚になり、風寒を受けやすくなるのです。毎年、春になってあわてて薬で症状をおさえる生活を改善するために、冬は暖かくしてゆったりと過ごすように心がけましょう。

また、夜に無理をする生活を続けると、腎の陰虚になり風熱を受けやすくなります。夜はしっかり睡眠をとりましょう。今まで花粉症でなかった人も、冬や夜に無理をして、腎を虚する生活をしていると、あるとき症状があらわれるでしょう。

むくみ

むくみの原因には、足の筋肉が衰えてポンプ機能がうまく働かなくなることや、心臓や腎臓機能の低下の可能性もあります。まずは内科で確認を行い、低下しているようであれば、その治療を優先させるのが一般的です。東洋医学では、むくみは脾や腎や肺の働きなどの低下などから起こるととらえ、どこがむくむのか、周期的なものかどうか、といったことから処方を考えていきます。

●体質からみる

腎陽虚によるむくみ

冷えから起こり 下半身がむくむ

処方 真武湯《しんぶとう》(p.215) ／牛車腎気丸《ごしゃじんきがん》(p.199)

体を温めることを第一に

慢性の疾患などで腎が弱っていたり、もともと陽虚の体質だったりする人に起こる、冷えからくるむくみです。下半身のむくみが特徴で、腰やひざがだるいといった症状もみられます。

体を温める働きがある真武湯が用いられます。またさらに、腎を補う働きがあり、特に下半身の症状によく作用する牛車腎気丸を重ねて使うこともあります。

●その他

月経周期に関係するむくみ

周期的に水滞を 起こしてむくむ

処方 当帰芍薬散《とうきしゃくやくさん》(p.227)

血《けつ》を補って利水する

女性の場合、月経周期にともなうむくみもよくみられます。ホルモンなどの関係で月経前は体が水分をため込み、水滞になりやすくなるためで、冷えや、めまいなども起こしがちです。

補血をする働き、利水をする働きをあわせもつ当帰芍薬散が用いられます。血が少ないと、月経が起こりづらくなるため、月経不順の改善などにもよく利用される処方です。

●その他

肺が水分を処理できないむくみ

朝起きたときに 顔がむくんでいる

処方 越婢加朮湯《えっぴかじゅつとう》(p.177)

麻黄《まおう》で上方にたまった水《すい》を発散

肺の呼吸運動によって行われる水分代謝が低下して起こるむくみは、水がうまく下に降りないために、おもに上半身や顔面にみられます。朝起きたときにみられる顔のむくみは、このタイプのむくみです。尿量が減ったりもします。

病因を発散させる麻黄《まおう》を含む、越婢加朮湯を用いて利水します。熱をとる働きもあります。

養生・セルフケア

過ごし方

あずきは、水分代謝を高める働きをする食材として知られます。尿の出をよくしてむくみやだるさを改善し、特に下半身のむくみに効果あり。「赤小豆《せきしょうず》」という名で生薬としても用いられています。あずきがゆにして食べるのがおすすめです。

イライラ・不安感

イライラしたり、不安感がつのったりするような精神症状には、肝と心《しん》がかかわっていると考えられます。肝はイライラ、心は不安感を起こすと大きく分けられますが、肝心は密接に関係しているため、どちらか片方のトラブルをきっかけにして両方の症状を起こすケースも多く、そうした場合は両方の処方を用います。うつ症状のある場合、精神科医の診断が必要です。

●その他

肝うつによるイライラ

肝がたかぶり
怒りがわきあがる

処方 四逆散《しぎゃくさん》(p.205) ／抑肝散《よくかんさん》(p.243)

肝にたまった怒りを抑える

ストレスをうまく処理したり、感情を安定させる働きをしている肝の気の流れが滞ってしまうと、おもに怒りの感情が肝にため込まれていき、神経が過敏になりイライラします。

肝の気の巡りをよくし、精神的ストレスからくる胃痛などにも使われる四逆散、また、肝の熱をさまして怒りの感情をおさえる抑肝散などが用いられます。抑肝散は、高齢者や子どもにもよく使用される処方です。

●その他

心神不安

責任感の強い人に
起こりやすい不安感

処方 帰脾湯《きひとう》(p.188) ／加味帰脾湯《かみきひとう》(p.183) ／
柴胡加竜骨牡蛎湯《さいこかりゅうこつぼれいとう》(p.201) ／桂枝加竜骨牡蛎湯《けいしかりゅうこつぼれいとう》(p.193)

心の働きを安定させる

五臓の中で神経活動を主《つかさど》っているとされる心の働きが不安定になると、不安感をはじめ、だるい、食欲不振といった症状が起こります。さまざまな責任を一人で背負い込んでしまう、責任感、正義感の強い人にみられる状態です。

気や血《けつ》を補って心神を安定させる帰脾湯が用いられます。また、帰脾湯に山梔子《さんしし》と柴胡《さいこ》を加えた加味帰脾湯や、柴胡加竜骨牡蛎湯、桂枝加竜骨牡蛎湯を用いれば、肝心どちらにも作用して、イライラ、不安感などの精神症状を鎮めます。

養生・セルフケア

過ごし方

肝心どちらの症状の場合も、まずはよく休むことが大切です。その上で、肝うつならば、遊びに出かけたり、体を動かしたり、誰かに気持ちを話したりして、ため込んだ怒りの感情を発散させること。また、肝を消耗させる目の使いすぎには注意しましょう。

心神不安の場合には、理解者や自分を助けてくれる人を見つけて、頼ることを増やし、抱える責任を少なくするように努めましょう。喜《き》の感情は心を強めるので、楽しい時間をつくることもよいことです。

食べもの

苦みのあるものは、熱をとり、たかぶった気持ちをおさえ、心の機能も高めます。肝の機能を高める働きをするのは酸味のあるものです。

精神を安定させる働きのある食材には、金針《きんしん》菜《さい》やナツメ、貝のカキなどがあげられます。

不眠

寝つけない、眠りが浅い、寝てもすぐ目が覚めるなど、不眠の症状が続くと、倦怠感や集中力の低下など、日中の生活にも影響があらわれます。眠れないのにはさまざまな理由がありますが、深夜まで明かりが灯り、自然界のリズムと違った生活が当たり前になっている現代では、まず、陰陽のバランスの失調、次に臓器（おもに心《しん》と肝）の働きの失調が要因になると考えられます。

●体質からみる

血虚 陰虚 による不眠

おもな原因は日頃の生活の乱れ

処方 酸棗仁湯《さんそうにんとう》(p.204)

興奮してしまって眠れない

夜は陰の時間で、陰には体を鎮める作用があると考えられます。しかし、夜遅くまで起きているような生活が続くと、心身ともに疲れてしまい、血《けつ》が消費され陰が足りなくなっていきます。

こうなると、体を鎮めることができず、昼間のように、陽である気の働きばかりがたかまってしまいます。興奮が冷めず、なかなか寝つけません。交感神経がずっと優位に働いてしまっているような状態です。いったん眠りについても眠りが浅く、夢を多くみたり、すぐに目が覚めてしまったりします。血や陰が少ないと疲れすぎて、ぐっすり眠ることができないのです。

血を補い気持ちを鎮める

心身の疲労からくる不眠、虚弱なタイプの人の慢性的な不眠に多く用いられるのは酸棗仁湯です。主薬である酸棗仁《さんそうにん》が、血を補い、精神を安定させる働きをします。また、茯苓《ぶくりょう》も精神を安定させるほか、川芎《せんきゅう》が血を巡らせ、地母《ちも》が熱をさますなどします。

●体質からみる

陽虚 による不眠

体が冷えていて眠れない

処方 八味地黄丸《はちみじおうがん》(p.233)

体を温める力が足りない

眠りには陰の働きが重要で、陽虚で不眠になる頻度はそう多いものではありません。しかし、陽が不足すると体を温める力が弱くなり、冷えから眠りにつきづらくなることがあります。足先が冷えて眠れないなどのタイプです。

温めることが第一

冷えが原因となっているので、まずはシンプルに、体を温める工夫をすることです。湯たんぽを利用するのもよいでしょう。

処方では、滋養作用や血の巡りをよくする作用、体を温める作用がある八味地黄丸が用いられます。体を温めてくれる方剤としてよく知られたものに葛根湯《かっこんとう》（p.182）もありますが、興奮させる作用があり、眠りを妨げるので注意が必要です。

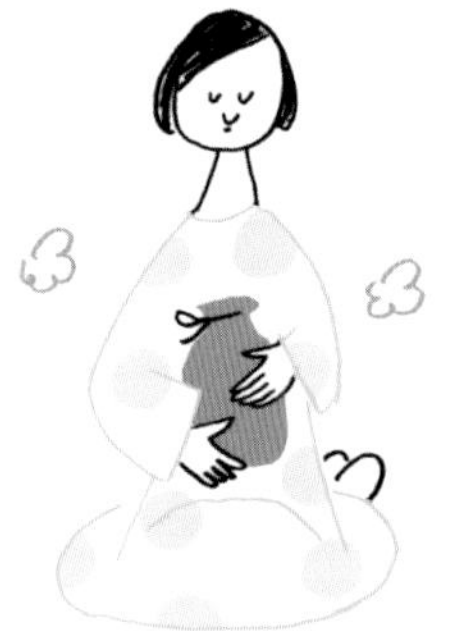

●その他

肝うつによる不眠

肝がたかぶり
イライラしている

処方 抑肝散《よくかんさん》 (p.243) ／四逆散《しぎゃくさん》 (p.205)

感情のトラブルで寝つけない

緊張状態が長く続いたりするすることによって、感情をコントロールしている肝がうまく働かなくなっていると、イライラして眠れません。精神的に興奮が続いている状態です。眠りも浅く、夢も多くみます。目が充血したりもします。

肝の気の巡りをよくする

神経過敏の状態をおさえるために、抑肝散や四逆散を用います。どちらにも、肝の気を伸びやかにしてよく巡らせる働きがあります。また酸棗仁湯 (p.204) が併用されることもあります。

●その他

心神不安による不眠

思い悩んでしまって
寝つけない

処方 帰脾湯《きひとう》 (p.188) ／柴胡加竜骨牡蛎湯《さいこかりゅうこつぼれいとう》 (p.201) ／桂枝加竜骨牡蛎湯《けいしかりゅうこつぼれいとう》 (p.193)

いろいろなことが気になってしまう

心の働きが不安定になって起こる不眠です。不安感が強く、気持ちが落ち着きません。横になっても翌日の仕事が気になったり、あれこれと心配ごとが頭にうかんで眠れません。

気血を補って心を安定させる

人参《にんじん》や黄耆《おうぎ》などが気を補い、酸棗仁や当帰《とうき》などが血を補って、心の働きを安定させる作用がある帰脾湯を用います。

カルシウムを主成分とした竜骨《りゅうこつ》、牡蠣《ぼれい》を含んだ柴胡加竜骨牡蠣湯、桂枝加竜骨牡蠣湯も精神を安定させる作用があり、不安感に加え、イライラするといった神経過敏の症状がみられるときにも用いられます。

●その他

胃の不調による不眠

胃が弱っていると
深い眠りが得られない

処方 安中散《あんちゅうさん》 (p.174)

食べすぎなどが原因

過食や、夜遅い時間の食事など、食生活の不摂生から起こる不眠です。深い眠りを得るには、胃がしっかりと働いていることが必要です。

胃の調子を改善する処方を

胃痛、胸焼けなどにも用いられる処方、安中散を使って胃の調子を改善します。安中散は、健胃作用のある桂皮《けいひ》や茴香《ういきょう》、良姜《りょうきょう》など、胃によい生薬を組みあわせた方剤です。

養生・セルフケア

過ごし方

何より重要なのは、早寝早起きをするなど睡眠のリズムをととのえることです。深夜までスマホをいじり、次の日は昼過ぎまで眠るといった生活では、いくら薬を飲んでも症状は改善されません。

朝起きたら太陽の光を浴びたり体を動かしたりして、陽のスイッチを入れましょう。夜は陰に入るため、できるだけゆったり過ごし、部屋の明かりも暗めに。テレビ、スマホなどからは日中と同じくらいの光が目に入ってくるので、見ていると覚醒してしまいます。熱いお風呂にも覚醒作用があるので、寝る直前は避けたほうがよいでしょう。

食べもの

酸味のあるものは、緊張をやわらげる作用があります。肝、心の働きが悪くなっていているときによいでしょう。

月経トラブル

妊娠のために気血が集まり、妊娠が不成立だったときに排出される血が月経と東洋医学では考えます。気の巡り、血《けつ》の巡りが滞れば月経痛などのトラブルが起こります。また、月経を起こす潜在能力は腎にあり、腎虚がひどくなると無排卵や無月経になる場合も。月経を開始するなどの調節機能は肝にあるとされ、気を巡らせる肝の働きも、正常な月経を起こすために重要です。

●体質からみる

気滞 瘀血 による月経困難

気が滞ることで血も滞る

処方 芎帰調血飲《きゅうきちょうけついん》 (p.189)

ストレス、冷えが痛みなどを起こす

月経時に不快な症状を起こすいちばんの要因はストレスです。ストレスで肝が弱ると気の巡りが悪くなり、そのせいで血の巡りも悪くなり、イライラしたり頭が重く感じたりし、さらに下腹部痛や腰痛などが起こるのです。気滞では張るような痛み、瘀血では刺すような痛みが起こります。月経血に塊をともなうのも、瘀血によってみられる症状です。

ストレスに加えて冷えも、気の巡り、血の巡りを悪くする大きな要因のひとつ。痛む場所を温めると症状がやわらぐようなら、冷えが影響しています。

また、食べすぎが月経困難の要因になるという考えもあります。余分なものがどんどん体に入ってくるために痰飲（p.38）ができやすくなり、気血の流れも悪くなるというわけです。

気と血の巡りをよくする

瘀血を主体に、気滞や血虚を改善する作用のある芎帰調血飲が用いられます。血を温めて気血の巡りをよくする当帰《とうき》、川芎《せんきゅう》や、下半身を温めて気を巡らせ止痛する烏薬《うやく》などが含まれ、冷えをとる働き、痛みをおさえる働きもあります。月経前症候群にも適した処方です。

漢方の処方で月経困難の症状に改善がみられなければ、婦人科で子宮内膜症などの病気がないか、診療が必要です。

●体質からみる

血虚 による月経不順

血が足りないために間隔が開いてしまう

処方 四物湯《しもつとう》 (p.208) ／当帰芍薬散《とうきしゃくやくさん》 (p.227)

無理を続けると血が不足する

心労や睡眠不足など生活に無理があると、血が消耗され不足して、血虚の状態になります。気血が充実していれば、正常に月経がやってきますが、血虚になると、経血量が少なくなったり、2カ月に一度しか月経がこないなど、月経と月経の間隔が開いてしまったりします。周期の延長が進めば、無月経につながるとも考えられます。

心身に栄養を

補血の基本処方である四物湯を使って血を補い、無理な生活で疲れている心身に栄養を与えます。四物湯は、補血に加えて活血の働きももち、ほかの方剤と組みあわせて月経トラブルの改善に使われることもよくあります。血虚と水毒の

場合は当帰芍薬散が有効です。

column

血虚以外の月経不順

月経不順を起こす要因は、血虚のほかにも考えられます。血虚では周期が伸びますが、気虚になると血をとめおく働きが低下して、周期が短くなったり、出血が続いたり、不正性器出血が起こったりする傾向があります。また、気虚が続くと血虚も引き起こします。

気滞や瘀血、痰飲は、周期や経血量を不安定にさせます。

●体質からみる

気滞 による月経前症候群

肝の気が滞り 精神症状があらわれる

処方 加《か》味《み》逍遙散《しょうようさん》 (p.184) ／抑肝散《よくかんさん》 (p.243)

イライラがおさえられない

月経前の黄体期には気滞が起こりやすく、気滞によってさまざまな症状が引き起こされます。気がすみずみにいきわたらず、頭痛やめまい、しびれが起きたり、気滞から水滞が起こってむくんだり……。いちばん問題になるのが、肝の気滞が生み出す精神症状で、神経過敏になりイライラしたり不眠になったりします。もともと気滞の体質をもつ人は、気滞がさらにすすむため、精神症状もひどくなる傾向があります。

気の流れをよくすることを目指す

滞った気の流れを改善するために、加味逍遙散や抑肝散を用います。加味逍遙散は女性の精神症状に対する基本処方で、気の流れをよくするほか、血を補って血の流れをよくしたり、脾虚を改善したり、熱をさましたりする作用もあります。

精神症状があっても通常の生活を送れているのなら、漢方の処方で様子をみますが、あまり症状がひどいときには、抗うつ剤が必要になることもあります。

column

月経前症候群は周囲の理解も必要

月経前症候群で起こる精神症状は、自分ではなかなかコントロールできません。感情的になって、人間関係のトラブルにつながらないように、ある種の病気であることを周囲に理解してもらうことも必要でしょう。

自分でも自覚して、その期間は刺激となるような事柄を避けたり、重要な決定をしないように予定を組んだりすることです。

養生・セルフケア

過ごし方

気血を正常に巡らせるために、生活全体を見直しましょう。まずは、睡眠リズムをととのえる、食事で必要な栄養をきちんととる、適度な運動でストレスを発散するといったことが大切。血虚の人は、できるだけ無理のない暮らしを心がけ、厳しすぎるダイエット、過度の運動などは避けましょう。

また、月経トラブルには冷えが大敵。月経中はもちろん、日頃から服装などを工夫して、体を冷やさないように努めましょう。月経痛は、腰やおなかをカイロで温めることで、多くの場合軽減します。

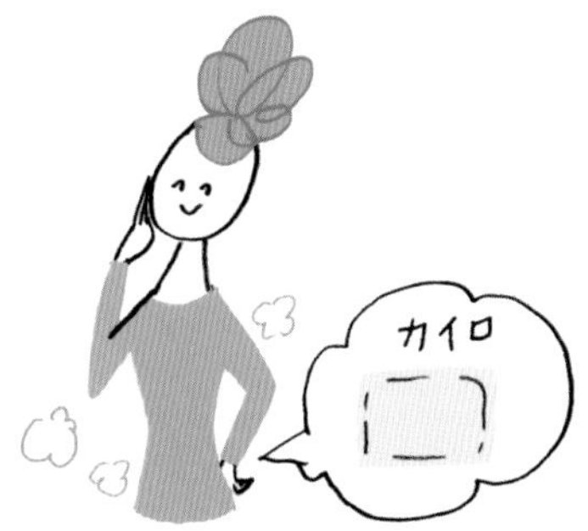

更年期症候群

女性の場合、一般的に閉経前５年、閉経後５年の10年間が更年期といわれ、ホルモンバランスの急激な変化に体が対応できず、さまざまな不快な症状があらわれます。男性の場合、50代から65歳くらいまでといわれ、女性ほど急激な変化はなく症状は徐々にあらわれます。東洋医学では、どちらも加齢による腎の衰えが影響しているものと考えます。

●体質からみる／女性の更年期

血虚 陰虚 による更年期症状

肝と腎が弱くなり 感情の処理がうまくできない

処方 加味逍遙散《かみしょうようさん》(p.184)／六味丸《ろくみがん》(p.247)／温経湯《うんけいとう》(p.176)

興奮しやすくなりイライラする

感情不安が出やすいのが女性の更年期の特徴です。腎が弱り、それで肝も弱り、血虚や陰虚が進むためと考えられ、感情の処理がうまくできなくなり、イライラや不眠が起こります。

いろいろな処方がありますが、六味丸で腎、陰を補い、加味逍遙散で肝、血《けつ》を補うのが基本的なパターン。加味逍遙散はホットフラッシュにも有効です。血虚、陰虚が進んでいる場合には温経湯を用います。

●その他／女性の更年期

心の不安による更年期症状

イライラするというより 不安感のほうが強い

処方 柴胡加竜骨牡蛎湯《さいこかりゅうこつぼれいとう》(p.201)

心《しん》が安定していない

興奮してイライラするより、不安感のほうが強い症状の場合もあります。それは心の働きが弱り、不安定になっていると考えられ、心の鎮静薬である竜骨、牡蛎を含む柴胡加竜骨牡蛎湯を使って、気持ちを落ち着けます。桂枝加竜骨《けいしかりゅうこつ》牡蛎湯《ぼれいとう》は、冷えやすく、おとなしい人の不安によい処方です。

●体質からみる／男性の更年期

腎陽虚 による体力などの低下

体力をはじめ 意欲や自信も低下する

処方 八味地黄丸《はちみじおうがん》(p.233)

何事も消極的になる

イライラしたり、ホットフラッシュが起こったり、女性の更年期はエネルギーがあるように見えますが、男性の更年期は、意欲が出なかったり、体力に自信がなくなったりと元気がなくなるのが特徴です。症状としてはEDがあげられます。腎の陽虚の代表処方は、八味地黄丸。腎陽を温め補い、元気をつけます。省エネモードでしっかり腎を補うことが必要です。

養生・セルフケア

過ごし方

陽虚の場合は、過労もたたっているので、おとなしくして腎を補うようにすることが必要です。栄養ドリンクでなんとかしようとするのはよい方法ではありません。体力の省エネを心がけ、しっかり休む時間を設けましょう。

排尿トラブル

泌尿器のトラブルにはおもに腎がかかわっているとされます。腎の働きは加齢によってどうしても衰えていき、膀胱の機能も落ちていくため、年をとるほど排尿のトラブルは多くなるのです。頻尿や排尿困難、排尿痛など、排尿トラブルではいろいろな症状があげられますが、まずは腎の働きをできるだけ改善することが、それらの症状の改善、進行防止につながります。

●体質からみる

腎陰虚 腎陽虚 の排尿トラブル

加齢によって起こる諸症状のひとつ

処方 六味丸 (p.247) ／八味地黄丸 (p.233) ／牛車腎気丸《ごしゃじんきがん》 (p.199)

腎の陰陽を補う

年齢を重ね腎が虚してくると、頻尿、尿がすっきり出ないといった症状があらわれ、尿が1回ですっきり出ずに、尿漏れにもつながります。漢方では、腎陰虚には補陰作用がある六味丸、腎陽虚には補陽作用がある八味地黄丸、また八味地黄丸の特徴を強化した牛車腎気丸が用いられます。

腎陰虚になると暑がりになりますが、上半身は冷やしても下半身は冷やさないこと。腎陽虚では冷えやすいので、体を温めましょう。泌尿器科の処方と併用可能です。

column

慢性の膀胱炎には猪苓湯《ちょれいとう》(p.225)

急性の膀胱炎には漢方よりも抗生剤が適していると考えられます。ただ、慢性になった膀胱炎には消炎作用のある猪苓湯を用いることもあります。猪苓湯には利尿作用や血尿をおさえる止血作用もあり、泌尿器系の疾患の改善に役立ちます。

●その他

緊張による頻尿

緊張や不安からトイレに行きたくなる

処方 清心蓮子飲《せいしんれんしいん》 (p.216)

泌尿器の愁訴に効く清心蓮子飲

緊張したときにトイレに行きたい気持ちになることはよくあることです。その症状に悩んでいる場合には、心身の熱をさます働きのある清心蓮子飲を用います。清心蓮子飲は脾胃が弱く、腎虚がある人に適した処方で、精神過敏の頻尿のほか、残尿感、排尿痛などを改善します。

養生・セルフケア

ツボ

尿にかんする症状に効果があるのは、気の集まるところとされる関元《かんげん》。丹田《たんでん》とも呼ばれるツボです。また、背中側にある命門《めいもん》もよいでしょう。腎陰虚の場合には、さすったり、もんだりして刺激し、腎陽虚の場合には、温めるのが効果的です。

関元

おへその下、指4本分のところ。

命門

おへその裏側。

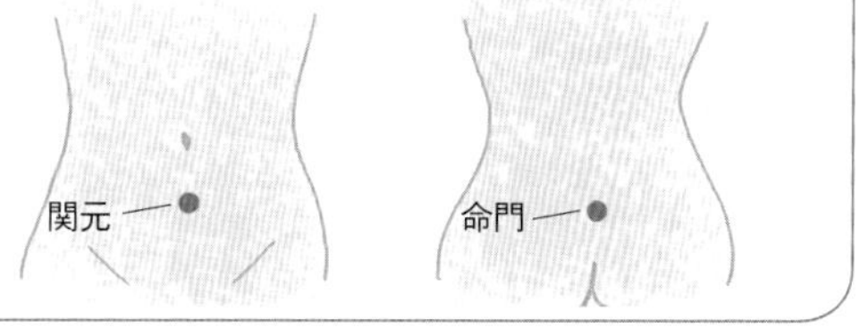

認知症にともなう症状

不安感や恐れる気持ちが強くなるような認知症の周辺症状は、加齢によって起こる腎虚と関係があると漢方では考えています。しかし、認知症の本体を漢方の処方で治すことはできません。あらわれたさまざまな症状を少しでもおさえるために用います。また、日々の養生のための処方の中には、広い意味で、認知症の予防対策として考えることができる処方もあります。

●その他

肝うつによる興奮や徘徊《はいかい》、せん妄

肝がたかぶって起こる攻撃性の強い症状

処方 抑肝散《よくかんさん》(p.243)／柴胡加竜骨牡蛎湯《さいこかりゅうこつぼれいとう》(p.201)

エネルギーはあるように見える

年齢を重ねるとともに、腎虚がすすみ、それにともない肝も影響を受けます。すると心身の緊張がほぐれづらくなって、肩こりがひどくなったり、ちょっとのことで怒ったりするようになります。

さらに攻撃的になって、暴れたり、じっとしていられず徘徊をくり返したりと、問題行動を多く起こします。認知症でもエネルギッシュな症状が多くみられるタイプです。

抑肝散が第一選択

問題行動を起こす原因となっている肝のたかぶりをおさえるために、抑肝散がよく用いられます。抑肝散は、子どもに用いられることの多い処方でしたが、アルツハイマー型認知症における問題行動に応用され、論文などでも報告があります。

ほかに、精神的に不安、イライラに対して、柴胡加竜骨牡蛎湯も選択肢となります。

●体質からみる

気虚による意欲の低下

気が不足してきて元気がなくなる

処方 補中益気湯《ほちゅうえっきとう》(p.239)

エネルギーが切れてしまう

心身を動かすためのエネルギーである気も、加齢により不足してきます。すると、息切れや、疲れが取れない、食欲不振などといった症状をはじめ、意欲が低下し何もやる気がうまれません。一日中、ぼーっとしているようにもなります。

消化吸収機能もたかめる処方

食事の栄養から気が生みだされます。気を補い、しっかりと栄養をとれるように、消化吸収機能をたかめる作用もある補中益気湯を用います。倦怠感をとり、やる気を起こす働きもします。

column

もの忘れ予防に六味丸《ろくみがん》(p.247)、八味地黄丸《はちみじおうがん》(p.233)

認知症で起こるもの忘れに特効薬はありませんが、それを予防するために補腎の働きをする、六味丸、八味地黄丸を用いることは考えられます。どちらも、長期的な対策のひとつとして、高齢になったら養生に用いてもよい処方です。

アンチエイジング

生命力の源泉であり気血の根本となるのは腎に蓄えられた精気とされます。精気は年齢を重ねるとともに減っていき、それにともない心身が弱っていくのです。その流れをできるだけ引き伸ばすため、腎虚をゆっくりと進ませようというのが漢方のアンチエイジングの基本の考え方。そのためにはまず、日々の食事や睡眠をととのえ、ストレスをためない生活を心がけることが欠かせません。

●その他

消化器を大事にして気血を補う

脾の働きをたかめて エネルギーを補充する

処方 十全大補湯《じゅうぜんだいほとう》(p.209)／人参養栄湯《にんじんようえいとう》(p.231)

毎日の食事からしっかり気血を得る

食事をして得る栄養は生命活動のもとになる気血となります。病気への抵抗力をたかめるためにも、消化機能である脾の働きをたかめて、日頃から気血を補っておく必要があります。

疲れがとれない、体が冷える、肌がカサつくといった症状がみられたら要注意。気血が衰えはじめています。十全大補湯、人参養栄湯で消化機能を改善し、気血を補いましょう。不安感や不眠もある場合には、人参養栄湯のほうが適しています。

●体質からみる

腎虚の進行をゆるやかに

腎陰と腎陽を補って 腎の働きを保つ

処方 六味丸《ろくみがん》(p.247)／八味地黄丸《はちみじおうがん》(p.233)／牛車腎気丸《ごしゃじんきがん》(p.199)

老化にともなうさまざまな症状を予防

腎は成長や発育ホルモンなどにかかわりが深い臓器です。忘れっぽくなった、白髪が増えた、老眼になった、トイレが近い、ひざが痛い、疲れやすいといった老化によって起こる症状には、腎の働きの低下が影響しています。

こうした腎虚の症状を改善するのが、腎陰虚の代表処方六味丸と、腎陽虚の代表処方八味地黄丸、そして牛車腎気丸です。症状がひどくならないうちに、予防的に用いるとよいでしょう。六味丸はのぼせなどがある暑がりな人に、八味地黄丸は体が冷える人に適し、冷えタイプの人の症状がより重い場合に牛車腎気丸を用います。

●体質からみる

瘀血によるしみなどの予防

血行をよくして 肌にも栄養をしっかり届ける

処方 桂枝茯苓丸《けいしぶくりょうがん》(p.194)

血行改善で肌や髪も美しく

しみができやすくなったり、ちょっとしたことであざができるようになったら、血行が悪くなっていると考えられます。血が滞ると体のすみずみに栄養が届けられません。老廃物もうまく処理できず、シミやくすみの原因になります。桂枝茯苓丸で血行をよくしましょう。頭部の血流が改善されれば髪にもよい影響が。ホットフラッシュなど、更年期の症状にも用いられます。

子どもの虚弱

活発に動き回り、体がどんどん大きくなっていく子どもは、大人と同じようにはみられない面があります。たとえば、子どもは基本的に暑がりであることから、体を温める熱性の薬は向かないとされます。虚弱には、体を成長させるために必要な栄養のようなものである先天の気や後天の気を蓄える腎、後天の気をつくり出す働きをする脾が大きくかかわっています。

●体質からみる

もって生まれた 腎陰虚

腎の先天の気が少ない
成長がゆっくりしたタイプ

処方 六味丸《ろくみがん》 (p.247)

後天の気を増やしていく

生まれたときすでに腎には先天の気が蓄えられていますが、その先天の気がもともと少ないと周囲の子と比べて成長や発達のスピードが遅いといったことが起こります。先天の気の不足には六味丸を用いて腎陰を補います。あとは食物の栄養から後天の気をたっぷり蓄えることが大切です。そのためには小建中湯《しょうけんちゅうとう》を用います。

●体質からみる

もともと胃腸が弱い 脾気虚

食が細くて
甘いもの好きが多い

処方 小建中湯《しょうけんちゅうとう》 (p.210)

脾を強くする処方を

もともと消化吸収をする脾の働きが弱く、食べものからうまく気がつくり出せません。食が細く、偏食が多く、体力がありません。おなかをこわしやすいので、消化のよいものをベースに、偏食をなくすようにしていくことが大切です。

脾を補い建て直す働きをする小建中湯を用い、少しずつ脾を強くすることを目指します。

●その他

ものごとを感じやすい肝陽上亢

かんの虫が強く
すぐにかんしゃくを起こす

処方 抑肝散《よくかんさん》 (p.243)

肝がたかぶりやすく興奮する

子どもは成長するために血《けつ》をたくさん消耗しています。もともと腎の陰虚があると、肝血虚になり、気滞を生じやすく、肝の陽気がおさえきれなくて興奮し、夜泣きなどをよくします。

抑肝散を使って、緊張や神経のたかぶりをおさえます。抑肝散はおいしくはないですが、気持ちのたかぶりがある場合、楽になるので、子どもでもよく飲んでくれます。

養生・セルフケア

食べもの

腎陰虚には、骨のついたものを。成長に必要な軟骨や気血を補います。骨つき肉をとろとろに煮てスープにしたり、小魚を骨ごと食べるのがおすすめです。

脾気虚は、穀類をしっかりととることが大切です。栄養をとるために、米を麦芽で発酵させた水飴、天然のハチミツなどを飲みものやヨーグルトに少し入れるのもよいでしょう。

4章

よく使われる漢方薬

顆粒、粉末、錠剤になっているものを中心に、
よく処方される漢方薬を解説します。
成分のほか、保険内外、エキス製剤の有無、
出典などもわかります。

漢方薬を知ろう

漢方薬は自然のものから作った生薬を数種類配合した薬で、病態やその人の体質にあわせて用いられます。医師や漢方薬剤師に自分の症状をよく相談し、自分にあった漢方薬を選ぶことが大切です。

漢方薬の素材は生薬

漢方薬に使われる生薬、その多くは茴香《ういきょう》や菊花《きくか》のような、植物の根や茎、花などから作られたものです。そのほかに、阿膠《あきょう》や牡蛎《ぼれい》のような動物系のもの、石膏《せっこう》や滑石《かっせき》のような鉱物からつくられたものもあります。

これらの自然由来の生薬には、体を温めたり、エネルギーである気を補ったりと、さまざまな薬効があります。それらを数種類ブレンドしてつくるのが漢方薬です。

漢方薬には、配合した生薬を煮出して服用する、煎《せん》じ薬と呼ばれる湯《とう》剤、生薬を粉末にした散《さん》剤、散剤を丸めて固めた丸《がん》剤、煎じたエキスを顆粒などに加工したエキス剤、塗り薬の膏《こう》剤があります。また、医療機関で処方される保険適用内の漢方薬と、漢方薬局などで購入する保険適用外のものがあります。

漢方薬はどこで買える?

小青竜湯《しょうせいりゅうとう》や葛根湯《かっこんとう》など、ポピュラーな漢方薬はドラッグストアで買うことができます。しかし、自分にあった漢方薬を選ぶには、自分で勝手に「自分は血虚《けっきょ》だ」「気滞《きたい》の気がする」など、自分の証を判断しないで、医師や薬剤師に症状などを相談して処方してもらうことをおすすめします。

病院の内科などでは、保険適用内のエキス剤を処方してもらうこともできます。漢方薬を試してみたい場合は、かかりつけの医師に相談してみるとよいでしょう。また、東洋医学科を受診する方法もあります。保険外の漢方薬であっても、保険内の生薬を組みあわせることで、類似の処方を構成することができます。しかし、配合比率や生薬構成が異なる場合があります。

医療機関や漢方薬局では、保険外で顆粒、

●生薬の由来

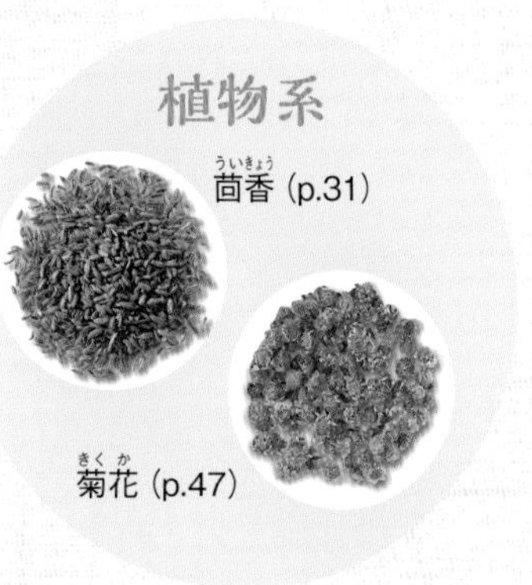

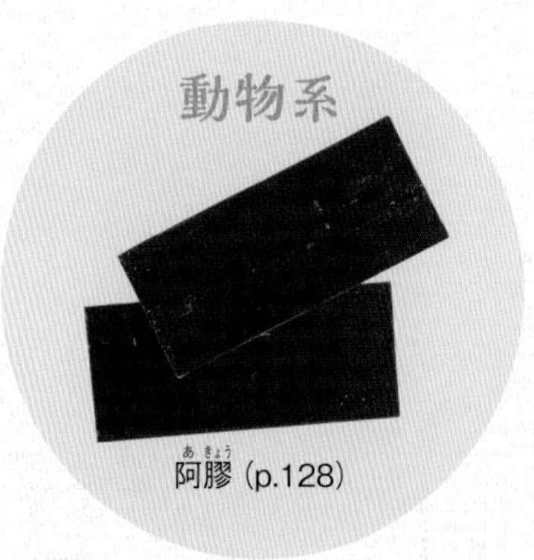

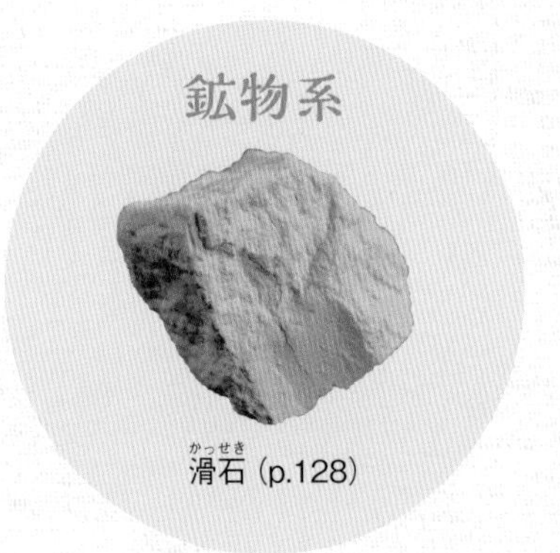

粉末、錠剤などの製剤がない場合でも、ひとつひとつの生薬を組みあわせて、その人にあった煎じ薬を作ることが可能です。煎じ薬は顆粒などを作る過程よりも、生薬の加熱時間が短いため、香りもよく残っています。ただし、これには専門家の知識が必要ですので、漢方専門医に相談することが必須です。

漢方薬の服用方法

エキス製剤は、基本的に一日３回、食前や食間に水か白湯《さゆ》で服用します。しかし、一日に２回のものもあるので、漢方薬を服用する場合は、処方された飲み方に従うようにしましょう。

煎じ薬は毎日生薬を煮出して、一日分の煎じ薬を作り、それを２～３回に分けて服用します。しかしこれも、薬の種類によって煎じ方が異なります。煎じ方も薬局で指導してもらえるので、医師や薬剤師の指示に従って服用しましょう。

漢方薬の服用期間

漢方薬は即効性がないと思われていますが、かぜのひきはじめに用いる葛根湯《かっこんとう》や、胃薬の安中散《あんちゅうさん》のように、薬によって比較的早く効いてくる漢方薬もあります。また、ある程度飲み続けてはじめて効果のある薬もあります。配合されている生薬によっては、長期間の服用はしないで症状がなくなったらやめる薬もあれば、体質を変えるために何年も飲み続ける必要のある薬もあります。

人によっても効き目のあらわれ方はさまざまです。医師や薬剤師より、２週間分処方された場合は、最初の１週間はたとえ効き目を感じられなくても、決められた期間は飲むようにしましょう。

大切なことは、自分の判断で、漢方薬を飲み続けたり、飲むのをやめたりしないことです。気になることがあったら、薬剤師に相談しましょう。

漢方薬の副作用

漢方薬は自然の生薬を使って作られているため、正しく服用していれば、副作用はほとんどありません。しかし、すべての薬には、副作用のリスクがあるものです。漢方薬も同じで、副作用がまったく出ないというわけではありません。

例えば、甘草《かんぞう》の副作用に、偽アルドステロン症があります。これは、副腎から出るアルドステロンというホルモンの過剰分泌がないのに、血圧上昇などのアルドステロン症の症状があらわれるものです。また黄芩《おうごん》には、肝障害と間質性肺炎の副作用があらわれたという報告があがっています。

しかし、これらの副作用は、すべての人に出るわけではありません。漢方薬を処方してもらうときは、持病があることや、気になることを、医師や薬剤師によく相談しておくとよいでしょう。

漢方薬を飲みはじめると、一時的に下痢や吐き気、頭痛などの症状があらわれることがあります。これは、瞑眩《めんげん》といって、体が漢方薬によって改善される前の、一時的な好転反応といわれるもので、心配はいりません。ただし、何か症状があらわれ、それが瞑眩なのか副作用なのかがわからないときは、すぐに医師や薬剤師に相談するようにしましょう。

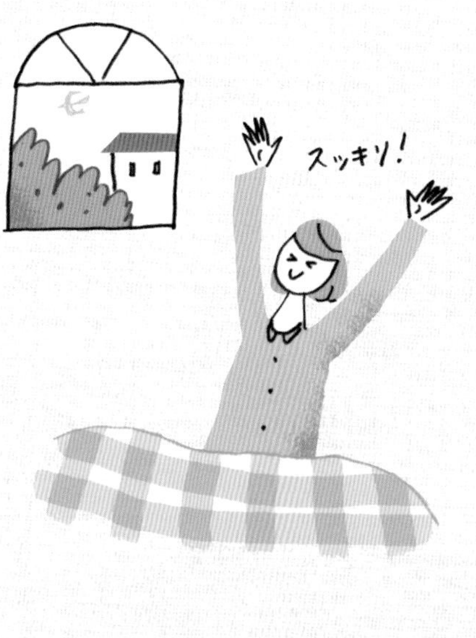

よく使われる漢方薬一覧表

この本では、よく使われる漢方薬298処方を紹介します。

漢方薬には、保険適用内で使われる148処方と、保険適用外の処方があります。この本では保険適用内の処方を中心に、適用外でもよく使われる処方、エキス製剤がある処方などもわかるようにしています。既成のエキス製剤は、下の一覧表内で製剤元を（複数の製剤元で共通している場合は番号も）掲載しています。

ページ	漢方名	読みがな	出典	保険	エキス製剤	製剤元	エキス剤番号	体質または薬の方向性
174	安中散	あんちゅうさん	和剤局方	内	○	ツムラ、クラシエ、コタロー	5	陽虚、気滞
174	安中散加茯苓	あんちゅうさんかぶくりょう	勿誤薬室方函口訣	外	○	クラシエ		陽虚、気滞、水毒
174	胃風湯	いふうとう	和剤局方	外	○	剤盛堂薬品		気虚、血虚
174	胃苓湯	いれいとう	万病回春	内	○	ツムラ	115	水毒
175	茵陳蒿湯	いんちんこうとう	傷寒論・金匱要略	内	○	ツムラ、クラシエ、コタロー	135	実熱、水毒
175	茵陳五苓散	いんちんごれいさん	金匱要略	内	○	ツムラ	117	実熱
175	烏薬順気散	うやくじゅんきさん	和剤局方	外	なし			
175	烏苓通気散	うれいつうきさん	万病回春	外	なし			気滞、水毒
176	温経湯	うんけいとう	金匱要略	内	○	ツムラ、コタロー	106	血虚、瘀血
176	温清飲	うんせいいん	万病回春	内	○	ツムラ、コタロー、クラシエ	57	血虚、実熱
176	温胆湯	うんたんとう	千金要方	外	○	コタロー、イスクラ、東洋		水毒
176	温脾湯	うんぴとう	千金要方	外	なし			陽虚
177	越鞠丸	えつぎくがん	丹渓心方	外	なし			気滞、実熱
177	越婢加朮湯	えっぴかじゅつとう	金匱要略	内	○	ツムラ、コタロー	28	実熱、水毒
177	越婢加朮附湯	えっぴかじゅつぶとう		外	なし			水毒
177	延年半夏湯	えんねんはんげとう	外台秘要方	外	○	コタロー		気滞、水毒
178	黄耆桂枝五物湯	おうぎけいしごもつとう	金匱要略	外	なし			気虚
178	黄耆建中湯	おうぎけんちゅうとう	金匱要略	内	○	ツムラ	98	気虚
178	黄芩湯	おうごんとう	傷寒論	内	○	三和	12	実熱
178	応鐘散・芎黄散	おうしょうさん・きゅうおうさん	吉益東洞経験方	外	○	北日本、長倉		瘀血、気滞
179	黄連阿膠湯	おうれんあきょうとう	傷寒論	外	○	コタロー		血虚、陰虚
179	黄連解毒湯	おうれんげどくとう	外台秘要方	内	○	ツムラ、コタロー、クラシエ	15	実熱
179	黄連湯	おうれんとう	傷寒論	内	○	ツムラ、コタロー	120	
179	乙字湯	おつじとう	原南陽経験方	内	○	ツムラ、コタロー、クラシエ	3	気滞、瘀血
180	乙字湯去大黄	おつじとうきょだいおう		外	なし			気滞、瘀血
180	解急蜀椒湯	かいきゅうしょくしょうとう	万病回春	外	なし			気虚、陽虚
180	解労散	かいろうさん	楊氏家蔵方	外	なし			気滞
180	加減涼膈散（浅田）	かげんりょうかくさん（あさだ）	浅田宗伯	外	なし			実熱
181	加減涼膈散（龔廷賢）	かげんりょうかくさん（きょうていけん）	万病回春	外	なし			実熱
181	化食養脾湯	かしょくようひとう	証治大還	外	なし			気虚、水毒
181	藿香正気散	かっこうしょうきさん	和剤局方	外	○	クラシエ、コタロー、松浦、イスクラ、JPS		水毒
181	葛根黄連黄芩湯	かっこんおうれんおうごんとう	傷寒論	外	○	コタロー、ウチダ、救心		実熱
182	葛根加朮附湯	かっこんかじゅつぶとう	吉益東堂経験方	内	○	三和	141	陽虚
182	葛根紅花湯	かっこんこうかとう	方輿輗	外	なし			
182	葛根湯	かっこんとう	傷寒論	内	○	ツムラ、コタロー、クラシエ	1	
182	葛根湯加川芎辛夷	かっこんとうかせんきゅうしんい	本朝経験方	内	○	ツムラ、コタロー、クラシエ	2	
183	加味温胆湯	かみうんたんとう	万病回春	外	○	クラシエ、建林松鶴堂		水毒
183	加味帰脾湯	かみきひとう	済生方	内	○	ツムラ、クラシエ	137	気虚、血虚、気滞
183	加味解毒湯	かみげどくとう	寿世保元	外	なし			水毒、実熱
183	加味四物湯	かみしもつとう	万病回春	外	なし			血虚
184	加味逍遙散	かみしょうようさん	和剤局方	内	○	ツムラ、コタロー、クラシエ	24	気滞、血虚
184	加味逍遙散加川芎地黄	かみしょうようさんかせんきゅうじおう		外	なし			気滞、血虚
184	加味逍遙散合四物湯	かみしょうようさんごうしもつとう		外	○	コタロー		気滞、血虚、瘀血
184	加味平胃散	かみへいいさん	医方考	外	○	コタロー、松浦		水毒
185	栝楼薤白湯	かろうがいはくとう	細野家方	外	なし			水毒
185	栝楼薤白白酒湯	かろうがいはくはくしゅとう	金匱要略	外	なし			陽虚、気滞
185	乾姜人参半夏丸	かんきょうにんじんはんげがん	金匱要略	外	○	ウチダ		気虚、陽虚
185	冠心二号方	かんしんにごうほう	中国医学科学院	外	○	コタロー（冠元清血飲）、ウチダ（丹心法）、原沢（冠心調血飲）		瘀血
186	甘草乾姜湯	かんぞうかんきょうとう	傷寒論	外	なし			水毒
186	甘草瀉心湯	かんぞうしゃしんとう	傷寒論	外	○	東洋、大峰堂、建林松鶴堂		
186	甘草湯	かんぞうとう	傷寒論	内	○	クラシエ	29	
186	甘草附子湯	かんぞうぶしとう	傷寒論・金匱要略	外	なし			陽虚
187	甘麦大棗湯	かんばくたいそうとう	金匱要略	内	○	ツムラ、コタロー	72	血虚
187	甘露飲	かんろいん	和剤局方	外	○	コタロー		陰虚

ページ	漢方名	読みがな	出典	保険	エキス製剤	製剤元	エキス剤番号	体質または薬の方向性
187	帰耆建中湯	きぎけんちゅうとう	瘍科方筌 華岡青洲	外	○	東洋		気虚、血虚
187	桔梗石膏	ききょうせっこう	本朝経験方	内	○	コタロー	324	実熱
188	桔梗湯	ききょうとう	傷寒論・金匱要略	内	○	ツムラ	138	
188	枳縮二陳湯	きしゅくにちんとう	万病回春	外	なし			気滞、水毒
188	帰脾湯	きひとう	済生方	内	○	ツムラ	65	気虚、血虚
188	芎帰膠艾湯	きゅうききょうがいとう	金匱要略	内	○	ツムラ、コタロー	77	血虚
189	芎帰調血飲	きゅうきちょうけついん	万病回春	内	○	太虎堂	230	気滞、瘀血、血虚
189	芎帰調血飲第一加減	きゅうきちょうけついんだいいちかげん	一貫堂	外	○	コタロー、松浦、建林松鶴堂		気滞、瘀血、血虚
189	響声破笛丸	きょうせいはてきがん	万病回春	外	○	松浦、北日本、和漢薬研究所		気虚
189	玉屛風散	ぎょくべいふうさん	丹渓心法・世医得処方	外	○	コタロー、イスクラ（衛益顆粒）		陽虚
190	銀翹散	ぎんぎょうさん	温病条弁	外	○	クラシエ、ウチダ、コタロー、松浦、ウチダ		
190	駆風解毒散（湯）	くふうげどくさん(とう)	万病回春	外	○	クラシエ、JPS、松浦、東洋、栃本、小林、廣昌堂、北日本、エスエス、佐藤、日東		実熱
190	九味檳榔湯	くみびんろうとう	勿誤薬室方函	内	○	コタロー	311	水毒
190	荊芥連翹湯	けいがいれんぎょうとう	一貫堂	内	○	ツムラ	50	
191	桂枝越婢湯	けいしえっぴとう	本朝経験方	外	なし			
191	桂枝加黄耆湯	けいしかおうぎとう	金匱要略	内	○	東洋	26	気虚
191	桂枝加葛根湯	けいしかかっこんとう	傷寒論	内	○	東洋	27	
191	桂枝加厚朴杏仁湯	けいしかこうぼくきょうにんとう	傷寒論	内	○	東洋	28	
192	桂枝加芍薬生姜人参湯	けいしかしゃくやくしょうきょうにんじんとう	傷寒論	外	なし			
192	桂枝加芍薬大黄湯	けいしかしゃくやくだいおうとう	傷寒論	内	○	ツムラ	134	
192	桂枝加芍薬湯	けいしかしゃくやくとう	傷寒論	内	○	ツムラ、コタロー、クラシエ	60	
192	桂枝加朮附湯	けいしかじゅつぶとう	吉益東堂経験方	内	○	ツムラ、コタロー	18	水毒　陽虚
193	桂枝加竜骨牡蛎湯	けいしかりゅうこつぼれいとう	金匱要略	内	○	ツムラ、コタロー、クラシエ	26	
193	桂枝加苓朮附湯	けいしかりょうじゅつぶとう	吉益東堂経験方	内	○	クラシエ	18	水毒　陽虚
193	桂枝芍薬知母湯（桂芍知母湯）	けいししゃくやくちもとう・けいしゃくちもとう	金匱要略	内	○	三和	180	
193	桂枝湯	けいしとう	傷寒論・金匱要略	内	○	ツムラ、コタロー	45	陽虚
194	桂枝二越婢一湯加朮附	けいしにえっぴいっとうかじゅつぶ	傷寒論	外	なし			
194	桂枝人参湯	けいしにんじんとう	傷寒論	内	○	ツムラ、クラシエ	82	気虚、陽虚
194	桂枝茯苓丸	けいしぶくりょうがん	金匱要略	内	○	ツムラ、コタロー、クラシエ	25	瘀血
194	桂枝茯苓丸加薏苡仁	けいしぶくりょうがんかよくいにん	原南陽経験方	内	○	ツムラ	125	瘀血、水毒
195	啓脾湯	けいひとう	万病回春	内	○	ツムラ	128	気虚
195	荊防敗毒散	けいぼうはいどくさん	摂生衆妙方	外	○	コタロー、東洋、建林松鶴堂、本町		
195	桂麻各半湯	けいまかくはんとう	傷寒論	内	○	東洋	37	
195	鶏鳴散加茯苓	けいめいさんかぶくりょう	時方歌括	外	なし			気滞、水毒
196	外台四物湯加味	げだいしもつとうかみ	外台秘要方	外	なし			
196	血府逐瘀湯	けっぷちくおとう	医林改錯	外	○	クラシエ		気滞、血虚、瘀血
196	堅中湯	けんちゅうとう	千金方	外	なし			水毒
196	甲字湯	こうじとう	叢桂亭医事小言	外	○	コタロー		瘀血
197	香砂平胃散	こうしゃへいいさん	万病回春	外	なし			気滞、水毒
197	香砂養胃湯	こうしゃよういとう	万病回春	外	なし			気虚、気滞、水毒
197	香砂六君子湯	こうしゃりっくんしとう	内科摘要	外	○	クラシエ、コタロー		気虚、気滞、水毒
197	香蘇散	こうそさん	和剤局方	内	○	ツムラ、コタロー	70	気滞
198	厚朴生姜半夏人参甘草湯	こうぼくしょうきょうはんげにんじんかんぞうとう	傷寒論	外	なし			
198	杞菊地黄丸	こぎくじおうがん	医級	外	○	クラシエ、コタロー、JPS、イスクラ、八ツ目、松浦、小林		陰虚
198	五虎湯	ごことう	万病回春	内	○	ツムラ、クラシエ、大杉	95	
198	牛膝散	ごしつさん	医学入門	外	○	建林松鶴堂		瘀血
199	五積散	ごしゃくさん	和剤局方	内	○	ツムラ、コタロー	63	陽虚、水毒、血虚
199	牛車腎気丸	ごしゃじんきがん	済生方	内	○	ツムラ	107	陽虚、瘀血、水毒
199	呉茱萸湯	ごしゅゆとう	傷寒論	内	○	ツムラ、コタロー	31	陽虚
199	五味消毒飲	ごみしょうどくいん	医宗金鑑	外	なし			実熱
200	五物解毒散	ごもつげどくさん	本朝経験方	外	○	松浦、東洋		実熱
200	五淋散	ごりんさん	和剤局方	内	○	ツムラ	56	水毒、実熱
200	五苓散	ごれいさん	傷寒論・金匱要略	内	○	ツムラ、コタロー、クラシエ	17	水毒
200	柴葛解肌湯	さいかつげきとう	勿誤薬室方函口訣	外	○	コタロー		
201	柴葛湯加川芎辛夷	さいかつとうかせんきゅうしんい	細野家方	外	なし			
201	柴陥湯	さいかんとう	本朝経験方	内	○	ツムラ、コタロー	73	気滞
201	柴梗半夏湯	さいきょうはんげとう	医学入門	外	なし			気滞
201	柴胡加竜骨牡蛎湯	さいこかりゅうこつぼれいとう	傷寒論	内	○	ツムラ、コタロー、クラシエ	12	気滞
202	柴胡枳桔湯	さいこききつとう	傷寒蘊要	外	なし			気滞、陰虚
202	柴胡桂枝乾姜湯	さいこけいしかんきょうとう	傷寒論・金匱要略	内	○	ツムラ、コタロー、太虎堂顆粒（発売クラシエ）	11	気滞、陰虚
202	柴胡桂枝湯	さいこけいしとう	傷寒論・金匱要略	内	○	ツムラ、コタロー、クラシエ	10	気滞
202	柴胡清肝湯	さいこせいかんとう	一貫堂	内	○	ツムラ、コタロー	80	気滞、血虚

ページ	漢方名	読みがな	出典	保険	エキス製剤	製剤元	ツムラエキス剤番号	体質または薬の方向性
203	柴胡疎肝湯	さいこそかんとう	医学統旨	外	○	コタロー、松浦		気滞
203	柴芍六君子湯	さいしゃくりっくんしとう	勿誤薬室方函口訣	外	○	コタロー、東洋		気虚、気滞
203	柴蘇飲	さいそいん	本朝経験方	外	なし			気滞
203	柴朴湯	さいぼくとう	本朝経験方	内	○	ツムラ、クラシエ	96	気滞
204	柴苓湯	さいれいとう	得効方	内	○	ツムラ、クラシエ	114	気滞　水毒
204	三黄瀉心湯	さんおうしゃしんとう	金匱要略	内	○	ツムラ、コタロー、クラシエ	113	実熱
204	酸棗仁湯	さんそうにんとう	金匱要略	内	○	ツムラ	103	血虚
204	三物黄芩湯	さんもつおうごんとう	傷寒論	内	○	ツムラ	121	実熱
205	滋陰降火湯	じいんこうかとう	万病回春	内	○	ツムラ	93	陰虚
205	滋陰至宝湯	じいんしほうとう	万病回春	内	○	ツムラ	92	陰虚
205	四逆加人参湯	しぎゃくかにんじんとう	傷寒論	外	なし			気虚、陽虚
205	四逆散	しぎゃくさん	傷寒論	内	○	ツムラ	35	気滞
206	四逆湯	しぎゃくとう	傷寒論	外	○	クラシエ、ウチダ		陽虚
206	四君子湯	しくんしとう	和剤局方	内	○	ツムラ、大杉	75	気虚
206	滋血潤腸湯	じけつじゅんちょうとう	医学統旨	外	なし			血虚
206	紫根牡蛎湯	しこんぼれいとう	黴癘新書	外	○	コタロー、ウチダ		実熱
207	梔子豉湯	しししとう	傷寒論・金匱要略	外	なし			実熱
207	梔子柏皮湯	ししはくひとう	傷寒論	内	○	コタロー	314	実熱
207	滋腎通耳湯	じじんつうじとう	万病回春	外	○	コタロー		陰虚
207	滋腎明目湯	じじんめいもくとう	万病回春	外	○	コタロー		陰虚
208	七物降下湯	しちもつこうかとう	大塚敬節経験方	内	○	ツムラ	46	血虚
208	柿蔕湯	していとう	済生方	外	○	コタロー		
208	四物湯	しもつとう	和剤局方	内	○	ツムラ、コタロー、クラシエ	71	血虚
208	炙甘草湯	しゃかんぞうとう	傷寒論	内	○	ツムラ、コタロー	64	気虚、陰虚
209	芍薬甘草湯	しゃくやくかんぞうとう	傷寒論・金匱要略	内	○	ツムラ、コタロー、クラシエ	68	血虚
209	芍薬甘草附子湯	しゃくやくかんぞうぶしとう	傷寒論	内	○	三和	5	血虚、陽虚
209	十全大補湯	じゅうぜんたいほとう	和剤局方	内	○	ツムラ、コタロー、クラシエ	48	気虚、血虚
209	十味敗毒湯	じゅうみはいどくとう	華岡青洲経験方	内	○	ツムラ、コタロー、クラシエ	6	
210	潤腸湯	じゅんちょうとう	万病回春	内	○	ツムラ	51	血虚、陰虚
210	生姜瀉心湯	しょうきょうしゃしんとう	傷寒論	外	○	ウチダ		
210	小建中湯	しょうけんちゅうとう	傷寒論	内	○	ツムラ、コタロー	99	気虚
210	小柴胡湯	しょうさいことう	傷寒論・金匱要略	内	○	ツムラ、コタロー、クラシエ	9	気滞、実熱
211	小柴胡湯加桔梗石膏	しょうさいことうかききょうせっこう	本朝経験方	内	○	ツムラ	109	気滞、実熱
211	小承気湯	しょうじょうきとう	傷寒論	外	なし			
211	小青竜湯	しょうせいりゅうとう	傷寒論・金匱要略	内	○	ツムラ、コタロー、クラシエ	19	水毒、陽虚
211	小青竜湯加石膏	しょうせいりゅうとうかせっこう	金匱要略	外	○	建林松鶴堂		
212	小続命湯	しょうぞくめいとう	千金要方	外	なし			
212	小半夏加茯苓湯	しょうはんげかぶくりょうとう	金匱要略	内	○	ツムラ、コタロー、クラシエ	21	水毒、気滞
212	消風散	しょうふうさん	外科正宗	内	○			
212	升麻葛根湯	しょうまかっこんとう	万病回春	内	○	ツムラ	101	
213	生脈散	しょうみゃくさん	内外傷弁惑論	外	○	コタロー		気虚、陰虚
213	逍遙散	しょうようさん	和剤局方	外	○	コタロー、イスクラ、杉原、長倉、クラシエ、剤盛堂		気滞、血虚
213	四苓湯	しれいとう	和剤局方	内	○	大杉	140	水毒
213	辛夷清肺湯	しんいせいはいとう	外科正宗	内	○	ツムラ、コタロー、クラシエ	104	実熱
214	秦艽羌活湯	じんぎょうきょうかつとう	衆方規矩	外	○	建林松鶴堂		
214	秦艽防風湯	じんぎょうぼうふうとう	蘭室秘蔵	外	なし			瘀血
214	参蘇飲	じんそいん	和剤局方	内	○	ツムラ	66	気虚
214	神秘湯	しんぴとう	浅田家方	内	○	ツムラ、コタロー、クラシエ	85	気滞
215	真武湯	しんぶとう	傷寒論	内	○	ツムラ、コタロー、三和	30	陽虚、水毒
215	参苓白朮散	じんりょうびゃくじゅつさん	和剤局方	外	○	コタロー、イスクラ、松浦、杉原、大峰堂		気虚
215	清湿化痰湯	せいしつけたんとう	寿世保元	外	○	東洋		水毒
215	清上蠲痛湯	せいじょうけんつうとう	寿世保元	外	○	コタロー、建林松鶴堂		
216	清上防風湯	せいじょうぼうふうとう	万病回春	内	○	ツムラ	58	実熱
216	清暑益気湯	せいしょえっきとう	医学六要	内	○	ツムラ	136	気虚、陰虚
216	清心蓮子飲	せいしんれんしいん	和剤局方	内	○	ツムラ	111	気虚
216	清熱補気湯	せいねつほきとう	証治準縄	外	なし			気虚、血虚、陰虚
217	清熱補血湯	せいねつほけつとう	証治準縄	外	なし			血虚、陰虚
217	清肺湯	せいはいとう	万病回春	内	○	ツムラ	90	
217	折衝飲	せっしょういん	産論	外	○	コタロー、松浦、ウチダ、東洋		気滞、瘀血
217	洗肝明目湯	せんかんめいもくとう	万病回春	外	○	コタロー、ウチダ		血虚
218	川芎茶調散	せんきゅうちゃちょうさん	和剤局方	内	○	ツムラ	124	
218	千金鶏鳴散	せんきんけいめいさん	丹渓心方	外	なし			瘀血

ページ	漢方名	読みがな	出典	保険	エキス製剤	製剤元	エキス剤番号	体質または薬の方向性
218	千金内托散	せんきんないたくさん	千金要方	外	○	コタロー		実熱、気虚、血虚
218	喘四君子湯	ぜんしくんしとう	小児薬証直訣	外	なし			気虚
219	銭氏白朮散	せんしびゃくじゅつさん	小児薬証直訣	外	なし			気虚
219	続命湯	ぞくめいとう	金匱要略	外	○	コタロー、松浦、ウチダ		
219	疎経活血湯	そけいかっけつとう	万病回春	内	○	ツムラ	53	血虚、瘀血、水毒
219	蘇子降気湯	そしこうきとう	和剤局方	外	○	コタロー、イスクラ		陽虚
220	大黄甘草湯	だいおうかんぞうとう	金匱要略	内	○	ツムラ、大杉	84	
220	大黄附子湯	だいおうぶしとう	金匱要略	外	なし			
220	大黄牡丹皮湯	だいおうぼたんぴとう	金匱要略	内	○	ツムラ、コタロー	33	瘀血、水毒、実熱
220	大建中湯	だいけんちゅうとう	金匱要略	内	○	ツムラ、コタロー	100	陽虚、気虚
221	大柴胡湯	だいさいことう	傷寒論・金匱要略	内	○	ツムラ、コタロー、クラシエ	8	気滞、実熱
221	大柴胡湯去大黄	だいさいことうきょだいおう	傷寒論	内	○	コタロー	319	気滞、実熱
221	大承気湯	だいじょうきとう	傷寒論・金匱要略	内	○	ツムラ、コタロー	133	
221	大半夏湯	だいはんげとう	金匱要略	外	なし			
222	大防風湯	だいぼうふうとう	和剤局方	内	○	ツムラ	97	気虚、血虚、陰虚
222	沢瀉湯	たくしゃくとう	金匱要略	外	○	コタロー		水毒
222	竹筎温胆湯	ちくじょうんたんとう	万病回春	内	○	ツムラ	91	水毒
222	竹葉石膏湯	ちこうようせっこうとう	傷寒論	外	○	コタロー、ウチダ、救心		
223	治打撲一方	ぢだぼくいっぽう	香川修庵経験方	内	○	ツムラ	89	瘀血
223	治頭瘡一方	ぢづそういっぽう	本朝経験方	内	○	ツムラ	59	瘀血
223	治頭瘡一方去大黄	ぢづそういっぽうきょだいおう	香川修庵経験方	外	なし			瘀血
223	知柏地黄丸	ちばくじおうがん	医宗金鑑	外	○	クラシエ、コタロー、JPS、ハツ目		陰虚
224	中建中湯	ちゅうけんちゅうとう		外	なし			気虚、陽虚
224	調胃承気湯	ちょういじょうきとう	傷寒論	内	○	ツムラ	74	
224	丁香柿蒂湯	ちょうこうしていとう	証鈙脈治	外	なし			
224	釣藤散	ちょうとうさん	本事方	内	○	ツムラ、マツウラ	47	水毒
225	腸癰湯	ちょうようとう	千金要方	内	○	コタロー	320	瘀血、水毒
225	猪苓湯	ちょれいとう	傷寒論・金匱要略	内	○	ツムラ、コタロー、クラシエ	40	水毒
225	猪苓湯合四物湯	ちょれいとうごうしもつとう	本朝経験方	内	○	ツムラ	112	水毒、血虚
225	通導散	つうどうさん	万病回春	内	○	ツムラ、コタロー	105	瘀血
226	定悸飲	ていきいん	観聚方要補	外	○	コタロー		陽虚、水毒
226	桃核承気湯	とうかくじょうきとう	傷寒論	内	○	ツムラ、コタロー、クラシエ	61	瘀血
226	当帰飲子	とうきいんし	済生方	内	○	ツムラ	86	血虚
226	当帰建中湯	とうきけんちゅうとう	金匱要略	内	○	ツムラ	123	血虚、気虚
227	当帰散	とうきさん	金匱要略	外	○	杉原		
227	当帰四逆加呉茱萸生姜湯	とうきしぎゃくかごしゅゆしょうきょうとう	傷寒論	内	○	ツムラ、コタロー、クラシエ	38	血虚
227	当帰四逆湯	とうきしぎゃくとう	傷寒論	外	なし			血虚
227	当帰芍薬散	とうきしゃくやくさん	金匱要略	内	○	ツムラ、コタロー、クラシエ、大杉	23	血虚、水毒
228	当帰芍薬散加黄耆釣藤	とうきしゃくやくさんかおうぎちょうとう		外	なし			血虚、水毒
228	当帰芍薬散加人参	とうきしゃくやくさんかにんじん		外	なし			血虚、水毒、気虚
228	当帰芍薬散加附子	とうきしゃくやくさんかぶし	本朝経験方	内	○	三和	29	血虚、水毒、陽虚
228	当帰湯	とうきとう	千金要方	内	○	ツムラ	102	気虚、血虚、気滞、陽虚
229	当帰貝母苦参丸料	とうきばいもくじんがんりょう	金匱要略	外	なし			
229	当帰六黄湯	とうきりくおうとう	蘭室秘蔵	外	なし			血虚、陰虚
229	独活葛根湯	どっかつかっこんとう	外台秘要方	外	○	コタロー、クラシエ、大協、建林松鶴堂、阪本、新生、ロート、小林		
229	独活寄生湯	どっかつきせいとう	千金要方	外	○	コタロー、イスクラ、杉原、長倉、大峰堂、剤盛堂		気虚、血虚
230	二朮湯	にじゅつとう	万病回春	内	○	ツムラ	88	水毒
230	二陳湯	にちんとう	和剤局方	内	○	ツムラ	81	水毒
230	女神散	にょしんさん	勿誤方函口訣	内	○	ツムラ	67	気滞
230	人参湯	にんじんとう	傷寒論・金匱要略	内	○	ツムラ、コタロー、クラシエ	32	陽虚、気虚
231	人参養栄湯	にんじんようえいとう	和剤局方	内	○	ツムラ、コタロー、クラシエ	108	気虚、血虚
231	排膿散	はいのうさん	金匱要略	外	○	ウチダ、三和、杉原、長倉、東洋、タキザワ		
231	排膿散及湯	はいのうさんきゅうとう	吉益東堂経験方	内	○	ツムラ、コタロー	122	気滞
231	排膿湯	はいのうとう	金匱要略	外	なし			気滞
232	柏子養心丸	はくしようしんがん	体仁匯編方	外	○	コタロー		陰虚
232	麦味地黄丸	ばくみじおうがん	医級	外	○	コタロー、イスクラ、ハツ目		陰虚
232	麦門冬湯	ばくもんどうとう	金匱要略	内	○	ツムラ、コタロー、クラシエ	29	気虚、陰虚
232	八解散	はちげさん	和剤局方	外	なし			気虚、水毒
233	八味地黄丸	はちみじおうがん	金匱要略	内	○	ツムラ、コタロー、クラシエ	7	陽虚
233	八味疝気方	はちみせんきほう	方読弁解	外	なし			気滞、瘀血
233	半夏厚朴湯	はんげこうぼくとう	金匱要略	内	○	ツムラ、コタロー、クラシエ	16	気滞、水毒

ページ	漢方名	読みがな	出典	保険	エキス製剤	製剤元	エキス剤番号	体質または薬の方向性
233	半夏散及湯	はんげさんきゅうとう	傷寒論	外	なし			
234	半夏瀉心湯	はんげしゃしんとう	傷寒論・金匱要略	内	○	ツムラ、コタロー、クラシエ	14	
234	半夏白朮天麻湯	はんげびゃくじゅつてんまとう	脾胃論	内	○	ツムラ、コタロー、クラシエ	37	水毒、気虚
234	白朮附子湯	びゃくじゅつぶしとう	金匱要略	外	なし			陽虚、水毒
234	白虎加桂枝湯	びゃっこかけいしとう	金匱要略	外	○	ウチダ、一元		実熱
235	白虎加人参湯	びゃっこかにんじんとう	傷寒論・金匱要略	内	○	ツムラ、コタロー、クラシエ	34	実熱
235	白虎湯	びゃっことう	傷寒論	外	なし			実熱
235	不換金正気散	ふかんきんしょうきさん	和剤局方	外	なし			気滞、水毒
235	茯苓飲	ぶくりょういん	金匱要略	内	○	ツムラ、コタロー	69	気滞
236	茯苓飲加半夏	ぶくりょういんかはんげ		外	なし			水毒
236	茯苓飲合半夏厚朴湯	ぶくりょういんごうはんげこうぼくとう	本朝経験方	内	○	ツムラ	116	水毒、気滞
236	茯苓杏仁甘草湯	ぶくりょうきょうにんかんぞうとう	金匱要略	外	なし			気滞
236	茯苓四逆湯	ぶくりょうしぎゃくとう	傷寒論	外	なし			陽虚、気虚、水毒
237	茯苓沢瀉湯	ぶくりょうたくしゃとう	金匱要略	外	○	三和		水毒
237	附子粳米湯	ぶしこうべいとう	金匱要略	外	なし			陽虚
237	附子理中湯	ぶしりちゅうとう	直指方	内	○	三和	410	陽虚、気虚
237	扶脾生脈散	ふひしょうみゃくさん	医学入門	外	なし			気虚、血虚、陰虚
238	分消湯	ぶんしょうとう	万病回春	外	○	コタロー、東洋、建林松鶴堂		水毒
238	分心気飲	ぶんしんきいん	和剤局方	外	なし			気滞
238	平胃散	へいいさん	和剤局方	内	○	ツムラ、コタロー	79	水毒
238	防已黄耆湯	ぼういおうぎとう	金匱要略	内	○	ツムラ、コタロー、クラシエ	20	水毒
239	防已茯苓湯	ぼういぶくりょうとう	金匱要略	外	なし			水毒
239	防風通聖散	ぼうふうつうしょうさん	宣明論	内	○	ツムラ、コタロー、クラシエ	62	実熱
239	補気健中湯	ほきけんちゅうとう	済生方	外	○	コタロー		水毒、気虚、陰虚
239	補中益気湯	ほちゅうえっきとう	脾胃論・内外傷弁惑論	内	○	ツムラ、コタロー、クラシエ	41	気虚
240	補肺湯	ほはいとう	永類鈐方	外	なし			気虚
240	補陽還五湯	ほようかんごとう	医林改錯	外	○	コタロー		気虚、血虚
240	奔豚湯(金匱要略)	ほんとんとう(きんきようりゃく)	金匱要略	外	なし			
240	奔豚湯(肘後方)	ほんとんとう(ちゅうこうほう)	肘後方	外	なし			
241	麻黄湯	まおうとう	傷寒論	内	○	ツムラ、コタロー、クラシエ	27	
241	麻黄附子細辛湯	まおうぶしさいしんとう	傷寒論	内	○	ツムラ、コタロー、三和	127	陽虚
241	麻杏甘石湯	まきょうかんせきとう	傷寒論	内	○	ツムラ、コタロー	55	実熱
241	麻杏薏甘湯	まきょうよくかんとう	金匱要略	内	○	ツムラ、コタロー、クラシエ	78	水毒
242	麻子仁丸	ましにんがん	傷寒論	内	○	ツムラ、コタロー	126	陰虚
242	明朗飲	めいろういん	和田泰庵方函	外	なし			水毒
242	木防已湯	もくぼういとう	金匱要略	内	○	ツムラ、コタロー	36	水毒
242	薏苡仁湯	よくいにんとう	明医指掌	内	○	ツムラ、クラシエ	52	水毒
243	薏苡附子敗醤散	よくいぶしはいしょうさん	金匱要略	外	なし			陽虚
243	抑肝散	よくかんさん	保嬰金鏡録	内	○	ツムラ	54	気滞、血虚
243	抑肝散加芍薬黄連	よくかんさんかしゃくやくおうれん	本朝経験方	外	○	クラシエ、日東		気滞、血虚
243	抑肝散加陳皮半夏	よくかんさんかちんぴはんげ	本朝経験方	内	○	ツムラ、コタロー、クラシエ	83	気滞、血虚、水毒
244	六君子湯	りっくんしとう	万病回春	内	○	ツムラ、コタロー、クラシエ	43	気虚
244	立効散	りっこうさん	衆方規矩	内	○	ツムラ	110	
244	竜胆瀉肝湯(一貫堂)	りゅうたんしゃかんとう(いっかんどう)	一貫堂	内	○	コタロー	76	実熱、水毒
244	竜胆瀉肝湯(薛氏十六種)	りゅうたんしゃかんとう(へきしじゅうろくしゅ)	薛氏十六種	内	○	ツムラ	76	実熱、水毒
245	苓甘姜味辛夏仁湯	りょうかんきょうみしんげにんとう	金匱要略	内	○	ツムラ、コタロー	119	水毒
245	苓姜朮甘湯	りょうきょうじゅつかんとう	金匱要略	内	○	ツムラ、コタロー	118	水毒、陽虚
245	苓桂甘棗湯	りょうけいかんそうとう	金匱要略	外	○	コタロー、救心		水毒
245	苓桂朮甘湯	りょうけいじゅつかんとう	傷寒論・金匱要略	内	○	ツムラ、コタロー、クラシエ	39	水毒、陽虚
246	苓桂味甘湯	りょうけいみかんとう	金匱要略	外	○	コタロー		水毒
246	麗沢通気湯	れいたくつうきとう	蘭室秘蔵	外	なし			
246	麗沢通気湯加辛夷	れいたくつうきとうかしんい		外	なし			
246	連珠飲	れんじゅいん	内科秘録	外	○	コタロー、武田		水毒、血虚
247	六味丸	ろくみがん	小児薬証直訣	内	○	ツムラ、クラシエ	87	陰虚
247	苦参湯	くじんとう	金匱要略	外	なし			実熱
247	紫雲膏	しうんこう	華岡青洲経験方	内	○	ツムラ	501	実熱、血虚
247	蒸眼一方	じょうがんいっぽう		外	なし			瘀血、実熱
248	神仙太乙膏	しんせんたいつこう	和剤局方	外	○	コタロー		血虚、陽虚、瘀血
248	中黄膏	ちゅうおうこう	春林軒膏	外	○	大晃生薬、救急		瘀血

※保険適用外の処方は、　色になっています。

※エキス製剤元一覧はP.249にあります。

よく使われる漢方薬の見方

ここでの漢方薬は、エキス製剤、顆粒、粉末、錠剤になっているものを中心に掲載しています。

漢方薬には、医療機関で処方される処方（保険内）と漢方薬局などで購入できる保険外のものがあります。保険外では、顆粒、粉末、錠剤などの製剤がない場合でも、個人個人にあわせて生薬を組みあわせることができます（煎じ薬）。顆粒などをつくる過程よりも、加熱時間が短く、香りもよく残っています。専門家の知識が必要なので、医療機関や薬局で相談しましょう。

保険適用
保険適用内、または保険適用外のマーク。

エキス製剤
既成のエキス製剤の有無を示します。

体質
この本で分類している8つの体質に、この処方の方向性があっている場合に入ります。

安中散《あんちゅうさん》

処方番号	保険適用	エキス製剤	体質	出典
1	内	有	陽虚 気滞	和剤局方

冷えておなかが痛むときによく処方します。食欲不振、胃もたれ、消化不良による胸やけなどに用います。延胡索には鎮痛作用、牡蛎にはカルシウムにより胃酸をおさえる作用があります。ほかの生薬はおなかを温め、胃腸の緊張を緩めます。

夕食が遅い人や夜食をとる人は、眠る前に内服しておくと朝の胃腸症状が楽です。

成分・分量 桂皮《けいひ》:3～5、延胡索《えんごさく》:3～4、牡蛎《ぼれい》:3～4、茴香《ういきょう》:1.5～2、縮砂《しゅくしゃ》:1～2、甘草《かんぞう》:1～2、良姜《りょうきょう》:0.5～1

漢方薬名称

処方番号
厚生労働省「一般用漢方製剤製造販売承認基準」に準拠した処方番号です。（2017年現在）

成分・分量
「一般用漢方製剤製造販売承認基準」を主たる根拠としています。

出典
漢方薬の処方には、大きく分けると「古方《こほう》」と「後世《ごせい》方《ほう》」「中医《ちゅうい》」の学派があります。学派による処方運用の違いがありますが、臨床に携わる人の多くは、一方に比重をおきながら、古方も後世方の処方も幅広く用いています。

古方：『傷寒論《しょうかんろん》』『金匱要《きんきよう》略《りゃく》』などの処方の条文をもとに運用する。

後世方：五臓《ごぞう》理論を基にしてつくられた処方を主に運用する。

中医：後世方に類似するが、近代の独自の処方もある。

次ページからの「出典」のマークでは、古方派はグレーの地色、後世方・中医派はうす茶の地色になっています。

安中散《あんちゅうさん》

処方番号	保険適用	エキス製剤	体質	出典
1	内	有	陽虚 気滞	和剤局方

冷えておなかが痛むときによく処方します。食欲不振、胃もたれ、消化不良による胸やけなどに用います。延胡索には鎮痛作用、牡蛎にはカルシウムにより胃酸をおさえる作用があります。ほかの生薬はおなかを温め、胃腸の緊張を緩めます。

夕食が遅い人や夜食をとる人は、眠る前に内服しておくと朝の胃腸症状が楽です。

成分・分量 桂皮《けいひ》:3〜5、延胡索《えんごさく》:3〜4、牡蛎《ぼれい》:3〜4、茴香《ういきょう》:1.5〜2、縮砂《しゅくしゃ》:1〜2、甘草《かんぞう》:1〜2、良姜《りょうきょう》:0.5〜1

安中散加茯苓《あんちゅうさんかぶくりょう》

処方番号	保険適用	エキス製剤	体質	出典
1A	外	有	陽虚 気滞 水毒	勿誤方函口訣

安中散に茯苓を加えたものです。茯苓は消化機能をたかめ、食物の吸収を助ける以外に、気持ちを安定させる作用があります。安中散よりもたれ感が強く、やや神経質な傾向のある人に適します。

成分・分量 桂皮《けいひ》:3〜5、延胡索《えんごさく》:3〜4、牡蛎《ぼれい》:3〜4、茴香《ういきょう》:1.5〜2、縮砂《しゅくしゃ》:1〜2、甘草《かんぞう》:1〜2、良姜《りょうきょう》:0.5〜1 、茯苓《ぶくりょう》:5

胃風湯《いふうとう》

処方番号	保険適用	エキス製剤	体質	出典
2	外	有	気虚 血虚	和剤局方

もともと胃腸虚弱な人が、冷たいものを食べたり、冬にかぜをひいたりして、胃腸が冷えることによる下痢や、冬になると脱肛・下血の回数が増える場合に用います。

大腸憩室《けいしつ》炎、潰瘍《かいよう》性大腸炎にも応用できますが、冬に悪化するときによく処方します。また半夏瀉心湯《はんげしゃしんとう》や真武湯《しんぶとう》も下痢に用いられますが、胃風湯は、温めながら、気と血《けつ》を補うのが特徴です。

成分・分量 当帰《とうき》:2.5〜3、芍薬《しゃくやく》:3、川芎《せんきゅう》:2.5〜3、人参《にんじん》:3、白朮《びゃくじゅつ》:3、茯苓《ぶくりょう》:3〜4、桂皮《けいひ》:2〜3、粟《あわ》:2〜4

胃苓湯《いれいとう》

処方番号	保険適用	エキス製剤	体質	出典
3	内	有	水毒	万病回春

平胃散《へいいさん》と五苓散《ごれいさん》を合わせた処方で、冷たいものの飲食による胃もたれや、下痢などに有効です。普段は平胃散を服用している人が、夏に冷飲食が重なると胃苓湯に変更します。五苓散成分の体液の増減を調整する作用は、甘草が加わることによって弱くなり、胃腸に特化した処方に変化します。

成分・分量 蒼朮《そうじゅつ》:2.5〜3、厚朴《こうぼく》:2.5〜3、陳皮《ちんぴ》:2.5〜3、猪苓《ちょれい》:2.5〜3、沢瀉《たくしゃ》:2.5〜3、芍薬《しゃくやく》:2.5〜3、白朮《びゃくじゅつ》:2.5〜3、茯苓《ぶくりょう》:2.5〜3、桂皮《けいひ》:2〜2.5、大棗《たいそう》:1〜3、生姜《しょうきょう》:1〜2、甘草《かんぞう》:1〜2、縮砂《しゅくしゃ》:2、黄連《おうれん》:2 (芍薬、縮砂、黄連はなくても可)

茵蔯蒿湯《いんちんこうとう》

処方番号	保険適用	エキス製剤	体質	出典
4	内	有	実熱	傷寒論、金匱要略

やや便秘がちな人のじんましん、口内炎、湿疹・皮膚炎、皮膚のかゆみなどに用います。飲酒後のじんましんにも用います。

中国では古くから黄疸に用いられてきた処方で、茵蔯蒿には肝機能改善作用、肝庇護作用があるとされています。

大黄が配合されているため、便秘がない場合は軟便になる可能性があります。

成分・分量 茵蔯蒿《いんちんこう》:4～14、山梔子《さんしし》:1.4～5、大黄《だいおう》:1～3

茵蔯五苓散《いんちんごれいさん》

処方番号	保険適用	エキス製剤	体質	出典
65A	内	有	実熱、水毒	金匱要略

五苓散《ごれいさん》に茵蔯蒿を加えたものです。口の渇き、尿量の減少、むくみ、嘔吐といった五苓散の症状に加え、茵蔯蒿の消炎作用で皮膚のじんましん、湿疹、またアトピー性皮膚炎に用いることができます。茵蔯蒿湯では少量でも下痢になってしまう場合、胃腸虚弱の人に用います。

清熱作用があり、体液量を調整するため、夏場に身体から熱が逃げていかないような熱感にも使います。

成分・分量 沢瀉《たくしゃ》:4.5～6、茯苓《ぶくりょう》:3～4.5、猪苓《ちょれい》:3～4.5、蒼朮《そうじゅつ》:3～4.5(白朮《びゃくじゅつ》でも可)、桂皮《けいひ》:2～3、茵《いん》蔯蒿《ちんこう》:3～4

烏薬順気散《うやくじゅんきさん》

処方番号	保険適用	エキス製剤	出典
5	外	無	和剤局方

首、肩、手足のしびれ、痛みなどおもに上半身の症状に用います。手足、関節を温めて、強力に気を巡らせ、痛みをとる作用が特徴です。気温低下やストレスで痛みが悪化する傾向がある人に用います。

順気とは、気を正常に運行させるという意味です。

成分・分量 麻黄《まおう》:2.5～3、陳皮《ちんぴ》:2.5～5、烏薬《うやく》:2.5～5、川芎《せんきゅう》:2～3、白殭蚕《びゃっきょうさん》:1.5～2.5、枳殻《きこく》:1.5～3、白芷《びゃくし》:1.5～3、甘草《かんぞう》:1～1.5、桔梗《ききょう》:2～3、乾姜《かんきょう》:1～2.5、生姜《しょうきょう》:1、大棗《たいそう》:1～3（生姜・大棗はなくても可）

烏苓通気散《うれいつうきさん》

処方番号	保険適用	エキス製剤	体質	出典
6	外	無	気滞、水毒	万病回春

烏苓通気散の烏は烏薬を指し、患部を温め、気の巡りをよくすることで、痛み、はれをとる作用があります。守備範囲は女性生殖器と乳房で、月経痛にもよく配合されていますが、乳房が張って痛むような場合、乳腺症などにも用いられています。気が渋滞することで、血《けつ》、水《すい》も停滞し、塊のようにはれて痛い部位が生じます。

通気とは、その患部に気を通じさせることで、渋滞を解消するというものです。

成分・分量 烏薬《うやく》:2～3.5、当帰《とうき》:2～3.5、芍薬《しゃくやく》:2～3.5、香附子《こうぶし》:2～3.5、山査子《さんざし》:2～3.5、陳皮《ちんぴ》:2～3.5、茯苓《ぶくりょう》:1～3、白朮《びゃくじゅつ》:1～3、檳榔子《びんろうじ》:1～2、延《えん》胡索《ごさく》:1～2.5、沢瀉《たくしゃ》:1～2、木香《もっこう》:0.6～1、甘草《かんぞう》:0.6～1、生姜《しょうきょう》:1(ヒネショウガを用いる場合2)

温経湯《うんけいとう》

処方番号	保険適用	エキス製剤	体質	出典
7	内	有	血虚 瘀血	金匱要略

2000年ほど前につくられた、50歳の女性の乾燥、ほてりに対する元祖更年期の処方です。50歳前後になると、月経の間隔がのび、不正出血、不眠などが起こりやすくなります。乾燥は唇にあらわれやすく、ほてりは顔面、胸、手足に起こりやすくなります。ほてる一方で足腰の冷えもあり、病態は複雑になっていますが、それぞれを整え、高齢出産や不妊症の際にも用いられています。

成分・分量 半夏《はんげ》:3～5、麦門冬《ばくもんどう》:3～10、当帰《とうき》:2～3、川芎《せんきゅう》:2、芍薬《しゃくやく》:2、人参《にんじん》:2、桂皮《けいひ》:2、阿膠《あきょう》:2、牡《ぼ》丹皮《たんぴ》:2、甘草《かんぞう》:2、生姜《しょうきょう》:1、呉茱萸《ごしゅゆ》:1～3

温清飲《うんせいいん》

処方番号	保険適用	エキス製剤	体質	出典
8	内	有	血虚 実熱	万病回春

慢性的な炎症、特に皮膚疾患に用いられています。四物湯《しもつとう》を中心に黄連解毒湯《おうれんげどくとう》を少し合わせた処方で、黄連解毒湯を単独で使用するよりも消炎作用は弱くなっています。血虚になると皮膚がかさかさし、色ツヤが悪くなりますが、それを四物湯成分でうるおして改善します。黄連解毒湯成分は皮膚症状の消炎に力を発揮します。

皮膚以外にもアレルギーを有し、慢性炎症をくり返す体質の基本薬です。

成分・分量 当帰《とうき》:3～4、地黄《じおう》:3～4、芍薬《しゃくやく》:3～4、川芎《せんきゅう》:3～4、黄連《おうれん》:1～2、黄芩《こうごん》:1.5～3、山梔子《さんしし》:1.5～2、黄柏《おうばく》:1～1.5

温胆湯《うんたんとう》

処方番号	保険適用	エキス製剤	体質	出典
9	外	有	水毒	千金要方

「胆（きも）を温める」という謎の多い命名です。生薬構成上は、胃腸の消化を助ける処方ですが、精神症状をあわせもつ場合に用います。気持ちがたかぶって、不眠、不安、驚きやすい、動悸、胸苦しさなど、いわば「冷えた胆」を温めて、精神を安定させる働きがあります。

成分・分量 半夏《はんげ》:4～6、茯苓《ぶくりょう》:4～6、生姜《しょうきょう》:1～2(ヒネショウガを使用する場合3)、陳皮《ちんぴ》:2～3、竹茹《ちくじょ》:2～3、枳実《きじつ》:1～2、甘草《かんぞう》:1～2、黄連《おうれん》:1、酸棗仁《さんそうにん》:1～3、大棗《たいそう》:2（黄連以下はなくても可)

温脾湯《うんぴとう》

処方番号	保険適用	エキス製剤	体質	出典
	外	無	陽虚	千金要方

胃腸が冷えきって動かなくなることで、腹痛、便秘となった場合に使用します。附子理中湯《ぶしりちゅうとう》の成分でおなかを十分に温め、この場合の大黄の冷やす作用は相殺されて、便秘薬として使われています。薬量は中国での量ですので、日本では減量して用いる必要があります。

成分・分量 附子《ぶし》: 6、乾姜《かんきょう》: 6、党参《とうじん》: 9、炙甘草《しゃかんぞう》: 3、大黄《だいおう》: 9

備考 附子理中湯＋大黄で代用可。

越鞠丸《えつぎくがん》

処方番号	保険適用	エキス製剤	体質	出典
	外	無	気滞 実熱	丹渓心方

デトックスの原型となる生薬構成で、「巡りが悪い」状態を解消します。気、血《けつ》、水《すい》とも流れが悪く、未消化物も腸に停滞しているような状態に用いられます。

成分・分量 香附子《こうぶし》:3、蒼朮《そうじゅつ》:3、川芎《せんきゅう》:3、神麹《しんぎく》:3、山梔子《さんしし》:3

越婢加朮湯《えっぴかじゅつとう》

処方番号	保険適用	エキス製剤	体質	出典
10	内	有	実熱 水毒	金匱要略

上半身のむくみ、熱感がキーワードです。顔面の赤み、むくみ、花粉症（鼻水、くしゃみ、眼の充血）、熱感とはれのある湿疹、関節炎のときに処方します。

アレルギー性結膜炎の症状にもよいでしょう。冷えている人には向かない処方です。

成分・分量 麻黄《まおう》:4～6、石膏《せっこう》:8～10、生姜《しょうきょう》:1(ヒネショウガを使用する場合3)、大棗《たいそう》:3～5、甘草《かんぞう》:1.5～2、白朮《びゃくじゅつ》:3～4(蒼朮《そうじゅつ》でも加)

越婢加朮附湯《えっぴかじゅつぶとう》

処方番号	保険適用	エキス製剤	体質
10A	外	無	水毒

越婢加朮湯を冷え性の人にも使えるように附子を加えています。朮附とは蒼朮と附子の組み合わせで、痛み、しびれの処方に日本ではよく使う組み合わせです。

使用目的は、越婢加朮湯と同様で、顔面、上肢のむくみ、関節痛などに用います。

成分・分量 麻黄《まおう》:4～6、石膏《せっこう》:8～10、白朮《びゃくじゅつ》:3～4(蒼朮《そうじゅつ》でも可)、加工ブシ:0.3～1、生姜《しょうきょう》:1(ヒネショウガを使用する場合3)、甘草《かんぞう》:1.5～2、大棗《たいそう》:3～4

備考 越婢加朮湯+附子末で代用可。

延年半夏湯《えんねんはんげとう》

処方番号	保険適用	エキス製剤	体質	出典
11	外	有	気滞 水毒	外台秘要方

余分な水分が局所に停滞して、つかえ、冷え、痛みを生じるものに使います。胃腸にたまれば食欲不振や胃もたれ、肩であれば凝りや関節痛、胸部では肋間《ろっかん》神経痛、足であれば冷えの症状にあらわれます。

あまりほかの処方にない鼈甲《べっこう》が隠し味で、水分が停滞して固まっている場所をやわらかくします。

成分・分量 半夏《はんげ》:3～5、柴胡《さいこ》:2～5、鼈甲《べっこう》:2～5、桔梗《ききょう》:2～4、檳榔子《びんろうじ》:2～4、人参《にんじん》:0.8～2、生姜《しょうきょう》:1～2、枳実《きじつ》:0.5～2、呉茱萸《ごしゅゆ》:0.5～2

[内服薬]

黄耆桂枝五物湯《おうぎけいしごもつとう》

処方番号	保険適用	エキス製剤	体質	出典
44A	外	無	気虚	金匱要略

体表部を流れる気と血《けつ》が不足することで起こるしびれ、違和感、感覚低下に用いる薬です。体表部に気と血を補うことで症状を緩和します。桂枝湯から甘草《かんぞう》をとり去って、黄耆を加えた処方です。しびれでも軽い、初期に用いるとよいでしょう。

成分・分量 黄耆《おうぎ》:3、芍薬《しゃくやく》:3、桂皮《けいひ》:3、生姜《しょうきょう》:1.5～2(ヒネショウガを使用する場合5～6)、大棗《たいそう》:3～4

黄耆建中湯《おうぎけんちゅうとう》

処方番号	保険適用	エキス製剤	体質	出典
101A	内	有	気虚	金匱要略

小建中湯《しょうけんちゅうとう》に黄耆を加えた処方です。胃腸にやさしく、気、血《けつ》を補う小建中湯よりも、より気虚がすすんだものに用います。倦怠感、息切れ、動悸、腹痛、四肢の鈍い痛みなどの症状があります。また、黄耆は発汗過多を調節する働きがあり、寝汗や疲労の発汗を止めます。

成分・分量 桂皮《けいひ》:3～4、生姜《しょうきょう》:1～2(ヒネショウガを使用する場合3～4)、大棗《たいそう》:3～4、芍薬《しゃくやく》:6、甘《かん》草《ぞう》:2～3、黄耆《おうぎ》:1.5～4、膠飴《こうい》:20(膠飴はなくても可)

黄芩湯《おうごんとう》

処方番号	保険適用	エキス製剤	体質	出典
12	内	有	実熱	傷寒論

実熱の消化器の炎症に用います。大腸の症状では腹痛と激しい下痢をくり返してすっきりせず、肛門が焼けつくように痛み、大便は臭いが強くなります。感染性の下痢や潰瘍性大腸炎などの炎症性腸疾患の補助療法に用いられます。

成分・分量 黄芩《おうごん》:4～9、芍薬《しゃくやく》:2～8、甘草《かんぞう》:2～6、大棗《たいそう》:4～9

応鐘散《おうしょうさん》(芎黄散《きゅうおうさん》)

処方番号	保険適用	エキス製剤	体質	出典
13	外	無	瘀血 気滞	吉益東洞経験方

芎黄散ともいいます。大黄と川芎という２つの生薬でできています。川芎、大黄とも瘀血を改善する効果があります。瘀血に加え、気逆というパニック発作のような症状があり、動悸、めまい、上半身の筋の過緊張が生じているときに用います。大黄は下剤としての排泄作用と同時に気を下に降ろす作用があり、気逆を改善する力があります。

成分・分量 大黄《だいおう》:1、川芎《せんきゅう》:2

黄連阿膠湯《おうれんあきょうとう》

処方番号	保険適用	エキス製剤	体質	出典
14	外	有	血虚、陰虚	傷寒論

ロバのコラーゲンである阿膠は腎の、鶏の卵黄は心《しん》の滋養作用があります。加齢や心労、過労により陰虚がすすむと、乾燥してほてりやすく、気持ちも興奮しやすくなります。口の渇き、皮膚乾燥、のぼせ、ほてりに加え、あせって落ち着かず眠れないという精神症状が生じます。黄連阿膠湯は陰虚を改善し、熱感や興奮をさまします。動物性のエキスや卵黄はアンチエイジングに大切な食材でもあることがわかります。

成分・分量 黄連《おうれん》:3～4、芍薬《しゃくやく》:2～2.5、黄芩《おうごん》:1～2、阿膠《あきょう》:3、卵黄《らんおう》:1個

黄連解毒湯《おうれんげどくとう》

処方番号	保険適用	エキス製剤	体質	出典
15	内	有	実熱	外台秘要方

全身の実熱に用いる基本的な処方です。症状としては、身体の熱感、炎症、気持ちの興奮があります。熱感としては、のぼせ、顔色が赤いなど、炎症として、口内炎、鼻出血、皮膚の湿疹、化膿、強いかゆみなどが、精神症状としては、イライラして落ち着かない、不眠症、過食などがあり、それらに用います。似た作用のある三《さん》黄瀉心湯《おうしゃしんとう》のように下痢の心配がないため、幅広く使用されます。

成分・分量 黄連《おうれん》:1.5～2、黄芩《おうごん》:3、黄柏《おうばく》:1.5～3、山梔子《さんしし》:2～3

黄連湯《おうれんとう》

処方番号	保険適用	エキス製剤	出典
16	内	有	傷寒論

黄連は胃腸薬であり、鎮静薬でもあります。胸部は熱がこもった感じとなり、胸苦しく、あせりなど気持ちの興奮や、口内炎などの炎症がある一方で、胃腸の消化力は低下して、食欲不振、胃もたれ、吐き気、嘔吐、胃痛が生じる複雑な病態に用います。

半夏瀉心湯《はんげしゃしんとう》の黄芩《おうごん》を桂皮に替えた処方で、半夏瀉心湯よりも胸部の熱感やあせりが強い場合に、黄連湯に変更することがあります。

成分・分量 黄連《おうれん》:3、甘草《かんぞう》:3、乾姜《かんきょう》:3、人参《にんじん》:2～3、桂皮《けいひ》:3、大棗《たいそう》:3、半夏《はんげ》:5～8

乙字湯《おつじとう》

処方番号	保険適用	エキス製剤	体質	出典
17	内	有	気滞、瘀血	原南陽経験方

便秘傾向の人の痔核（いぼ痔）、きれ痔、便秘、軽度の脱肛など肛門疾患に用います。甲字湯《こうじとう》という処方と同様、江戸時代の原南陽《はらなんよう》がつくったものです。血の流れをよくしてはれをおさえ、かつ消炎します。柴胡、升麻は痔、肛門が外に出てくるのを防止します。また便通をよくすることで、肛門への負担を軽くします。

成分・分量 当帰《とうき》:4～6、柴胡《さいこ》:4～6、黄芩《おうごん》:3～4、甘草《かんぞう》:1.5～3、升麻《しょうま》:1～2、大黄《だいおう》:0.5～3

乙字湯去大黄《おつじとうきょだいおう》

処方番号	保険適用	エキス製剤	体質
17A	外	無	気滞、瘀血

痔核(いぼ痔)、きれ痔、便秘、軽度の脱肛など肛門疾患に用いる乙字湯から大黄《だいおう》をとったものです。効果は減弱しますが、下痢の心配がないために、減量せずに長めに内服することが可能です。

成分・分量 当帰《とうき》:4〜6、柴胡《さいこ》:4〜6、黄芩《おうごん》:3〜4、甘草《かんぞう》:1.5〜3、升麻《しょうま》:1〜2

解急蜀椒湯《かいきゅうしょくしょうとう》

処方番号	保険適用	エキス製剤	体質	出典
18	外	無	気虚、陽虚	万病回春

おなかが冷えて張って痛み、吐き気をともなう場合に使用します。おなかを温めて腸を動かす大建中湯《だいけんちゅうとう》に附子粳米湯《ぶしこうべいとう》を加えたものです。大建中湯よりも温める力が強くなり、脾胃にもよりやさしくなっています。

粳米の重湯《おもゆ》は栄養価が高く、消化機能が非常に低下した場合の薬として使用されてきました。水飴である膠飴も消化がよく、低下した消化機能の回復に適しています。

成分・分量 蜀椒《しょくしょう》:1〜2、加工ブシ:0.3〜1、粳米《こうべい》:7〜8、乾姜《かんきょう》:1.5〜4、半夏《はんげ》:4〜8、大棗《たいそう》:3、甘草《かんぞう》:1〜2、人参《にんじん》:2〜3、膠飴《こうい》:20(膠飴はなくても可)

解労散《かいろうさん》

処方番号	保険適用	エキス製剤	体質	出典
82A	外	無	気滞	楊氏家蔵方

基本構成は気滞に用いる四逆散《しぎゃくさん》ですが、土別甲という「隠し味」があります。土別甲には固まった腫瘤《しゅりゅう》をやわらかくする作用、腎の陰虚による体の奥から伝わってくるような夜間の発熱を改善する作用があります。四逆散の胸腹部の張り以外に、腹部のしこりや引っ張られるような背部痛、肩の痛みに用いることができます。

成分・分量 芍薬《しゃくやく》:4〜6、柴胡《さいこ》:4〜6、土別甲《どべつこう》:2〜4、枳実《きじつ》:2〜4、甘草《かんぞう》:1.5〜3、茯苓《ぶくりょう》:2〜3、生姜《しょうきょう》:1(ヒネショウガを使用する場合2〜3)、大棗《たいそう》:2〜3

加減涼膈散《かげんりょうかくさん》(浅田《あさだ》)

処方番号	保険適用	エキス製剤	体質	出典
19	外	無	実熱	浅田宗伯

人体全体、特に上半身に実熱が充満して生じる、強い炎症性の口内炎、歯肉炎、口臭、眼の充血、鼻出血、扁桃炎、便秘などに用いることができます。身体の熱感をともなう場合があります。大黄を含んでいるため、便秘がなければ軟便になる可能性があります。

成分・分量 連翹《れんぎょう》:3、黄芩《おうごん》:3、山梔子《さんしし》:3、桔梗《ききょう》:3、薄荷《はっか》:2、甘草《かんぞう》:1、大黄《だいおう》:1、石膏《せっこう》:10

加減涼膈散《かげんりょうかくさん》（龔廷賢《きょうていけん》）

処方番号	保険適用	エキス製剤	体質	出典
20	外	無	実熱	万病回春

実熱による炎症の強い口内炎、歯肉炎、扁桃炎などが適応です。加減涼膈散（浅田）よりも補血作用が強くなっています。そのため、口腔内や咽頭の乾燥感をともなうものに適しています。大黄は含まないため、便秘の有無に関係なく使用できます。

成分・分量 連翹《れんぎょう》:2〜3、黄芩《おうごん》:2〜3、山梔子《さんしし》:1.5〜3、桔梗《ききょう》:2〜3、黄連《おうれん》:1〜2、薄荷《はっか》:1〜2、当帰《とうき》:2〜4、地黄《じおう》:2〜4、枳実《きじつ》:1〜3、芍薬《しゃくやく》:2〜4、甘《かん》草《ぞう》:1〜1.5

化食養脾湯《かしょくようひとう》

処方番号	保険適用	エキス製剤	体質	出典
202A	外	無	気虚、水毒	証治大還

胃腸虚弱、気虚に用いる六君子湯《りっくんしとう》に消食薬（山査子、麦芽、神麹）と縮砂を配合した薬です。消食薬とは、食物の発酵を通じて、消化を助ける薬で、山査子は肉の脂質、麦芽は穀類、神麹は食材全般の消化に適しています。

成分・分量 人参《にんじん》:4、白朮《びゃくじゅつ》:4、茯苓《ぶくりょう》:4、半夏《はんげ》:4、陳《ちん》皮《ぴ》:2、大棗《たいそう》:2、神麹《しんぎく》:2、麦芽《ばくが》:2、山査子《さんざし》:2、縮《しゅく》砂《しゃ》:1.5、生姜《しょうきょう》:1、甘草《かんぞう》:1

藿香正気散《かっこうしょうきさん》

処方番号	保険適用	エキス製剤	体質	出典
21	外	有	水毒	和剤局方

平胃散《へいいさん》をもとにして、ハーブでもある藿香の葉を合わせることで、胃をすっきりと目覚めさせる作用があります。湿度の高い時期に体を冷やしたり、夏に冷たいものを摂取した後に薄着で体を冷やしたりしたことによる感冒症状と吐き気、嘔吐、下痢に用います。湿気の多い土地に転居した後の体調不良にも向いています。

成分・分量 白朮《びゃくじゅつ》3、茯苓《ぶくりょう》3-4、陳皮《ちんぴ》2-3、白芷《びゃくし》1-4、藿香《かっこう》1-4、大棗《たいそう》1-3、甘草《かんぞう》1-1.5、半夏《はんげ》3、厚朴《こうぼく》2-3、桔梗《ききょう》1.5-3、蘇葉《そよう》1-4、大腹皮《だいふくひ》1-4、生姜《しょうきょう》1

葛根黄連黄芩湯《かっこんおうれんおうごんとう》

処方番号	保険適用	エキス製剤	体質	出典
22	外	有	実熱	傷寒論

感染症が進行して、発熱が持続する中、肩が痛み、実熱が消化器にもおよぶことで、臭いの強い下痢、肛門が焼けつくような痛みを生じます。さらに口の中に実熱が入り込み、口内炎、舌炎、歯肉炎も生じたものに用います。

成分・分量 葛根《かっこん》:5〜6、黄連《おうれん》:3、黄芩《おうごん》:3、甘草《かんぞう》:2

葛根加朮附湯《かっこんかじゅつぶとう》

処方番号	保険適用	エキス製剤	体質	出典
141	内	有	陽虚	吉益東堂経験方

葛根湯《かっこんとう》に蒼朮、附子を加えたもので、むくみや冷えをとる力が強化されています。首の後ろから肩、上肢にかけての神経痛、関節痛、しびれに対する処方です。冷え、気温低下、低気圧、湿度上昇により悪化する場合がよく処方します。

かぜにも使いますが、今まで効いていた葛根湯では、寒けがなかなかとれずに効きが悪くなってきた場合に用います。

成分・分量 葛根《かっこん》:4.0、麻黄《まおう》:3.0、桂皮《けいひ》:2.0、大棗《たいそう》:3.0、芍薬《しゃくやく》:2.0、生姜《しょうきょう》:1.0、甘草《かんぞう》:2.0、蒼朮《そうじゅつ》:3.0、加工ブシ:0.5

葛根紅花湯《かっこんこうかとう》

処方番号	保険適用	エキス製剤	出典
23	外	無	方輿輗

あかはな（酒《しゅ》さ）、しみなどに用います。いずれも患部には瘀血が関係しているために、血を補いながら、紅花によって血行をよくしていきます。消炎作用として、黄連、山梔子が、鼻、顔面に薬効をもたらすために葛根も配合されています。

成分・分量 葛根《かっこん》:3、芍薬《しゃくやく》:3、地黄《じおう》:3、黄連《おうれん》:1.5、山梔子《さんしし》:1.5、紅花《こうか》:1.5、大黄《だいおう》:1、甘草《かんぞう》:1

葛根湯《かっこんとう》

処方番号	保険適用	エキス製剤	出典
24	内	有	傷寒論

総合感冒薬で、発熱に寒けをともない、発汗しているかぜに用います。かぜの初期の頭痛、鼻水などの症状に用います。また首の後ろ、肩、肩甲骨の周囲を温め、血行をよくして筋緊張をとる作用もあるため、頭痛、肩こり、筋肉痛、首、肩のしびれ、痛みにも用いられます。

成分・分量 葛根《かっこん》:4～8、麻黄《まおう》:3～4、大棗《たいそう》:3～4、桂皮《けいひ》:2～3、芍薬《しゃくやく》:2～3、甘草《かんぞう》:2、生姜《しょうきょう》:1～1.5

葛根湯加川芎辛夷《かっこんとうかせんきゅうしんい》

処方番号	保険適用	エキス製剤	出典
24A	内	有	本朝経験方

葛根湯に、血行を改善し、側頭部の頭痛をとる川芎と、鼻づまりを改善する辛夷を加えた処方です。慢性鼻炎、副鼻腔炎としての使用法と、後頭部、首の後ろや背中のこわばりをともなう慢性の頭痛に用いられます。

成分・分量 葛根《かっこん》:4～8、麻黄《まおう》:3～4、大棗《たいそう》:3～4、桂皮《けいひ》:2～3、芍薬《しゃくやく》:2～3、甘草《かんぞう》:2、生姜《しょうきょう》:1～1.5、川芎《かわきゅう》:2～3、辛夷《しんい》:2～3

加味温胆湯《かみうんたんとう》

処方番号	保険適用	エキス製剤	体質	出典
9A	外	有	水毒	万病回春

温胆湯《うんたんとう》に、酸棗仁・遠志・黄連・地黄・玄参を加えた処方です。酸棗仁・遠志・黄連は気持ちを安定させ、地黄・玄参は陰虚を改善することで、気持ちも興奮しにくくなります。温胆湯よりも加齢、過労、心労が加わって、精神症状がより強いものに適します。胃腸症状、煩躁《はんそう》（落ち着かない、不眠、不安などの症状）に対して、「胆（きも）を温める」とよいでしょう。

成分・分量 半夏《はんげ》:3.5～6、茯苓《ぶくりょう》:3～6、陳皮《ちんぴ》:2～3、竹茹《ちくじょ》:2～3、生姜《しょうきょう》:1～2、枳実《きじつ》:1～3、甘草《かんぞう》:1～2、遠志《おんじ》:2～3、玄参《げんじん》:2(五味子《ごみし》3 に変えても可)、人《にん》参《じん》:2～3、地黄《じおう》:2～3、酸棗仁《さんそうにん》:1～5、大棗《たいそう》:2、黄連《おうれん》:1～2(黄連はなくても可)（遠志、玄参、人参、地黄、大棗のない場合もある)

加味帰脾湯《かみきひとう》

処方番号	保険適用	エキス製剤	体質	出典
34A	内	有	気虚 血虚 気滞	済生方

帰脾湯《きひとう》に山梔子、柴胡を加えた処方です。もともと胃腸虚弱で、気虚傾向のある人が、過労、心労により、心の血虚となることからはじまります。倦怠感とともに、不安感、動悸、不眠、夢が多いなどの症状があらわれる場合に帰脾湯を用います。加味帰脾湯は、それに加えてイライラなど気持ちの興奮がより強くなっている場合によく処方します。

成分・分量 人参《にんじん》:3、白朮《びゃくじゅつ》:3(蒼朮《そうじゅつ》も可)、茯苓《ぶくりょう》:3、酸棗仁《さんそうにん》:3、竜眼肉《りゅうがんにく》:3、黄耆《おうぎ》:2～3、当帰《とうき》:2、遠《おん》志《じ》:1～2、柴胡《さいこ》:2.5～3、山梔子《さんしし》:2～2.5、甘草《かんぞう》:1、木香《もっこう》:1、大棗《たいそう》:1～2、生姜《しょうきょう》:1～1.5、牡丹皮《ぼたんぴ》:2(牡丹皮はなくても可)

加味解毒湯《かみげどくとう》

処方番号	保険適用	エキス製剤	体質	出典
25	外	無	水毒 実熱	寿世保元

痔疾（いぼ痔、痔痛、痔出血）、膀胱炎に処方します。実熱をさます黄連解毒湯《おうれんげどくとう》、茵蔯蒿湯《いんちんこうとう》、竜胆瀉肝湯《りゅうたんしゃかんとう》を合わせたような処方で、非常に強い消炎作用を有しています。升麻・柴胡にて痔が肛門から出ないように助けます。利尿作用もあり、炎症の強い膀胱炎にも用いられます。

成分・分量 黄連《おうれん》:2、黄芩《おうごん》:2、黄柏《おうばく》:2、山梔子《さんしし》:2、柴胡《さいこ》:2、茵蔯蒿《いんちんこう》:2、竜胆《りゅうたん》:2、木通《もくつう》:2、滑石《かっせき》:3、升麻《しょうま》:1.5、甘草《かんぞう》:1.5、燈心草《とうしんそう》:1.5、大黄《だいおう》:1.5(大黄はなくても可)

加味四物湯《かみしもつとう》

処方番号	保険適用	エキス製剤	体質	出典
92A	外	無	血虚	万病回春

血虚に用いる四物湯《しもつとう》に複数の生薬を加えたものです。加齢、過労により血虚、陰虚がすすんだ人に用います。牛膝、杜仲はひざ、腰の筋肉を強化し、慢性の神経痛、しびれ、関節痛も改善します。大防風湯《だいぼうふうとう》に似た生薬構成になっていますが、大防風湯は温め、加味四物湯は逆に熱感をとります。

成分・分量 当帰《とうき》:2.5～3、川芎《せんきゅう》:2～3、芍薬《しゃくやく》:2～3、地黄《じおう》:3～8、蒼朮《そうじゅつ》:3(白朮《びゃくじゅつ》:2.5も可)、麦門冬《ばくもんどう》:2.5～5、人参《にんじん》:1.5～2.5、牛膝《ごしつ》:1～2.5、黄柏《おうばく》:1.5～2.5、五味子《ごみし》:1～1.5、黄連《おうれん》:1.5、知母《ちも》:1～1.5、杜仲《とちゅう》:1.5～2

加味逍遙散《かみしょうようさん》

処方番号	保険適用	エキス製剤	体質	出典
109A	内	有	気滞、血虚	和剤局方

逍遥散《しょうようさん》に瘀血を改善する牡丹皮、熱をさます山梔子を加えた処方。逍遥とはのびのびしているという意味です。

のぼせ、ほてりがある場合は、逍遥散よりも加味逍遙散のほうが適します。女性の精神症状と月経の調整に用いられます。両者は切っても切れない関係にあり、その接点である月経前症候群、更年期症候群には、加味逍遙散がよく用いられます。

成分・分量 当帰《とうき》:3、芍薬《しゃくやく》:3、白朮《びゃくじゅつ》:3(蒼朮《そうじゅつ》でも可)、茯苓《ぶくりょう》:3、柴胡《さいこ》:3、牡丹皮《ぼたんぴ》:2、山梔子《さんしし》:2、甘草《かんぞう》:.5～2、生姜《しょうきょう》:1、薄荷葉《はっかよう》:1

加味逍遙散加川芎地黄《かみしょうようさんかせんきゅうじおう》

処方番号	保険適用	エキス製剤	体質
109B	外	無	気滞、血虚

加味逍遙散に川芎、地黄を加えた処方。加齢や心労により血虚が進行した場合によく処方します。生薬構成は加味逍遙散合四物湯と同じです。

血虚が進行した症状として、皮膚が荒れてかさかさし、顔の色つやがなく、白色または黄色のように見える場合があります。

成分・分量 当帰《とうき》:3～4、芍薬《しゃくやく》:3～4、白朮《びゃくじゅつ》:3(蒼朮《そうじゅつ》でも可)、茯苓《ぶくりょう》:3、柴胡《さいこ》:3、川芎《せんきゅう》:3～4、地黄《じおう》:3～4、甘草《かんぞう》:1.5～2、牡丹皮《ぼたんぴ》:2、山梔子《さんしし》:2、生姜《しょうきょう》:1～2、薄荷葉《はっかよう》:1

加味逍遙散合四物湯《かみしょうようさんごうしもつとう》

処方番号	保険適用	エキス製剤	体質
	外	有	気滞、血虚、瘀血

加味逍遙散に川芎、地黄を加えた処方。加齢や心労により血虚が進行した場合に用います。四物湯《しもつとう》は月経の調節にも使えますが、長めに内服することで、精神的にも安定します。

山梔子には、長期内服により、腸間膜静脈硬化症という副作用があります。

成分・分量 当帰《とうき》3、芍薬《しゃくやく》3、白朮《びゃくじゅつ》3(蒼朮《そうじゅつ》でも可)、茯苓《ぶくりょう》3、柴胡《さいこ》3、川芎《せんきゅう》3、地黄《じおう》3、甘草《かんぞう》1.5-2、牡丹《ぼたん》皮《ぴ》2、山梔子《さんしし》2、生姜《しょうきょう》1、薄荷葉《はっかよう》1

備考 加味逍遙散＋四物湯で代用可。

加味平胃散《かみへいいさん》

処方番号	保険適用	エキス製剤	体質	出典
182A	外	有	水毒	医方考

平胃散《へいいさん》に消食薬（山査子、麦芽、神麴）を加えた処方。胃腸虚弱、もともとは気虚はないものの、食生活の不摂生により、胃もたれ、食欲不振、胸やけ、げっぷ、腹部膨満感が生じる場合に用います。化食養胃湯《かしょくよういとう》は六君子湯《りっくんしとう》に消食薬を配合しており、気虚があります。消食薬とは、食物の発酵を通じて、消化を助ける薬で、山査子は肉の脂質、麦芽は穀類、神麴は食材全般の消化に適しています。

成分・分量 蒼朮《そうじゅつ》:4～6(白朮《びゃくじゅつ》でも可)、陳皮《ちんぴ》:3～4.5、生姜《しょうきょう》:0.5～1(ヒネショウガを使用する場合2～3)、神麴《しんぎく》:2～3、山査子《さんざし》:2～3、厚朴《こうぼく》:3～4.5、甘草《かんぞう》:1～2、大棗《たいそう》:2～3、麦芽《ばくが》:2～3(山査子はなくても可)

栝楼薤白湯《かろうがいはくとう》

処方番号	保険適用	エキス製剤	体質	出典
26A	外	無	水毒	細野家方

背部にひびく胸部・みぞおちの痛み、胸部の圧迫感などに用います。

胸部の冷えと水の停滞による症状で、薤白（ラッキョウ）は胸の水毒をとり除き温める力、十薬（ドクダミ）には肺の膿瘍《のうよう》をとり除く力があります。

成分・分量 栝楼仁《かろうにん》:2、薤白《がいはく》:10、十薬《じゅうやく》:6、甘草《かんぞう》:2、桂皮《けいひ》:4、防已《ぼうい》:4

栝楼薤白白酒湯《かろうがいはくはくしゅとう》

処方番号	保険適用	エキス製剤	体質	出典
26	外	無	陽虚、気滞	金匱要略

背部にひびく胸部・みぞおちの痛み、胸部の圧迫感などに用います。

胸部の冷えと水毒により、胸、背がつかえて苦しく痛み、息苦しく、せき、痰《たん》を生じる場合に用います。白酒を用いた処方です。薤白（ラッキョウ）は胸部を温め、水毒をとり除くため、食材として活用するのもよいでしょう。この処方には内科での検査が必須です。

成分・分量 栝楼実《かろうじつ》:2～5(栝楼仁《かろうにん》でも可)、薤白《がいはく》:4～9.6、白酒《はくしゅ》:140～700(日本酒でも可)

乾姜人参半夏丸《かんきょうにんじんはんげがん》

処方番号	保険適用	エキス製剤	体質	出典
27	外	有	気虚、陽虚	金匱要略

吐き気の基本処方で、胃が冷えて消化機能が低下することで起こるものに有効です。妊娠中の軽症のつわりでは桂枝湯《けいしとう》、それより重い場合は乾姜人参半夏丸を用います。半夏は吐き気止めの薬で、乾姜と合わせる場合と、人参と合わせる場合とがあり、この処方は両者です。後者では蜂蜜を一緒に飲むとよいでしょう。

成分・分量 乾姜《かんきょう》:3、人参《にんじん》:3、半夏《はんげ》:6

冠心二号方《かんしんにごうほう》

処方番号	保険適用	エキス製剤	体質	出典
	外	有	瘀血	中国医学科学院

瘀血による胸痛、胸部圧迫感、息苦しさ、固定痛、肩に放散する痛みといった冠動脈疾患、狭心痛に対して、現代になって作られた処方です。脳塞栓《のうそくせん》への報告も見られます。一定の効果はあるとされていますが、循環器科での十分な治療が前提です。

成分・分量 赤芍《せきしゃく》:15、川芎《せんきゅう》:15、紅花《こうか》:12、丹参《たんじん》:24、降香《こうこう》:12

甘草乾姜湯《かんぞうかんきょうとう》

処方番号	保険適用	エキス製剤	体質	出典
28	外	無	水毒	傷寒論

肺が冷えると、せきはないのに透明のさらさらとした痰、薄い唾液がたくさんたまって出るようになり、さらにめまい、頻尿、尿失禁があらわれます。甘草と乾姜により肺を温め助けることで症状を改善します。

成分・分量 甘草《かんぞう》:4〜8、乾姜《かんきょう》:2〜4

甘草瀉心湯《かんぞうしゃしんとう》

処方番号	保険適用	エキス製剤	出典
170A	外	有	傷寒論

半夏瀉心湯《はんげしゃしんとう》の甘草の量を増量したものです。甘草は胃腸の消化を助ける以外に、精神安定作用を有しており、不眠、イライラ、不安など精神症状が、半夏瀉心湯よりも強いものに適しています。

みぞおちがつかえた感じがあり、消化機能が停滞して、吐き気、下痢などがみられるものを改善します。

成分・分量 半夏《はんげ》:5、黄芩《おうごん》:2.5、乾姜《かんきょう》:2.5、人参《にんじん》:2.5、甘草《かんぞう》:2.5〜3.5、大棗《たいそう》:2.5、黄連《おうれん》:1

甘草湯《かんぞうとう》

処方番号	保険適用	エキス製剤	出典
29	内	有	傷寒論

甘草を単独で使用する、咽頭痛とせきの処方です。甘草は消炎作用を有し、成分であるサポニンが粘膜をおおうことでも症状を緩和します。ほかに胃腸を保護、薬効の強い生薬の作用を緩和して副作用を軽減するために幅広く使われています。

継続的に使用する場合は、甘草の量は一日3g以内にとどめたほうが安全です。

成分・分量 甘草《かんぞう》:2〜8

甘草附子湯《かんぞうぶしとう》

処方番号	保険適用	エキス製剤	体質	出典
30	外	無	陽虚	傷寒論、金匱要略

全身が冷えきって、むくむことで、筋肉や関節が、引きつって痛みを生じます。そのような際の四肢の痛み、激しい関節の痛みの改善目的に使われます。冬に急に気温が下がって、症状が悪化したときに用います。

成分・分量 甘草《かんぞう》:2〜3、加工ブシ:0.5〜2、白朮《びゃくじゅつ》:2〜6、桂皮《けいひ》:3〜4

甘麦大棗湯《かんばくたいそうとう》

処方番号	保険適用	エキス製剤	体質	出典
31	内	有	血虚	金匱要略

「金匱要略」では、女性の臓躁《ぞうそう》という、一種の情動失禁に関係のある方剤としています。悲しみの感情と関係が深く、涙が流れ止まらなくなり、自分を失ったようにぼんやりとして、あくびをくり返す場合もあります。

甘い薬で心が落ち着くため、小児の夜泣きや、成人の過食行動の抑制にも用いられることがあります。近親者の死別や恋人との別れなどの喪失体験にも応用されています。

成分・分量 甘草《かんぞう》:3～5、大棗《たいそう》:2.5～6、小麦《しょうばく》:14～20

甘露飲《かんろいん》

処方番号	保険適用	エキス製剤	体質	出典
32	外	有	陰虚	和剤局方

陰虚による口の渇きなどの乾燥感と、口内炎、舌のあれや痛み、歯周炎などの炎症症状とに対して用います。

陰虚による消化管の分泌液が減少し、消化力が低下するとき（胃の陰虚）にも用いられます。

成分・分量 熟地黄《じゅくじおう》:2～3、乾地黄《かんじおう》:2～2.5、麦門《ばくもん》冬《どう》:2～3、枳実《きじつ》:1～2.5、甘草《かんぞう》:2～2.5、茵蔯蒿《いんちんこう》:2～2.5、枇杷葉《びわよう》:2～2.5、石斛《せっこく》:2～2.5、黄芩《おうごん》:2～3、天門冬《てんもんどう》:2～3

帰耆建中湯《きぎけんちゅうとう》

処方番号	保険適用	エキス製剤	体質	出典
101B	外	有	気虚 血虚	瘍科方筌 華岡青洲

「古方派の十全大補湯《じゅうぜんたいほとう》」のような位置づけです。非常に胃腸虚弱な人でも受け入れられるやさしい処方です。気虚、血虚体力回復に用いることができますが、気血両虚のために治りにくい慢性皮膚疾患や慢性中耳炎などにも応用されます。

成分・分量 当帰《とうき》:3～4、桂皮《けいひ》:3～4、生姜《しょうきょう》:1～1.5（ヒネショウガを使用する場合2～4）、大棗《たいそう》:3～4、芍薬《しゃくやく》:5～6、甘草《かんぞう》:2～3、黄耆《おうぎ》:2～4、膠飴《こうい》:20（膠飴はなくても可）

桔梗石膏《ききょうせっこう》

処方番号	保険適用	エキス製剤	体質	出典
	内	有	実熱	本朝経験方

甘草湯、桔梗湯よりも炎症が強いものに用います。扁桃炎、咽頭炎など炎症でも赤み、はれ、痛みが強く、化膿している場合にも用いる処方です。小柴胡湯加桔梗石膏《しょうさいことうかききょうせっこう》のように、ほかの漢方薬に配合して使用することが多い処方です。

成分・分量 桔梗《ききょう》:3、石膏《せっこう》:10

桔梗湯《ききょうとう》

処方番号	保険適用	エキス製剤	出典
33	内	有	傷寒論、金匱要略

のどがはれて痛み、せきがでる人の扁桃炎、扁桃周囲炎、膿《うみ》のような痰をともなう場合などに用います。

桔梗石膏《ききょうせっこう》を使うべき状態のときでも、冷え性や胃腸虚弱の場合には、消炎作用は落ちますが桔梗湯を選択します。

成分・分量 桔梗《ききょう》:1〜4、甘草《かんぞう》:2〜8

枳縮二陳湯《きしゅくにちんとう》

処方番号	保険適用	エキス製剤	体質	出典
160A	外	無	気滞、水毒	万病回春

胃腸のつかえ感をとり、すっきりさせる作用が強いため、吐き気、嘔吐、胃痛、胃部不快感などに用います。気を補う作用はあまり強くありませんが、もともと胃腸の弱い人に適します。

胃腸に限らず、気と水《すい》の巡りをよくするため、肋間《ろっかん》神経痛や腰痛などにも応用されます。

成分・分量 枳実《きじつ》:1〜3、縮砂《しゅくしゃ》:1〜3、半夏《はんげ》:2〜3、陳皮《ちんぴ》:2〜3、香附子《こうぶし》:2〜3、木香《もっこう》:1〜2、草豆蔲《そうずく》:1〜2、乾姜《かんきょう》:1〜2、厚朴《こうぼく》:1.5〜2.5、茴香《ういきょう》:1〜2.5、延胡索《えんごさく》:1.5〜2.5、甘草《かんぞう》:1、生姜《しょうきょう》:1〜1.5(ヒネショウガを使用する場合3)、茯苓《ぶくりょう》:2〜3

帰脾湯《きひとう》

処方番号	保険適用	エキス製剤	体質	出典
34	内	有	気虚、血虚	済生方

もともと胃腸虚弱で、気虚傾向のある人が、過労、心労により、心の血虚にもなることからはじまります。倦怠感に加えて、不安感、動悸、不眠、夢が多いなどの心の症状があらわれる場合に帰脾湯を用います。気虚の人が責任を感じて、努力で無理を重ねる場合に起きやすい病態です。気虚の場合、責任の集中しやすい管理職や、家庭での介護などの状況には注意が必要です。

成分・分量 人参《にんじん》:2〜4、白朮《びゃくじゅつ》:2〜4(蒼朮《そうじゅつ》でも可)、茯苓《ぶくりょう》:2〜4、酸棗仁《さんそうにん》:2〜4、竜眼肉《りゅうがんにく》:2〜4、黄耆《おうぎ》:2〜4、当帰《とうき》:2、遠志《おんじ》:1〜2、甘草《かんぞう》:1、木香《もっこう》:1、大《たい》棗《そう》:1〜2、生姜《しょうきょう》:1〜1.5

芎帰膠艾湯《きゅうききょうがいとう》

処方番号	保険適用	エキス製剤	体質	出典
92B	内	有	血虚	金匱要略

保険内のエキス剤では、唯一の止血剤です。痔出血や炎症性腸疾患による下血、婦人科では月経過多・不正出血などに用います。

「金匱要略」では、妊娠中の出血、つまり切迫早産に用いたとされています。早産の予防に当《とう》帰芍薬散《きしゃくやくさん》の次の選択肢として用いることができます。

成分・分量 川芎《せんきゅう》:3、甘草《かんぞう》:3、艾葉《がいよう》:3、当帰《とうき》:4〜4.5、芍薬《しゃくやく》:4〜4.5、地黄《じおう》:5〜6、阿膠《あきょう》:3

芎帰調血飲《きゅうききちょうけついん》

処方番号	保険適用	エキス製剤	体質	出典
35	内	有	気滞 瘀血 血虚	万病回春

「女性の十全大補湯《じゅうぜんたいほとう》」です。月経の諸問題（月経痛、月経不順など）、産後の神経症・体力低下などに用います。補気作用は弱いのですが、産後は血虚、瘀血が主病態のため、芎帰調血飲は向いています。烏薬、益母草というほかの処方にはあまり配合されていない生薬が気滞、瘀血を改善し、月経痛にもすぐれた作用を有しています。逆に妊娠中には用いません。

成分・分量 当帰《とうき》:2～2.5、地黄《じおう》:2～2.5、川芎《せんきゅう》:2～2.5、白朮《びゃくじゅつ》:2～2.5(蒼朮《そうじゅつ》でも可)、茯苓《ぶくりょう》:2～2.5、陳皮《ちんぴ》:2～2.5、烏薬《うやく》:2～2.5、大棗《たいそう》:1～1.5、香附《こうぶ》子《し》:2～2.5、甘草《かんぞう》:1、牡丹皮《ぼたんぴ》:2～2.5、益母草《やくもそう》:1～1.5、乾姜《かんきょう》:1～1.5、生姜《しょうきょう》:0.5～1.5(生姜はなくても可)

芎帰調血飲第一加減《きゅうききちょうけついんだいいちかげん》

処方番号	保険適用	エキス製剤	体質	出典
35A	外	有	気滞 瘀血 血虚	一貫堂

芎帰調血飲に気滞、瘀血をとり除く作用を強化したものです。瘀血による月経の諸問題（月経痛、月経不順、無月経など）、骨盤内うっ血症候群などに用います。瘀血体質の改善薬として、長期に内服することも可能です。通導散《つうどうさん》も瘀血体質の改善薬ですが、大黄《だいおう》を含み、胃腸虚弱の場合や、便秘がない場合には継続が難しく、芎帰調血飲第一加減を用います。

成分・分量 当帰《とうき》:2、川芎《せんきゅう》:2、地黄《じおう》:2、白朮《びゃくじゅつ》:2(蒼《そう》朮《じゅつ》も可)、茯苓《ぶくりょう》:2、陳皮《ちんぴ》:2、烏薬《うやく》:2、香附子《こうぶし》:2、牡丹皮《ぼたんぴ》:2、益母草《やくもそう》:1.5、大棗《たいそう》:1.5、甘草《かんぞう》:1、乾《かん》姜《きょう》:1～1.5、生姜《しょうきょう》:0.5～1.5(生姜はなくても可)、芍薬《しゃくやく》:1.5、桃仁《とうにん》:1.5、紅花《こうか》:1.5、枳実《きじつ》:1.5、桂《けい》皮《ひ》:1.5、牛膝《ごしつ》:1.5、木香《もっこう》:1.5、延胡索《えんごさく》:1.5

響声破笛丸《きょうせいはてきがん》

処方番号	保険適用	エキス製剤	出典
36	外	有	万病回春

声を酷使することによる声のかすれ、のどの違和感に用います。歌手や、講演などで声をよく使われる教師、牧師、政治家ののどのメンテナンスによい処方です。もともと声量が少ない、気虚の人が服用すると、かえって悪化して声がかすれるようになる場合があります。

成分・分量 連翹《れんぎょう》:2.5、桔梗《ききょう》:2.5、甘草《かんぞう》:2.5、大黄《だいおう》:1、縮砂《しゅくしゃ》:1、川芎《せんきゅう》:1、訶子《かし》:1、阿仙薬《あせんやく》:2、薄荷《はっか》葉《よう》:4（大黄はなくても可）

備考 体力にかかわらず、使用できる。

玉屏風散《ぎょくへいふうさん》

処方番号	保険適用	エキス製剤	体質	出典
	外	有	気虚	丹渓心法 世界得処方

体表部の防御力が低下することで、外気の寒さを感じやすく、熱くもないのに汗が漏れ出るように発汗する（自汗《じかん》）場合に用います。気虚による多汗の緩和、感冒の防止にも用いられます。同様に体表部である粘膜の抵抗力も増すために、慢性鼻炎やアレルギー性鼻炎などにも応用されています。

成分・分量 黄耆《おうぎ》:18、白朮《びゃくじゅつ》:12、防風《ぼうふう》:9

備考 水煎服。

銀翹散《ぎんぎょうさん》

処方番号	保険適用	エキス製剤	出典
	外	有	温病条弁

風熱邪による感染症（温病《うんびょう》）の初期から中期に用います。葛根湯《かっこんとう》などの適応が、初期に寒けが強い感染症であるのに対して、風熱邪では、初期から寒けはあまりなく、熱感、口の渇き、強い咽頭痛、皮疹に特徴があります。「傷寒論」が風寒邪の治療マニュアルであるのに対して、銀翹散が適応となるのを温病と呼んでいます。陽虚では風寒邪に、陰虚では風熱邪にかかりやすい傾向があります。

成分・分量 金銀花《きんぎんか》：12、連翹《れんぎょう》：12、薄荷《はっか》：6、淡豆鼓《たんずし》：9、荊芥《けいがい》：6、淡竹葉《たんちくよう》：9、芦根《ろこん》：15、牛房子《ごぼうし》：9、桔梗《ききょう》：6、甘草《かんぞう》：3

駆風解毒散（湯）《くふうげどくさん（とう）》

処方番号	保険適用	エキス製剤	体質	出典
39	外	有	実熱	万病回春

のどがはれて痛む人の扁桃炎、扁桃周囲炎などに用います。牛蒡子（ゴボウの種）、連翹はのどが赤くはれている炎症をさまし止痛します。内服の際はのどにあたるように、ゆっくりと服用します。歯の痛みをとる立効散《りっこうさん》を、口に含んで疼痛部にあたるように飲むのと同様です。

成分・分量 防風《ぼうふう》:3～5、牛蒡子《ごぼうし》:3、連翹《れんぎょう》:5、荊芥《けいがい》:1.5、羌活《きょうかつ》:1.5、甘草《かんぞう》:1.5、桔梗《ききょう》:3、石膏《せっこう》:5～10

九味檳榔湯《くみびんろうとう》

処方番号	保険適用	エキス製剤	体質	出典
40	内	有	水毒	勿誤方函口訣

檳榔子という、下肢の張り、むくみ、痛みをとる薬の入った処方です。生薬構成は、鶏鳴散《けいめいさん》加茯苓《かぶくりょう》と似て、使用目的も同様です。下肢のはれをともなうだるさ、ふくらはぎの筋緊張、むくみ、疼痛などに用います。下肢の気と水《すい》の流れを改善し、張り、だるさ、痛みなどの症状をやわらげます。下肢に限らず、胃腸症状にも用いることができます。大黄が少量ですが含まれているため、軟便になる可能性があります。

成分・分量 檳榔子《びんろうじ》:4、厚朴《こうぼく》:3、桂皮《けいひ》:3、橘皮《きっぴ》:3、蘇葉《そよう》:1～2、甘草《かんぞう》:1、大黄《だいおう》:0.5～1、木香《もっこう》:1、生姜《しょうきょう》:1(ヒネショウガを使用する場合3)（大黄を去り、呉茱萸《ごしゅゆ》:1、茯苓《ぶくりょう》:3 を加えても可)

荊芥連翹湯《けいがいれんぎょうとう》

処方番号	保険適用	エキス製剤	出典
41	内	有	一貫堂

神経症が背景にあり、慢性炎症をくり返す人（解毒証）の処方です。柴胡清肝湯《さいこせいかんとう》よりも、鼻炎、皮膚炎に適しています。神経症（不安、抑うつ気分など）に、慢性炎症（鼻炎、副鼻腔炎、中耳炎、湿疹・皮膚炎など主に頭部の炎症）に適応です。過敏症として、両腹直筋の緊張、肋骨《ろっこつ》の下の圧痛、くすぐったがりなどがみられることがあります。

成分・分量 当帰《とうき》:1.5、芍薬《しゃくやく》:1.5、川芎《せんきゅう》:1.5、地黄《じおう》:1.5、黄連《おうれん》:1.5、黄芩《おうごん》:1.5、黄柏《おうばく》:1.5、山梔子《さんしし》:1.5、連翹《れんぎょう》:1.5、荊芥《けいがい》:1.5、防風《ぼうふう》:1.5、薄荷葉《はっかよう》:1.5、枳殻《きこく》(実《じつ》):1.5、甘草《かんぞう》:1～1.5、白芷《びゃくし》:1.5～2.5、桔梗《ききょう》:1.5～2.5、柴胡《さいこ》:1.5～2.5(地黄、黄連、黄柏、薄荷葉はなくても可)

桂枝越婢湯《けいしえっぴとう》

処方番号 10B | 保険適用 外 | エキス製剤 無 | 出典 本朝経験方

桂枝加朮附子湯《けいしかじゅつぶしとう》と越婢加朮湯《えっぴかじゅつとう》を合わせたものです。四肢の神経痛、しびれ、関節痛に用いますが、むくみ、はれのあるものに向いています。温める桂枝加朮附子湯と冷やす越婢加朮湯は一見矛盾していますが、寒熱がはっきりしない場合や両者が混在している場合は、両方の処方を、比率を考えて合わせます。

成分・分量 桂皮《けいひ》:4、芍薬《しゃくやく》:4、甘草《かんぞう》:2、麻黄《まおう》:5、生姜《しょうきょう》:1(ヒネショウガを使用する場合2.5)、大棗《たいそう》:3、石膏《せっこう》:8、蒼朮《そうじゅつ》:4、加工ブシ:1

桂枝加黄耆湯《けいしかおうぎとう》

処方番号 44 | 保険適用 内 | エキス製剤 有 | 体質 気虚 | 出典 金匱要略

桂枝湯《けいしとう》に黄耆を加えた処方です。体表部の気が不足して、発汗の調節がうまくいかない状態に用います。腰から上にじめじめした汗が出て、冷えやすくなり、腰から下はむくみがあらわれ、冷えて痛みます。寝汗など汗の調節と、発汗がうまくいかないことで起きるあせも、湿疹などを治療します。気虚の人でシャツが汗で黄色く汚れてしまう場合に用いています。

成分・分量 桂皮《けいひ》:3～4、芍薬《しゃくやく》:3～4、大棗《たいそう》:3～4、生姜《しょうきょう》:1～1.5(ヒネショウガを使用する場合3～4)、甘草《かんぞう》:2、黄耆《おうぎ》:2～3

桂枝加葛根湯《けいしかかっこんとう》

処方番号 49A | 保険適用 内 | エキス製剤 有 | 出典 傷寒論

桂枝湯に葛根を加えた処方です。葛根湯には麻黄《まおう》が入っていますが、桂枝加葛根湯は、麻黄が使いにくい気虚や胃腸虚弱の人に適した感冒初期の薬です。葛根には、後頭部、首の後ろ、肩、肩甲骨の筋肉の痛みをとることから、緊張型頭痛や肩こりにもよい処方です。

成分・分量 桂皮《けいひ》:2.4～4、芍薬《しゃくやく》:2.4～4、大棗《たいそう》:2.4～4、生姜《しょうきょう》:1～1.5(ヒネショウガを使用する場合2.4～4)、甘草《かんぞう》:1.6～2、葛根《かっこん》:3.2～6

桂枝加厚朴杏仁湯《けいしかこうぼくきょうにんとう》

処方番号 49B | 保険適用 内 | エキス製剤 有 | 出典 傷寒論

桂枝湯に厚朴と杏仁を加えた処方です。気管支ぜんそくを有する人で気虚の傾向がある場合、桂枝湯が処方されがちですが、感冒が悪化してぜんそく発作を誘発しないようにこの処方が用いられます。また感冒で気管支炎を併発しないように早めに用いておくのもよい方法です。

成分・分量 桂皮《けいひ》:32.4～4、芍薬《しゃくやく》:2.4～4、大棗《たいそう》:2.4～4、生姜《しょうきょう》:1～1.5(ヒネショウガを使用する場合3～4)、甘草《かんぞう》:1.6～2、厚朴《こうぼく》:1～4、杏仁《きょうにん》:1.6～4

桂枝加芍薬生姜人参湯《けいしかしゃくやくしょうきょうにんじんとう》

処方番号	保険適用	エキス製剤	出典
45A	外	無	傷寒論

桂枝湯《けいしとう》に芍薬、生姜を増量し、人参を加えたものです。胃腸が冷えて生じるみぞおちの痛み、腹痛、手足の痛みなどに用います。

成分・分量 桂皮《けいひ》:2.4〜4、大棗《たいそう》:2.4〜4、芍薬《しゃくやく》:3.2〜6、生姜《しょうきょう》:1〜2(ヒネショウガを使用する場合4〜5.5)、甘草《かんぞう》:1.6〜2、人参《にんじん》:2.4〜4.5

桂枝加芍薬大黄湯《けいしかしゃくやくだいおうとう》

処方番号	保険適用	エキス製剤	出典
45B	内	有	傷寒論

桂枝湯に腸の動きを調整する芍薬と排泄作用の大黄を加えた処方で、虚証の慢性的な便秘にも使用しますが、便秘に加えて腹痛をともなう場合や、ストレスなどが原因で起こる過敏性腸症候群の便秘にも使われます。

成分・分量 桂皮《けいひ》:3〜4、芍薬《しゃくやく》:4〜6、大棗《たいそう》:3〜4、生姜《しょうきょう》:1〜1.5(ヒネショウガを使用する場合3〜4)、甘草《かんぞう》:2、大黄《だいおう》:1〜2

桂枝加芍薬湯《けいしかしゃくやくとう》

処方番号	保険適用	エキス製剤	出典
45	内	有	傷寒論

桂枝湯に腸の運動を改善する芍薬を増量したものです。腹痛、おなかの張りに用いられる処方です。便秘薬は入っていませんが、市販の便秘薬でおなかが痛くなる人に安全に使えます。過敏性腸症候群にも使用されることがあります。

成分・分量 桂皮《けいひ》:3〜4、芍薬《しゃくやく》:6、大棗《たいそう》:3〜4、生《しょう》姜《きょう》:1〜1.5(ヒネショウガを使用する場合3〜4)、甘草《かんぞう》:2

桂枝加朮附湯《けいしかじゅつぶとう》

処方番号	保険適用	エキス製剤	体質	出典
46	内	有	水毒 陽虚	吉益東堂経験方

気温低下、低気圧により悪化する関節痛や神経痛に効果のある処方です。体表部を温めて巡りをよくし、寒けをとる桂枝湯に、蒼朮を加えて、身体の湿気をとり、附子でさらに体を温めます。

もともと寒がりで、冷房、冬季に冷えて、四肢、関節が痛むときによく使われる処方です。

成分・分量 桂皮《けいひ》:3〜4、芍薬《しゃくやく》:3〜4、大棗《たいそう》:3〜4、生姜《しょうきょう》:1〜1.5(ヒネショウガを使用する場合3〜4)、甘草《かんぞう》:2、蒼朮《そうじゅつ》:3〜4(白朮《びゃくじゅつ》でも可)、加工ブシ:0.5〜1

[内服薬] け けいしかしゃくやくしょうきょうにんじんとう↓けいしとう

桂枝加竜骨牡蛎湯《けいしかりゅうこつぼれいとう》

処方番号	保険適用	エキス製剤	出典
47	内	有	金匱要略

体表部を温めて巡りをよくし、寒けをとる桂枝湯に、精神を落ち着かせる竜骨と牡蠣を組み合わせた処方です。

気持ちを温め、緊張を解く作用があり、精神症状を改善するために使われます。

成分・分量 桂皮《けいひ》:3〜4、芍薬《しゃくやく》:3〜4、大棗《たいそう》:3〜4、生姜《しょうきょう》:1〜1.5(ヒネショウガを使用する場合3〜4)、甘草《かんぞう》:2、竜骨《りゅうこつ》:3、牡蛎《ぼれい》:3

桂枝加苓朮附湯《けいしかりょうじゅつぶとう》

処方番号	保険適用	エキス製剤	体質		出典
46A	内	有	水毒	陽虚	吉益東堂経験方

冷え、湿度により悪化する手足の痛み、こわばりの桂枝加朮附湯に利水と鎮静作用のある茯苓を加えた処方です。桂枝加朮附湯よりもむくみをとる力が強化されています。また、構成生薬上、精神症状と冷えによる下痢をあわせもつ人にも応用できます。

成分・分量 桂皮《けいひ》:3〜4、芍薬《しゃくやく》:3〜4、大棗《たいそう》:3〜4、生姜《しょうきょう》:1〜1.5(ヒネショウガを使用する場合3〜4)、甘草《かんぞう》:2、蒼朮《そうじゅつ》:3〜4(白朮《びゃくじゅつ》でも可)、加工ブシ:0.5〜1、茯苓《ぶくりょう》:4

桂枝芍薬知母湯《けいししゃくやくちもとう》

処方番号	保険適用	エキス製剤	出典
48	内	有	金匱要略

桂芍知母湯《けいしゃくちもとう》ともいいます。寒、熱をともに有する人の関節痛に用いられます。熱を冷ます知母と温める附子はともに関節痛への止痛効果をもつ生薬で、慢性化した関節痛には貴重な生薬構成となっています。

成分・分量 桂皮《けいひ》:3〜4、芍薬《しゃくやく》:3〜4、甘草《かんぞう》:1.5〜2、麻黄《まおう》:2〜3、生姜《しょうきょう》:1〜2(ヒネショウガを使用する場合3〜5)、白朮《びゃくじゅつ》:4〜5(蒼朮《そうじゅつ》もで可)、知母《ちも》:2〜4、防風《ぼうふう》:3〜4、加工ブシ:0.3〜1

桂枝湯《けいしとう》

処方番号	保険適用	エキス製剤	体質	出典	
49	内	有	陽虚	傷寒論	金匱要略

『傷寒論』のもっとも基本的な処方で、多くの『傷寒論』処方は桂枝湯の生薬構成を変化させてできています。インフルエンザに麻黄湯《まおうとう》が使われることがありますが、胃腸虚弱の人の場合、麻黄湯では胃腸症状や発汗過多になる場合があります。その場合は桂枝湯のほうが安全です。

寒けがあるのにじわっと発汗する症状のあるかぜに用いられ、身体を温めながら、発汗過多を防止する作用があります。

成分・分量 桂皮《けいひ》:3〜4、芍薬《しゃくやく》:3〜4、大棗《たいそう》:3〜4、生姜《しょうきょう》:1〜1.5(ヒネショウガを使用する場合3〜4)、甘草《かんぞう》:2

桂枝二越婢一湯加朮附《けいしにえっぴいっとうかじゅつぶ》

処方番号	保険適用	エキス製剤	出典
10D	外	無	傷寒論

関節痛、むくみ以外に、湿度で悪化する頭痛、腰痛にも用いられます。身体を温める桂枝湯《けいしとう》と、冷やし、むくみをとる越婢加朮湯《えっぴかじゅつとう》が、2：1の比で配合されています。越婢加朮湯で効果があっても胃腸障害が出るものに用いるとよいでしょう。桂芍知母湯《けいしゃくちもとう》よりも石膏の冷やす力が加わり、消炎作用が強化されています。

成分・分量 桂皮《けいひ》:2.5、芍薬《しゃくやく》:2.5、甘草《かんぞう》:2.5、麻黄《まおう》:2.5、生姜《しょうきょう》:1(ヒネショウガを使用する場合3.5)、大棗《たいそう》:3、石膏《せっこう》:3、白朮《びゃくじゅつ》:3(蒼朮《そうじゅつ》でも可)、加工ブシ:0.5～1

備考 桂枝湯＋越婢加朮湯で代用可。

桂枝人参湯《けいしにんじんとう》

処方番号	保険適用	エキス製剤	体質	出典
165A	内	有	気虚 陽虚	傷寒論

処方名からは桂枝加人参湯にまちがわれやすいのですが、人参湯に桂皮を加えた処方で、内容は人参加桂枝湯です。

冷えで悪化する頭痛や、冷えで悪化する動悸、腹痛、下痢などの身体内部の冷えの両方を改善します。

成分・分量 桂皮《けいひ》:4、甘草《かんぞう》:3～4、人参《にんじん》:3、乾姜《かんきょう》:2～3、白朮《びゃくじゅつ》:3(蒼朮《そうじゅつ》も可)

桂枝茯苓丸《けいしぶくりょうがん》

処方番号	保険適用	エキス製剤	体質	出典
50	内	有	瘀血	金匱要略

桃仁と牡丹皮を配合した瘀血に対する処方の元祖です。下腹部の瘀血（血行不良）による月経不順、月経痛、下腹部痛によく使われます。ほかに更年期症候群のほてり、瘀血を生じやすい慢性的な肩こりや外傷、手足の血行不良が原因のしもやけにも使われます。皮疹の治癒をすすめ、色素沈着しないよう、湿疹・皮膚炎、にきびなどにも用います。

成分・分量 桂皮《けいひ》:3～4、茯苓《ぶくりょう》:4、牡丹皮《ぼたんぴ》:3～4、桃仁《とうにん》:4、芍薬《しゃくやく》:4

桂枝茯苓丸料加薏苡仁《けいしぶくりょうがんかよくいにん》

処方番号	保険適用	エキス製剤	体質	出典
50A	内	有	瘀血 水毒	原南陽経験方

桂枝茯苓丸に薏苡仁の、はれを除き、排膿（膿《うみ》を出す）作用を加えることで、瘀血だけでなくむくみや滲出液を含む慢性炎症にも使われます。桂枝茯苓丸よりも全体の生薬量が増えているので効果が強まっています。使用目標は桂枝茯苓丸と同様ですが、化膿性疾患の消炎、排膿に適しています。

成分・分量 桂皮《けいひ》:43～4、茯苓《ぶくりょう》:4、牡丹皮《ぼたんぴ》:3～4、桃仁《とうにん》:4、芍薬《しゃくやく》:4、薏苡仁《よくいにん》:10～20

啓脾湯《けいひとう》

処方番号	保険適用	エキス製剤	体質	出典
51	内	有	気虚	万病回春

胃腸虚弱のため、もともと食欲が少なく、胃腸症状が多い人の慢性化した下痢によく使われます。特に下痢のなかでも、炎症症状が弱く、下痢により効果があるとされる処方です。過敏性腸症候群の下痢型にも向いています。

成分・分量 人参《にんじん》:3、白朮《びゃくじゅつ》:3～4(蒼朮《そうじゅつ》も可)、茯苓《ぶくりょう》:3～4、蓮肉《れんにく》:3、山薬《さんやく》:3、山査子《さんざし》:2、陳皮《ちんぴ》:2、沢瀉《たくしゃ》:2、大棗《たいそう》:1、生姜《しょうきょう》:1(ヒネショウガを使用する場合3)、甘草《かんぞう》:1（大棗、生姜はなくても可)

荊防敗毒散《けいぼうはいどくさん》

処方番号	保険適用	エキス製剤	出典
52	外	有	摂生衆妙方

急性化膿性皮膚疾患の初期、湿疹・皮膚炎などに適しています。清熱、排膿（膿《うみ》を出す)、止痒（かゆみを止める）作用をあわせもっています。頭痛、四肢の痛み、しびれにも、総合感冒薬としても用いられます。

成分・分量 荊芥《けいがい》:1.5～2、防風《ぼうふう》:1.5～2、羌活《きょうかつ》:1.5～2、独活《どっかつ》:1.5～2、柴胡《さいこ》:1.5～2、薄荷葉《はっかよう》:1.5～2、連翹《れんぎょう》:1.5～2、桔梗《ききょう》:1.5～2、枳殻《きこく》(または枳実《きじつ》):1.5～2、川芎《せんきゅう》:1.5～2、前胡《せんこ》:1.5～2、金銀花《きんぎんか》:1.5～2、甘草《かんぞう》:1～1.5、生姜《しょうきょう》:1

桂麻各半湯《けいまかくはんとう》

処方番号	保険適用	エキス製剤	出典
53	内	有	傷寒論

麻黄湯《まおうとう》と桂枝湯《けいしとう》をあわせた処方です。ともに発汗作用がありますが、桂枝湯では効果が足りず、麻黄湯では強すぎる場合に両者を混ぜ合わせます。

かぜが長引いて、体表の皮膚にかゆみがあるときに、麻黄湯の成分で発汗をうながして治す処方です。

成分・分量 桂皮《けいひ》:3.5、芍薬《しゃくやく》:2、生姜《しょうきょう》:0.5～1(ヒネショウガを使用する場合2)、甘草《かんぞう》:2、麻黄《まおう》:2、大棗《たいそう》:2、杏仁《きょうにん》:2.5

鶏鳴散加茯苓《けいめいさんかぶくりょう》

処方番号	保険適用	エキス製剤	体質	出典
54	外	無	気滞、水毒	時方歌括

下肢のはれをともなうだるさ、ふくらはぎの筋緊張、むくみ、疼痛などに用います。下肢の気と水の流れを改善し、張り、だるさ、痛みなどの症状をやわらげます。

成分・分量 檳榔子《びんろうじ》:3～4、木瓜《もっか》:3、橘皮《きっぴ》:2～3、桔梗《ききょう》:2～3、茯苓《ぶくりょう》:4～6、呉茱萸《ごしゅゆ》:1～1.5、蘇葉《そよう》:1～2、生姜《しょうきょう》:1～1.5(ヒネショウガを使用する場合3)

外台四物湯加味《げだいしもつとうかみ》

処方番号	保険適用	エキス製剤	出典
55	外	無	外台秘要方

のどが痛くて声が出ないかぜに用います。のどの炎症をとる桔梗湯《ききょうとう》（桔梗、甘草）の組み合わせが使われています。貝母はのどのはれを緩和し、排膿する作用があります。補血の四物湯《しもつとう》とは内容が異なるので注意が必要です。

成分・分量 桔梗《ききょう》:3、紫苑《しおん》:1.5、甘草《かんぞう》:2、麦門冬《ばくもんどう》:9、人参《にんじん》:1.5、貝母《ばいも》:2.5、杏仁《きょうにん》:4.5

血府逐瘀湯《げっぷちくおとう》

処方番号	保険適用	エキス製剤	体質	出典
	外	有	気滞 血虚 瘀血	医林改錯

気滞（四逆散《しぎゃくさん》）＋血虚（四物湯《しもつとう》）＋瘀血（桃仁、紅花）のそれぞれに対して作用する処方です。気滞、瘀血による慢性頭痛、不眠症、胸痛、肋《ろっ》間《かん》神経痛、眼底出血などに応用されます。

成分・分量 生地黄《しょうじおう》：9、桃仁《とうにん》：12、当帰《とうき》：9、紅《こう》花《か》：9、川芎《せんきゅう》：4.5、赤芍《せきしゃく》：6、牛膝《ごしつ》：9、柴胡《さいこ》：3、枳殻《きこく》：6、桔梗《ききょう》：4.5、甘草《かんぞう》：3

備考 水煎服。

堅中湯《けんちゅうとう》

処方番号	保険適用	エキス製剤	体質	出典
56	外	無	水毒	千金方

桂枝湯《けいしとう》に半夏、茯苓を加えたものです。脾の気虚で、胃部に水がたまる感じのする人の、慢性胃炎、腹痛などに用います。

成分・分量 半夏《はんげ》:5、茯苓《ぶくりょう》:5、桂皮《けいひ》:4、大棗《たいそう》:3、芍《しゃく》薬《やく》:3、乾姜《かんきょう》:3(生姜《しょうきょう》1でも可)、甘草《かんぞう》:1～1.5

甲字湯《こうじとう》

処方番号	保険適用	エキス製剤	体質	出典
50B	外	有	瘀血	業桂亭医事小言

桂枝茯苓丸《けいしぶくりょうがん》に甘草と生姜を加えた処方で、胃腸にやさしく、内服時の胃もたれ、軟便を軽減します。使用目標は桂枝茯苓丸と同様で、瘀血による月経不順、月経痛、下腹部痛、更年期のほてり、打撲、しもやけ、慢性の肩こりなどに用いられます。

成分・分量 桂皮《けいひ》:3～4、茯苓《ぶくりょう》:3～4、牡丹皮《ぼたんぴ》:3～4、桃仁《とうにん》:3～4、芍薬《しゃくやく》:3～4、甘草《かんぞう》:1.5、生姜《しょうきょう》:1～1.5（ヒネショウガを使用する場合3）

香砂平胃散《こうしゃへいいさん》

処方番号	保険適用	エキス製剤	体質	出典
182B	外	無	気滞 水毒	万病回春

平胃散《へいいさん》に香附子、縮砂の、気を巡らせる薬を配合したもので、平胃散よりも香りが強く、停滞した胃の機能をすっきりさせます。食べすぎ、間食、眠前の食事などにより胃がもたれる傾向にある人の、食欲不振、消化不良、胃炎など胃腸症状に用います。

成分・分量 蒼朮《そうじゅつ》:4〜6(白朮《びゃくじゅつ》でも可)、厚朴《こうぼく》:3〜4.5、陳皮《ちんぴ》:3〜4.5、甘草《かんぞう》:1〜1.5、縮砂《しゅくしゃ》:1.5〜2、香附《こうぶ》子《し》:2〜4、生姜《しょうきょう》:0.5〜1(ヒネショウガを使用する場合2〜3)、大棗《たいそう》:2〜3、藿香《かっこう》:1（藿香はなくても可)

香砂養胃湯《こうしゃよういとう》

処方番号	保険適用	エキス製剤	体質	出典
57	外	無	気虚 気滞 水毒	万病回春

胃腸虚弱による慢性的な食欲不振、少食、胃のもたれ、つかえが比較的強い場合に用います。

気虚に用いる香砂六君子湯より気を巡らせる薬が多く配合されているため、すっきり感があります。六君子湯《りっくんしとう》と平胃散をあわせたものをさらに強化しています。香砂六君子湯と香砂平胃散の中間型の生薬構成をしています。

成分・分量 白朮《びゃくじゅつ》:2.5〜3、茯苓《ぶくりょう》:2.5〜3、蒼朮《そうじゅつ》:2、厚朴《こうぼく》:2〜2.5、陳皮《ちんぴ》:2〜2.5、香附子《こうぶし》:2〜2.5、白《びゃく》豆蔲《ずく》:2(小豆蔲《しょうずく》で代用可)、人参《にんじん》:1.5〜2、木香《もっこう》:1.5、縮砂《しゅくしゃ》:1.5〜2.5、甘草《かんぞう》:1.5〜2.5、大棗《たいそう》:1.5〜2.5、生姜《しょうきょう》:0.7〜1

香砂六君子湯《こうしゃりっくんしとう》

処方番号	保険適用	エキス製剤	体質	出典
202B	外	有	気虚 気滞 水毒	内科摘要

六君子湯に気を巡らせる生薬（気虚に気滞を兼ねるもの）を加えたものです。胃腸虚弱で、もともと食欲が少なく、少食で、食後に吐き気、胃痛、みぞおちがつかえるなどの消化不良による胃腸症状の場合に処方します。気虚であるために、ストレスに弱く、疲れやすいなどの胃腸以外の全身症状をあわせもつことがあります。

成分・分量 人参《にんじん》:3〜4、白朮《びゃくじゅつ》:3〜4(蒼朮《そうじゅつ》でも可)、茯苓《ぶくりょう》:3〜4、半夏《はんげ》:3〜6、陳皮《ちんぴ》:2〜3、香附子《こうぶし》:2〜3、大棗《たいそう》:1.5〜2、生姜《しょうきょう》:0.5〜1(ヒネショウガを使用する場合1〜2)、甘草《かんぞう》:1〜1.5、縮砂《しゅくしゃ》:1〜2、藿香《かっこう》:1〜2

香蘇散《こうそさん》

処方番号	保険適用	エキス製剤	体質	出典
58	内	有	気滞	和剤局方

葛根湯《かっこんとう》や麻黄湯《まおうとう》では、麻黄により胃もたれを起こす場合、感冒薬のほかの候補として使用されるほか、気の流れを整える香附子を含むことで、ストレスによる胃腸症状、軽症のうつ症状に鎮静剤としても使われます。

成分・分量 香附子《こうぶし》:3.5〜4.5、蘇葉《そよう》:1〜3、陳皮《ちんぴ》:2〜3、甘草《かんぞう》:1〜1.5、生姜《しょうきょう》:1〜2

厚朴生姜半夏人参甘草湯《こうぼくしょうきょうはんげにんじんかんぞうとう》

処方番号	保険適用	エキス製剤	出典
59	外	無	傷寒論

もともと胃腸虚弱で、気虚の人で、術後や感染症の治療中に生じた食欲不振、吐き気、嘔吐、おなかの張りなどに用います。生姜＋人参、半夏＋生姜という吐き気止めの組み合わせが使われています。

成分・分量 厚朴《こうぼく》:3、ヒネショウガ:3(生姜《しょうきょう》を使用する場合1)、半夏《はんげ》:4、人参《にんじん》:1.5、甘草《かんぞう》:2.5

杞菊地黄丸《こぎくじおうがん》

処方番号	保険適用	エキス製剤	体質	出典
166A	外	有	陰虚	医級

腎の陰虚（加齢による生殖、泌尿器機能の低下で、口の渇き、ほてりなど熱感、乾燥感のある場合）の基本処方の六味丸《ろくみがん》に、目の充血をとる菊花、目を滋養する枸杞子を合わせた処方です。加齢によるかすみ目、疲れ目、視力低下などに用います。地黄による胃もたれに注意が必要です。

成分・分量 地黄《じおう》:5〜8、8、山茱萸《さんしゅゆ》:3〜4、4、山薬《さんやく》:4、4、沢瀉《たくしゃ》:3、3、茯苓《ぶくりょう》:3、3、牡丹皮《ぼたんぴ》:2〜3、3、枸杞子《くこし》:4〜5、5、菊花《きくか》:3、3(左側の数字は湯、右側は散)

五虎湯《ごことう》

処方番号	保険適用	エキス製剤	出典
194A	内	有	万病回春

せきに用いる麻杏甘石湯《まきょうかんせきとう》に肺熱、痰をとり、肺のむくみをとる桑白皮を加えることで止咳、去痰作用が強化された処方です。慢性のせき以外に、気管支拡張作用もあり、気管支ぜんそく、せきぜんそくの補助的に用いることも可能です。また、味にクセがなく、小児にもよく用いられます。

成分・分量 麻黄《まおう》:4、杏仁《きょうにん》:4、甘草《かんぞう》:2、石膏《せっこう》:10、桑白皮《そうはくひ》:1〜3

牛膝散《ごしつさん》

処方番号	保険適用	エキス製剤	体質	出典
60	外	有	瘀血	医学入門

瘀血に対する多彩な生薬が配合されています。月経困難、月経不順、月経痛などに用います。折衝飲《せっしょういん》と生薬構成が似ていますが、牛膝散はやや軽症向きです。

成分・分量 牛膝《ごしつ》:3、桂皮《けいひ》:3、芍薬《しゃくやく》:3、桃仁《とうにん》:3、当帰《とうき》:3、牡丹皮《ぼたんぴ》:3、延胡索《えんごさく》:3、木香《もっこう》:1

五積散《ごしゃくさん》

処方番号	保険適用	エキス製剤	体質	出典
61	内	有	陽虚 水毒 血虚	和剤局方

五積とは、「気・血・痰・寒・食」の滞りで、体内にある気滞、痰飲、瘀血、寒邪、食積《しょくしゃく》（未消化物）を排出する処方です。実熱のデトックスには防《ほう》風通聖散《ふうつうしょうさん》が使われますが、五積散は、冷えの自覚があり、腰痛、神経痛、関節痛、月経痛、頭痛などの痛みをともなう場合に用いられます。いずれの場合にも使えるのが越鞠丸《えつぎくがん》です。

成分・分量 茯苓《ぶくりょう》:2～3、蒼朮《そうじゅつ》:2～3(白朮《びゃくじゅつ》でも可)、陳皮《ちんぴ》:2～3、半夏《はんげ》:2～3、当帰《とうき》:1.2～3、芍薬《しゃくやく》:1～3、川芎《せんきゅう》:1～3、厚朴《こうぼく》:1～3、白芷《びゃくし》:1～3、枳殻《きこく》(実《じつ》):1～3、桔梗《ききょう》:1～3、乾姜《かんきょう》:1～1.5、生姜《しょうきょう》:0.3～0.6(ヒネショウガを使用する場合1～2)、桂皮《けいひ》:1～1.5、麻黄《まおう》:1～2.5、大棗《たいそう》:1～2、甘草《かんぞう》:1～1.2、香附子《こうぶし》:1.2（生姜、香附子はなくても可）

牛車腎気丸《ごしゃじんきがん》

処方番号	保険適用	エキス製剤	体質	出典
166B	内	有	陽虚 瘀血 水毒	済生方

腎の陽虚（加齢による生殖、泌尿器機能の低下で冷え、むくみなど陽虚、水毒のある場合）の基本処方の八味地黄丸《はちみじおうがん》に牛膝と車前子が加わった処方です。加齢による冷えで悪化する下肢痛、腰痛、しびれ、排尿困難、頻尿、むくみ、耳鳴りなどに用います。高齢者のかすみ目、かゆみにも用いられますが、眼の症状には杞菊地黄丸のほうが適します。

成分・分量 地黄《じおう》:5～8、山茱萸《さんしゅゆ》:2～4、山薬《さんやく》:3～4、沢瀉《たくしゃ》:3、茯苓《ぶくりょう》:3～4、牡丹皮《ぼたんぴ》:3、桂皮《けいひ》:1～2、加《か》工《こう》ブシ:0.5～1、牛膝《ごしつ》:2～3、車前子《しゃぜんし》:2～3

呉茱萸湯《ごしゅゆとう》

処方番号	保険適用	エキス製剤	体質	出典
62	内	有	陽虚	傷寒論

胃の冷えによる、みぞおちの膨満、吐き気・嘔吐、しゃっくりなどに用います。これらに頭痛をともなう場合に向いています。呉茱萸、人参、生姜を用いて胃や身体を温めて頭痛を改善します。

片頭痛、片頭痛時の吐き気に対してよく用いられています。

成分・分量 呉茱萸《ごしゅゆ》:3～4、大棗《たいそう》:2～4、人参《にんじん》:2～3、生姜《しょうが》:1～2(ヒネショウガを使用する場合4～6)

五味消毒飲《ごみしょうどくいん》

処方番号	保険適用	エキス製剤	体質	出典
	外	無	実熱	医宗金鑑

局所の化膿性炎症の消炎、排膿（膿《うみ》を出す）、肉芽再生促進に用います。皮膚、陰部などの粘膜が炎症のため、潰瘍になっているもの、きれいな皮膚ができずに穴がふさがらないもの、痔の炎症、中耳炎などの消炎や膿を出す作用にすぐれています。

成分・分量 金銀花《きんぎんか》：15、野菊花《のぎくか》：6、蒲公英《ほこうえい》：6、紫花地丁《しかじちょう》：6、紫背天葵子《しはいてんきし》：6

五物解毒散《ごもつげどくさん》

処方番号	保険適用	エキス製剤	体質	出典
63	外	有	実熱	本朝経験方

赤くはれてかゆみのある湿疹・皮膚炎などに用います。大黄が入っているため、軟便になる場合があります。ドクダミである十薬が配合されている日本独自の処方です。

成分・分量 川芎《せんきゅう》:5、金銀花《きんぎんか》:2、十薬《じゅうやく》:2、大黄《だいおう》:1、荊芥《けいがい》:1.5

五淋散《ごりんさん》

処方番号	保険適用	エキス製剤	体質	出典
64	内	有	水毒 実熱	和剤局方

膀胱炎の処方で、猪苓湯《ちょれいとう》よりも抗炎症、利尿補血作用が強くなっています。滑石、車前子を加えることで、炎症をおさえ排尿作用を強化しています。補血作用もあることから、慢性に経過した泌尿器系の症状に使われ、血尿、尿管結石の排石にも用いられています。

成分・分量 茯苓《ぶくりょう》:5〜6、当帰《とうき》:3、黄芩《おうごん》:3、甘草《かんぞう》:3、芍薬《しゃくやく》:1〜2、山梔子《さんしし》:1〜2、地黄《じおう》:3、沢瀉《たくしゃ》:3、木《もく》通《つう》:3、滑石《かっせき》:3、車前子《しゃぜんし》:3(地黄以下はなくても可)

五苓散《ごれいさん》

処方番号	保険適用	エキス製剤	体質	出典
65	内	有	水毒	傷寒論 金匱要略

体の体液量のバランスを調節する薬です。体に停滞している水は血管の内にとり込んでむくみを改善し、水分の不足しているところには届けて渇きをとり、余分な水分は利尿して排出します。嘔吐、下痢で脱水のときには嘔吐、下痢を緩和し、消化器からの水分の吸収を助けます。湿度症状により悪化する頭痛、めまいにも用いることができます。口渇をともなうむくみ、嘔吐、下痢、二日酔い、暑気あたりにも用います。

成分・分量 沢瀉《たくしゃ》:4〜6、猪苓《ちょれい》:3〜4.5、茯苓《ぶくりょう》:3〜4.5、蒼朮《そうじゅつ》:3〜4.5(白朮《びゃくじゅつ》でも可)、桂皮《けいひ》:2〜3

柴葛解肌湯《さいかつげきとう》

処方番号	保険適用	エキス製剤	出典
66	外	有	勿誤薬室方函口訣

総合感冒薬で、感冒初〜中期にもちいる葛根《かっこん》湯《とう》と中期に用いる小柴胡湯《しょうさいことう》とがおもな構成になっています。発熱、悪寒、頭痛、四肢の痛みという初期症状に、中期の口の渇き、不眠、鼻腔乾燥、食欲不振、吐き気、全身倦怠などの症状を広くカバーしています。

成分・分量 柴胡《さいこ》:3〜5、葛根《かっこん》:2.5〜4、麻黄《まおう》:2〜3、桂皮《けいひ》:2〜3、黄芩《おうごん》:2〜3、芍薬《しゃくやく》:2〜3、半夏《はんげ》:2〜4、生姜《しょうきょう》:1(ヒネショウガを使用する場合1〜2)、甘《かん》草《ぞう》:1〜2、石膏《せっこう》:4〜8

柴葛湯加川芎辛夷《さいかつとうかせんきゅうしんい》

処方番号	保険適用	エキス製剤	出典
66A	外	無	細野家方

小柴胡湯《しょうさいことう》に葛根湯《かっこんとう》を合わせた処方に、頭痛、鼻づまりを改善する川芎と辛夷が入っています。葛根湯加川芎辛夷《かっこんとうかせんきゅうしんい》よりも、慢性に経過した鼻炎、蓄膿症《ちくのうしょう》（副鼻腔炎）などに適しています。

成分・分量 柴胡《さいこ》:6、半夏《はんげ》:3.5、黄芩《おうごん》:3、桂皮《けいひ》:5、芍薬《しゃくやく》:3、葛根《かっこん》:6、麻黄《まおう》:2、竹節人参《ちくせつにんじん》:2、甘草《かんぞう》:1、大棗《たいそう》:1.2、生姜《しょうきょう》:2.5、川芎《せんきゅう》:3、辛夷《しんい》:2

柴陥湯《さいかんとう》

処方番号	保険適用	エキス製剤	体質	出典
102A	内	有	気滞	本朝経験方

小柴胡湯《しょうさいことう》に、うるおす作用のある栝楼仁と消炎作用の黄連を加えた処方です。食欲不振、口が苦く、舌に白苔がつき、脇腹（腹）からみぞおちあたりにかけて苦しいという、小柴胡湯を用いる症状に加えて、強いせきが出て痰が切れにくく、ときに胸痛がある人の、せき、気管支炎などに用います。小柴胡湯はアレルギー性疾患にも用いられるため、柴陥湯はアレルギー性のより強いせきにも応用されます。

成分・分量 柴胡《さいこ》:5〜8、半夏《はんげ》:5〜8、黄芩《おうごん》:3、大《たい》棗《そう》:3、人参《にんじん》:2〜3、甘草《かんぞう》:1.5〜3、生姜《しょうきょう》:1〜1.5（ヒネショウガを使用する場合3〜4）、栝楼仁《かろにん》:3、黄《おう》連《れん》:1〜1.5

柴梗半夏湯《さいきょうはんげとう》

処方番号	保険適用	エキス製剤	体質	出典
67	外	無	気滞	医学入門

かぜがこじれた人の、腹にまでひびく強いせきに用います。小柴胡湯《しょうさいことう》に気を巡らせる薬が多く加えられています。

柴陥湯《さいかんとう》は胸にひびくせきで胸痛をともない、柴梗半夏湯は脇腹あるいは腹にひびくせきで見分けます。

成分・分量 柴胡《さいこ》:4、半夏《はんげ》:4、桔梗《ききょう》:2〜3、杏仁《きょうにん》:2〜3、栝楼仁《かろにん》:2〜3、黄芩《おうごん》:2.5、大棗《たいそう》:2.5、枳実《きじつ》:1.5〜2、青皮《せいひ》:1.5〜2、甘草《かんぞう》:1〜1.5、生姜《しょうきょう》:1.5（ヒネショウガを使用する場合2.5）

柴胡加竜骨牡蛎湯《さいこかりゅうこつぼれいとう》

処方番号	保険適用	エキス製剤	体質	出典
68	内	有	気滞	傷寒論

ストレスなどで交感神経が過度に緊張し、その結果生じる動悸、不眠などの精神症状に使われます。竜骨、牡蛎を含む処方には本処方と桂《けい》枝加竜骨牡蛎湯《しかりゅうこつぼれいとう》がありますが、柴胡加竜骨牡蛎湯では、喜怒哀楽がはっきりして不安のあらわし方も激しい場合に用います。

大黄の入ったものと入っていないものがあり、精神症状が強く、便秘をともなう場合は前者を使用するとよいでしょう。

成分・分量 柴胡《さいこ》:5、半夏《はんげ》:4、茯苓《ぶくりょう》:3、桂皮《けいひ》:3、大《たい》棗《そう》:2.5、人参《にんじん》:2.5、竜骨《りゅうこつ》:2.5、牡蛎《ぼれい》:2.5、生姜《しょうきょう》:0.5〜1、大黄《だいおう》:1、黄芩《おうごん》:2.5、甘草《かんぞう》:2以内（大黄、黄芩、甘草はなくても可）

柴胡枳桔湯《さいこききつとう》

処方番号	保険適用	エキス製剤	体質	出典
69	外	無	気滞、陰虚	傷寒蘊要

かぜの中期のせき、痰がひどく、胸が張って痛み、息苦しい場合に用います。

小柴胡湯《しょうさいことう》から人参《にんじん》、大棗《たいそう》を去って、桔梗、枳実、栝楼仁を加え、のどをうるおして、痰を取り除く作用を強化した処方です。通俗傷寒論に同名の処方がありますが、生薬内容が異なります。

成分・分量 柴胡《さいこ》:4～5、半夏《はんげ》:4～5、生姜《しょうきょう》:1(ヒネショウガを使用する場合3)、黄芩《おうごん》:3、栝楼仁《かろにん》:3、桔梗《ききょう》:3、甘草《かんぞう》:1～2、枳実《きじつ》:1.5～2

柴胡桂枝乾姜湯《さいこけいしかんきょうとう》

処方番号	保険適用	エキス製剤	体質	出典
70	内	有	気滞、陰虚	傷寒論、金匱要略

かぜの後期になっても悪寒、熱感、発汗をくり返し、口の渇き、動悸などすっきり治らない場合に用います。もうひとつの使用法は、軽度の鎮静作用があるので、胃腸虚弱で、気虚傾向の神経症に用います。不安、不眠、寝汗、動悸、疲れやすいなど、症状が多彩で神経過敏の場合に向いています。ストレス反応として心窩部から肋骨の下部にかけての張り、痛みがみられる場合があります。

成分・分量 柴胡《さいこ》:6～8、桂皮《けいひ》:3、栝楼根《かろこん》:3～4、黄芩《おうごん》:3、牡蛎《ぼれい》:3、乾姜《かんきょう》:2、甘草《かんぞう》:2

柴胡桂枝湯《さいこけいしとう》

処方番号	保険適用	エキス製剤	体質	出典
71	内	有	気滞	傷寒論、金匱要略

小柴胡湯と桂枝湯《けいしとう》を合わせた処方です。かぜの中期から後期の、微熱、寒け、頭痛、吐き気、食欲不振、腹痛などに用います。

そのほかに、軽度の鎮静作用と胃腸保護作用、神経性胃炎の食欲不振、胃痛や、胆のう炎、胆石症などの消炎作用としても使われます。

成分・分量 柴胡《さいこ》:4～5、半夏《はんげ》:4、桂皮《けいひ》:1.5～2.5、芍薬《しゃくやく》:1.5～2.5、黄芩《おうごん》:1.5～2、人参《にんじん》:1.5～2、大《たい》棗《そう》:1.5～2、甘草《かんぞう》:1～1.5、生姜《しょうきょう》:1(ヒネショウガを使用する場合2)

柴胡清肝湯《さいこせいかんとう》

処方番号	保険適用	エキス製剤	体質	出典
72	内	有	気滞、血虚	一貫堂

神経症が背景にあり、慢性炎症をくり返す人（解毒証）の処方です。神経症や慢性炎症（扁桃炎、中耳炎などおもに頭部の炎症）に用います。小児の体質改善薬として長めに内服されてきましたが、成人でも飲むことが可能です。過敏症として、両腹直筋の緊張、肋骨の下の圧痛、くすぐったがりなどがみられることがあります。

成分・分量 柴胡《さいこ》:2、2、当帰《とうき》:1.5、1.5～2.5、芍薬《しゃくやく》:1.5、1.5～2.5、川芎《せんきゅう》:1.5、1.5～2.5、地黄《じおう》:1.5、1.5～2.5、黄連《おうれん》:1.5、1.5、黄芩《おうごん》:1.5、1.5、黄柏《おうばく》:1.5、1.5、山梔子《さんしし》:1.5、1.5、連翹《れんぎょう》:1.5、1.5～2.5、桔梗《ききょう》:1.5、1.5～2.5、牛蒡子《ごぼうし》:1.5、1.5～2.5、栝楼《かろ》根《こん》:1.5、1.5～2.5、薄荷葉《はっかよう》:1.5(散:薄荷《はっか》1.5～2.5)、甘草《かんぞう》:1.5、1.5～2.5(左側の数字は湯、右側は散)

柴胡疎肝湯《さいこそかんとう》

処方番号	保険適用	エキス製剤	体質	出典
82B	外	有	気滞	医学統旨

気滞の基本処方である四逆散《しぎゃくさん》の強化バージョンです。気の巡りが停滞することで、胸や胸の張り、苦しさ、痛みが生じる場合によく処方します。また気分の鎮静作用があり、緊張による不眠、イライラなどを緩和する力にもすぐれています。

成分・分量 柴胡《さいこ》:4〜6、芍薬《しゃくやく》:3〜4、枳実《きじつ》:2〜3、甘草《かんぞう》:2〜3、香附子《こうぶし》:3〜4、川芎《せんきゅう》:3、青皮《せいひ》:2

柴芍六君子湯《さいしゃくりっくんしとう》

処方番号	保険適用	エキス製剤	体質	出典
202A	外	有	気虚 気滞	勿誤薬室方函口訣

もともと胃腸虚弱の人のストレスからくる胃腸症状によく処方します。胃腸虚弱の基本処方である六君子湯《りっくんしとう》に柴胡、芍薬が加えられています。柴胡、芍薬により気持ちと体の緊張を緩和し、胃腸を保護することで、食欲不振、嘔吐、胃痛などを防止します。

成分・分量 人参《にんじん》:3〜4、白朮《びゃくじゅつ》:3〜4(蒼朮《そうじゅつ》でも可)、茯苓《ぶくりょう》:3〜4、半夏《はんげ》:4、陳皮《ちんぴ》:2〜3、大棗《たいそう》:2、甘草《かんぞう》:1〜2、生姜《しょうきょう》:0.5〜1(ヒネショウガを使用する場合1〜2)、柴胡《さいこ》:3〜4、芍薬《しゃくやく》:3〜4

柴蘇飲《さいそいん》

処方番号	保険適用	エキス製剤	体質	出典
102B	外	有	気滞	本朝経験方

小柴胡湯と香蘇散という、いずれも気滞をよくする処方がかけ合わされた強化バージョンです。気が巡らないことでのうつうつとした気分や、脇腹（腹）からみぞおちあたりにかけて硬く緊張して重苦しく、痛みを自覚する場合、ストレスで悪化する耳鳴り、耳閉感などにも用います。消炎作用をあわせもち、小児の鼻涙管狭窄症に応用されています。

成分・分量 柴胡《さいこ》:5、半夏《はんげ》:5、黄芩《おうごん》:3、人参《にんじん》:3、大棗《たいそう》:3、香附子《こうぶし》:4、蘇葉《そよう》:1.5〜3、甘草《かんぞう》:1.5、陳皮《ちんぴ》:2、生姜《しょうきょう》:1

備考 小柴胡湯＋香蘇散で代用可。

柴朴湯《さいぼくとう》

処方番号	保険適用	エキス製剤	体質	出典
73	内	有	気滞	本朝経験方

小柴胡湯と半夏厚朴湯《はんげこうぼくとう》をあわせた処方で、柴蘇飲と同様、気滞に対する強化バージョンです。守備範囲が咽頭、胸部、脇腹と広いのが特徴で、のど、食道部の異物感、慢性のせきでの息苦しさ、痰《たん》が出しにくい場合に用います。ぜんそくのある人で胸がすっきりしない際に、補助的に用いることも可能です。

成分・分量 柴胡《さいこ》:7、半夏《はんげ》:5〜8、生姜《しょうきょう》:1〜2(ヒネショウガを使用する場合3〜4)、黄芩《おうごん》:3、大棗《たいそう》:3、人参《にんじん》:3、甘草《かんぞう》:2、茯苓《ぶくりょう》:4〜5、厚朴《こうぼく》:3、蘇葉《そよう》:2〜3

柴苓湯《さいれいとう》

処方番号	保険適用	エキス製剤	体質	出典
74	内	有	気滞 水毒	得効方

小柴胡湯《しょうさいことう》に利水作用のある五苓散《ごれいさん》をあわせた方剤で、気と水《すい》の巡りを改善する働きと清熱作用があります。急性～亜急性の炎症性疾患で水分の吸収異常のある急性胃腸炎の嘔吐、下痢、慢性の炎症性疾患では、むくみをともなう慢性腎炎、ジュクジュクと化膿した中耳炎などに応用されてきました。

成分・分量 柴胡《さいこ》:4～7、半夏《はんげ》:4～5、生姜《しょうきょう》:1(ヒネショウガを使用する場合3～4)、黄芩《おうごん》:2.5～3、大棗《たいそう》:2.5～3、人参《にんじん》:2.5～3、甘草《かんぞう》:2～2.5、沢瀉《たくしゃ》:4～6、猪苓《ちょれい》:2.5～4.5、茯苓《ぶくりょう》:2.5～4.5、白朮《びゃくじゅつ》:2.5～4.5(蒼朮《そうじゅつ》でも可)、桂皮《けいひ》:2～3

三黄瀉心湯《さんおうしゃしんとう》

処方番号	保険適用	エキス製剤	体質	出典
76	内	有	実熱	金匱要略

黄連解毒湯《おうれんげどくとう》と同様、体に充満した実熱の処方。大黄は、強い炎症にともなう出血を止める効果があります。実熱の症状の、熱感（のぼせ、顔色が赤い)、炎症（口内炎、鼻出血)、皮膚症状（湿疹、化膿、強いかゆみ)、精神症状（イライラして落ち着かない、不眠症、過食など）などに使用します。便秘があればより向いています。

成分・分量 大黄《だいおう》:1～5、黄芩《おうごん》:1～4、黄連《おうれん》:1～4

酸棗仁湯《さんそうにんとう》

処方番号	保険適用	エキス製剤	体質	出典
77	内	有	血虚	金匱要略

主薬の酸棗仁、また茯苓には精神安定効果があり、不安感をやわらげ、気持ちを鎮めます。心身ともに疲れているのに、気持ちが落ちつかず、なかなか寝つけないタイプの不眠に使われます。眠前に内服する場合は、１包では力不足で２包とします。日中にも内服するうちに徐々に回復しています。

成分・分量 酸棗仁《さんそうにん》:10～18、知母《ちも》:2～3、川芎《せんきゅう》:2～3、茯苓《ぶくりょう》:2～5、甘草《かんぞう》:1

三物黄芩湯《さんもつおうごんとう》

処方番号	保険適用	エキス製剤	体質	出典
78	内	有	実熱	傷寒論

出産にて気血を消耗した状態で感染症にかかり、手足がほてり、夜に悪化して眠れない場合の処方です。苦参には止痒作用もあり、かゆみをともなう湿疹・皮膚炎に適しています。

苦参には抗真菌作用があり、トリコモナス膣炎にも外用されてきました。

成分・分量 黄芩《おうごん》:1.5～3、苦参《くじん》:3、地黄《じおう》:6

滋陰降火湯《じいんこうかとう》

処方番号	保険適用	エキス製剤	体質	出典
79	内	有	陰虚	万病回春

長引くからせきの処方。陰虚が肺と腎におよんでいます。肺はうるおいを失い、のどは乾燥し、痰《たん》が切れにくくなってせき込みます。乾燥に加えて、ほてり、寝汗など熱感が生じやすくなります。

麦門冬湯《ばくもんどうとう》も肺の陰虚の処方ですが、加齢、過労により陰虚がより全身におよんだ状態です。

成分・分量 当帰《とうき》:2.5、芍薬《しゃくやく》:2.5、地黄《じおう》:2.5、天門《てんもん》冬《どう》:2.5、麦門冬《ばくもんどう》:2.5、陳皮《ちんぴ》:2.5、白朮《びゃくじゅつ》あるいは蒼《そう》朮《じゅつ》:3、知母《ちも》:1～1.5、黄柏《おうばく》:1～1.5、甘草《かんぞう》:1～1.5、大棗《たいそう》:1、生姜《しょうきょう》:1(大棗、生姜はなくても可)

滋陰至宝湯《じいんしほうとう》

処方番号	保険適用	エキス製剤	体質	出典
80	内	有	陰虚	万病回春

滋陰降火湯と同じく長引くからせきの処方。陰虚が肺と肝におよんでいます。加味逍遙散《かみしょうようさん》と生薬の構成がよく似ているため、普段加味逍遙散を飲んでいる人のせき止め薬ともいえます。加味逍遙散のようにほてり、のぼせ、抑うつ、イライラなどの精神症状にも適しています。

成分・分量 当帰《とうき》:2～3、芍薬《しゃくやく》:2～3、白朮《びゃくじゅつ》あるいは蒼朮《そうじゅつ》:2～3、茯苓《ぶくりょう》:2～3、陳皮《ちんぴ》:2～3、柴胡《さいこ》:1～3、知母《ちも》:2～3、香附子《こうぶし》:2～3、地骨皮《じこっぴ》:2～3、麦門《ばくもん》冬《どう》:2～3、貝母《ばいも》:1～2、薄荷葉《はっかよう》:1、甘草《かんぞう》:1

四逆加人参湯《しぎゃくかにんじんとう》

処方番号	保険適用	エキス製剤	体質	出典
83A	外	無	気虚 陽虚	傷寒論

四逆湯《しぎゃくとう》に人参を加えた処方です。出血によるショック状態に対して、四逆湯は、「気つけ薬」として働きます。人参はさらに気を補って体液の運行を安定させて救命を図ります。

成分・分量 甘草《かんぞう》:2～4.8、乾姜《かんきょう》:1.5～3.6、加工ブシ:0.5～2.4、人参《にんじん》:1～3

四逆散《しぎゃくさん》

処方番号	保険適用	エキス製剤	体質	出典
82	内	有	気滞	傷寒論

中医では気滞の基本薬となっています。生薬数が少なく、シャープな効果があります。気を巡らせることで消化器の運行をととのえ、精神症状を解消します。

黄芩《おうごん》は含まれていませんが、一般的に柴胡剤の一種として考えられることが多く、気を巡らせる力は、小柴胡湯《しょうさいことう》と大柴胡湯《だいさいことう》の中間に位置しています。

成分・分量 柴胡《さいこ》:2～5、芍薬《しゃくやく》:2～4、枳実《きじつ》:2、甘《かん》草《ぞう》:1～2

四逆湯《しぎゃくとう》

処方番号	保険適用	エキス製剤	体質	出典
83	外	有	陽虚	傷寒論

全身の冷えがひどく、寒がり、縮こまって寝て、元気なくうとうとし、冷え切った消化器は食物を吸収できず、嘔吐、腹痛、下痢を引き起こす場合に、全身を強力に温める「気つけ薬」です。ショック状態の救済薬としても用いられてきました。

成分・分量 甘草《かんぞう》:2～4.8、乾姜《かんきょう》:1.5～3.6、加工ブシ:0.3～2.4

四君子湯《しくんしとう》

処方番号	保険適用	エキス製剤	体質	出典
84	内	有	気虚	和剤局方

脾の気虚証に用いられる、気を補う薬の基本的処方。さまざまな補気剤の原型になっています。胃腸が非常に虚した状態では、半夏《はんげ》や陳皮《ちんぴ》も負担となるため、六君子湯《りっくんしとう》よりも四君子湯が適します。四君子湯でも胃腸に負担になる場合は小建中湯《しょうけんちゅうとう》を用います。

成分・分量 人参《にんじん》:3～4、白朮《びゃくじゅつ》:3～4(蒼朮《そうじゅつ》でも可)、茯苓《ぶくりょう》:4、甘草《かんぞう》:1～2、生姜《しょうきょう》:0.5～1、大棗《たいそう》:1～2

滋血潤腸湯《じけつじゅんちょうとう》

処方番号	保険適用	エキス製剤	体質	出典
85	外	無	血虚	医学統旨

血虚の人の便秘薬。血虚になると皮膚にうるおいがなくなる以外に、腸の分泌液も減少するために、大便が乾燥し便秘となりやすくなります。血を補う以外に、血の巡りをよくして腸をうるおし、便秘を解消します。

成分・分量 当帰《とうき》:4、地黄《じおう》:4、桃仁《とうにん》:4、芍薬《しゃくやく》:3、枳《き》実《じつ》:2～3、韮《にら》:2～3、大黄《だいおう》:1～3、紅花《こうか》:1

紫根牡蛎湯《しこんぼれいとう》

処方番号	保険適用	エキス製剤	体質	出典
86	外	有	実熱	黴癘新書

治りの悪い皮膚、乳房の腫瘤《しゅりゅう》や膿瘍《のうよう》、痔などの局所の化膿性炎症に用いられます。治りが遅い場合は、気血が不足している場合が多く、気血を補って皮膚の再生を促します。同時に紫根など炎症をおさえる生薬を加えます。局所の慢性炎症では血の巡りも悪くなっています。

牡蛎には腫瘤をやわらかくする作用があるとされています。

成分・分量 当帰《とうき》:4～5、芍薬《しゃくやく》:3、川芎《せんきゅう》:3、大黄《だいおう》:0.5～2、升麻《しょうま》:1～2、牡蛎《ぼれい》:3～4、黄耆《おうぎ》:2、紫根《しこん》:3～4、甘草《かんぞう》:1～2、忍冬《にんどう》:1.5～2

梔子豉湯《しししとう》

処方番号	保険適用	エキス製剤	体質	出典
87	外	無	実熱	傷寒論 金匱要略

胸に熱感があって、胸がふさがり苦しく、あせってじっとしていられず、不眠となる場合に用います。

ほかの上半身の熱邪の症状として、口内炎、舌炎、咽喉炎、湿疹・皮膚炎などに用います。

また、胸部に位置する肺と大腸は表裏の関係にあるため、痔など熱邪による出血にも応用されています。

成分・分量 山梔子《さんしし》:1.4～3.2、香豉《こうし》:2～9.5

梔子柏皮湯《ししはくひとう》

処方番号	保険適用	エキス製剤	体質	出典
88	内	有	実熱	傷寒論

湿疹・皮膚炎、かゆみ、黄疸《おうだん》、二日酔い、目の充血などに用います。

山梔子と黄柏、ふたつの清熱薬が含まれていて、体表に近い部分の熱、湿をとり除く働きがあり、熱感やかゆみをともなう皮膚疾患などによく使われます。

成分・分量 山梔子《さんしし》:1.5～4.8、甘草《かんぞう》:1～2、黄柏《おうばく》:2～4

滋腎通耳湯《じじんつうじとう》

処方番号	保険適用	エキス製剤	体質	出典
89	外	有	陰虚	万病回春

血を滋養する四物湯をベースにしています。四物湯には地黄が入っているので、腎の働きも補うことができます。また、柴胡、黄柏という小柴胡湯の組み合わせや香附子は、肝の気の巡りの滞りによく、いらいらしがちな場合にもよい適応です。白芷は鼻の通りをよくするために使われますが、その応用でここでは耳の通りをよくするのに使われています。

成分・分量 当帰《とうき》:2.5～3、川芎《せんきゅう》:2.5～3、芍薬《しゃくやく》:2.5～3、知母《ちも》:2.5～3、地黄《じおう》:2.5～3、黄柏《おうばく》:2.5～3、白芷《びゃくし》:2.5～3、黄芩《おうごん》:2.5～3、柴胡《さいこ》:2.5～3、香附子《こうぶし》:2.5～3

滋腎明目湯《じじんめいもくとう》

処方番号	保険適用	エキス製剤	体質	出典
90	外	有	陰虚	万病回春

肝腎の陰虚、老化が背景にある目のかすみ、目の疲れ、目の痛みなどに用います。五行では母子関係にある腎を補うことで、目の機能を担当する肝を助け、目がはっきり見えるようになるという意味です。

ドライアイ、眼精疲労、視力低下、白内障、眼底出血などに用いられています。

成分・分量 当帰《とうき》:3～4、川芎《せんきゅう》:3～4、乾地黄《かんじおう》:3～4、地黄《じおう》:3～4、芍薬《しゃくやく》:3～4、桔梗《ききょう》:1.5～2、人参《にんじん》:1.5～2、山梔子《さんしし》:1.5～2、黄連《おうれん》:1.5～2、白芷《びゃくし》:1.5～2、蔓荊子《まんけいし》:1.5～2、菊花《きくか》:1.5～2、甘草《かんぞう》:1.5～2、細茶《さいちゃ》:1.5、燈心草《とうしんそう》:1～1.5(燈心草はなくても可)

七物降下湯《しちもつこうかとう》

処方番号	保険適用	エキス製剤	体質	出典
92C	内	有	血虚	大塚敬節経験方

血《けつ》を補う基本処方である四物湯《しもつとう》に釣藤鈎、黄耆、黄柏を加えた処方。血虚では気が上にのぼりやすく、のぼせ、ほてりが生じ、血圧もあがりやすくなります。また筋に血が十分行き届かず、肩こり、ひきつり、ふらつきを自覚するようになります。血を補いながら、気を下に降ろす処方です。

成分・分量 当帰《とうき》:3〜5、芍薬《しゃくやく》:3〜5、川芎《せんきゅう》:3〜5、地黄《じおう》:3〜5、釣藤鈎《ちょうとうこう》:3〜4、黄耆《おうぎ》:2〜3、黄柏《おうばく》:2

柿蒂湯《していとう》

処方番号	保険適用	エキス製剤	出典
91	外	有	済生方

しゃっくりの基本処方。柿蒂とは柿のへたで、温めながら渋みでしゃっくりを止めます。丁子はチョウジ、クローブとも呼ばれる香辛料で胃を温めて気を巡らせます。

胃が冷えている場合は生姜を加え、さらに気虚がある場合は人参を入れると、丁香柿蒂湯《ちょうこうしていとう》になります。

成分・分量 丁子《ちょうじ》:1〜1.5、柿蒂《してい》:5、ヒネショウガ:4(生姜《しょうきょう》を使用する場合1)

四物湯《しもつとう》

処方番号	保険適用	エキス製剤	体質	出典
92	内	有	血虚	和剤局方

血虚の基本構成で、多くの婦人科系の処方は四物湯を基本としています。血虚では月経を起こす機能が低下し、月経量の減少、周期の延長・無月経、更年期症候群がみられます。手足の先に血が届かないことで冷え性、しもやけの原因ともなります。血の滋養分が皮膚に行き渡らないと乾燥します。地黄による胃もたれに注意が必要です。

成分・分量 当帰《とうき》:3〜5、芍薬《しゃくやく》:3〜5、川芎《せんきゅう》:3〜5、地黄《じおう》:3〜5

炙甘草湯《しゃかんぞうとう》

処方番号	保険適用	エキス製剤	体質	出典
93	内	有	気虚 陰虚	傷寒論

過労、心労による無理が重なって、疲れやストレスを感じたときに、動悸、息切れを自覚するようになった場合の処方です。

この処方が必要な場合は休むことも大切です。不整脈を完全に治す処方ではありませんが、自覚症状の改善や期外収縮の回数が減ることはあります。また循環器での検査を受けておいたほうがよいでしょう。

成分・分量 炙甘草《しゃかんぞう》:3〜4、生姜《しょうきょう》:0.8〜1(ヒネショウガを使用する場合3)、桂皮《けいひ》:3、麻子仁《ましにん》:3〜4、大棗《たいそう》:3〜7.5、人参《にんじん》:2〜3、地黄《じおう》:4〜6、麦門冬《ばくもんどう》:5〜6、阿膠《あきょう》:2〜3

芍薬甘草湯《しゃくやくかんぞうとう》

処方番号	保険適用	エキス製剤	体質	出典
94	内	有	血虚	傷寒論 金匱要略

足のつり（こむらがえり）の薬として知られる処方です。強く収縮した筋肉の緊張を緩めて、痛みをやわらげます。速効性があり、腹痛、ぎっくり腰などの急性の腰痛、尿管結石の排石時などさまざまな部位の痛みに用いられます。

甘草の量が多いので、むくみ、血圧上昇などの副作用が出やすく、一日１回、症状があるときにとどめることが必要です。

成分・分量 芍薬《しゃくやく》:3～8、甘草《かんぞう》:3～8

芍薬甘草附子湯《しゃくやくかんぞうぶしとう》

処方番号	保険適用	エキス製剤	体質	出典
94A	内	有	血虚 陽虚	傷寒論

芍薬甘草湯に附子を加えた処方です。使用目標は芍薬甘草湯と同じです。附子は温め、痛みをとる力が強いため、普段から冷えやすい人、特に冬の夜間に足がつる人、痛みが強い人に対して、芍薬甘草湯の強化版として用います。

成分・分量 芍薬《しゃくやく》:3～10、甘草《かんぞう》:3～8、加工ブシ:0.3～1.6

十全大補湯《じゅうぜんたいほとう》

処方番号	保険適用	エキス製剤	体質	出典
97	内	有	気虚 血虚	和剤局方

四君子湯《しくんしとう》と四物湯《しもつとう》に、温める桂皮、気を補う黄耆をさらに加えた、補気補血の代表処方です。病後、術後、産後、心身の疲労などで起こる気血両虚の状態に広く使われ、体力や気力を回復させます。

人参養栄湯《にんじんようえいとう》も類似処方ですが、呼吸器症状と精神安定にすぐれています。

成分・分量 人参《にんじん》:2.5～3、黄耆《おうぎ》:2.5～3、白朮《びゃくじゅつ》:3～4(蒼朮《そうじゅつ》でも可)、茯苓《ぶくりょう》:3～4、当帰《とうき》:3～4、芍薬《しゃくやく》:3、地黄《じおう》:3～4、川芎《せんきゅう》:3、桂皮《けいひ》:3、甘草《かんぞう》:1～2

十味敗毒湯《じゅうみはいどくとう》

処方番号	保険適用	エキス製剤	出典
98	内	有	華岡青洲経験方

江戸時代、世界ではじめて全身麻酔にて手術（乳がん）を行った華岡青洲《はなおかせいしゅう》の処方です。皮膚のはれや赤み、かゆみ、化膿をおさえる働きがあります。

桜皮また樸樕は、日本独自の生薬で瘀血の除去にすぐれ、皮膚炎、外傷に用いられています。寒冷じんましん、にきびにも用います。

成分・分量 柴胡《さいこ》:2.5～3.5、桜皮《おうひ》(樸樕《ぼくそく》):2.5～3.5、桔梗《ききょう》:2.5～3.5、川芎《せんきゅう》:2.5～3.5、茯苓《ぶくりょう》:2.5～4、独活《どくかつ》:1.5～3、防風《ぼうふう》:1.5～3.5、甘草《かんぞう》:1～2、生姜《しょうきょう》:1～1.5（ヒネショウガを使用する場合3)、荊芥《けいがい》:1～2、連翹《れんぎょう》:2～3（連翹はなくても可）

潤腸湯《じゅんちょうとう》

処方番号	保険適用	エキス製剤	体質	出典
99	内	有	血虚 陰虚	万病回春

血虚の人の便秘薬です。血虚になると皮膚にうるおいがなくなり、腸の分泌液も減少するために大便が乾燥し便秘がちになります。血を補い、血の巡りをよくして腸をうるおし、便秘を解消します。高齢者の慢性の便秘にも用います。滋血潤腸湯《じけつじゅんちょうとう》と強さは同じですが、麻子仁、桃仁、杏仁など油脂が豊富な種子を用いて腸の滑りをよくするのが特徴です。

成分・分量 当帰《とうき》:3～4、熟地黄《じゅくじおう》・乾地黄《かんじおう》:各3～4(または地黄《じおう》:6)、麻子仁《ましにん》:2、桃仁《とうにん》:2、杏仁《きょうにん》:2、枳《き》実《じつ》:0.5～2、黄芩《おうごん》:2、厚朴《こうぼく》:2、大黄《だいおう》:1～3、甘草《かんぞう》:1～1.5

生姜瀉心湯《しょうきょうしゃしんとう》

処方番号	保険適用	エキス製剤	出典
170B	外	有	傷寒論

半夏瀉心湯《はんげしゃしんとう》の乾姜の分量を少し減らし、生姜を加えた処方です。半夏瀉心湯と同じようにみぞおちがつかえた感じのある胃腸症状に用います。乾姜は生姜よりも温める作用が強く、生姜は乾姜よりも吐き気、嘔吐を止め、生もの摂取の解毒や、かぜの治療(ショウガ湯など)にすぐれています。

成分・分量 半夏《はんげ》:5～8、人参《にんじん》:2.5～4、黄芩《おうごん》:2.5～4、甘草《かんぞう》:2.5～4、大棗《たいそう》:2.5～4、黄連《おうれん》:1、乾姜《かんきょう》:1～2、生姜《しょうきょう》:1～2(ヒネショウガを使用する場合2～4)

小建中湯《しょうけんちゅうとう》

処方番号	保険適用	エキス製剤	体質	出典
101	内	有	気虚	傷寒論

「古方派の補気剤」です。後世方が用いる四君《しくん》子湯《しとう》などの補気剤では人参《にんじん》を用いますが、小建中湯では膠飴という水飴を用います。水飴は米を麦芽によって発酵したもので、消化しやすく胃腸の弱い人になじみます。また甘みがあって飲みやすく、小児の虚弱体質の改善によく用いられてきました。

成分・分量 桂皮《けいひ》:3～4、生姜《しょうきょう》:1～1.5(ヒネショウガを使用する場合 3～4)、大棗《たいそう》:3～4、芍薬《しゃくやく》:6、甘草《かんぞう》:2～3、膠飴《こうい》:20(マルツエキス、滋養糖《じようとう》可、水飴《みずあめ》の場合40)

小柴胡湯《しょうさいことう》

処方番号	保険適用	エキス製剤	体質	出典
102	内	有	気滞 実熱	傷寒論 金匱要略

柴胡と最初につく処方の多くは、小柴胡湯の生薬構成を基本とします。「本家」の小柴胡湯は柴胡の量が多く、切れ味のよい処方です。おもに感染症中～後期の消炎作用と精神症状の鎮静に使われます。発熱と寒けをくり返し、胃腸症状をともなう場合、悶々とした気持ちに勇気を与えるような作用があります。口が苦い、みぞおちの下が張るなどが特徴的な症状です。

成分・分量 柴胡《さいこ》:5～8、半夏《はんげ》:3.5～8、生姜《しょうきょう》:1～2(ヒネショウガを使用する場合3～4)、黄芩《おうごん》:2.5～3、大棗《たいそう》:2.5～3、人参《にんじん》:2.5～3、甘草《かんぞう》:1～3

備考 慢性肝炎、肝硬変の患者のインターフェロン使用時には間質性肺炎のリスクが高く、使用してはいけません。

小柴胡湯加桔梗石膏《しょうさいことうかききょうせっこう》

処方番号	保険適用	エキス製剤	体質	出典
102C	内	有	気滞 実熱	本朝経験方

小柴胡湯に桔梗と石膏を加えた方剤です。小柴胡湯の目標とする、亜急性から慢性の上気道の炎症、扁桃炎、扁桃周囲炎の痛みと消炎に用いられます。

成分・分量 柴胡《さいこ》:7、半夏《はんげ》:5、生姜《しょうきょう》:1～1.5(ヒネショウガを使用する場合4)、黄芩《おうごん》:3、大棗《たいそう》:3、人《にん》参《じん》:3、甘草《かんぞう》:2、桔梗《ききょう》:3、石膏《せっこう》:10

小承気湯《しょうじょうきとう》

処方番号	保険適用	エキス製剤	出典
103	外	無	傷寒論

気滞の人の便秘の基本となる処方。腹部が張って膨満する便秘に用います。麻子仁丸《ましにんがん》、潤腸《じゅんちょう》湯《とう》も小承気湯をもとにしながら、補血作用を加えてつくられたものです。

成分・分量 大黄《だいおう》:2～4、枳実《きじつ》:2～4、厚朴《こうぼく》:2～3

備考 麻子仁丸で代用可。

小青竜湯《しょうせいりゅうとう》

処方番号	保険適用	エキス製剤	体質	出典
104	内	有	水毒 陽虚	傷寒論 金匱要略

透明な鼻水、痰の多いアレルギー性鼻炎、花粉症、かぜ、慢性のせき、くしゃみ、鼻水、目のかゆみなどに使われます。寒がりの傾向にある人や、寒冷刺激によって悪化する場合によく処方します。

同じ病名でも効く人、効かない人がはっきり分かれます。

成分・分量 麻黄《まおう》:2～3.5、芍薬《しゃくやく》:2～3.5、乾姜《かんきょう》:2～3.5、甘草《かんぞう》:2～3.5、桂皮《けいひ》:2～3.5、細辛《さいしん》:2～3.5、五味子《ごみし》:1～3、半夏《はんげ》:3～8

小青竜湯加石膏《しょうせいりゅうとうかせっこう》

処方番号	保険適用	エキス製剤	出典
104B	外	有	金匱要略

小青竜湯に石膏を加えた処方です。小青竜湯を使うタイプで、のどの痛み、はれなどの炎症があったり、せきがひどく、熱がこもっている感じや、気持ちが落ち着かずじっとしていられないような気分がみられたりする場合に使われます。

成分・分量 麻黄《まおう》:3、芍薬《しゃくやく》:3、乾姜《かんきょう》:2～3、甘草《かんぞう》:2～3、桂皮《けいひ》:3、細辛《さいしん》:2～3、五味子《ごみし》:2～3、半夏《はんげ》:6～8、石膏《せっこう》:2～5

備考 小青竜湯+桔梗石膏、または石膏末で代用可。

小続命湯《しょうぞくめいとう》

処方番号	保険適用	エキス製剤	出典
133A	外	無	千金要方

顔面神経麻痺、片麻痺、言語障害などの脳血管障害の後遺症の処方です。また通常の関節痛や首、肩、手足、腰の痛みにも応用されます。温めながら、手足、関節の気血の流れを改善します。

感覚障害は軽減しやすいのですが、筋力低下はリハビリと併用で根気よく行うことが必要です。発症後早めに内服をはじめるとよいでしょう。

成分・分量 麻黄《まおう》:2〜4、防已《ぼうい》:2〜3、人参《にんじん》:1〜3、黄芩《おうごん》:2〜3、桂皮《けいひ》:2〜4、甘草《かんぞう》:1〜4、芍薬《しゃくやく》:2〜3、川芎《せんきゅう》:2〜3、杏仁《きょうにん》:3〜3.5、加工ブシ:0.3〜1、防《ぼう》風《ふう》:2〜4、生姜《しょうきょう》:1〜3(ヒネショウガを使用する場合4〜10)

小半夏加茯苓湯《しょうはんげかぶくりょうとう》

処方番号	保険適用	エキス製剤	体質	出典
106	内	有	水毒、気滞	金匱要略

妊娠中のつわりに対し、保険内で使える処方のひとつです。吐き気の基本処方である小半夏《しょうはんげ》湯《とう》（半夏＋生姜）が使われています。胃が冷えている場合には、大半夏湯《だいはんげとう》（乾姜＋人参）の組み合わせを使った乾姜人参半夏丸《かんきょうにんじんはんげがん》を使います。軽症のつわりでは桂枝湯《けいしとう》も用いられます。

成分・分量 半夏《はんげ》:5〜8、ヒネショウガ:5〜8(生姜《しょうきょう》を用いる場合1.5〜3)、茯苓《ぶくりょう》:3〜8

消風散《しょうふうさん》

処方番号	保険適用	エキス製剤	出典
107	内	有	外科正宗

慢性に経過する皮膚症状で消炎とかゆみ止めに加え、皮膚の乾燥をとる作用があります。ジュクジュクとした状態と同時に乾燥した状態が混在し、かゆみをともなう場合に用いる皮膚科の基本的処方です。

夏場や、湿気の強い時期になるとひどくなるときにも処方します。

成分・分量 当帰《とうき》:3、知母《ちも》:1〜2、地黄《じおう》:3、胡麻《ごま》:1〜1.5、石膏《せっこう》:3〜5、蝉退《せんたい》:1〜1.5、防風《ぼうふう》:2、苦《く》参《じん》:1〜1.5、蒼朮《そうじゅつ》:2〜3(白朮《びゃくじゅつ》も可)、荊芥《けいがい》:1〜2、木通《もくつう》:2〜5、甘草《かんぞう》:1〜1.5、牛蒡子《ごぼうし》:2

升麻葛根湯《しょうまかっこんとう》

処方番号	保険適用	エキス製剤	出典
108	内	有	万病回春

はしか、風疹など皮疹をともなう感染症では、皮膚症状の治療は禁忌とされてきました。皮疹をおさえると脳症を発症しやすいとされてきたためです。その際には、皮疹を全部出し切って治す升麻葛根湯が用いられてきました。感染がない場合の皮膚症状に用いることができます。

成分・分量 葛根《かっこん》:5〜6、升麻《しょうま》:1〜3、生姜《しょうきょう》:0.5〜1(ヒネショウガを使用する場合2〜3)、芍薬《しゃくやく》:3、甘草《かんぞう》:1.5〜3

生脈散《しょうみゃくさん》

処方番号	保険適用	エキス製剤	体質	出典
	外	有	気虚 陰虚	内外傷弁惑論

体の水分不足の回復を促す処方です。非常に弱くなった脈が生き返るという意味です。熱中症、ひどいやけどによる脱水、激しい下痢や嘔吐、脱水をともなうショックなどの回復期、また、術後、慢性の疾患などで気、水《すい》が不足している場合に用います。汗を止めて体液を補う働きがあります。

成分・分量 麦門冬《ばくもんどう》:6.0、人参《にんじん》:6.0、五味子《ごみし》:3.0

逍遙散《しょうようさん》

処方番号	保険適用	エキス製剤	体質	出典
109	外	有	気滞 血虚	和剤局方

女性の精神症状と月経の調整に用いられます。その接点である月経前症候群、更年期症候群に向いています。

逍遥散は加味逍遙散《かみしょうようさん》に比べて、ほてり、のぼせに対しての作用は弱くなりますが、山梔子《さんしし》による腸管膜静脈硬化症のリスクがなく、長期投与が可能となっています。

成分・分量 当帰《とうき》:3～4.5、芍薬《しゃくやく》:3～4.5、柴胡《さいこ》:3～4.5、白朮《びゃくじゅつ》:3～4.5(蒼朮《そうじゅつ》でも可)、茯苓《ぶくりょう》:3～4.5、甘草《かんぞう》:1.5～3、生姜《しょうきょう》:0.5～1、薄荷葉《はっかよう》:1～2.1

四苓湯《しれいとう》

処方番号	保険適用	エキス製剤	体質	出典
65B	内	有	水毒	和剤局方

五苓散《ごれいさん》の成分から桂皮《けいひ》を除いた処方です。五苓散成分による体液量の増減を調整する作用は維持しながら、身体の熱感、ほてりが強い場合は、温める作用のある桂皮がふさわしくないために除いてあります。五苓散は、熱帯地域、夏場、熱感が強い場合に向いています。

成分・分量 沢瀉《たくしゃ》:4、茯苓《ぶくりょう》:4、蒼朮《そうじゅつ》:4(白朮《びゃくじゅつ》でも可)、猪苓《ちょれい》:4

辛夷清肺湯《しんいせいはいとう》

処方番号	保険適用	エキス製剤	体質	出典
110	内	有	実熱	外科正宗

慢性鼻炎、副鼻腔炎の処方です。慢性期の濃黄色の鼻汁、鼻づまりにも、前頭部痛もともなうような急に悪化した場合にも用います。抗生剤とも併用可能です。

似た処方に葛根湯加川芎辛夷《かっこんとうかせんきゅうしんい》がありますが、辛夷清肺湯は消炎作用が強くなっています。

成分・分量 辛夷《しんい》:2～3、知母《ちも》:3、百合《ゆり》:3、黄芩《おうごん》:3、山梔子《さんしし》:1.5～3、麦門冬《ばくもんどう》:5～6、石膏《せっこう》:5～6、升《しょう》麻《ま》:1～1.5、枇杷葉《びわよう》:1～3

秦艽羌活湯《じんぎょうきょうかつとう》

処方番号	保険適用	エキス製剤	出典
111	外	有	衆方規矩

かゆみのある痔に用います。冷えに用いる麻黄、細辛が用いられる場合は、炎症は軽度で、化膿もあまりみられませんが、皮膚の再生が遅く、瘻《ろう》（穴）、しこりなど慢性化した状態です。また痔が肛門内に戻りにくくなります。大黄《だいおう》を含まない、便秘のない痔によく処方します。

成分・分量 秦艽《じんぎょう》:3、羌活《きょうかつ》:5、黄耆《おうぎ》:3、防風《ぼうふう》:2、升《しょう》麻《ま》:1.5、甘草《かんぞう》:1.5、麻黄《まおう》:1.5、柴胡《さいこ》:1.5、藁本《こうほん》:0.5、細辛《さいしん》:0.5、紅花《こうか》:0.5

秦艽防風湯《じんぎょうぼうふうとう》

処方番号	保険適用	エキス製剤	体質	出典
112	外	無	瘀血	蘭室秘蔵

排便時に痛みのある痔に用います。秦艽羌活湯、乙字湯《おつじとう》に比べ、炎症が強く、赤み、はれにともない瘀血も生じている場合に用います。

秦艽は竜胆草《りゅうたんそう》と同じリンドウ属の植物で、止痛、消炎作用があります。

成分・分量 秦艽《じんぎょう》:2、沢瀉《たくしゃ》:2、陳皮《ちんぴ》:2、柴胡《さいこ》:2、防《ぼう》風《ふう》:2、当帰《とうき》:3、蒼朮《そうじゅつ》:3、甘草《かんぞう》:1、黄柏《おうばく》:1、升麻《しょうま》:1、大黄《だいおう》:1、桃仁《とうにん》:3、紅花《こうか》:1

参蘇飲《じんそいん》

処方番号	保険適用	エキス製剤	体質	出典
114	内	有	気虚	和剤局方

気虚、胃腸虚弱の人の総合感冒薬です。胃腸の調子をととのえて消化器の症状を改善するとともに、かぜの諸症状をやわらげる働きをします。少し長引いているかぜで、頭痛や発熱、痰《たん》、吐き気、嘔吐などがみられる場合に使われます。

成分・分量 蘇葉《そよう》:1～3、枳実《きじつ》:1～3、桔梗《ききょう》:2～3、陳皮《ちんぴ》:2～3、葛根《かっこん》:2～6、前胡《ぜんこ》:2～6、半夏《はんげ》:3、茯苓《ぶくりょう》:3、人参《にんじん》:1.5～2、大棗《たいそう》:1.5～2、生姜《しょうきょう》:0.5～1(ヒネショウガを使用する場合1.5～3、生姜の代わりに乾姜《かんきょう》でも可)、木香《もっこう》:1～1.5、甘草《かんぞう》:1～2(木香はなくても可)

神秘湯《しんぴとう》

処方番号	保険適用	エキス製剤	体質	出典
115	内	有	気滞	浅田家方

江戸時代末期、日本で作られた処方です。気管支拡張と止咳作用があり、一般的なせき止め以外に、ぜんそくの人でも使用が可能です。精神的なストレスから、せき、ぜんそくの発作が悪化するような場合にも用いられます。

せきチックにも使えますが、柴朴湯《さいぼくとう》がより適します。

成分・分量 麻黄《まおう》:3～5、杏仁《きょうにん》:4、厚朴《こうぼく》:3、陳皮《ちんぴ》:2～3、甘草《かんぞう》:2、柴胡《さいこ》:2～4、蘇葉《そよう》:1.5～3

真武湯《しんぶとう》

処方番号	保険適用	エキス製剤	体質	出典
116	内	有	陽虚 水毒	傷寒論

冷えて特に下半身がむくむときの処方です。消化器も冷えて消化吸収機能が低下し、特に夜間に下痢をすることがあります。

冷えや低気圧で悪化する関節痛、腰痛にも向いています。水毒は動悸、めまいを引き起こします。冬になると冷えてむくみ、元気がなくなる場合にも用います。

成分・分量 茯苓《ぶくりょう》:3〜5、芍薬《しゃくやく》:3〜3.6、白朮《びゃくじゅつ》:2〜3(蒼朮《そうじゅつ》も可)、生姜《しょうきょう》:1(ヒネショウガを使用する場合2〜3.6)、加工ブシ:0.3〜1.5

参苓白朮散《じんりょうびゃくじゅつさん》

処方番号	保険適用	エキス製剤	体質	出典
117	外	有	気虚	和剤局方

気虚、胃腸虚弱の人の慢性下痢の処方です。四君子湯《しくんしとう》との違いは、消化機能をたかめながら下痢を止める山薬・蓮肉、消化機能をたかめながら水分の吸収を助ける扁豆・薏苡仁など、止痢作用がたかくなっているのが特徴です。

啓脾湯《けいひとう》に類似しています。いずれも感染性の下痢には不向きです。

成分・分量 人参《にんじん》:1.5〜3、山薬《さんやく》:1.2〜4、白朮《びゃくじゅつ》:1.5〜4、茯苓《ぶくりょう》:1.5〜4、薏苡仁《よくいにん》:0.8〜8、扁豆《へんず》:1〜4、蓮肉《れんにく》:0.8〜4、桔梗《ききょう》:0.8〜2.5、縮砂《しゅくしゃ》:0.8〜2、甘《かん》草《ぞう》:0.8〜2

清湿化痰湯《せいしつけたんとう》

処方番号	保険適用	エキス製剤	体質	出典
118	外	有	水毒	寿世保元

頸部、体幹、四肢にたまったしつこい水毒（痰飲）による四肢、関節の痛み、しびれの処方です。湿度が高くなると症状は悪化し、水毒がたまった箇所は冷えるために背中が冷えるという傾向があります。

天南星、半夏はのどに突き刺さるような、白芥子（しろがらし）は鼻をつんざくような刺激があり、しつこい水毒を動かし除去します。類似処方に二朮湯《にじゅつとう》があります。

成分・分量 天南星《てんなんしょう》:3、黄芩《おうごん》:3、生姜《しょうきょう》:1(ヒネショウガを使用する場合3)、半夏《はんげ》:3〜4、茯苓《ぶくりょう》:3〜4、蒼朮《そうじゅつ》:3〜4(白朮《びゃくじゅつ》も可)、陳皮《ちんぴ》:2〜3、羌活《きょうかつ》:1.5〜3、白芷《びゃくし》:1.5〜3、白芥子《びゃくがいし》:1.5〜3、甘草《かんぞう》:1〜1.5

清上蠲痛湯《せいじょうけんつうとう》

処方番号	保険適用	エキス製剤	出典
119	外	有	寿世保元

上とは上半身、特に頭部を指しています。清とはすっきりさせるという意味で、慢性頭痛に対する総合的な処方です。

川芎茶調散《せんきゅうちゃちょうさん》と似ていますが、止痛効果がたかめられています。

成分・分量 麦門冬《ばくもんどう》:2.5〜6、黄芩《おうごん》:3〜5、羌活《きょうかつ》:2.5〜3、独活《どっかつ》:2.5〜3、防風《ぼうふう》:2.5〜3、蒼朮《そうじゅつ》:2.5〜3(白朮《びゃくじゅつ》でも可)、当帰《とうき》:2.5〜3、川芎《せんきゅう》:2.5〜3、白《びゃく》芷《し》:2.5〜3、蔓荊子《まんけいし》:1.5〜2、細辛《さいしん》:1、甘草《かんぞう》:1、藁本《こうほん》:1.5、菊花《きくか》:1.5〜2、生姜《しょうきょう》:0.5〜1(ヒネショウガを使用する場合1.5〜2.5)（藁本、菊花、生姜はなくても可)

清上防風湯《せいじょうぼうふうとう》

処方番号	保険適用	エキス製剤	体質	出典
120	内	有	実熱	万病回春

頭部の熱邪を解消する処方です。頭部の熱邪により赤みが強く、化膿傾向のある頭部・顔面の湿疹、にきび、あかはな（酒《しゅ》さ）など皮膚症状に使われます。また、頭痛や熱感のあるときにも応用可能です。

成分・分量 荊芥《けいがい》:1～1.5、黄連《おうれん》:1～1.5、薄荷葉《はっかよう》:1～1.5、枳実《きじつ》:1～1.5、甘草《かんぞう》:1～1.5、山梔子《さんしし》:1.5～3、川芎《せんきゅう》:2～3、黄芩《おうごん》:2～3、連翹《れんぎょう》:2.5～3、白《びゃく》芷《し》:2.5～3、桔梗《ききょう》:2.5～3、防風《ぼうふう》:2.5～3

清暑益気湯《せいしょえっきとう》

処方番号	保険適用	エキス製剤	体質	出典
121	内	有	気虚、陰虚	医学六要

気虚、胃腸虚弱の人の夏バテの処方です。熱中症というよりは、夏の暑さと湿気とに負けて、気虚が助長されることが基本にあります。食欲低下、倦怠感に軽度の脱水、こもったような熱感が生じます。清暑益気湯は気を補い、消化機能を回復し、脱水は生脈散《しょうみゃくさん》を組み合わせて改善します。

成分・分量 人参《にんじん》:3～3.5、白朮《びゃくじゅつ》:3～3.5(蒼朮《そうじゅつ》も可)、麦門冬《ばくもんとう》:3～3.5、当帰《とうき》:3、黄耆《おうぎ》:3、陳皮《ちんぴ》:2～3、五味子《ごみし》:1～2、黄柏《おうばく》:1～2、甘草《かんぞう》:1～2

清心蓮子飲《せいしんれんしいん》

処方番号	保険適用	エキス製剤	体質	出典
122	内	有	気虚	和剤局方

精神不安に泌尿器症状（頻尿、排尿痛、排尿困難、遺精）がある場合の処方です。神経質な人のくり返す膀胱炎に使うのがひとつの使い方です。不眠、多夢、あせりがあってよく眠れず、トイレに何度も行く場合も向いています。腎を補う蓮子は胃にもたれないため、胃腸虚弱の人も内服できます。

成分・分量 蓮肉《れんにく》:4～5、麦門冬《ばくもんどう》:3～4、茯苓《ぶくりょう》:4、人参《にんじん》:3～5、車前子《しゃぜんし》:3、黄芩《おうごん》:3、黄耆《おうぎ》:2～4、地《じ》骨皮《こっぴ》: ～3、甘草《かんぞう》:1.5～2

清熱補気湯《せいねつほきとう》

処方番号	保険適用	エキス製剤	体質	出典
123	外	無	気虚、血虚、陰虚	証治準縄

口内炎、舌炎に対する処方です。陰虚では口の渇き、口腔内乾燥といった乾燥症状があらわれ、炎症を生じやすくなり、気血が不足しているために回復する力がなく、長引きます。清熱とありますが、熱をとる薬は配合されず、四君《しくん》子湯《しとう》が基本となって気を補います。

成分・分量 人参《にんじん》:3、白朮《びゃくじゅつ》:3～4、茯苓《ぶくりょう》:3～4、当《とう》帰《き》:3、芍薬《しゃくやく》:3、升麻《しょうま》:0.5～1、五味子《ごみし》:1、玄参《げんじん》:1～2、麦門冬《ばくもんどう》:3、甘草《かんぞう》:1

清熱補血湯《せいねつほけつとう》

処方番号	保険適用	エキス製剤	体質	出典
124	外	無	血虚 陰虚	証治準縄

口内炎、舌炎に対する処方です。清熱補気湯よりも血虚、陰虚が悪化し、炎症も強い状態です。皮膚、口腔内、舌、目は乾燥し、さらに口内炎、口腔や舌の荒れ、痛み、目の充血や熱感、痛みなどの炎症が生じます。夕方以降悪化する傾向があります。清熱補血湯は、熱をとる知母、黄柏が少量配合されていますが、四物湯《しもつとう》が基本となって血《けつ》を補うのが主となっています。

成分・分量 当帰《とうき》:3、川芎《せんきゅう》:3、芍薬《しゃくやく》:3、地黄《じおう》:3、玄《げん》参《じん》:1.5、知母《ちも》:1.5、五味子《ごみし》:1.5、黄柏《おうばく》:1.5、麦門《ばくもん》冬《どう》:1.5〜3、柴胡《さいこ》:1.5、牡丹皮《ぼたんぴ》:1.5

清肺湯《せいはいとう》

処方番号	保険適用	エキス製剤	出典
125	内	有	万病回春

せきが続き、痰《たん》が多く出て切れにくい場合の処方です。肺の炎症を冷まし、気道の分泌液を増やして、多量の痰を切れやすくしてせきを鎮めます。

慢性閉塞性肺疾患、気管支拡張症など、肺の疾患をもつ人が、かぜをひいたときに悪化しないよう早めに内服する方法もあります。

成分・分量 黄芩《おうごん》:2〜2.5、桔梗《ききょう》:2〜2.5、桑白皮《そうはくひ》:2〜2.5、杏仁《きょうにん》:2〜2.5、山梔子《さんしし》:2〜2.5、天門冬《てんもんどう》:2〜2.5、貝母《ばいも》:2〜2.5、陳皮《ちんぴ》:2〜2.5、大棗《たいそう》:2〜2.5、竹茹《ちくじょ》:2〜2.5、茯苓《ぶくりょう》:3、当帰《とうき》:3、麦門冬《ばくもんどう》:3、五味子《ごみし》:0.5〜1、生姜《しょうきょう》:1、甘草《かんぞう》:1

折衝飲《せっしょういん》

処方番号	保険適用	エキス製剤	体質	出典
126	外	有	気滞 瘀血	産論

瘀血による月経不順、月経痛、不妊、下腹部痛の処方です。保険外ですが、婦人疾患によく使われる処方です。瘀血の生薬として、桂枝茯《けいしぶく》苓丸《りょうがん》の牡丹皮、桃仁はともかく、牛膝、紅花、延胡索も配合され、瘀血を強力に除いて、痛みをやわらげます。

地黄《じおう》がなく、胃腸に負担がないのもこの処方の利点です。

成分・分量 牡丹皮《ぼたんぴ》:3、川芎《せんきゅう》:3、芍薬《しゃくやく》:3、桂皮《けいひ》:3、桃仁《とうにん》:4〜5、当帰《とうき》:4〜5、延胡索《えんごさく》:2〜2.5、牛膝《ごしつ》:2〜2.5、紅花《こうか》:1〜1.5

洗肝明目湯《せんかんめいもくとう》

処方番号	保険適用	エキス製剤	体質	出典
127	外	有	血虚	万病回春

血虚による目の乾燥、目の充血、目の痛みに用います。清熱補血湯と同様に血《けつ》を補い、消炎する処方ですが、洗肝明目湯は菊花、薄荷、蒺梨子、決明子、蔓荊子など目に働く生薬が多く配合されています。

五臓の肝は目を担当しているために、肝が処方名に入っています。

成分・分量 当帰《とうき》:1.5、川芎《せんきゅう》:1.5、芍薬《しゃくやく》:1.5、地黄《じおう》:1.5、黄芩《おうごん》:1.5、山梔子《さんしし》:1.5、連翹《れんぎょう》:1.5、防風《ぼうふう》:1.5、決明子《けつめいし》:1.5、黄連《おうれん》:1〜1.5、荊芥《けいがい》:1〜1.5、薄荷《はっか》:1〜1.5、羌活《きょうかつ》:1〜1.5、蔓荊子《まんけいし》:1〜1.5、菊《きく》花《か》:1〜1.5、桔梗《ききょう》:1〜1.5、蒺梨子《しつりし》:1〜1.5、甘草《かんぞう》:1〜1.5、石膏《せっこう》:1.5〜3

川芎茶調散《せんきゅうちゃちょうさん》

処方番号	保険適用	エキス製剤	出典
128	内	有	和剤局方

各種の頭痛に使われる総合頭痛薬です。寒冷刺激で悪化する頭痛に用います。前・側・後頭・頭頂部のそれぞれの痛みをとる生薬構成が入っています。もともと生薬を粉砕して飲む処方を煎じてエキスにしているため、香りの有効成分が減弱します。

清上蠲痛湯《せいじょうけんつうとう》よりも止痛作用は弱くなっています。緑茶と一緒に飲むとよりよいでしょう。

成分・分量 白芷《びゃくし》:2、羌活《きょうかつ》:2、荊芥《けいがい》:2、防風《ぼうふう》:2、薄荷葉《はっかよう》:2、甘草《かんぞう》:1.5、細茶《さいちゃ》:1.5、川芎《せんきゅう》:3、香附子《こうぶし》:3～4

千金鶏鳴散《せんきんけいめいさん》

処方番号	保険適用	エキス製剤	体質	出典
129	外	無	瘀血	丹渓心方

打撲のはれと痛みなどに用います。打撲すると内出血し、患部ははれて、熱をもち、痛みを生じます。内出血は瘀血となります。この処方の3つの生薬はいずれも瘀血をとり除く力があります。大黄は下剤でもありますが、消炎作用をもっています。

成分・分量 大黄《だいおう》:1～2、当帰《とうき》:4～5、桃仁《とうにん》:4～5

備考 体力にかかわらず使用できる。

千金内托散《せんきんないたくさん》

処方番号	保険適用	エキス製剤	体質	出典
130	外	有	実熱・気虚・血虚	千金要方

気虚があって、なかなか治らない局所の慢性の化膿性炎症（潰瘍《かいよう》、瘻孔《ろうこう》、中耳炎、痔核、床ずれなど）に用います。消炎しながら、気を補うことで、膿《うみ》を出し、皮膚を再生する力を回復します。

成分・分量 黄耆《おうぎ》:2、当帰《とうき》:3～4、人参《にんじん》:2～3、川《せん》芎《きゅう》:2、防風《ぼうふう》:2、桔梗《ききょう》:2、白芷《びゃくし》:1～2、厚朴《こうぼく》:2、甘《かん》草《ぞう》:1～2、桂皮《けいひ》:2～4(金銀花《きんぎんか》:2を加えても可)

喘四君子湯《ぜんしくんしとう》

処方番号	保険適用	エキス製剤	体質	出典
131	外	無	気虚	小児薬証直訣

気虚の人のせき止め処方です。気を補って消化機能をたかめる四君子湯に、胸部の気を巡らせ、せきを止める作用があります。長引く慢性のせきで、痰の少ないものに適します。

参蘇飲《じんそいん》に似ますが、胸部をすっきりさせる力は喘四君子湯のほうがすぐれています。もともと小児用に作られた、飲みやすい処方です。

成分・分量 人参《にんじん》:2～3、白朮《びゃくじゅつ》:2～4、茯苓《ぶくりょう》:2～4、陳皮《ちんぴ》:2、厚朴《こうぼく》:2、縮砂《しゅくしゃ》:1～2、紫蘇子《しそし》:2、沈香《じんこう》:1～1.5、桑白皮《そうはくひ》:1.5～2、当帰《とうき》:2～4、木香《もっこう》:1～1.5、甘草《かんぞう》:1～3、生姜《しょうきょう》:1、大棗《たいそう》:2(生姜、大棗はなくても可)

銭氏白朮散《せんしびゃくじゅつさん》

処方番号	保険適用	エキス製剤	体質	出典
132	外	無	気虚	小児薬証直訣

気虚、胃腸虚弱の人の慢性の嘔吐下痢の処方です。感冒時の嘔吐、下痢にも使われます。四君子湯を基本に吐き気を止める藿香、下痢を止める葛根を配合しています。藿香、木香は香がよく、脾を目覚めさせて、消化機能をたかめます。

もともと小児用に作られた、飲みやすい処方です。

成分・分量 白朮《びゃくじゅつ》:4、茯苓《ぶくりょう》:4、葛根《かっこん》:4、人参《にんじん》:3、藿《かっ》香《こう》:1、木香《もっこう》:1、甘草《かんぞう》:1

続命湯《ぞくめいとう》

処方番号	保険適用	エキス製剤	出典
133	外	有	金匱要略

小続命湯《しょうぞくめいとう》と同様、顔面神経麻痺、片麻痺、言語障害などの脳血管障害の後遺症の処方です。また通常の関節痛や首、肩、手足、腰の痛みにも応用されます。小続命湯では冷えがありましたが、続命湯では水毒と、背景に気虚、血虚があるのが違いです。感覚障害は軽減しやすいですが、筋力低下はリハビリと併用で根気よく行うことが必要です。発症後早めに内服をはじめるとよいでしょう。

成分・分量 麻黄《まおう》:3、桂皮《けいひ》:3、当帰《とうき》:3、人参《にんじん》:3、石《せっ》膏《こう》:3〜6、乾姜《かんきょう》:2〜3、甘草《かんぞう》:2〜3、川芎《せんきゅう》:1.5〜3、杏仁《きょうにん》:2.5〜4

疎経活血湯《そけいかっけつとう》

処方番号	保険適用	エキス製剤	体質	出典
134	内	有	血虚 瘀血 水毒	万病回春

血虚、瘀血がある人の四肢、腰、関節などのしびれ、痛みなどに用います。血《けつ》の巡りをよくし、余分な水分を除いて、痛みをやわらげます。特に下半身の腰、下肢の痛みの改善に効果を発揮します。痛みを感じた場合に早めに内服すると効果が得やすいでしょう。

成分・分量 当帰《とうき》:2〜3.5、地黄《じおう》:2〜3、川芎《せんきゅう》:2〜2.5、蒼朮《そうじゅつ》:2〜3(白朮《びゃくじゅつ》でも可)、茯苓《ぶくりょう》:1〜2、桃《とう》仁《にん》:2〜3、芍薬《しゃくやく》:2.5〜4.5、牛膝《ごしつ》:1.5〜3、威霊《いれい》仙《せん》:1.5〜3、防已《ぼうい》:1.5〜2.5、羌活《きょうかつ》:1.5〜2.5、防《ぼう》風《ふう》:1.5〜2.5、竜胆《りゅうたん》:1.5〜2.5、生姜《しょうきょう》:0.5、陳皮《ちんぴ》:1.5〜3、白芷《びゃくし》:1〜2.5、甘草《かんぞう》:1

蘇子降気湯《そしこうきとう》

処方番号	保険適用	エキス製剤	体質	出典
135	外	有	陽虚	和剤局方

腎の陽虚に配慮された痰と咳の処方。加齢により腎が衰えて、身体が冷え、せき込んで苦しく、腰までひびいてぐったりする場合に用います。胸はつかえて薄い痰がみられます。八味地《はちみじ》黄丸《おうがん》などを併用して、腎の陽虚を補うことも必要です。

成分・分量 紫蘇子《しそし》:3〜5(蘇葉《そよう》でも可)、半夏《はんげ》:3〜5、陳皮《ちんぴ》:2〜3、前胡《ぜんこ》:2〜3、桂皮《けいひ》:2〜3、当帰《とうき》:2.5〜3、厚朴《こうぼく》:2〜3、大棗《たいそう》:1〜2、生姜《しょうきょう》:0.5〜1または乾姜《かんきょう》:0.5〜1、甘草《かんぞう》:1〜2

大黄甘草湯《だいおうかんぞうとう》

処方番号	保険適用	エキス製剤	出典
136	内	有	金匱要略

大黄と甘草のふたつの生薬でできています。下剤を使うとおなかの痛くなる人がいます。その際には甘草を加えておくと痛みが軽減できるとされています。そのため、排泄作用のある大黄に甘草を加えています。

構成生薬が少ないために、ほかの漢方薬との併用もしやすくなっています。

成分・分量 大黄《だいおう》:4～10、甘草《かんぞう》:1～5

備考 体力にかかわらず使用できる。

大黄附子湯《だいおうぶしとう》

処方番号	保険適用	エキス製剤	出典
137	外	無	金匱要略

下剤の使用は一般的に身体を冷やすとされています。この処方は陽虚の人にも使えるように、排泄作用の大黄に加えて腹部を温める作用の強い附子、細辛を配合しています。冷えて、腸の動きが停滞し、腹痛、便秘が出る場合に使用します。

大建中湯《だいけんちゅうとう》も同様の病態に用いますが、大黄を含まず、便秘の解消とならない場合があります。

成分・分量 大黄《だいおう》:1～3、加工ブシ:0.2～1.5、細《さい》辛《しん》:2～3

大黄牡丹皮湯《だいおうぼたんぴとう》

処方番号	保険適用	エキス製剤	体質	出典
138	内	有	瘀血 水毒 実熱	金匱要略

虫垂炎とされる病態に用いられてきました。虫垂炎は腸癰《ちょうよう》と呼ばれ、瘀血としつこく固まった水毒（痰飲）が交じり合って炎症を起こしています。下腹部痛を生じる月経痛、大腸憩室《けいしつ》炎、痔などにも応用可能です。下腹部の血水《けっすい》の巡りを改善し、消炎鎮痛する処方です。類似処方で大黄を含まないものに、腸癰湯《ちょうようとう》があります。

成分・分量 大黄《だいおう》:1～5、牡丹皮《ぼたんぴ》:1～4、桃仁《とうにん》:2～4、芒硝《ぼうしょう》:3.6～4、冬瓜子《とうがし》:2～6

大建中湯《だいけんちゅうとう》

処方番号	保険適用	エキス製剤	体質	出典
139	内	有	陽虚 気虚	金匱要略

おなかが冷えて痛む人の、下腹部痛、腹部膨満感などに用います。腸管を温めて胃腸の働きを活発にし、冷たいものの摂取や気温低下からくる腹部の痛みや張りを改善します。

麻酔下の開腹手術では、おなかの中が冷え切ってしまうため術後に腸閉塞予防を目的として使われています。冷えて下痢になる場合は人参《にんじん》湯《とう》です。

成分・分量 山椒《さんしょう》:1～2、人参《にんじん》:2～3、乾姜《かんきょう》:3～5、膠飴《こうい》:20～64

大柴胡湯《だいさいことう》

処方番号	保険適用	エキス製剤	体質	出典
140	内	有	気滞 実熱	傷寒論 金匱要略

胸腹部の気の巡りをよくし、体にこもった熱を除きます。小柴胡湯《しょうさいことう》に比べ、大柴胡湯は気滞を取る力が強くなっています。守備範囲は胸や肋骨《ろっこつ》のあたりから腹部までおよび、胃炎、胆石症、胆嚢《たんのう》炎などの消炎や精神症状の鎮静としてイライラ、不眠などにも使われます。気滞により脇腹からみぞおちあたりにかけて苦しいという症状がみられます。

成分・分量 柴胡《さいこ》:6~8、半夏《はんげ》:2.5~8、生姜《しょうきょう》:1~2(ヒネショウガを使用する場合4~5)、黄芩《おうごん》:3、芍《しゃく》薬《やく》:3、大棗《たいそう》:3~4、枳実《きじつ》:2~3、大黄《だいおう》:1~2

大柴胡湯去大黄《だいさいことうきょだいおう》

処方番号	保険適用	エキス製剤	体質	出典
140A	内	有	気滞 実熱	傷寒論

大柴胡湯から大黄を除いた方剤です。大柴胡湯と使用目的は同じですが、便秘傾向のない人、大柴胡湯内服では軟便になってしまう場合に用います。大柴胡湯と大柴胡湯去大黄の両者を調節しながら用いることも可能です。大黄は便秘薬というより気滞の解除、鎮静目的で使われているため、大柴胡湯よりも効果は劣ります。

成分・分量 柴胡《さいこ》:6~8、半夏《はんげ》:3~8、生姜《しょうきょう》:1~2(ヒネショウガを使用する場合4~5)、黄芩《おうごん》:3~6、芍薬《しゃくやく》:3、大棗《たいそう》:3、枳実《きじつ》:2~3

大承気湯《だいじょうきとう》

処方番号	保険適用	エキス製剤	出典
133	内	有	傷寒論 金匱要略

気滞便秘の小承気湯《しょうじょうきとう》より排泄作用の強い総合便秘薬です。大黄は排泄、厚朴はつかえ、厚朴と枳実は張り、芒硝は便をやわらかくして排便します。

もともとは感染症の中期に高熱と強い熱感が生じ、意識障害があらわれたときに、体の熱邪を便から排出するための処方です。暑がりでイライラしがちな人への鎮静としても、食当たりなどで早く毒を出したいときにも使われます。

成分・分量 厚朴《こうぼく》:5.0、大黄《だいおう》:2.0、枳実《きじつ》:3.0、芒硝《ぼうしょう》:1.3

大半夏湯《だいはんげとう》

処方番号	保険適用	エキス製剤	出典
141	外	無	金匱要略

吐き気、嘔吐に用いる、半夏、人参の基本的な組み合わせです。朝に食べても胃が弱っているため吐いてしまうものに使用します。半夏の止嘔作用に加え、人参で消化機能をたかめ、甘い蜂蜜で胃の受け皿を安定させます。

妊娠中のつわりの処方の乾姜人参半夏丸《かんきょうにんじんはんげがん》は大半夏湯と小半夏湯《しょうはんげとう》を合わせてつくられています。

成分・分量 半夏《はんげ》:7、人参《にんじん》:3、ハチミツ:20

大防風湯《だいぼうふうとう》

処方番号	保険適用	エキス製剤	体質	出典
142	内	有	気虚 血虚 陰虚	和剤局方

気血が不足した人の慢性の四肢、関節のはれや痛み、しびれなどに用います。加齢による筋肉量の減少、曲げ伸ばしが困難になったようなこわばりが背景にあります。十全大補湯《じゅうぜんたいほとう》を基本として作られています。杜仲、牛膝は腎が衰えた下肢の症状にはとても大切な生薬です。

成分・分量 地黄《じおう》:2.5〜3.5、芍薬《しゃくやく》:2.5〜3.5、甘草《かんぞう》:1.2〜1.5、防風《ぼうふう》:2.5〜3.5、白朮《びゃくじゅつ》:2.5〜4.5(蒼朮《そうじゅつ》でも可)、加工ブシ:0.5〜2、杜仲《とちゅう》:2.5〜3.5、羌活《きょうかつ》:1.2〜1.5、川芎《せんきゅう》:2〜3、当帰《とうき》:2.5〜3.5、牛膝《ごしつ》:1.2〜1.5、生姜《しょうきょう》:0.5〜1(乾姜《かんきょう》1でも可、ヒネショウガを使用する場合1.2〜1.5)、黄耆《おうぎ》:2.5〜3.5、人参《にんじん》:1.2〜1.5、大棗《たいそう》:1.2〜2

沢瀉湯《たくしゃくとう》

処方番号	保険適用	エキス製剤	体質	出典
143	外	有	水毒	金匱要略

めまいの処方です。みぞおちに水毒があり、めまい、頭が重く感じるときに用います。水《すい》の停滞が上半身に影響するとめまいが起こるとされてきました。沢瀉：白朮が５：２と、水毒を処理する沢瀉が多くなっています。五苓散《ごれいさん》も沢瀉、白朮を用いていますが、生薬数は少ないほうがより効果が高いとされています。

成分・分量 沢瀉《たくしゃ》:5〜6、白朮《びゃくじゅつ》:2〜3

備考 体力にかかわらず使用できる。

竹茹温胆湯《ちくじょうんたんとう》

処方番号	保険適用	エキス製剤	体質	出典
9B	内	有	水毒	万病回春

感染症の回復期に至っても微熱が続き、長引くすっきりしないせき、また気分もさっぱりせず、安眠ができないといった症状に用います。呼吸器症状と精神症状ともに改善することができます。

温胆湯《うんたんとう》よりも冷えた胆を温めて、精神を安定させる働きが強化されています。感染症の回復期以外に、回復後の精神的な不調にも用いられます。

成分・分量 柴胡《さいこ》:3〜6、竹茹《ちくじょ》:3、茯苓《ぶくりょう》:3、麦門冬《ばくもんどう》:3〜4、陳皮《ちんぴ》:2〜3、枳実《きじつ》:1〜3、黄連《おうれん》:1〜4.5、甘草《かんぞう》:1、半夏《はんげ》:3〜5、香附子《こうぶし》:2〜2.5、生姜《しょうきょう》:1、桔梗《ききょう》:2〜3、人参《にんじん》:1〜2

竹葉石膏湯《ちくようせっこうとう》

処方番号	保険適用	エキス製剤	出典
165A	外	有	傷寒論

気虚、陰虚傾向があって、感染症が長引き痰《たん》の出ないせきが出る場合の処方です。麦門冬湯《ばくもんどうとう》よりも熱感、炎症が強い場合に適します。

竹葉、竹茹とも竹の生薬ですが、胸をすっきりさせる働きがあり、呼吸器系の消炎作用とともに精神症状の鎮静効果もあります。

成分・分量 竹葉《ちくよう》:1.2〜2、石膏《せっこう》:4.8〜16、半夏《はんげ》:1.6〜8、麦門冬《ばくもんどう》:3.4〜12、人参《にんじん》:0.8〜3、甘草《かんぞう》:0.6〜2、粳米《こうべい》:2〜8.5

治打撲一方《ぢだぼくいっぽう》

処方番号	保険適用	エキス製剤	体質	出典
145	内	有	瘀血	香川修庵経験方

血《けつ》の巡りをよくして、打撲、ねんざした患部のはれや痛みをやわらげる処方です。急性期の鎮痛作用は弱いのですが、内出血をきれいに除去する効果があり、傷口をきれいにすること、痛みの再燃を防止する働きがあります。

成分・分量 川芎《せんきゅう》:3、樸樕《ぼくそく》(または桜皮《おうひ》):3、川骨《せんこつ》:3、桂皮《けいひ》:3、甘草《かんぞう》:1.5、丁子《ちょうじ》:1～1.5、大黄《だいおう》:1～1.5

治頭瘡一方《ぢづそういっぽう》

処方番号	保険適用	エキス製剤	体質	出典
144	内	有	瘀血	本朝経験方

頭瘡《ずそう》とは頭部湿疹の意味です。顔面、頭部のかゆみ、分泌物の多い脂漏性湿疹、ニキビにも応用できます。慢性に経過する場合は患部の血行も悪くなっていますので、瘀血の生薬も配合されています。瘀血を処理しておいたほうがきれいに治るとされています。大黄が入っているために軟便になることがあります。

成分・分量 連翹《れんぎょう》:3～4、蒼朮《そうじゅつ》:3～4、川芎《せんきゅう》:3、防《ぼう》風《ふう》:2～3、忍冬《にんどう》:2～3、荊芥《けいがい》:1～4、甘草《かんぞう》:0.5～1.5、紅花《こうか》:0.5～2、大黄《だいおう》:0.5～2

治頭瘡一方去大黄《ちづそういっぽうきょだいおう》

処方番号	保険適用	エキス製剤	体質	出典
144A	外	無	瘀血	香川修庵経験方

名前の通り、頭部の湿疹の処方である治頭瘡一方の成分から大黄《だいおう》を除いた処方です。治頭瘡一方では軟便となってしまうものに使用します。大黄には消炎し、瘀血をとり去る働きがあるため、治頭瘡一方よりも効果は減弱します。

成分・分量 連翹《れんぎょう》:3、蒼朮《そうじゅつ》:3、川芎《せんきゅう》:3、防風《ぼうふう》:2、忍《にん》冬《どう》:2、荊芥《けいがい》:1、甘草《かんぞう》:1、紅花《こうか》:1

知柏地黄丸《ちばくじおうがん》

処方番号	保険適用	エキス製剤	体質	出典
166C	外	有	陰虚	医宗全鑑

腎の陰虚（加齢による生殖、泌尿器機能の低下で口が渇く、ほてりなど熱感、乾燥感のある場合）の基本処方の六味丸《ろくみがん》に、知母、黄柏を加えた処方。顔や四肢のほてりをとる力にすぐれています。

同じく六味丸から作られた杞菊地黄丸《こぎくじおうがん》は加齢によるかすみ目、疲れ目、視力低下に適しています。せき止めの滋陰降火湯《じいんこうかとう》も類似処方です。地黄による胃もたれに注意が必要です。

成分・分量 地黄《じおう》:8、山茱萸《さんしゅゆ》:4、山薬《さんやく》:4、沢瀉《たくしゃ》:3、茯苓《ぶくりょう》:3、牡丹皮《ぼたんぴ》:3、知母《ちも》:3、黄柏《おうばく》:3

中建中湯《ちゅうけんちゅうとう》

処方番号	保険適用	エキス製剤	体質
139A	外	無	気虚 陽虚

小建中湯《しょうけんちゅうとう》と大建中湯《だいけんちゅうとう》を合わせた処方です。小建中湯と大建中湯のどちらにも膠飴（水飴）は入っていますが、小建中湯は桂枝湯《けいしとう》、大建中湯は人参湯《にんじんとう》に近い生薬構成です。

小建中湯と大建中湯ともおなかを温め、胃腸の緊張をとり、動きをよくすることで、おなかの張り、痛みをとる働きがあり、相乗効果として用います。

成分・分量 桂皮《けいひ》:4、芍薬《しゃくやく》:6、甘草《かんぞう》:2、大棗《たいそう》:4、山《さん》椒《しょう》:2、乾姜《かんきょう》:1、人参《にんじん》:3、(膠飴《こうい》2を加えることもある)

調胃承気湯《ちょういじょうきとう》

処方番号	保険適用	エキス製剤	出典
147	内	有	傷寒論

大黄甘草湯《だいおうかんぞうとう》に芒硝を加えた方剤です。腸管を刺激する大黄と、便をやわらかくする芒硝、ふたつの作用で便通をよくします。下剤により腹痛を軽減するために甘草が配合されています。小承気湯《しょうじょうきとう》、大承気湯《だいじょうきとう》よりおなかの張りやつかえが少なく、軽度の便秘に用います。

成分・分量 大黄《だいおう》:2～6.4、芒硝《ぼうしょう》:1～6.5、甘草《かんぞう》:1～3.2

丁香柿蔕湯《ちょうこうしていとう》

処方番号	保険適用	エキス製剤	出典
148	外	無	証治飲脈

胃腸の冷えから起こるしゃっくりの処方です。柿蔕湯《していとう》よりも胃を温め、すっきりさせる作用が強くなっています。

お香に使う東南アジア原産の沈香、美肌の化粧品にも用いられるアラビア半島原産の乳香（フランキンセンス）といった香りのぜいたくな生薬構成となっています。

成分・分量 柿蔕:3、桂皮《けいひ》:3、半夏《はんげ》:3、陳皮《ちんぴ》:3、丁《ちょう》子《じ》:1、良姜《りょうきょう》:1、木香《もっこう》:1、沈香《じんこう》:1、茴香《ういきょう》:1、藿香《かっこう》:1、厚朴《こうぼく》:1、縮砂《しゅくしゃ》:1、甘草《かんぞう》:1、乳香《にゅうこう》:1

釣藤散《ちょうとうさん》

処方番号	保険適用	エキス製剤	体質	出典
149	内	有	水毒	本事方

のぼせなどの頭部の熱感を冷まし、慢性的な頭痛、めまいを改善します。菊花を含み目の充血にもよい処方です。気を補い、胃腸を元気にする働きもあります。朝の頭痛によいとされています。

半夏白朮天麻湯《はんげびゃくじゅつてんまとう》と生薬構成は似ていますが、釣藤散では熱感や炎症に対しての消炎作用があるのが特徴です。

成分・分量 釣藤鈎《ちょうとうこう》:3、橘皮《きっぴ》:3(陳皮《ちんぴ》でも可)、半《はん》夏《げ》:3、麦門冬《ばくもんどう》:3、茯苓《ぶくりょう》:3、人参《にんじん》:2～3、防風《ぼうふう》:2～3、菊花《きくか》:2～3、甘草《かんぞう》:1、生姜《しょうきょう》:1、石膏《せっこう》:5～7

腸癰湯《ちょうようとう》

処方番号	保険適用	エキス製剤	体質	出典
	内	有	瘀血 水毒	千金要方

大黄牡丹皮湯《だいおうぼたんぴとう》と同様、虫垂炎の処方の元祖です。腸癰とは腸の化膿性炎症を指しています。右下腹部の急性、慢性の痛み、また月経痛などに用います。消炎し、膿《うみ》の排出を促し、血《けつ》の巡りをよくして痛みをやわらげます。

大黄牡丹皮湯と生薬構成はほぼ同じですが、大黄《だいおう》が入っていないために、便秘のない人には腸癰湯が適します。

成分・分量 薏苡仁《よくいにん》:9.0、冬瓜子《とうがし》:6.0、桃仁《とうにん》:5.0、牡丹皮《ぼたんぴ》:4.0

猪苓湯《ちょれいとう》

処方番号	保険適用	エキス製剤	体質	出典
150	内	有	水毒	傷寒論 金匱要略

膀胱炎の処方。排尿困難、排尿痛、残尿感、頻尿など急性から慢性の膀胱炎に用います。炎症症状が安定すれば五苓散《ごれいさん》や清心蓮子飲《せいしんれんしいん》に変更し、予防的に用いることも可能です。

五苓散から桂皮《けいひ》を除き滑石を加えた方剤で、膀胱炎により適した処方になっています。五淋《ごりん》散《さん》は膀胱炎のより強い症状に適しています。

成分・分量 猪苓《ちょれい》:3〜5、茯苓《ぶくりょう》:3〜5、滑石《かっせき》:3〜5、沢瀉《たくしゃ》:3〜5、阿膠《あきょう》:3〜5

猪苓湯合四物湯《ちょれいとうごうしもつとう》

処方番号	保険適用	エキス製剤	体質	出典
150A	内	有	水毒 血虚	本朝経験方

猪苓湯に血《けつ》を補う四物湯《しもつとう》を合わせた処方。膀胱炎を含む尿路感染症では多少なりとも血尿が混じります。四物湯は止血効果と失われた血を補う意味とがあります。また、くり返す背景に腎の陰虚があれば、地黄が入っている利点があります。実際の止血効果を狙う場合は芎帰膠艾《きゅうききょうがい》湯《とう》のほうがよいともされています。

成分・分量 当帰《とうき》:3、芍薬《しゃくやく》:3、川芎《せんきゅう》:3、地黄《じおう》:3、猪《ちょ》苓《れい》:3、茯苓《ぶくりょう》:3、滑石《かっせき》:3、沢瀉《たくしゃ》:3、阿膠《あきょう》:3

通導散《つうどうさん》

処方番号	保険適用	エキス製剤	体質	出典
151	内	有	瘀血	万病回春

もともとは鞭打ちの刑の救済薬です。体のあらゆる場所に出血性の外傷を負うと、たくさんの瘀血が形成されます。その瘀血を腸管から排泄するための処方です。

瘀血による月経不順、月経痛、更年期症候群、腰痛、打撲、皮膚の化膿性疾患などに用います。また瘀血の体質改善にも使えます。小承気湯に蘇木、紅花といった赤色色素の瘀血の生薬を配合しています。

成分・分量 当帰《とうき》:3、大黄《だいおう》:3、芒硝《ぼうしょう》:3〜4、枳実《きじつ》:(枳殻《きこく》でも可)2〜3、厚朴《こうぼく》:2、陳皮《ちんぴ》:2、木通《もくつう》:2、紅花《こうか》:2〜3、蘇木《そぼく》:2、甘草《かんぞう》:2〜3

定悸飲《ていきいん》

処方番号	保険適用	エキス製剤	体質	出典
208A	外	有	陽虚 水毒	観聚方要補

動悸を安定させるという処方名。苓桂朮甘湯《りょうけいじゅつかんとう》に上った気を降ろす牡蛎、呉茱萸、李根皮を加えています。水《すい》気が上逆して起こる動悸、めまい、ふらつき、のぼせなどの神経症に用います。ストレスを起因とする、突発的な症状に使われます。

李根皮はスモモの根皮で清熱作用があり、ほてりなど熱感がある場合にも向いています。

成分・分量 李根皮《りこんぴ》:2、甘草《かんぞう》:1.5～2、茯苓《ぶくりょう》:4～6、牡蛎《ぼれい》:3、桂皮《けいひ》:3、白朮《びゃくじゅつ》:2～3(蒼朮《そうじゅつ》でも可)、呉茱《ごしゅ》萸《ゆ》:1.5～2

桃核承気湯《とうかくじょうきとう》

処方番号	保険適用	エキス製剤	体質	出典
152	内	有	瘀血	傷寒論

桂枝茯苓丸《けいしぶくりょうがん》とともに瘀血の基本処方。調胃承《ちょういじょう》気湯《きとう》に瘀血を治療する桃仁を加えています。婦人科疾患は瘀血と関連が深く、月経不順、月経痛、痔、打撲症などに用います。月経時や産後など瘀血が悪化する時期にあたるイライラ、不安など精神症状にも使用します。

成分・分量 桃仁《とうにん》:5、桂皮《けいひ》:4、大黄《だいおう》:3、芒硝《ぼうしょう》:2、甘《かん》草《ぞう》:1.5

当帰飲子《とうきいんし》

処方番号	保険適用	エキス製剤	体質	出典
92D	内	有	血虚	済生方

補血の四物湯《しもつとう》をベースにした乾燥肌の処方。血虚による皮膚のカサカサとかゆみ、また分泌物の少ない慢性化した皮疹に適し、皮膚をうるおわせながら皮膚のかゆみをおさえます。高齢者の皮膚掻痒《そうよう》症などによく応用されます。

成分・分量 当帰《とうき》:5、芍薬《しゃくやく》:3、川芎《せんきゅう》:3、蒺梨子《しつりし》:3、防風《ぼうふう》:3、地黄《じおう》:4、荊芥《けいがい》:1.5、黄耆《おうぎ》:1.5、何首烏《かしゅう》:2、甘草《かんぞう》:1

当帰建中湯《とうきけんちゅうとう》

処方番号	保険適用	エキス製剤	体質	出典
101C	内	有	血虚 気虚	金匱要略

血《けつ》を補う当帰の加わった小建中湯《しょうけんちゅうとう》です。非常に胃腸虚弱の場合、当帰も胃にもたれる場合があります。小建中湯に当帰を配合して、消化機能を高めながら、血を少しずつ補う処方です。血虚による冷え性、月経痛、月経不順、腹痛、病後・術後の体力低下などに用います。

成分・分量 当帰《とうき》:4、桂皮《けいひ》:3～4、生姜《しょうきょう》:1～1.5(ヒネショウガを使用する場合4)、大棗《たいそう》:3～4、芍薬《しゃくやく》:5～7.5、甘草《かんぞう》:2～2.5、膠飴《こうい》:20(膠飴はなくても可)

当帰散《とうきさん》

処方番号	保険適用	エキス製剤	出典
153	外	有	金匱要略

妊娠中の切迫早産またはその予防、分娩後の発熱に用いられます。切迫早産に用いられる漢方薬にはほかに当帰芍薬散、芎帰膠艾湯《きゅうききょうがいとう》があり、いずれも当帰と芍薬を含みます。当帰散の中の黄芩、白朮は胎盤を安定させる作用があることが特徴です。不妊症、妊娠中のせきで麦門冬湯《ばくもんどうとう》が効かないときに用いられます。

成分・分量 当帰《とうき》:2～3、芍薬《しゃくやく》:2～3、川芎《せんきゅう》:2～3、黄芩《おうごん》:2～3、白朮《びゃくじゅつ》:1～1.5(蒼朮《そうじゅつ》でも可)

当帰四逆加呉茱萸生姜湯《とうきしぎゃくかごしゅゆしょうきょうとう》

処方番号	保険適用	エキス製剤	体質	出典
154A	内	有	血虚	傷寒論

血虚による手足の冷えの処方で、当帰四逆湯《とうきしぎゃくとう》に呉茱萸と生姜を加えて、温める作用を強めています。当帰四逆湯に呉茱萸湯《ごしゅゆとう》を配合しているために吐き気、頭痛にも適します。

血虚は寒冷刺激に弱く、体の奥まで冷えやすくなります。そこで血を補いながら四肢末端をも温め、しもやけ、レイノー症状（冷感や皮膚の変色）などに用いられます。

成分・分量 当帰《とうき》:3～4、桂皮《けいひ》:3～4、芍薬《しゃくやく》:3～4、木通《もくつう》:1.5～3、細辛《さいしん》:2～3、甘草《かんぞう》:1.5～2、大棗《たいそう》:4～6.5、呉茱萸《ごしゅゆ》:1～6、生姜《しょうきょう》:0.5～2(ヒネショウガを使用する場合4～8)

当帰四逆湯《とうきしぎゃくとう》

処方番号	保険適用	エキス製剤	体質	出典
154	外	無	血虚	傷寒論

血虚による手足の先から下肢、下腹部の冷えと痛みの処方です。しもやけ、下腹部痛、腰痛、下痢、月経痛などに用います。

血虚は寒冷刺激に対する影響が大きく、冷えが浸透します。手足の先は血虚による冷えをもっとも受けやすい部位です。血を補いながら、手足の末端まで温かさを届ける処方です。

成分・分量 当帰《とうき》:1.8～4、桂皮《けいひ》:1.8～4、芍薬《しゃくやく》:1.8～4、木通《もくつう》:2～3、大棗《たいそう》:1.8～6.5、細辛《さいしん》:1.8～3、甘草《かんぞう》:1.2～2.5

当帰芍薬散《とうきしゃくやくさん》

処方番号	保険適用	エキス製剤	体質	出典
155	内	有	血虚 水毒	金匱要略

血虚と水毒を兼ねた処方です。望診では色が白く、ぽっちゃりとむくみがちとされています。血虚で水毒があると体はさらに冷えやすくなります。もともとは切迫早産防止の処方であり、今でも妊娠中のおなかの張りの防止に使われています。望診と冷えの自覚のある月経不順、月経痛、不妊症、流産後、産後の体調不良に用います。

成分・分量 当帰《とうき》:3～3.9、川芎《せんきゅう》:3、芍薬《しゃくやく》:4～16、茯苓《ぶくりょう》:4～5、白朮《びゃくじゅつ》:4～5(蒼朮《そうじゅつ》でも可)、沢瀉《たくしゃ》:4～12

当帰芍薬散加黄耆釣藤《とうきしゃくやくさんかおうぎちょうとう》

処方番号	保険適用	エキス製剤	体質
155A	外	無	血虚 水毒

七物降火湯《しちもつこうかとう》も四物湯《しもつとう》に黄耆、釣藤鈎を加えた処方。血虚になると気が上りやすくなります。結果として血圧が上昇しやすく、のぼせ、耳鳴りなど頭部の症状が増えます。それをおさえるのが釣藤鈎です。黄耆は気を補いながら、補血作用を強めます。血虚の高血圧で、柴胡《さいこ》や大黄《だいおう》が使えず、地黄《じおう》も胃にさわるものに用います。

成分・分量 当帰《とうき》:3、沢瀉《たくしゃ》:4、川芎《せんきゅう》:3、芍薬《しゃくやく》:4、茯《ぶく》苓《りょう》:4、蒼朮《そうじゅつ》:4(白朮《びゃくじゅつ》でも可)、黄耆《おうぎ》:3、釣藤鈎《ちょうとうこう》:4

当帰芍薬散加人参《とうきしゃくやくさんかにんじん》

処方番号	保険適用	エキス製剤	体質
155B	外	無	血虚 水毒 気虚

当帰芍薬散は補血薬が入っていても比較的胃もたれなく飲めます。それでも当帰芍薬散で胃もたれなどを引き起こす場合には人参を加えます。甘草《かんぞう》は入っていませんが、四君子湯《しくんしとう》を配合した構成となり、気を補い、消化機能を高めることで、胃を守ります。

成分・分量 当帰《とうき》:3.5、当帰《とうき》:3.5、川芎《せんきゅう》:3、芍薬《しゃくやく》:4、茯苓《ぶくりょう》:3.5、白朮《びゃくじゅつ》:3(蒼朮《そうじゅつ》も可)、人参《にんじん》:1〜2

備考 当帰芍薬散＋紅参末《こうじんまつ》で代用可。

当帰芍薬散加附子《とうきしゃくやくさんかぶし》

処方番号	保険適用	エキス製剤	体質	出典
155C	内	有	血虚 水毒 陽虚	本朝経験方

当帰芍薬散を使う症状で、より冷え、痛みが強い場合に用います。当帰芍薬散は冷え性に用いますが、温める生薬はあまり入っていません。血《けつ》を補い、水毒を除くことでも冷えはとれるからです。しかし、冷え、痛みが強い場合は附子を加えて早めの改善を図ります。

成分・分量 当帰《とうき》:3、沢瀉《たくしゃ》:4、川芎《せんきゅう》:3、加工ブシ:0.4、芍薬《しゃくやく》:4、茯苓《ぶくりょう》:4、白朮《びゃくじゅつ》:4(蒼朮《そうじゅつ》でも可)

当帰湯《とうきとう》

処方番号	保険適用	エキス製剤	体質	出典
156	内	有	気虚 血虚 気滞 陽虚	千金要方

胃腸虚弱で補血薬がもたれる人への選択肢のひとつです。胃腸を保護しながら、気血を補い温めます。大建中湯《だいけんちゅうとう》、当帰芍薬散、半夏厚朴湯《はんげこうぼくとう》をかけ合わせたような構成になっています。

気血を補い、巡りをよくし、腹部を温めて、冷えによって起こる胸腹背部の痛みをやわらげます。肋間《ろっかん》神経痛、月経痛などにも応用されます。

成分・分量 当帰《とうき》:5、半夏《はんげ》:5、芍薬《しゃくやく》:3、厚朴《こうぼく》:3、桂《けい》皮《ひ》:3、人参《にんじん》:3、乾姜《かんきょう》:1.5、黄耆《おうぎ》:1.5、山椒《さんしょう》:1.5、甘草《かんぞう》:1

当帰貝母苦参丸料《とうきばいもくじんがんりょう》

処方番号	保険適用	エキス製剤	出典
157	外	無	金匱要略

妊娠中の排尿困難の処方です。妊娠中は胎児の成長に血《けつ》が使われて血虚が悪化するために、当帰が入っています。貝母、苦参を用いるのは妊娠中の尿が出にくくなった場合に限定されていて、通常時にはあまり用いません。どうして排尿困難になるかについてはいろいろな説があります。妊娠時の膀胱炎にも応用可能です。

成分・分量 当帰《とうき》:3、貝母《ばいも》:3、苦参《くじん》:3

当帰六黄湯《とうきりくおうとう》

処方番号	保険適用	エキス製剤	体質	出典
	外	無	血虚 陰虚	蘭室秘蔵

陰虚によって生じた熱を冷まし、汗を止める、寝汗の処方です。六つの黄とは、生地黄、熟地黄、黄連、黄芩、黄柏、黄耆です。地黄は陰を補う薬ですが、加工法によって分類され、効能も若干異なります。ふたつの地黄は陰を補い、黄芩、黄柏は熱感をとり、黄耆は気を補い体表部の汗を止めます。

成分・分量 当帰《とうき》:9、生地黄《しょうじおう》:12、熟地黄《じゅくじおう》:12、黄《おう》連《れん》:3、黄芩《おうごん》:6、黄柏《おうばく》:6、黄耆《おうぎ》:12

独活葛根湯《どっかつかっこんとう》

処方番号	保険適用	エキス製剤	出典
24B	外	有	外台秘要方

葛根湯に地黄、独活を加えた処方です。もともと葛根湯の適応である肩甲部の痛み、しびれ、筋肉の強ばり、こりがあり、寒冷刺激で悪化する場合に使用します。腎の陰虚があり、夜間に悪化するものに地黄を加えて用います。

成分・分量 葛根《かっこん》:5、桂皮《けいひ》:3、芍薬《しゃくやく》:3、麻黄《まおう》:2、独《どく》活《かつ》:2、生姜《しょうきょう》:0.5〜1(ヒネショウガを使用する場合1〜2)、地黄《じおう》:4、大棗《たいそう》:1〜2、甘草《かんぞう》:1〜2

独活寄生湯《どっかつきせいとう》

処方番号	保険適用	エキス製剤	体質	出典
	外	有	気虚 血虚	千金要方

おもに下半身の、腰、ひざの関節の痛み、しびれなどに用います。加齢により、肝、腎の気血不足が生じ、筋肉、腱《けん》、関節ともに弱くなっています。そこに寒冷刺激や湿気が加わって痛みが悪化します。大防風湯《だいぼうふうとう》と似ていますが、桑寄生が多く配合され、肝腎を補う力が強いのが特徴です。

成分・分量 独活《どくかつ》:6、防風《ぼうふう》:6、桑寄生《そうきせい》:12、秦艽《じんぎょう》:9、杜仲《とちゅう》:9、熟地黄《じゅくじおう》:15、白芍《びゃくしゃく》:12、当帰《とうき》:9、牛膝《ごしつ》:9、川芎《せんきゅう》:6、茯苓《ぶくりょう》:9、党参《とうじん》:9、細辛《さいしん》:3、肉桂《にっけい》:1.5(冲服)、炙甘草《しゃかんぞう》:3

二朮湯《にじゅつとう》

処方番号	保険適用	エキス製剤	体質	出典
159	内	有	水毒	万病回春

頸部、体幹、四肢にたまったしつこい水毒（痰飲）による四肢、関節の痛み、しびれの処方です。湿度が高くなると症状は悪化し、水毒がたまった箇所はむくみ、動かしにくく、重だるくなります。痰飲を取る力は白芥子《びゃくがいし》、白芷《びゃくし》を含む清湿《せいしつ》化痰湯《けたんとう》が、気を巡らせる止痛する力は香附子、威霊仙を含む二朮湯がすぐれています。

成分・分量 白朮《びゃくじゅつ》:1.5～2.5、茯苓《ぶくりょう》:1.5～2.5、陳皮《ちんぴ》:1.5～2.5、天南星《てんなんしょう》:1.5～2.5、香附子《こうぶし》:1.5～2.5、黄芩《おうごん》:1.5～2.5、威霊仙《いれいせん》:1.5～2.5、羌活《きょうかつ》:1.5～2.5、半夏《はんげ》:2～4、蒼朮《そうじゅつ》:1.5～3、甘草《かんぞう》:1～1.5、生姜《しょうきょう》:0.6～1

二陳湯《にちんとう》

処方番号	保険適用	エキス製剤	体質	出典
160	内	有	水毒	和剤局方

体に停滞しているしつこい水毒（痰飲）に対する基本となる処方です。単独では吐き気、胃の不快感などの不快感をおさえるのに使います。多くの処方の生薬構成に生かされています。例として六君子湯《りっくんしとう》、抑肝散加陳皮半夏《よくかんさんかちんぴはんげ》などは、胃腸に負担なく飲めるよう二陳湯を組み合わせてつくられています。

成分・分量 半夏《はんげ》:5～7、茯苓《ぶくりょう》:3.5～5、陳皮《ちんぴ》:3.5～4、生姜《しょうきょう》:1～1.5(ヒネショウガを使用する場合2～3)、甘草《かんぞう》:1～2

女神散《にょしんさん》

処方番号	保険適用	エキス製剤	体質	出典
161	内	有	気滞	勿誤方函口訣

女神という名がついていますが、世界を照らす自由の女神像のようではなく、俗世に苦しむ般若の面です。もともとは戦時の処方で、疲れきった兵士の精神不安、外傷の痛みに使われていました。今では疲れきっているものの、イライラや不安感で興奮して落ち着かないという状態に用います。全身に痛みがある場合にも適します。

成分・分量 当帰《とうき》:3～4、川芎《せんきゅう》:3、白朮《びゃくじゅつ》:3(蒼朮《そうじゅつ》でも可)、香附子《こうぶし》:3～4、桂皮《けいひ》:2～3、黄芩《おうごん》:2～4、人《にん》参《じん》:1.5～2、檳榔子《びんろうじ》:2～4、黄連《おうれん》:1～2、木香《もっこう》:1～2、丁子《ちょうじ》:0.5～1、甘草《かんぞう》:1～1.5、大黄《だいおう》:0.5～1(大黄はなくても可)

人参湯《にんじんとう》

処方番号	保険適用	エキス製剤	体質		出典	
162	内	有	陽虚	気虚	傷寒論	金匱要略

胃腸虚弱で、疲れやすく、冷えると下痢をする人の処方です。人参、乾姜にて、胃腸を温める作用は大建中湯《だいけんちゅうとう》と同じですが、大建中湯は便秘に、人参湯は下痢に用います。乾姜人参半夏丸《かんきょうにんじんはんげがん》と生薬構成が共通しているために、胃が冷えている人の妊娠中のつわりや普段の吐き気止めとしても使えます。

成分・分量 人参《にんじん》:3、甘草《かんぞう》:3、白朮《びゃくじゅつ》:3(蒼朮《そうじゅつ》でも可)、乾姜《かんきょう》:2～3

人参養栄湯《にんじんようえいとう》

処方番号	保険適用	エキス製剤	体質	出典
163	内	有	気虚 血虚	和剤局方

気血を補う処方です。使用目的は十全大補湯《じゅうぜんたいほとう》と共通していますが、人参養栄湯は肺と心《しん》によく作用します。慢性のせき、痰を止めて、かぜをひきにくくし、不眠、睡眠中に夢が多く深く眠れないなどの症状を改善する作用があるのが特徴です。フレイル（加齢による心身の脆弱性）に用いられるようになりました。

成分・分量 人参《にんじん》:3、当帰《とうき》:4、芍薬《しゃくやく》:2～4、地黄《じおう》:4、白朮《びゃくじゅつ》:4(蒼朮《そうじゅつ》でも可)、茯苓《ぶくりょう》:4、桂皮《けいひ》:2～2.5、黄《おう》耆《ぎ》:1.5～2.5、陳皮《ちんぴ》:（橘皮《きっぴ》でも可)2～2.5、遠志《おんじ》:1～2、五味子《ごみし》:1～1.5、甘草《かんぞう》:1～1.5

排膿散《はいのうさん》

処方番号	保険適用	エキス製剤	出典
164A	外	有	金匱要略

初期段階で排膿（膿《うみ》を出す）前の歯肉炎、扁桃炎、ニキビ、その他の局所の化膿性疾患に用います。皮膚の炎症部位に気滞と瘀血が生じると、その閉じ込められた中で膿が形成されていきます。排膿散は芍薬にて瘀血をとり除きながら、枳実･桔梗で気を巡らせ、膿の体表に出口をつくって押し出します。卵黄には陰虚を改善する作用があります。

成分・分量 枳実《きじつ》:3～10、芍薬《しゃくやく》:3～6、桔梗《ききょう》:1.5～2、卵黄1個（卵黄はなくても可）

備考 排膿散の湯液剤は排膿湯の処方と区別するため、排膿散料と称する。

排膿散及湯《はいのうさんきゅうとう》

処方番号	保険適用	エキス製剤	体質	出典
164	内	有	気滞	吉益東堂経験方

排膿散と排膿湯を合わせた、排膿散および排膿湯です。炎症部位の気血の流れを改善して排膿（膿《うみ》を出す）します。使用目的は排膿散と同様です。使用するタイミングが重要で、皮疹がはれはじめている初期段階に処方します。炎症が強くなりすぎると単独では無効で、消炎作用のある処方と併用する必要があります。

成分・分量 桔梗《ききょう》:3～4、甘草《かんぞう》:3、大棗《たいそう》:3～6、芍《しゃく》薬《やく》:3、生姜《しょうきょう》:0.5～1(ヒネショウガを使用する場合2～3)、枳実《きじつ》:2～3

備考 体力にかかわらず使用できる。

排膿湯《はいのうとう》

処方番号	保険適用	エキス製剤	体質	出典
164B	外	無	気滞	金匱要略

排膿するために炎症部位の気血の流れをととのえる生薬が多く入っています。排膿することで、炎症部位の熱を冷まして、痛みをやわらげます。消炎作用は弱いために、炎症が広がっているときには向きません。局所炎症ではれているものに用います。

成分・分量 甘草《かんぞう》:1.5～3、桔梗《ききょう》:1.5～5、生姜《しょうきょう》:0.5～1(ヒネショウガを使用する場合1～3)、大棗《たいそう》:2.5～6

柏子養心丸《はくしようしんがん》

処方番号	保険適用	エキス製剤	体質	出典
	外	有	陰虚	体仁匯編方

心の陰虚のため、心身とも疲れているのに、眠れない場合に用います。睡眠障害（寝つきが悪い、夢が多い、熟睡感が少ない、眠りが浅い）、動悸がみられます。また腎の陰虚のため、忘れっぽく、驚きやすい感情が強くなります。石菖蒲にはぼんやりした気持ちをすっきりさせる作用があります。

成分・分量 柏子仁《はくしにん》:15、枸杞子《くこし》:15、麦門冬《ばくもんどう》:12、当帰《とうき》:12、石菖蒲《せきしょうぶ》:9、茯神《ぶくしん》:12、玄参《げんじん》:9、熟地黄《じゅくじおう》:15、炙甘草《しゃかんぞう》:3

麦味地黄丸《ばくみじおうがん》

処方番号	保険適用	エキス製剤	体質	出典
	外	有	陰虚	医級

腎の陰虚（加齢による生殖、泌尿器機能の低下で口が渇く、ほてりなど熱感、乾燥感のある場合）の基本処方の六味丸《ろくみがん》にせき止めの麦門冬、五味子を加えた処方です。なかなか治らない痰《たん》の少ないせきの処方です。麦門冬湯よりも加齢、過労で陰虚が進行しています。

成分・分量 熟地黄《じゅくじおう》:8、山茱萸《さんしゅゆ》:4、山薬《さんやく》: 4、牡丹《ぼたん》皮《ぴ》: 3、茯苓《ぶくりょう》: 3、沢瀉《たくしゃ》: 3、五味子《ごみし》: 2、麦門《ばくもん》冬《どう》: 6

麦門冬湯《ばくもんどうとう》

処方番号	保険適用	エキス製剤	体質	出典
165	内	有	気虚 陰虚	金匱要略

肺の陰虚で、口･のどの乾燥感があって、痰が切れにくく、強くせき込む場合の処方です。感染症の回復期に痰の少ないせきが長引く場合によく使われています。

日頃、声を酷使する人で、もともと気虚で声量が小さく、陰虚でかすれやすい人は、響声破《きょうせいは》笛丸《てきがん》ではなく、麦門冬湯で補うのがよいでしょう。

成分・分量 麦門冬《ばくもんどう》:8～10、半夏《はんげ》:5、粳米《こうべい》:5～10、大棗《たいそう》:2～3、人参《にんじん》:2、甘草《かんぞう》:2

八解散《はちげさん》

処方番号	保険適用	エキス製剤	体質	出典
202D	外	無	気虚 水毒	和剤局方

六君子湯《りっくんしとう》と藿香正気散《かっこうしょうきさん》を合わせたような生薬構成の処方。気虚で胃腸の弱い人の食欲不振、胃もたれに使用できます。藿香正気散と同様に、湿度の高い時期に体を冷やしたり、夏に冷たいものを摂取した後に薄着で体を冷やしたりした後のかぜ症状と吐き気、嘔吐、下痢に用います。

成分・分量 半夏《はんげ》:3、茯苓《ぶくりょう》:3、陳皮《ちんぴ》:3、大棗《たいそう》:2、甘《かん》草《ぞう》:2、厚朴《こうぼく》:6、人参《にんじん》:3、藿香《かっこう》:3、白朮《びゃくじゅつ》:3、生姜《しょうきょう》:1（ヒネショウガを使用する場合2）

八味地黄丸《はちみじおうがん》

処方番号	保険適用	エキス製剤	体質	出典
166	内	有	陽虚	金匱要略

腎の陽虚（加齢による生殖、泌尿器機能の低下で冷え、腰痛、下肢のむくみのある場合）の基本処方です。男性の勃起不全、夜間の頻尿、排尿障害にも使われます。腎の陰虚の六味丸と対になります。比較的長期に内服して腎を少しずつ補っていきます。

成分・分量 地黄《じおう》:5、6〜8、山茱萸《さんしゅゆ》:3、3〜4、山《さん》薬《やく》:3、3〜4、沢瀉《たくしゃ》:3、3、茯苓《ぶくりょう》:3、3、牡丹皮《ぼたんぴ》:3、3、桂皮《けいひ》:1、1、加工ブシ:0.5〜1、0.5〜1
（左側の数字は湯、右側は散）

八味疝気方《はちみせんきほう》

処方番号	保険適用	エキス製剤	体質	出典
167	外	無	気滞、瘀血	方読弁解

疝気とは下腹部が突然激しく痛み、大小便が出なくなる症状、ほかに陰嚢《いんのう》・睾丸・生殖器の炎症、鼠径ヘルニア、子宮脱などを指しています。

下腹部の気血の巡りを改善する処方です。大黄以外に強力な下剤の牽牛子（アサガオの種子）が含まれています。

成分・分量 桂皮《けいひ》:3〜4、木通《もくつう》:3〜4、延胡索《えんごさく》:3〜4、桃仁《とうにん》:3〜6、烏薬《うやく》:3、牽牛子《けんごし》:1〜3、大黄《だいおう》:1、牡《ぼ》丹皮《たんぴ》:3〜4

半夏厚朴湯《はんげこうぼくとう》

処方番号	保険適用	エキス製剤	体質	出典
168	内	有	気滞、水毒	金匱要略

のどに異物が引っかかっている感じがするが、検査上異常のない場合の定番処方です。女性に多く、梅の種、肉片のようなそこそこ大きなものがあるような異物感があります。のど、胸のつかえをとり、気分のつかえもすっきりさせる効果があります。

成分・分量 半夏《はんげ》:6〜8、茯苓《ぶくりょう》:5、厚朴《こうぼく》:3、蘇葉《そよう》:2〜3、生姜《しょうきょう》:1〜2(ヒネショウガを使用する場合2〜4)

半夏散及湯《はんげさんきゅうとう》

処方番号	保険適用	エキス製剤	出典
169	外	無	傷寒論

冬の寒い時期に感染後、のどが強く痛み、声がかれるものに用います。のどの赤みは強くないものの、はれて悪寒や透明な痰《たん》をともないます。のどの処方として、甘草湯《かんぞうとう》は熱邪、半夏散及湯は寒邪、桔梗湯《ききょうとう》は寒熱邪が入り混じった病態とされています。熱感・悪寒、のどの赤みの有無で見分けます。

成分・分量 半夏《はんげ》:3〜6、桂皮《けいひ》:3〜4、甘草《かんぞう》:2〜3

備考 体力にかかわらず使用できる。

半夏瀉心湯《はんげしゃしんとう》

処方番号	保険適用	エキス製剤	出典
170	内	有	傷寒論 金匱要略

みぞおちがつかえた感じ、吐き気、下痢の3つのいずれかの所見が重要です。消化器の運動がみぞおちで停滞し、食欲不振、げっぷなどが生じます。みぞおちから上は炎症を生じやすく、胸やけ、口内炎にも用いられます。胃腸炎や不摂生による、すっきりしないつかえたような気分にも応用されます。

成分・分量 半夏《はんげ》:4～6、黄芩《おうごん》:2.5～3、乾姜《かんきょう》:2～3、人参《にんじん》:2.5～3、甘草《かんぞう》:2.5～3、大棗《たいそう》:2.5～3、黄《おう》連《れん》:1

半夏白朮天麻湯《はんげびゃくじゅつてんまとう》

処方番号	保険適用	エキス製剤	体質	出典
171	内	有	水毒 気虚	脾胃論

胃腸の虚弱で起こる、頭痛、めまいに使われる処方です。気虚のため処理できなかったしつこい水毒（痰飲）が、頭部に上がって症状を起こすとされています。気を補い、胃腸の機能をたかめることで、痰飲を処理します。痰飲による慢性的な身体の重さ、重だるい気持ちなどの症状にも応用されます。

成分・分量 半夏《はんげ》:3、白朮《びゃくじゅつ》:1.5～3、陳皮《ちんぴ》:3、茯苓《ぶくりょう》:3、麦芽《ばくが》:1.5～2、天麻《てんま》:2、生姜《しょうきょう》:0.5～2(ヒネショウガを使用する場合2～4)、神麹:1.5～2、黄耆《おうぎ》:1.5～2、人参《にんじん》:1.5～2、沢瀉《たくしゃ》:1.5～2、黄柏《おうばく》:1、乾姜《かんきょう》:0.5～1(神麹はなくても可)（蒼朮《そうじゅつ》2～を加えても可)

白朮附子湯《びゃくじゅつぶしとう》

処方番号	保険適用	エキス製剤	体質	出典
172	外	無	陽虚 水毒	金匱要略

冷えと水毒の停滞による筋肉痛、関節のはれや痛み、しびれ、めまいに用います。附子によって身体を温め、白朮によって四肢の体表の水毒をとり除き、体の痛みをやわらげます。

真武湯《しんぶとう》に似ていますが、白朮附子湯は腎･膀胱の機能は正常で、脾（胃腸）の機能低下によるものです。また身体内ではなく、体表部の水《すい》を除去します。

成分・分量 白朮《びゃくじゅつ》:2～4、加工ブシ:0.3～1、甘草《かんぞう》:1～2、生姜《しょうきょう》:0.5～1(ヒネショウガを用いる場合1.5～3)、大棗《たいそう》:2～4

白虎加桂枝湯《びゃっこかけいしとう》

処方番号	保険適用	エキス製剤	体質	出典
173A	外	有	実熱	金匱要略

体の熱をさます白虎湯《びゃっことう》に桂枝を加えた処方です。体内の熱感はある一方で、体表部には少し悪寒があります。体内の実熱による熱感、口の渇き、ほてりと、体表部の寒邪による筋肉痛、関節痛、湿疹を同時に治療します。

成分・分量 知母《ちも》:5～6、粳米《こうべい》:8～10、石膏《せっこう》:15～16、甘草《かんぞう》:2、桂皮《けいひ》:3～4

白虎加人参湯《びゃっこかにんじんとう》

処方番号	保険適用	エキス製剤	体質	出典
173B	内	有	実熱	傷寒論 金匱要略

体内の実熱をさます基本処方の白虎湯に人参を加えたものです。白虎湯と同様、熱感と炎症所見が見られますが、口の渇きがより強く、脱水などの体の水分が不足した状態です。熱中症に向いています。石膏、知母で熱をさまし、人参、粳米で気を補いながら渇きをうるおします。気虚の夏バテは清暑益気湯《せいしょえっきとう》です。

成分・分量 知母《ちも》:5～6、石膏《せっこう》:15～16、甘草《かんぞう》:2、粳米《こうべい》:8～20、人参《にんじん》:1.5～3

白虎湯《びゃっことう》

処方番号	保険適用	エキス製剤	体質	出典
173	外	無	実熱	傷寒論

体内の実熱をさます基本処方です。黄連解毒《おうれんげどく》湯《とう》も熱をさます作用がありますが、水も同時に除くため、体を乾燥させてしまいます。白虎湯は乾燥させることなく、実熱をとり除きます。実熱としての症状は、熱感、ほてり、のどの渇き、口内炎、歯肉炎、湿疹・皮膚炎などの炎症所見があります。

成分・分量 知母《ちも》:5～6、粳米《こうべい》:8～10、石膏《せっこう》:15～16、甘草《かんぞう》:2

不換金正気散《ふかんきんしょうきさん》

処方番号	保険適用	エキス製剤	体質	出典
182C	外	無	気滞 水毒	和剤局方

金にも代え難い貴重な薬という意味。平胃散《へいいさん》に藿香、半夏を加えた処方です。藿香正気散《かっこうしょうきさん》など平胃散をもとにした処方には正気散という名前がついています。胃腸の働きを整えて、消化力をたかめ、吐き気、下痢を止め、腹部をすっきりさせて胃もたれ、食欲不振を改善します。かぜの胃腸症状には藿香正気散のほうが適しています。

成分・分量 蒼朮《そうじゅつ》:4(白朮《びゃくじゅつ》も可)、厚朴《こうぼく》:3、陳皮《ちんぴ》:3、大棗《たいそう》:1～3、生姜《しょうが》:0.5～1(ヒネショウガを使用する場合2～3)、半夏《はんげ》:6、甘草《かんぞう》:1.5、藿香《かっこう》:1～1.5

茯苓飲《ぶくりょういん》

処方番号	保険適用	エキス製剤	体質	出典
175	内	有	気滞	金匱要略

気を補う四君子湯《しくんしとう》をベースとした、甘草《かんぞう》を含まない処方。多くの気を補う処方には甘草が含まれ、むくみやすい人には使用しにくい場合があります。胸腹部に水分が停滞することで、胃の張り、つかえ、水がたまってちゃぽちゃぽする感じがある場合に、余分な水分を除き、気を補い胃腸の働きを改善します。

成分・分量 茯苓《ぶくりょう》:2.4～5、白朮《びゃくじゅつ》:2.4～4(蒼朮《そうじゅつ》でも可)、人参《にんじん》:2.4～3、生姜《しょうきょう》:1～1.5(ヒネショウガを使用する場合3～4)、陳皮《ちんぴ》:2.5～3、枳実《きじつ》:1～2

茯苓飲加半夏《ぶくりょういんかはんげ》

処方番号	保険適用	エキス製剤	体質
175A	外	無	水毒

茯苓飲に半夏を加え、吐き気、胸やけの症状に対して強化した処方。半夏と生姜、半夏と人参という吐き気止めの生薬構成となっています。ちょうど茯苓飲と茯苓飲合半夏厚朴湯の間に位置する病態です。使用目的は茯苓飲と同様で吐き気、胸やけの強いものに用います。

成分・分量 茯苓《ぶくりょう》:5、白朮《びゃくじゅつ》:4(蒼朮《そうじゅつ》でも可)、人参《にんじん》:3、生姜《しょうきょう》:1〜1.5(ヒネショウガを使用する場合3〜4)、陳皮《ちんぴ》:3、枳実《きじつ》:1.5、半夏《はんげ》:4

茯苓飲合半夏厚朴湯《ぶくりょういんごうはんげこうぼくとう》

処方番号	保険適用	エキス製剤	体質	出典
175B	内	有	水毒 気滞	本朝経験方

茯苓飲と半夏厚朴湯《はんげこうぼくとう》を合わせた処方。半夏厚朴湯の使用目的である咽喉食道部の異物感、胸のつかえ、気分のつかえと、茯苓飲の使用目的である胃の張り、つかえ、水がたまってちゃぽちゃぽする感じの両方に使えます。茯苓飲と半夏にて吐き気、胸やけを、水毒による動悸、めまい、不安感にも対応できます。

成分・分量 茯苓《ぶくりょう》:4〜6、白朮《びゃくじゅつ》:3〜4(蒼朮《そうじゅつ》でも可)、人参《にんじん》:3、生姜《しょうきょう》:1〜1.5(ヒネショウガを使用する場合4〜5)、陳皮《ちんぴ》:3、枳実《きじつ》:1.5〜2、半夏《はんげ》:6〜10、厚朴《こうぼく》:3、蘇葉《そよう》:2

茯苓杏仁甘草湯《ぶくりょうきょうにんかんぞうとう》

処方番号	保険適用	エキス製剤	体質	出典
176	外	無	気滞	金匱要略

胸がつかえて、息苦しく、軽く痛む場合の処方です。胸痺《きょうひ》（激痛、息切れ、ぜんそく）と呼ばれ、茯苓杏仁甘草湯は、水の停滞による気滞が原因の軽症例に用います。

ぜんそく症状、せき、動悸、肋間《ろっかん》神経痛、胸部の打撲症の痛みなどにも応用されます。

成分・分量 茯苓《ぶくりょう》:3〜6、杏仁《きょうにん》:2〜4、甘草《かんぞう》:1〜2

茯苓四逆湯《ぶくりょうしぎゃくとう》

処方番号	保険適用	エキス製剤	体質	出典
177	外	無	陽虚 気虚 水毒	傷寒論

四逆加人参湯《しぎゃくかにんじんとう》に茯苓を加えた処方です。全身を強力に温める「気つけ薬」である四逆湯《しぎゃくとう》に、人参はさらに気を補って水《すい》の運行を安定させ、茯苓は嘔吐、下痢を止めて水の喪失を防ぎ補います。また、茯苓にはあせって落ち着かない場合の鎮静作用があります。体が非常に弱って強い冷え、精神不安もあるときに適しています。

成分・分量 茯苓《ぶくりょう》:4〜4.8、甘草《かんぞう》:2〜3、乾姜《かんきょう》:1.5〜3、人参《にんじん》:1〜3、加工ブシ:0.3〜1.5

茯苓沢瀉湯《ぶくりょうたくしゃとう》

処方番号	保険適用	エキス製剤	体質	出典
178	外	有	水毒	金匱要略

消化器の消化吸収機能が低下して、胃に水《すい》の停滞が生じるためくり返し嘔吐し、その後にのどが渇き、水を飲みたくなる場合の処方です。嘔吐、口の渇きに用いる五苓散《ごれいさん》よりも利尿作用は弱いのですが、胃腸の消化吸収を促す作用があります。

成分・分量 茯苓《ぶくりょう》:4～8、沢瀉《たくしゃ》:2.4～4、白朮《びゃくじゅつ》:1.8～3(蒼朮《そうじゅつ》でも可)、桂皮《けいひ》:1.2～2、生姜《しょうきょう》:1～1.5(ヒネショウガを使用する場合2.4～4)、甘草《かんぞう》:1～1.5

附子粳米湯《ぶしこうべいとう》

処方番号	保険適用	エキス製剤	体質	出典
179	外	無	陽虚	金匱要略

冷えにより、おなかが冷えて張って痛み、吐き気をともなうものに用います。大建中湯《だいけんちゅうとう》よりも山椒《さんしょう》や生姜《しょうきょう》の辛みによる刺激がなく、大棗、甘草の甘みが中心で、もともと胃腸虚弱の人でも飲みやすい処方です。

胃腸が非常に弱った場合にも粳米の重湯は吸収がよく、気を補う作用にもすぐれています。

成分・分量 加工ブシ:0.3～1.5、半夏《はんげ》:5～8、大棗《たいそう》:2.5～3、甘草《かんぞう》:1～2.5、粳米《こうべい》:6～8

附子理中湯《ぶしりちゅうとう》

処方番号	保険適用	エキス製剤	体質	出典
162B	内	有	陽虚 気虚	直指方

人参湯《にんじんとう》（理中湯）に附子を加えた処方です。胃腸を温めて消化吸収を回復させます。冷えからくる下痢、腹痛に多く使われます。同じく冷えによる下痢に用いる真武湯《しんぶとう》に生薬構成が近づいています。

成分・分量 人参《にんじん》:3、加工ブシ:0.5～1、乾姜《かんきょう》:2～3、甘草《かんぞう》:2～3、白朮《びゃくじゅつ》:3(蒼朮《そうじゅつ》でも可)

扶脾生脈散《ふひしょうみゃくさん》

処方番号	保険適用	エキス製剤	体質	出典
180	外	無	気虚 血虚 陰虚	医学入門

生脈散《しょうみゃくさん》（黄耆、麦門冬、五味子）に脾の機能をたかめる人参、甘草を加えています。脾の機能が低下すると、血管から血が漏れ出て出血するとされています。喀血、吐血、鼻出血、歯肉出血、痔出血に用いられますが、背景にせき、食欲不振、息切れ、寝汗といった気血の不足があります。生脈散は出血して弱くなった脈を回復させます。

成分・分量 人参《にんじん》:2、当帰《とうき》:4、芍薬《しゃくやく》:3～4、紫苑《しおん》:2、黄耆《おうぎ》:2、麦門冬《ばくもんどう》:6、五味子《ごみし》:1.5、甘草《かんぞう》:1.5

分消湯《ぶんしょうとう》

処方番号	保険適用	エキス製剤	体質	出典
181	外	有	水毒	万病回春

気血の不足のない人の軽症のむくみの処方です。胸腹部にたまった水を、便秘、排尿困難のため体外に排出できず、むくみ、腹部膨満感、食べると苦しくげっぷが生じます。胃苓湯《いれいとう》に気を巡らせる作用を強化しています。

気血の不足がある場合は補気健中湯《ほきけんちゅうとう》を用います。九味檳榔湯《くみびんろうとう》はより重症で下半身に適しています。

成分・分量 白朮《びゃくじゅつ》:2.5〜3、蒼朮《そうじゅつ》:2.5〜3、茯苓《ぶくりょう》:2.5〜3、陳皮《ちんぴ》:2〜3、厚朴《こうぼく》:2〜3、香附子《こうぶし》:2〜2.5、猪苓《ちょれい》:2〜2.5、沢瀉《たくしゃ》:2〜2.5、枳実《きじつ》(または枳殻《きこく》):1〜3、大腹皮《だいふくひ》:1〜2.5、縮砂《しゅくしゃ》:1〜2、木香《もっこう》:1、生《しょう》姜《きょう》:1、燈心草《とうしんそう》:1〜2(但し、枳殻《きこく》を用いる場合は実《じっ》脾飲《びいん》とする)

分心気飲《ぶんしんきいん》

処方番号	保険適用	エキス製剤	体質	出典
	外	無	気滞	和剤局方

抑うつ、気遣い、退屈、かんしゃく、思いわずらいを引きずることで心気(気持ち)が凝り固まった状態をすっきりと発散させる処方です。胸部つかえ、げっぷ、吐き気、嘔吐、食欲不振にも用います。多彩な気滞の生薬が含まれているのが特徴です。

成分・分量 桂枝《けいし》:1.5、芍薬《しゃくやく》:1.5、木通《もくつう》:1.5、半《はん》夏《げ》:1.5、甘草《かんぞう》:1.5、大棗《たいそう》:1.5、生姜《しょうきょう》:1.5、燈《とう》心草《しんそう》:1.5、桑白皮《そうはくひ》:1.5、青皮《せいひ》:1.5、陳皮《ちんぴ》:1.5、大腹皮《だいふくひ》:1.5、羌活《きょうかつ》:1.5、茯苓《ぶくりょう》:1.5、紫蘇葉《しそよう》:1.5

平胃散《へいいさん》

処方番号	保険適用	エキス製剤	体質	出典
182	内	有	水毒	和剤局方

食生活の乱れ、多湿の環境で起こる胃腸の不調に使われる処方です。蒼朮、陳皮、厚朴のやわらかな香りで、湿気で動かなくなった胃の働きを回復させます。平胃散から作られたものを正気散《しょうきさん》と呼び、藿香正気散《かっこうしょうきさん》、不換金正気散《ふかんきんしょうきさん》があります。

成分・分量 蒼朮《そうじゅつ》:4〜6(白朮《びゃくじゅつ》でも可)、厚朴《こうぼく》:3〜4.5、陳皮《ちんぴ》:3〜4.5、大棗《たいそう》:2〜3、甘草《かんぞう》:1〜1.5、生姜《しょうきょう》:0.5〜1

防已黄耆湯《ぼういおうぎとう》

処方番号	保険適用	エキス製剤	体質	出典
183	内	有	水毒	金匱要略

筋肉にしまりのない、いわゆる水ぶとり傾向のある人の処方です。疲れやすく、寒けを感じ、汗をかきやすいなど気虚の症状と、関節のはれや痛み、むくみ、重だるさなどの水毒の症状がみられます。関節でも特にひざの痛みによいとされています。

成分・分量 防已《ぼうい》:4〜5、黄耆《おうぎ》:5、白朮《びゃくじゅつ》:3(蒼朮《そうじゅつ》でも可)、生姜《しょうきょう》:1〜1.5(ヒネショウガを使用する場合3)、大棗《たいそう》:3〜4、甘草《かんぞう》:1.5〜2

防已茯苓湯《ぼういぶくりょうとう》

処方番号	保険適用	エキス製剤	体質	出典
184	外	無	水毒	金匱要略

四肢の皮膚がむくんで冷え、違和感がする場合に用います。違和感には、疼痛・しびれ感以外に、筋肉のぴくぴく、ざわざわ感、ぴくつき、むずむず、ふるえなどがありますが、つるほどの痛みはありません。皮膚にたまった水を、温め巡らせ除去し、違和感を解消します。

防已黄耆湯と類似しますが、寒け、発汗の症状は認めません。

成分・分量 防已《ぼうい》:2.4〜3、黄耆《おうぎ》:2.4〜3、桂皮《けいひ》:2.4〜3、茯苓《ぶくりょう》:4〜6、甘草《かんぞう》:1.5〜2

防風通聖散《ぼうふうつうしょうさん》

処方番号	保険適用	エキス製剤	体質	出典
185	内	有	実熱	宣明論

実熱のデトックス処方です。むくみの少ない固太りに用いられます。体から瘀血や水毒などの邪が出ていかずたまる人に、発汗、利尿、排泄により体から毒を除きます。腹部に皮下脂肪が多いメタボリック症状群に用いられています。肥満の薬といわれますが、やせ薬ではなく、肥満体質のその後の病気を減らす薬です。

成分・分量 当帰《とうき》:1.2〜1.5、芍薬《しゃくやく》:1.2〜1.5、川芎《せんきゅう》:1.2〜1.5、山梔子《さんしし》:1.2〜1.5、連翹《れんぎょう》:1.2〜1.5、薄《はっ》荷葉《かよう》:1.2〜1.5、生姜《しょうきょう》:0.3〜0.5(ヒネショウガを使用する場合1.2〜1.5)、荊芥《けいがい》:1.2〜1.5、防風《ぼうふう》:1.2〜1.5、麻黄《まおう》:1.2〜1.5、大黄《だいおう》:1.5、芒硝《ぼうしょう》:1.5、白朮《びゃくじゅつ》:2、桔梗《ききょう》:2、黄芩《おうごん》:2、甘草《かんぞう》:2、石膏《せっこう》:2、滑《かっ》石《せき》:3(白朮《びゃくじゅつ》のない場合も可)

補気健中湯《ほきけんちゅうとう》

処方番号	保険適用	エキス製剤	体質	出典
186	外	有	水毒 気虚 陰虚	済生方

気血が不足した人のおなかの張り、むくみの処方です。四苓湯《しれいとう》に、四君子湯《しくんしとう》と平胃散《へいいさん》を合わせた生薬構成になっています。胃腸の薬でもありますが、胃腸を改善することで、利尿効果をたかめ、むくみを軽減する処方です。ほかに黄芩で消炎し、陰を補う麦門冬で脾（消化器）の機能を整えます。

成分・分量 白朮《びゃくじゅつ》:3〜5、蒼朮《そうじゅつ》:2.5〜3.5、茯苓《ぶくりょう》:3〜5、陳皮《ちんぴ》:2.5〜3.5、人参《にんじん》:1.5〜4、黄芩《おうごん》:2〜3、厚朴《こうぼく》:2、沢瀉《たくしゃ》:2〜4、麦門冬《ばくもんどう》:2〜8

補中益気湯《ほちゅうえっきとう》

処方番号	保険適用	エキス製剤	体質	出典
187	内	有	気虚	脾胃論 内外傷弁惑論

気を補う処方ですが、四君子湯にはない作用があります。気を持ち上げる力があり、意欲をたかめ、四肢、背部のだるさをとります。また疲れると微熱が出る場合に用います。疲れてややうつうつとした気分を転換し、ストレスに立ち向かうにもよい処方です。頑張りすぎる人に使うと、あせり、イライラしやすくなります。

成分・分量 人参《にんじん》:3〜4、白朮《びゃくじゅつ》:3〜4(蒼朮《そうじゅつ》でも可)、黄耆《おうぎ》:3〜4.5、当帰《とうき》:3、陳皮《ちんぴ》:2〜3、大棗《たいそう》:1.5〜3、柴胡《さいこ》:1〜2、甘草《かんぞう》:1〜2、生姜《しょうきょう》:0.5、升麻《しょうま》:0.5〜2

補肺湯《ほはいとう》

処方番号	保険適用	エキス製剤	体質	出典
188	外	無	気虚	永類鈴方

肺の気虚、陰虚による慢性のせきの処方です。加えて腎不納気《じんふのうき》があるのが特徴です。腎不納気とは深く呼吸ができず、気が体に補充されていかない状態で、五味子を用います。

慢性気管支炎や肺気腫など基礎疾患のある人にもよく処方します。

成分・分量 麦門冬《ばくもんどう》:4、五味子《ごみし》:3、桂皮《けいひ》:3、大棗《たいそう》:3、粳米《こうべい》:3、桑白皮《そうはくひ》:3、欵冬花《かんとうか》:2、生姜《しょうきょう》:0.5~1(ヒネショウガを使用する場合2~3)

補陽還五湯《ほようかんごとう》

処方番号	保険適用	エキス製剤	体質	出典
189	外	有	気虚 血虚	医林改錯

脳血管障害の後遺症につくられた処方です。気を補い、血《けつ》の巡りをよくして瘀血を除きます。片麻痺、顔面神経麻痺、言語障害などに用います。

急性期を過ぎ、血圧が安定した頃より、長期的に内服します。より効果を出すためには黄耆の量を増やすことが必要です。

成分・分量 黄耆《おうぎ》:5、当帰《とうき》:3、芍薬《しゃくやく》:3、地竜《じりゅう》:2、川《せん》芎《きゅう》:2、桃仁《とうにん》:2、紅花《こうか》:2

奔豚湯《ほんとんとう》(金匱要略《きんきようりゃく》)

処方番号	保険適用	エキス製剤	出典
190	外	無	金匱要略

驚き、恐れにより誘発され、下腹部での突き上がるような痛みに続き、胸、のどへつき上がるような強い発作を奔豚気といいます。奔豚とは、気が急激に上るのを子豚が走りまわる様子に例えたものです。

普段からストレスがあり、精神的ショック、対人関係の強い不快、怒りに誘発される発作性の不安、動悸が生じ、熱感、のぼせ、あせりなど興奮気味の症状に適します。

成分・分量 甘草《かんぞう》:2、川芎《せんきゅう》:2、当帰《とうき》:2、半夏《はんげ》:4、黄《おう》芩《こん》:2、葛根《かっこん》:5、芍薬《しゃくやく》:2、生姜《しょうきょう》:1~1.5(ヒネショウガを使用する場合4)、李根白皮《りこんはくひ》:5~8(桑白皮《そうはくひ》でも可)

奔豚湯《ほんとんとう》(肘後方《ちゅうこうほう》)

処方番号	保険適用	エキス製剤	出典
191	外	無	肘後方

奔豚気の処方ですが、金匱要略の奔豚湯と異なるのは、ほてり、あせり、興奮など熱を感じさせる症状は少なく、倦怠感、胸苦しさ、息切れなど気虚がある点です。呉茱萸湯《ごしゅゆとう》の生薬構成を含んでいるために、頭痛をともなう場合にも向いています。

成分・分量 甘草《かんぞう》:2、人参《にんじん》:2、桂皮《けいひ》:4、呉茱萸《ごしゅゆ》:2、生姜《しょうきょう》:1、半夏《はんげ》:4

麻黄湯《まおうとう》

処方番号	保険適用	エキス製剤	出典
192	内	有	傷寒論

感染症の発症時に用いられる処方で桂枝湯《けいしとう》と対になっています。気血の不足、発汗がない場合の、強い寒け、発熱、関節痛に用います。気血の不足やすでに発汗があるときに用いると、発汗過多、動悸、胃もたれなどの副作用が出る可能性があります。

冬の寒い時期のインフルエンザの初期に応用され、効果が報告されています。

成分・分量 麻黄《まおう》:3〜5、桂皮《けいひ》:2〜4、杏仁《きょうにん》:4〜5、甘草《かんぞう》:1〜1.5

麻黄附子細辛湯《まおうぶしさいしんとう》

処方番号	保険適用	エキス製剤	体質	出典
193	内	有	陽虚	傷寒論

腎の陽虚があり、普段から寒がりの人の感染症の処方です。発熱とともに寒けが非常に強く、のどや節々の痛みをともない、急に悪化する可能性もあります。体を強力に温めて症状を改善します。

高齢者にもよく、葛根湯《かっこんとう》が今までのように効かなくなったときにも使用します。

成分・分量 麻黄《まおう》:2〜4、細辛《さいしん》:2〜3、加工《かこう》ブシ:0.3〜1

麻杏甘石湯《まきょうかんせきとう》

処方番号	保険適用	エキス製剤	体質	出典
194	内	有	実熱	傷寒論

麻黄湯《まおうとう》の桂枝《けいし》を石膏に替えた処方で、消炎作用が強化されています。感染症初期治療を終え、発汗、発熱が軽減した後に使用されます。去痰作用、のど、気管支の粘膜をうるおす作用はありません。体が温まるとせきが悪化する場合にも用います。麻杏甘石湯に消炎止咳作用のある桑白皮《そうはくひ》を加えた処方が五虎湯《ごことう》です。

成分・分量 麻黄《まおう》:4、杏仁《きょうにん》:4、甘草《かんぞう》:2、石膏《せっこう》:10

麻杏薏甘湯《まきょうよくかんとう》

処方番号	保険適用	エキス製剤	体質	出典
195	内	有	水毒	金匱要略

麻黄湯《まおうとう》の桂皮《けいひ》を薏苡仁に替えた処方です。気温低下、湿度上昇により悪化する全身の筋肉、関節のはれ、痛み、しびれの処方です。湿度の高いところで汗をかいて冷えたというきっかけがあればより向いています。

薏苡仁は水をめぐらせ体表のむくみをとります。防已黄耆湯《ぼういおうぎとう》と似ていますが、麻杏薏甘湯では発汗は認めません。

成分・分量 麻黄《まおう》:4、杏仁《きょうにん》:3、薏苡仁《よくいにん》:10、甘草《かんぞう》:2

麻子仁丸《ましにんがん》

処方番号	保険適用	エキス製剤	体質	出典
196	内	有	陰虚	傷寒論

便がころころしていてすっきり出ない場合の処方です。気滞便秘の小承気湯《しょうじょうきとう》に油分を含む麻子仁や杏仁が腸をうるおし、便通を助けます。頻尿の便秘の場合や高齢者の弛緩性便秘によく使われます。排泄作用は潤腸湯《じゅんちょうとう》よりも強いのですが、血を補う作用はなく、血虚があれば潤腸湯を選択します。

成分・分量 麻子仁《ましにん》:4～5、芍薬《しゃくやく》:2、枳実《きじつ》:2、厚朴《こうぼく》:2～2.5、大黄《だいおう》:3.5～4、杏仁《きょうにん》:2～2.5(甘草《かんぞう》:1.5 を加えても可)

明朗飲《めいろういん》

処方番号	保険適用	エキス製剤	体質	出典
208B	外	無	水毒	和田泰庵方函

苓桂朮甘湯《りょうけいじゅつかんとう》に車前子、細辛、黄連を加えた眼科の処方です。軽症の風眼(流行性結膜炎)、眼の痛み、充血、かすみに用いられてきました。苓桂朮甘湯をもとにしているためにめまい、動悸をともなう場合に向いています。水毒と精神的ストレスが関連する網膜剥離症例に対する著しい効果が報告されています。

成分・分量 茯苓《ぶくりょう》:4～6、細辛《さいしん》:1.5～2、桂皮《けいひ》:3～4、黄連《おうれん》:1.5～2、白朮《びゃくじゅつ》:2～4、甘草《かんぞう》:2、車前子《しゃぜんし》:2～3

木防已湯《もくぼういとう》

処方番号	保険適用	エキス製剤	体質	出典
197	内	有	水毒	金匱要略

胸に水《すい》がたまって、胸が張って呼吸が苦しく、ひどい場合は横になれず、また上腹部が硬くつかえる場合の処方です。慢性心不全の肺水腫の症状とされ、軽症例に用いられてきました。木防已湯は停滞した水をとり、上腹部の硬さを改善します。茯苓《ぶくりょう》を加えると効果が高くなります。

成分・分量 防已《ぼうい》:2.4～6、石膏《せっこう》:6～12、桂皮《けいひ》:1.6～6、人参《にんじん》:2～4(竹節人参《ちくせつにんじん》4でも可)

薏苡仁湯《よくいにんとう》

処方番号	保険適用	エキス製剤	体質	出典
199	内	有	水毒	明医指掌

薏苡仁湯と薏苡仁エキスは名は似ていますが、薏苡仁湯は薏苡仁以外の生薬も入った、筋肉、関節のはれ、痛み、しびれの処方。薏苡仁エキスは薏苡仁単独のイボとりの処方です。血虚により筋肉や腱《けん》の張り、こわばりと水毒によるはれがあります。麻杏薏甘湯《まきょうよくかんとう》、防已黄耆湯《ぼういおうぎとう》、桂枝加茯朮附湯《けいしかぶくじゅつぶとう》にない補血作用があるのが特徴です。

成分・分量 麻黄《まおう》:4、当帰《とうき》:4、蒼朮《そうじゅつ》:4(白朮《びゃくじゅつ》でも可)、薏苡仁《よくいにん》:8～10、桂皮《けいひ》:3、芍薬《しゃくやく》:3、甘草《かんぞう》:2

薏苡附子敗醤散《よくいぶしはいしょうさん》

処方番号	保険適用	エキス製剤	体質	出典
200	外	無	陽虚	金匱要略

慢性化した局所の化膿性炎症で、まだ粘膜が破れず膿《うみ》を排出していない段階に用います。消炎し、かつ排膿（膿を出す）する敗醤草（オミナエシ、オトコエシ）と薏苡仁とを合わせて排膿効果を強めています。大黄牡丹皮湯《だいおうぼたんぴとう》と同様に虫垂炎、肛門周囲膿瘍《のうよう》に用いられますが、排泄作用がなく、附子を配合し、陽虚に場合にも使用できる特徴があります。

成分・分量 薏苡仁《よくいにん》:1～16、加工ブシ:0.2～2、敗《はい》醤《しょう》:0.5～8

抑肝散《よくかんさん》

処方番号	保険適用	エキス製剤	体質	出典
201	内	有	気滞 血虚	保嬰金鐘録

もともとは小児のかんしゃくの処方で、夜泣きなどに用いられてきました。加味逍遙散《かみしょうようさん》と使用目的は似ていますが、釣藤鈎の抗てんかん薬的な働きで、イライラ、怒りの鎮静に加え、筋緊張、ふるえの緩和作用があります。

月経前症候群、更年期症候群以外に顎関節症、歯ぎしり、くいしばりの口腔外科でも用いられています。

成分・分量 当帰《とうき》:3、釣藤鈎《ちょうとうこう》:3、川芎《せんきゅう》:3、白朮《びゃくじゅつ》:4（蒼朮《そうじゅつ》でも可）、茯苓《ぶくりょう》:4、柴胡《さいこ》:2～5、甘草《かんぞう》:1.5

抑肝散加芍薬黄連《よくかんさんかしゃくやくおうれん》

処方番号	保険適用	エキス製剤	体質	出典
201A	外	有	気滞 血虚	本朝金鐘録

抑肝散の緊張・興奮型の処方。神経のたかぶりがさらに強く、怒りやすい、イライラ、あせりなどの熱に、鎮静作用のある黄連を、より強い筋緊張に対して、芍薬を加え、芍薬甘草湯《しゃくやくかんぞうとう》の組み合わせを利用しています。

成分・分量 当帰《とうき》:5.5、釣藤鈎《ちょうとうこう》:1.5、川芎《せんきゅう》:2.7、白《びゃく》朮《じゅつ》:5.3(蒼朮《そうじゅつ》でも可)、茯苓《ぶくりょう》:6.5、柴胡《さいこ》:2、甘草《かんぞう》:0.6、芍薬《しゃくやく》:4、黄連《おうれん》:0.3

抑肝散加陳皮半夏《よくかんさんかちんぴはんげ》

処方番号	保険適用	エキス製剤	体質	出典
201B	内	有	気滞 血虚 水毒	本朝経験方

抑肝散の弛緩・沈鬱型の処方です。怒り、イライラを外には出していませんが、気持ちの中で多くの葛藤を抱えている場合に用います。筋緊張よりは抑うつ感が強く、胃腸虚弱または胃腸症状をともなう場合に用います。抑肝散に気を巡らせる陳皮と、水をとり除く半夏を加えた処方です。

成分・分量 当帰《とうき》:3、釣藤鈎《ちょうとうこう》:3、川芎《せんきゅう》:3、白朮《びゃくじゅつ》:4（蒼朮《そうじゅつ》でも可）、茯苓《ぶくりょう》:4、柴胡《さいこ》:2～5、甘草《かんぞう》:1.5、陳皮《ちんぴ》:3、半夏《はんげ》:5

六君子湯《りっくんしとう》

処方番号	保険適用	エキス製剤	体質	出典
202	内	有	気虚	万病回春

四君子湯に気を巡らせる陳皮と水をとり除く半夏を加えた処方です。気虚、胃腸虚弱に頻用されています。疲れやすく、食欲が少なく、消化不良でみぞおちがつかえ、胃痛、嘔吐などを生じる場合に用います。

検査異常のない胃腸症状（機能性ディスペプシア）によく用いられています。

成分・分量 人参《にんじん》:2〜4、白朮《びゃくじゅつ》:3〜4(蒼朮《そうじゅつ》でも可)、茯苓《ぶくりょう》:3〜4、半夏《はんげ》:3〜4、陳皮《ちんぴ》:2〜4、大棗《たいそう》:2、甘草《かんぞう》:1〜1.5、生姜《しょうきょう》:0.5〜1(ヒネショウガを使用する場合1〜2)

立効散《りっこうさん》

処方番号	保険適用	エキス製剤	出典
203	内	有	衆方規矩

歯痛、抜歯後の疼痛、歯肉炎、舌痛などに用います。冷たいものでも少ししみ、熱いものを食べるとより痛みが増すような場合に、口に少し含んで疼痛部に浸透させてから飲み込むと、立ちどころに効くというのが名の由来です。歯痛に加え、頭部、うなじと背中の痛みにも使用され、三叉神経にも応用されています。

成分・分量 細辛《さいしん》:1.5〜2、升麻《しょうま》:1.5〜2、防風《ぼうふう》:2〜3、甘草《かんぞう》:1.5〜2、竜胆《りゅうたん》:1〜1.5

備考 体力にかかわらず、使用できる。

竜胆瀉肝湯《りゅうたんしゃかんとう》(一貫堂《いっかんどう》)

処方番号	保険適用	エキス製剤	体質	出典
204	内	有	実熱 水毒	一貫堂

神経症が背景にあり、慢性炎症をくり返す人の処方です。神経症に、慢性炎症（膀胱炎、膣炎、子宮内膜症、前立腺炎、鼠径《そけい》部・陰部の湿疹・皮膚炎など、おもに下腹部、鼠径部の炎症）に適します。

壮年期の体質改善薬です。小児期の柴胡清肝《さいこせいかん》湯《とう》、青年期の荊芥連翹湯《けいがいれんぎょうとう》、壮年期の竜胆瀉肝湯と使い分けます。

成分・分量 当帰《とうき》：1.2、芍薬《しゃくやく》：1.2、川芎《せんきゅう》：1.2、地《じ》黄《おう》：1.2、黄連《おうれん》：1.2、黄芩《おうごん》：1.2、黄柏《おうばく》：1.2、連《れん》翹《ぎょう》：1.2、薄荷《はっか》：1.2、木通《もくつう》：1.2、防風《ぼうふう》：1.2、沢《たく》瀉《しゃ》：3、車前子《しゃぜんし》：1.2、竜胆《りゅうたん》：2.0、山梔子《さんしし》：1.2

備考 体力にかかわらず、使用できる。

竜胆瀉肝湯《りゅうたんしゃかんとう》(薛氏十六種《へきしじゅうろくしゅ》)

処方番号	保険適用	エキス製剤	体質	出典
204	内	有	実熱 水毒	薛氏十六種

下腹部の生殖・泌尿器系の炎症の処方です。炎症は赤くなってはれ、ジュクジュクしやすい傾向があります。炎症部位は一貫堂の竜胆瀉肝湯とほぼ同じですが、消炎作用、利尿作用とも強くなっています。一貫堂が長期内服の体質改善薬であるのに対し、薛氏の竜胆瀉肝湯は急性期の「短期決戦」用です。

成分・分量 当帰《とうき》:5、地黄《じおう》:5、木通《もくつう》:5、黄芩《おうごん》:3、沢《たく》瀉《しゃ》:3、車前子《しゃぜんし》:3、竜胆《りゅうたん》:1〜1.5、山梔子《さんしし》:1〜1.5、甘草《かんぞう》:1〜1.5

苓甘姜味辛夏仁湯《りょうかんきょうみしんげにんとう》

処方番号	保険適用	エキス製剤	体質	出典
205	内	有	水毒	金匱要略

薄い水のような鼻汁、薄い痰《たん》の多いせきに用います。使用目的は小青竜湯《しょうせいりゅうとう》に似ていますが、麻黄《まおう》が使用できない場合に用います。麻黄による胃もたれのほかに、陽虚、血虚の場合は、結果的に気血を消耗するため麻黄は不適です。そこで麻黄の代わりに茯苓、杏仁を配合しています。小青竜湯で症状が落ち着いた後の変更も可能です。

成分・分量 茯苓《ぶくりょう》:1.6～4、甘草《かんぞう》:1.2～3、半夏《はんげ》:2.4～5、乾姜《かんきょう》:1.2～3(生姜《しょうきょう》2でも可)、杏仁《きょうにん》:2.4～4、五味子《ごみし》:1.5～3、細辛《さいしん》:1.2～3

苓姜朮甘湯《りょうきょうじゅつかんとう》

処方番号	保険適用	エキス製剤	体質	出典
206	内	有	水毒、陽虚	金匱要略

「水の中に座っているような腰の冷え」「腰に五千銭をつけているように重い」場合の処方です。沢登り、雨天の登山で生じた腰・下肢の冷え、重だるさ、痛みによく処方されます。

腰、下肢が冷えて、重だるい腰痛症、坐骨神経痛、脊柱管狭窄症《せきちゅうかんきょうさくしょう》にも用いられています。

成分・分量 茯苓《ぶくりょう》:4～6、乾姜《かんきょう》:3～4、白朮《びゃくじゅつ》:2～3(蒼朮《そうじゅつ》でも可)、甘草《かんぞう》:2

苓桂甘棗湯《りょうけいかんそうとう》

処方番号	保険適用	エキス製剤	体質	出典
207	外	有	水毒	金匱要略

奔豚気《ほんとんき》(驚き、恐れにより誘発され、下腹部での突き上がるような痛みに続き、胸、のどへつき上がるような強い発作)の直前に生じる動悸に用います。動悸はへその下に感じるとされています。陽虚、水毒により起こるとされ、発汗しすぎることも原因となります。

成分・分量 茯苓《ぶくりょう》:4～8、桂皮《けいひ》:4、大棗《たいそう》:4、甘草《かんぞう》:2～3

苓桂朮甘湯《りょうけいじゅつかんとう》

処方番号	保険適用	エキス製剤	体質	出典
208	内	有	水毒、陽虚	傷寒論、金匱要略

みぞおちに水《すい》が停滞することにより、胸の脇が張り、めまい、立ちくらみ、息切れ、動悸を生じる場合の処方です。不安など精神症状をともなうことも多く、桂皮で温め、茯苓で水を巡らせることで、身体、精神両方の症状を改善します。発汗過多、嘔吐、下痢も原因になるとされています。

成分・分量 茯苓《ぶくりょう》:4～6、白朮《びゃくじゅつ》:2～4(蒼朮《そうじゅつ》でも可)、桂皮《けいひ》:3～4、甘草《かんぞう》:2～3

苓桂味甘湯《りょうけいみかんとう》

処方番号	保険適用	エキス製剤	体質	出典
209	外	有	水毒	金匱要略

奔豚気《ほんとんき》（驚き、恐れにより誘発され、下腹部での突き上がるような痛みに続き、胸、のどへつき上がるような強い発作）の処方です。苓桂《りょうけい》甘棗湯《かんそうとう》の大棗《たいそう》が五味子に代わっています。陽虚がひどくすすむことで、かえって顔だけが赤くなってのぼせ、手足は冷えて、しびれます。五味子は上った気を下へと納めます。

成分・分量 茯苓《ぶくりょう》:4～6、甘草《かんぞう》:2～3、桂皮《けいひ》:4、五《ご》味子《みし》:2.5～3

麗沢通気湯《れいたくつうきとう》

処方番号	保険適用	エキス製剤	出典
210	外	無	蘭室秘蔵

嗅覚障害の処方です。鼻づまりによる嗅覚障害と神経障害による嗅覚低下の両方に効果があったという報告がありますが、ほとんどは前者によるものです。

成分・分量 黄耆《おうぎ》:4、山椒《さんしょう》:1、蒼朮《そうじゅつ》:3、麻黄《まおう》:1、羌《きょう》活《かつ》:3、白芷《びゃくし》:4、独活《どっかつ》:3、生姜《しょうきょう》:1、防風《ぼうふう》:3、大棗《たいそう》:1、升麻《しょうま》:1、葱白《そうはく》:3、葛根《かっこん》:3、甘草《かんぞう》:1（葱白はなくても可）

麗沢通気湯加辛夷《れいたくつうきとうかしんい》

処方番号	保険適用	エキス製剤
210A	外	無

嗅覚障害の処方である麗沢通気湯に鼻づまりをとる辛夷を加えた処方です。慢性鼻炎、副鼻腔炎にも用いられ、おもに鼻閉による嗅覚障害に用いられます。温めて気を巡らせ、停滞した水を巡らし、鼻づまりを改善します。

成分・分量 黄耆《おうぎ》:4、山椒《さんしょう》:1、蒼朮《そうじゅつ》:3、麻黄《まおう》:1、羌《きょう》活《かつ》:3、白芷《びゃくし》:4、独活《どっかつ》:3、生姜《しょうきょう》:1、防風《ぼうふう》:3、大棗《たいそう》:1、升麻《しょうま》:1、葱白《そうはく》:3、葛根《かっこん》:3、甘草《かんぞう》:1、辛夷《しんい》:3（葱白はなくても可）

連珠飲《れんじゅいん》

処方番号	保険適用	エキス製剤	体質	出典
208C	外	有	水毒、血虚	内科秘録

苓桂朮甘湯《りょうけいじゅつかんとう》と四物湯《しもつとう》を合わせた処方。苓桂朮甘湯は水毒によるめまい、立ちくらみ、息切れ、動悸、不安など精神症状に用います。血虚も同様にめまい、立ちくらみ、動悸の原因となるために、苓桂朮甘湯と四物湯を合わせることで、症状の改善を図ります。

成分・分量 当帰《とうき》:3～4、白朮《びゃくじゅつ》:2～4（蒼朮《そうじゅつ》でも可）、川芎《せんきゅう》:3～4、甘草《かんぞう》:2～3、芍薬《しゃくやく》:3～4、地黄《じおう》:3～4、茯苓《ぶくりょう》:4～6、桂皮《けいひ》:3～4

備考 苓桂朮甘湯＋四物湯で代用可。

六味丸《ろくみがん》

処方番号	保険適用	エキス製剤	体質	出典
166E	内	有	陰虚	小児薬証直訣

腎の陰虚（加齢による生殖、泌尿器機能の低下で口が渇く、ほてりなど熱感、乾燥感のある場合）の基本処方。ほかに腰、ひざのだるさ、めまい、聴力低下、耳鳴り、歯のぐらつき、かかとの痛みなどがあります。六味丸に新たに生薬を加えた処方に、目の症状に杞菊地黄丸《こぎくじおうがん》、せきに麦味地黄丸《ばくみじおうがん》、ほてりに知柏地黄丸《ちばくじおうがん》があります。

成分・分量 地黄《じおう》:5～6、4～8、山茱萸《さんしゅゆ》:3、3～4、山薬《さんやく》:3、3～4、沢瀉《たくしゃ》:3、3、茯苓《ぶくりょう》:3、3、牡丹《ぼたん》皮《ぴ》:3、3（左側の数字は湯、右側は散）

苦参湯《くじんとう》

処方番号	保険適用	市販軟膏	体質	出典
38	外	無	実熱	金匱要略

陰部のびらん、潰瘍《かいよう》の消炎と殺虫の処方です。陰部に限らず、かゆみのあるあせも、湿疹に用います。苦参は強い苦みを呈し、消炎、止痒、殺虫作用があり、膣炎を起こす膣トリコモナスへの殺虫効果があるとされています。

煎じ液を使って、患部を洗ったり、湿布をしたりすることで症状を改善します。

成分・分量 苦参《くじん》:6～10

紫雲膏《しうんこう》

処方番号	保険適用	市販軟膏	体質	出典
81	内	有	実熱 血虚	華岡青洲経験方

紫根は充血し熱をもった皮膚の炎症を消炎し、当帰は血行を改善し、皮膚の再生を促します。軟膏の基剤の豚脂、ゴマ油、黄蝋は、外傷、火傷、痔などの傷、びらん、潰瘍《かいよう》を外から覆って保護します。ひび、あかぎれ、しもやけ、あせもなどに外用します。紫根の紫色が下着につくためにガーゼなどで覆うなど工夫が必要です。

成分・分量 紫根《しこん》:100～120、当帰《とうき》:60～100、豚《とん》脂《し》:20～30、黄蝋《おうろう》:300～400、ゴマ油《ゆ》:1,000

蒸眼一方《じょうがんいっぽう》

処方番号	保険適用	市販軟膏	体質
100	外	無	瘀血 実熱

眼の炎症の処方です。ものもらい（麦粒腫《ばくりゅうしゅ》）、目イボ（散粒腫《さんりゅうしゅ》）、ただれ目（眼瞼縁炎《がんけんえんえん》）、はやり目（流行性結膜炎）など眼科疾患の消炎に用います。明礬は、患部の収斂《しゅうれん》（止血、鎮痛）、殺菌に用いられています。アイシャドーやマスカラなど化粧品のアレルギーにも使用できます。

成分・分量 白礬《はくはん》:（明礬《みょうばん》）2、甘草《かんぞう》:2、黄連《おうれん》:2、黄《おう》柏《ばく》:2、紅花《こうか》:2

[外用薬]

神仙太乙膏《しんせんたいつこう》

処方番号	保険適用	市販軟膏	体質	出典
113	外	有	血虚 陽虚 瘀血	和剤局方

切り傷、やけど、軽い床ずれ、虫刺されなど適用範囲の広い皮膚科の外用薬です。大黄は消炎し、当帰、地黄、芍薬と共動して血を補い、血を巡らせて、傷の治りを促進します。また白芷による膿《うみ》を出す作用もあり、慢性期にも適します。

成分・分量 当帰《とうき》:1、桂皮《けいひ》:1、大黄《だいおう》:1、芍薬《しゃくやく》:1、地《じ》黄《おう》:1、玄参《げんじん》:1、白芷《びゃくし》:1、ゴマ油《ゆ》:30～48、黄蝋《おうろう》:12～48

中黄膏《ちゅうおうこう》

処方番号	保険適用	市販軟膏	体質	出典
146	外	有	瘀血	春林軒膏

やけど、外傷、痔、皮疹、あせも、ひげそり後のかぶれなどに用います。鬱金、黄柏による消炎と結構改善により、赤み、はれ、疼痛を改善し、化膿を防止します。黄蝋は、蜜蜂の巣からとれるワックスで、ゴマ油と同様に炎症部位を覆い保護する働きがあります。鬱金、黄柏とも非常に黄色色素があり、外観も黄色の膏剤です。

成分・分量 ゴマ油《ゆ》:1,000mL、黄蝋《おうろう》:380、鬱金《うこん》:40、黄柏《おうばく》:20

【参考文献・URL】

『漢方処方　保険で使える全種類まるごと解説』（長瀬眞彦、田中耕一郎・著　入江祥史・編集／中外医学社）
『漢方一問一答』（田中耕一郎・著　入江祥史・編集／中外医学社）
『漢方のくすりの事典―生薬・ハーブ・民間薬―』（米田該典・監修ほか／医歯薬出版株式会社）
『臨床漢方治療学』（田中耕一郎、奈良和彦、千葉浩輝・著／共立出版）
『生薬単』（伊藤美千穂、北山隆・監修ほか／丸善雄松堂）
『実践漢薬学』（三浦於菟・著／東洋学術出版社）
『医学生のための漢方医学』（安井廣迪・著／東洋学術出版社）
『実用漢方処方集』（藤平健、山田光胤・監修ほか／じほう）
『漢方医薬品集』（一般財団法人日本医薬情報センター）
『漢方の歴史』（三室洋・著／あかし出版）
厚生労働省医薬品局「一般用漢方製剤承認基準（平成29年４月１日）」
『薬用植物学』（水野瑞夫・監修ほか／南江堂）
『原色日本薬用植物図鑑』（木村康一、木村 孟淳・著／保育社）
『自分で採れる　薬になる植物図鑑』（増田和夫・監修／柏書房)
『天然薬物・生薬学』（奥田拓男／廣川書店）

第十七改正　日本薬局方
https://www.mhlw.go.jp/stf/seisakunitsuite/bunya/0000066530.html
公益社団法人　東京生薬協会　http://www.tokyo-shoyaku.jp/
NIBIO　薬用植物総合情報データベース
http://mpdb.nibiohn.go.jp/
（医薬基盤研究所）
株式会社ツムラ　https://www.tsumura.co.jp/kampo/
漢方薬のきぐすり.com　http://www.kigusuri.com/

【この本で取り上げているエキス製剤元会社一覧】

イスクラ…イスクラ産業株式会社　https://www.iskra.co.jp/
一元…一元製薬株式会社　http://ichigenseiyaku.com/
ウチダ…株式会社ウチダ和漢薬　https://www.uchidawakanyaku.co.jp/
エスエス…エスエス製薬株式会社　https://www.ssp.co.jp/
大杉…大杉製薬株式会社　http://www.ohsugi-kanpo.co.jp/
大峰堂…大峰堂薬品工業株式会社　https://www.ominedo.co.jp/
北日本…北日本製薬株式会社会　http://www.999jp.co.jp/
救心…救心製薬株式会社　https://www.kyushin.co.jp/
クラシエ…クラシエ製薬株式会社 クラシエ薬品株式会社　http://www.kracie.co.jp/
廣昌堂…株式会社廣昌堂　http://koshodo.co.jp/
コタロー…小太郎漢方製薬株式会社　https://www.kotaro.co.jp/index.html
小林…小林漢方有限会社　http://kbysks.co.jp/index.html
剤盛堂薬品…剤盛堂薬品株式会社　https://www.zaiseido.co.jp/
阪本…株式会社阪本漢法製薬　http://sakampow.com/index.html
佐藤…佐藤製薬株式会社　https://www.sato-seiyaku.co.jp/
三和…三和生薬株式会社　http://www.sanwashoyaku.co.jp/
JPS …ジェーピーエス製薬株式会社　http://www.jps-pharm.com/
新生…新生薬品工業株式会社　https://www.shinsei-pha.co.jp/
杉原…有限会社杉原達二商店
大協…大協薬品工業株式会社　https://www.taikyo.co.jp/
大晃生薬…大晃生薬有限会社　http://www.daikoshoyaku.co.jp/
太虎堂顆粒…太虎精堂製薬株式会社　http://www.taikoseido.co.jp/
タキザワ…株式会社タキザワ漢方廠　https://www.takizawa.asia/
武田…武田コンシューマーヘルスケア株式会社　https://takeda-kenko.jp/
建林松鶴堂…株式会社建林松鶴堂　http://kanpou-tatebayashi.jp/
ツムラ…株式会社ツムラ　https://www.tsumura.co.jp/
東洋…東洋漢方製薬株式会社　http://www.toyo1040.co.jp/
栃本…株式会社栃本天海堂　https://www.tochimoto.co.jp/
長倉…長倉製薬株式会社　http://www.nagakurakanpo.com/
日東…日東薬品工業株式会社　https://www.nitto-pharma.co.jp/
原沢…原沢製薬工業株式会社　https://www.harasawa.co.jp/
マツウラ…松浦薬業株式会社　http://product.matsuura-gp.co.jp/
八ツ目…八ツ目製薬株式会社　http://www.yatsume.co.jp/
ロート…ロート製薬株式会社　https://jp.rohto.com/
和漢薬研究所…株式会社和漢薬研究所　http://capony-wakanyaku.co.jp/

※2020年3月現在

INDEX さくいん

あ

か

さ

た

な

は

ま

や

ら

編著

田中耕一郎（たなか・こういちろう）

東邦大学医学部東洋医学研究室准教授、東邦大学医療センター大森病院東洋医学科診療部長。北海道大学教育学部、富山医科薬科大学医学部医学科（現：富山大学）卒業。自治医科大学附属病院一般内科を経て、東邦大学医学部東洋医学科入局。著書に『漢方処方 保険で使える全種類まるごと解説』『漢方一問一答 99の素朴なギモンに答えます！』（どちらも共著・中外医学社）『薬膳と漢方の食材小事典』（共同監修・日本文芸社）『臨床漢方治療学』（共同編著・共立出版）など。

監修

奈良和彦（なら・かずひこ）　東邦大学医学部東洋医学研究室助教。

千葉浩輝（ちば・こうき）　東邦大学医学部東洋医学研究室医員。

※２章コラムは『医と食』（生命科学振興会）に掲載された田中耕一郎先生の寄稿を一部抜粋・改編しています

写真協力

株式会社ツムラ
株式会社栃本天海堂
東邦大学医学部東洋医学研究室

植物画参考・協力

金沢大学薬用植物園
金沢大学大学院　工藤喜福
金城学院大学　薬用植物園
岐阜薬科大学薬草園
岐阜薬科大学　名誉教授 田中俊弘
元 摂南大学薬学部　邑田裕子
富山県中央植物園
内藤記念くすり博物館附属薬用植物園
名古屋市東山動植物園

Staff

装丁・本文デザイン　鷹觜麻衣子
DTP　有限会社ドット テトラ、有限会社天龍社
撮影　天野憲仁（日本文芸社）
ボタニカルイラスト（カバー・2章）　やまだえりこ
イラスト　やのひろこ
執筆協力　office川泉
コラム執筆協力　石森康子
校正　原田宏美（夢の本棚社）
編集・制作　株式会社 童夢

印刷物のため、実際の色と違って見えることがあります。ご了承ください。

内容に関するお問い合わせは、小社ウェブサイトお問い合わせフォームまでお願いいたします。
ウェブサイト　https://www.nihonbungeisha.co.jp/

生薬《しょうやく》と漢方薬《かんぽうやく》の事典《じてん》

2020年４月10日　第1刷発行
2024年２月１日　第7刷発行

編著者　田中耕一郎《たなかこういちろう》
発行者　吉田芳史
印刷所　株式会社光邦
製本所　株式会社光邦
発行所　株式会社 日本文芸社
〒100-0003　東京都千代田区一ツ橋1-1-1 パレスサイドビル8F
TEL 03-5224-6460（代表）

Printed in Japan　112200325-112240117 Ⓝ 07　(240078)
ISBN978-4-537-21780-3
URL https://www.nihonbungeisha.co.jp/

編集担当　吉村